临床不合理用药案例评析

第2版

主　编　殷立新　张志清

副主编　吴惠珍　吴　瑕　马颖超　徐敬朴

编　委（以姓氏笔画为序）

马颖超　王　进　王永静　王玲娇

东　蕾　付　颖　孙　倩　贡　莹

吴　瑕　吴惠珍　张志清　周晓辉

赵　智　徐敬朴　殷立新　董仁松

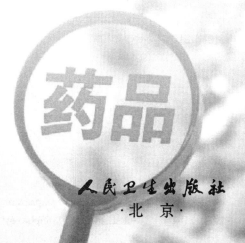

人民卫生出版社
·北京·

图书在版编目（CIP）数据

临床不合理用药案例评析 / 殷立新，张志清主编
. —2 版 . —北京：人民卫生出版社，2022.12 （2025.3重印）
ISBN 978-7-117-34226-1

Ⅰ.①临⋯　Ⅱ.①殷⋯　②张⋯　Ⅲ.①药物滥用 – 研
究　Ⅳ.①R969.3

中国版本图书馆 CIP 数据核字（2022）第 241978 号

人卫智网	**www.ipmph.com**	医学教育、学术、考试、健康、
		购书智慧智能综合服务平台
人卫官网	**www.pmph.com**	人卫官方资讯发布平台

临床不合理用药案例评析
Linchuang Buheli Yongyao Anli Pingxi
第 2 版

主　　编：殷立新　张志清
出版发行：人民卫生出版社（中继线 010-59780011）
地　　址：北京市朝阳区潘家园南里 19 号
邮　　编：100021
E - mail：pmph @ pmph.com
购书热线：010-59787592　010-59787584　010-65264830
印　　刷：北京市艺辉印刷有限公司
经　　销：新华书店
开　　本：889×1194　1/32　　印张：18
字　　数：467 千字
版　　次：2016 年 5 月第 1 版　　2022 年 12 月第 2 版
印　　次：2025 年 3 月第 2 次印刷
标准书号：ISBN 978-7-117-34226-1
定　　价：68.00 元

前 言 ➤➤

不合理用药现象的存在,既是一个医学专业技术问题,也是社会公共问题在医药卫生领域的具体体现,倡导合理用药已引起社会的广泛关注。《临床不合理用药案例评析》自2016年出版后,得到了读者的高度关注和认可,因此,编委会在保留第一版典型案例的基础上,收集近年来积累的临床不合理用药案例,撰写了本书。

本书共收载不合理用药案例308份,案例来源于临床药师工作中遇到的用药错误、会诊中见到的典型病例、处方点评中涉及的不当用药、药物不良反应(ADR)报告中反映的用药问题、医疗事故鉴定和医疗纠纷处理中涉的不合理用药事件等,是临床药师在临床药学工作中经验和教训的汇总与分析。全书共分八章:第一章为概论,第二章到第八章分别就选药不正确、给药途径错误、给药方法不正确、联合用药不恰当、不合理配伍、特殊人群用药禁忌、药品超剂量使用等类型的案例进行评析。每个案例包括【关键词】【案例简介】【药师点评】【特别提示】四项内容。【关键词】介绍案例所涉及的药品及不合理用药导致的疾病、后果、危害等问题;【案例简介】简要介绍患者基本情况、体征、体检、检查结果、诊断、处方、治疗过程及结果;【药师点评】分析存在的不合理用药问题及原因,重点阐明案例名称所涉及的问题;【特别提示】是对案例分析的简短总结,突出重点。

本书的编写人员来自多家医院,均为多年从事临床药学工作的管理人员及相关专业临床药师,就不合理用药案例进行针对性解析,希望能为临床药师和临床医师提供参考和借鉴,以减少临床不合理用药问题的发生。

该书为临床药物治疗的参考用书,不作为医疗纠纷和法律诉讼的依据。

由于临床医学的快速发展和医药学专业知识的局限性,本书难免存在不妥之处,诚请各位读者提出宝贵意见!

编者
2022 年 6 月

目 录 ❯❯

14

第一章 ▶

概　　论

据世界卫生组织（WHO）报告，全球死亡病例中有近 1/7 的患者是死于不合理用药；有报道，我国每年死于药源性疾病者近 20 万人。药物品种随着医药科技的发展而迅速增加，现在国内常用的处方药物已达 7 000 种之多，药物治疗是临床医疗中的重要手段。因此，合理用药仍然是医务人员面临的重要课题。

出现不合理用药的原因很多，包括：卫生主管部门监管不到位，对临床合理用药的管理与培训不够；医务人员不了解药物的发展动态，不能很好地掌握各类药物作用特点及同类药品不同品种间的差别，不了解多药合用时药物的相互作用；临床医生不注意新知识的学习，导致其所掌握的药物治疗学知识陈旧；药学人员专业知识不够，未能有效执行处方及医嘱审核职能；患者多科室就诊，出现跨专业不合理用药；患者疾病状况复杂等。

在临床各科室不同程度地存在不合理用药的情况，其中较集中的问题包括：抗菌药物应用不当，注射剂（尤其中药注射剂）、辅助用药过度使用，血液制品、激素类药物应用不当等。不合理用药现象的存在，既是医学专业技术问题，也是社会公共问题在医药卫生领域的具体体现，倡导合理用药应引起社会广泛关注。

第一节　合理用药基本概念

合理用药（rational use of drug）一般是指医务人员在预防、诊断、治疗疾病的过程中，以当代药物和疾病的系统知识及理论为基础,安全、有效、经济、适当地使用药物,包括药物选择正确、剂量适当、给药途径适宜、联合用药合理等。

合理用药的概念最初起源于合理治疗学,倡导以当代系统的医药学知识和理论指导实施治疗。合理用药的含义随着社会、经济和科学的整体进步不断演变,其发展水平呈现不断完善的递进趋势。

1985 年,内罗毕国际合理用药专家会议(International Conference of Expert for the Rational Use of Drug)提出合理用药的标准:对症开药,供药适时,价格低廉,配药准确,以及剂量、用药间隔和时间均正确无误,药品必须有效、质量合格、安全无害。

1987 年,WHO 提出合理用药的标准:处方药物应为适宜药物;在适宜的时间,以公众能支付的价格保证药物供应;正确地调剂处方;以准确的剂量、正确的用法和用药天数服用药物;确保药物质量安全有效。

1997 年,WHO 将合理用药的生物医学标准修订为安全、有效、经济、适当地使用药品,具体要求包括:药品正确无误;用药指征适宜;药物的疗效、安全性、适用性、使用方法及价格对患者适宜;剂量、用法与疗程适当;用药对象适宜,无禁忌证、不良反应小;药品调配及提供给患者的药品信息准确无误;患者遵医嘱情况良好。

现代意义上的合理用药不仅包括从用药的安全性、有效性等各方面评价其防病治病的效果,而且包括从社会、经济等方面评价其合理性,以获得最大的社会效益和经济效益。

第二节　合理用药基本原则

临床用药千变万化,存在个体化用药差异、用药新进展、同病异治、异病同治等问题,因此,绝对的合理用药难以达到,一般所指的合理用药只是相对的。同样,合理用药的标准也是相对标准,无统一标准、统一方法、统一模式、统一计量指标及统一检验尺度。

一般认为,合理用药应遵循"5R"原则,即:正确的患者,正确的药物,正确的时间,正确的剂量,正确的给药途径。用英文表述为:To the right patient,Give the right drug,At the right time,In the right dose,By the right route。

一、正确的患者

根据患者个体情况,应选择最适合的药物,采取针对性的药物治疗疾病。例如,肾功能不全患者应尽量避免使用对肾脏有损害的药物,肝功能不全患者应尽量避免选择经肝脏代谢的药物,儿童用药应注意儿童的生理特点,选择安全性高的药物;老年患者各系统功能降低,应注意药物对其可能产生的影响;孕妇及哺乳期妇女用药应考虑药物通过胎盘屏障对胎儿的影响,或通过乳汁分泌有可能对乳儿产生的影响。

二、正确的药物

根据临床诊断,针对性地选择最有效的治疗药物。治疗某种疾病的药物可能不止一种,应根据患者情况,遵循安全、有效、经济适当的原则,选择合适的治疗药物。

三、正确的时间

正确的时间是指根据药物特点及疾病特征,选择正确的给药时间,采取恰当的疗程。科学地掌握服药时间,既能发挥药物的最大疗效,还能减少药物的不良反应。应根据疾病特点和药物性质选择恰当的给药时间,如空腹服用、饭前服用、饭后服用、睡前服用、晨起服用等。

四、正确的剂量

每种药物都有各自的治疗剂量范围,应根据病情在药物治疗窗范围内选择正确的治疗剂量,如果剂量过大,有可能导致药物毒副作用的增加,给患者带来不必要的伤害;如果剂量过小,则起不到预期的治疗效果,贻误病情。为实现治疗剂量的个体化,推荐适宜的治疗药物监测,以提高临床治疗效果,减少不良事件的发生。

五、正确的途径

药物发挥作用是通过一定的给药途径实现的。一般认为,轻症感染可接受口服给药者,应选用口服生物利用度较高的药物,口服给药,不必采用肌内注射甚至静脉注射、静脉滴注等给药方式。而对于危重症患者,初始治疗应予以静脉注射、静脉滴注等给药方式,以迅速控制病情,确保药效;待病情好转能口服药物时,可转为口服给药。对于特定部位疾病的治疗,可根据情况选择局部用药、局部封闭、靶向治疗、介入治疗等给药途径。

第三节　临床不合理用药案例分类

临床不合理用药案例来源于临床药师工作中遇到的用药错误、会诊中见到的典型病例、处方点评中涉及的不当用药、不良反应报告中反映出的用药问题、医疗事故鉴定和医疗纠纷处理中涉及的不合理用药事件等。临床不合理用药案例可分为选药不正确、给药途径错误、给药方法不正确、联合用药不恰当、配伍禁忌、特殊人群用药禁忌、药品超剂量使用等类型。

一、选药不正确

每种药物都有其适应证,每种疾病都有其相应的治疗方案,因此,应根据临床诊断针对性地选择最有效的治疗药物。如果未选用最适合疾病治疗的药物、无适应证用药等,则认为选药不正确。

二、给药途径错误

实现药物治疗过程,除了选择正确的治疗药物以外,还需要通过适宜的给药途径或给药方法才能实现。容易出现给药途径错误的药物主要集中在静脉注射给药和肌内注射给药方面。

(一)静脉注射

静脉注射给药是将药物直接注射到血液循环系统内,药物迅速起效,包括静脉推注和静脉滴注。由于静脉给药的特殊性,要求通过静脉给药的药物不仅要符合静脉用药质量标准,而且要求药物的理化性质及药理作用特点适宜静脉给药,不会给人体造成伤害。相反,有些药物则不适宜通过静脉注射方式给药。不宜静脉注射的药物有:

1. 高浓度电解质　如氯化钾、硫酸镁等。10% 氯化钾注射液 10ml 内含氯化钾 1g,静脉推注后血钾浓度立即上升,损害心肌,可引起患者猝死。10% 或 25% 硫酸镁注射液应稀释后静脉注射,否则可引起呼吸抑制,甚至呼吸麻痹。

2. 利尿药　如呋塞米(速尿注射液)、依他尼酸等,静脉推注速度过快可引起突发性耳鸣、耳聋,一般情况下不做静脉推注。

3. 神经肌肉接头阻滞药　氨基糖苷类抗菌药物如阿米卡星、庆大霉素、链霉素、核糖霉素、妥布霉素、奈替米星等,多黏菌素 B、林可霉素、克林霉素,直接静脉推注可发生神经肌肉接头阻滞,引起呼吸抑制。

4. 非水溶媒药物　氢化可的松注射液、氯霉素注射液的溶媒为乙醇溶液,禁止静脉推注。

5. 局部刺激明显的药物　①万古霉素、去甲万古霉素局部刺激强烈,可引起局部剧痛、静脉炎和组织坏死,静脉推注易增加药品的不良反应率,如"红人综合征"、血栓性静脉炎、低血压等,且易导致肾功能损伤;②氟喹诺酮类、乳糖酸红霉素、磷霉素、亚胺培南/西司他丁等,静脉推注易发生静脉炎,故采用静脉滴注并控制滴速。乳糖红霉素静脉推注可导致室性心律不齐。

6. 供肌内注射的药品　如普鲁卡因青霉素、苄星青霉素、维生素 B_1、维生素 B_{12} 等标示用法为肌内注射的药品,仅供肌内注射,不能静脉推注。

(二)肌内注射

局部刺激大、吸收差的药物不适宜肌内注射。如万古霉素、两性霉素 B、磷霉素、阿莫西林钠克拉维酸钾、替卡西林钠克拉维酸等,若采用肌内注射,可引起对肌肉组织的强烈刺激。

三、给药方法不正确

药物治疗需要通过适宜的给药途径并采取恰当的给药方法才能实现,尤其对一些有特殊要求的药物,如吸入药、有特殊配制方法的注射剂、使用方法有特殊要求的药物等,常出现给药方法不正确的问题。

(一)口服药物

1. 一般服用方法　服用口服药物时一般应适当饮水送服,切忌干吞药片,以免药物黏附于食管壁造成黏膜损伤,甚至引起溃疡出血。

2. 掰开服用　口服药固体剂型分多种,有素片、包衣片(糖衣、薄膜衣)、含片、舌下片、咀嚼片、泡腾片、缓释片、控释片、肠溶片、普通胶囊、肠溶胶囊、缓释胶囊、控释胶囊等,有些剂型可掰开服用,有些剂型不能掰开。

肠溶片、肠溶胶囊的包衣材料及囊材中含特殊成分,在 pH 较低的胃液中不能崩解,而在碱性肠液中能溶解和释放药物,主要用于阿司匹林等对胃肠道刺激较大的以及在酸性环境中不稳定的药物,可有效降低胃肠道副作用,增强疗效。去掉胶囊外壳后就失去了此作用,因此肠溶片和肠溶胶囊不能掰开服用。

缓释胶囊、控释胶囊的缓释原理有两种,有些胶囊的囊材中含有缓释或控释材料,能延缓胶囊内药物的释放;有些是通过制成缓释颗粒而延缓药物释放。因此,能否打开胶囊服用最好咨询药师,否则不要掰开服用。

缓释片、控释片分为溶蚀性骨架片、不溶性骨架片、水凝胶骨架片等，有些药品不能通过包衣材料溶解释放，但药片包衣上留有一个药品定量释放的小孔，依此控制释放速率。如格列吡嗪控释片(瑞怡宁)由药物核心及包裹其外的半透膜组成，包裹片剂的膜对水具有渗透性，但对药物或渗透赋形剂不具渗透性，当来自胃肠道的水进入片剂后，渗透压增加，药物通过膜上的激光小孔释放出来。如果掰开，控释作用即被破坏。缓释片、控释片能不能掰开因不同药物、不同厂家制剂而异，可参见药品说明书或咨询药师。

常见不能掰开服用的药物如下。

(1) 以下药品的肠溶制剂：红霉素、呋喃妥因、甲砜霉素、对氨基水杨酸钠、柳氮磺吡啶、左旋咪唑、双氯芬酸钠(扶他林)、阿司匹林、吲哚美辛、氨糖美辛、酮洛芬、己酮可可碱、蚓激酶(普恩复)、胰激肽原酶、奥美拉唑(洛赛克)、兰索拉唑(达克普隆)、泮托拉唑、双歧杆菌三联活菌胶囊(培菲康)、舍雷肽酶(达先)、菠萝蛋白酶、胰酶(得每通)、比沙可啶。

(2) 以下药品的控释制剂：布洛芬(芬尼康)、对乙酰氨基酚(泰诺林)、吲哚美辛、盐酸吗啡(美菲康)、硫酸吗啡(美施康定)、硝苯地平(拜新同)、氨茶碱、沙丁胺醇、卡比多巴＋左旋多巴(息宁)、格列吡嗪(瑞易宁)、氯化钾(补达秀)、硫酸亚铁(福乃得)、对氨基水杨酸(美沙拉嗪、艾迪莎)。

(3) 以下药品的缓释制剂：庆大霉素、布洛芬(芬必得)、双氯芬酸钠(英太青)、曲马多、酮洛芬、盐酸吗啡、己酮可可碱、吡贝地尔(泰舒达)、维拉帕米(缓释异搏定)、地尔硫䓬、乌拉地尔、硝苯地平、非洛地平(波依定)、吲达帕胺(纳催离)、单硝酸异山梨酯(依姆多)、硝酸异山梨酯(长效消心痛)、苯扎贝特、非诺贝特、甲磺酸双氢麦角毒碱、氨茶碱、茶碱(舒弗美)、盐酸氨溴索(沐舒坦)、硫酸亚铁、氯化钾、碳酸锂。

(4) 双层片：双氯芬酸钠／米索前列醇(奥湿克)。

(5) 掰开后可引起不良后果的药物：苯佐那酯(退嗽)、苯丙哌林(咳快好)、普诺地嗪等可引起口腔麻木;普罗帕酮有局部麻醉作用,掰开后服用可引起口干、唇舌麻木;阿仑膦酸钠可导致口腔溃疡;米诺环素可引起食管溃疡;丙戊酸钠刺激口腔和胃黏膜;大环内酯类抗菌药物有口舌疼痛、食欲减退、胃绞痛、恶心、呕吐及腹泻等不良反应;氯化钾对胃肠道有较强刺激性;消化酶制剂(多酶片、胰酶片)引起口腔溃疡,药物本身可被胃酸分解失效。

3. 嚼碎服用

(1) 有些药物要求嚼碎服,目的是使药物能够尽快释放,加快对药物的吸收,或增加药物与病灶的接触面积,更好更快地发挥疗效。

(2) 硝酸甘油:患者心绞痛发作时,将药片嚼碎含于舌下,一般 1~3 分钟便可发挥疗效。

(3) 硝苯地平(心痛定)用于治疗高血压,患有重度高血压时嚼碎后含于舌下,可在 10 分钟内出现降压作用。

(4) 复方氢氧化铝片(胃舒平)、复方石菖蒲碱式硝酸铋片(胃得乐)、鼠李铋镁片(乐得胃)、复方铝酸铋片(胃必治)等,嚼碎服用,可在胃中尽快扩散或中和胃酸或附着在胃黏膜上,具有缓慢而持久的中和胃酸及保护胃黏膜的作用。

(5) 干酵母片(食母生)、乳酶生,嚼碎服用可使其尽可能在胃内容物中均匀分布,增加助消化作用。

(6) 酚酞(果导片)用于治疗便秘,咀嚼后服用效果更显著。

(7) 含钙制剂如乳酸钙、碳酸钙、牡蛎碳酸钙(盖天力)、葡萄糖酸钙等,质地较重、崩解较慢,嚼碎后服用不但利于钙离子的吸收,还可以减少胃蠕动的次数,减轻对胃黏膜的刺激。

(8) 哮喘、咳嗽患者在选用海珠喘息定片时宜嚼碎服用,以迅速止喘、镇咳、祛痰。

(9) 甘草片用于镇咳祛痰,嚼碎后含服还可覆盖在咽喉部黏膜上,减轻局部炎症刺激。

(10) 异丙肾上腺素治疗支气管哮喘、心源性休克和房室传导阻滞等急症时,需将药片嚼碎含于舌下,否则不能发挥速效。

（11）二甲硅油为消化道排气剂,其片剂嚼碎后服用可在 1 小时内消除胃肠道胀气。

4. 给药时机对药物的影响　口服给药时,应根据疾病特点和各类药物的特点、时辰药理学等,不同的药物应有不同的给药时间或间隔。如果用药时机不当,会降低药物疗效。

（1）空腹服:滋补类药,如人参、蜂乳等,早晨空腹服用有利于人体迅速吸收和充分利用;抗结核药（如异烟肼）和糖皮质激素（如泼尼松）等,早晨 8 时左右服用,可提高疗效并降低不良反应。

（2）餐前服:胃黏膜保护剂、健胃药、收敛药、止泻药、肠道消炎药、利胆药、部分降血糖药物、抗结核药等,饭前半小时服用能达到最佳效果。此外,中成药丸剂,为使其较快通过胃进入肠道,不为食物所阻,亦宜饭前服。饭前服西咪替丁等抗胃溃疡药,可使药物更多地分布在胃黏膜表面,提高药效。

（3）餐时服:助消化药,如稀盐酸、胃蛋白酶等,饭时服用能及时发挥作用。

（4）餐后服:绝大部分药物都在饭后半小时服用,尤其是消化道刺激性较强的药物,如阿司匹林、水杨酸钠、吲哚美辛、硫酸亚铁、小檗碱等,以减少其对胃黏膜的刺激。饭后服四环素可减少药物对胃肠的刺激。

（5）睡前服:镇静催眠药,如苯巴比妥、地西泮等,应睡前服用,以有效发挥镇静催眠作用;泻药,如酚酞、高浓度甘露醇溶液等,服后 8~12 小时见效,睡前服用后次日清晨可助排便、清肠。驱虫药应在临睡前或晨间服下,此时胃肠道中食物少,药物不会被食物阻碍,能很快进入肠道,达到较好的驱虫效果。

（6）定时服:需要连续服用的药物多为定时服用,可根据药效特点和剂型特点选择一日一次或一日多次给药,根据人体生物节律选择合适的给药时间,定时服用。

（7）必要时服:在胃肠痉挛疼痛时服用解痉止痛药,如颠茄、阿托品、普鲁苯辛等迅速缓解疼挛;感冒发热时服用解热镇痛的复方制剂可有效缓解症状;心绞痛发作时,舌下含化速效硝酸甘油等可迅速缓解心绞痛症状。

5. 饮食对药物的影响　食物可影响口服药物的药效,不同的食物会对不同药物的药效产生不同影响。对于抗帕金森病药左旋多巴,高蛋白食物会竞争芳香氨基酸主动转运系统而抑制其吸收,因此服药期间不能采取高蛋白饮食。而维生素 E、维生素 A 等脂溶性药物在食用油性食物后服用,更有利于药物吸收。

服用口服药,还应注意饮料有可能会对药效产生影响。

(1) 茶:是中国人最常用的饮品,富含鞣质,鞣质可分解成鞣酸,容易和药品中的蛋白质、生物碱、金属离子等发生相互作用。鞣酸与铁盐易生成鞣酸铁沉淀,不但会使体内铁质减少,而且鞣酸铁沉淀还会导致腹痛、腹泻等胃肠道副作用。因此,茶不宜与含铁药品(硫酸亚铁、枸橼酸铁和葡萄糖酸亚铁等治疗缺铁性贫血的铁剂)同服。此外,许多含生物碱的药物,如阿托品、麻黄碱、可待因、利血平、复方氢氧化铝及小檗碱等,也忌与茶同服,因为生物碱可与鞣酸产生沉淀使药效降低。含蛋白质的消化酶类制剂,也会与鞣质结合而降低药效。此外,茶叶中含咖啡因,具有中枢兴奋作用,可拮抗镇静催眠药的作用,降低其药效。

(2) 酒类:含有不同浓度的乙醇,与镇静催眠药、抗癫痫药、抗精神病药等具有中枢抑制作用的药物同用时,能增强其中枢抑制作用,药理作用增强、毒性增加或中毒。如与镇静催眠药同服,可能导致昏睡不醒甚至昏睡数天而死亡。大剂量乙醇对神经系统的作用可由兴奋性转化为抑制性,镇静催眠药和乙醇的协同作用使中枢神经系统受到强烈抑制。

另外,酒类与头孢菌素类抗菌药物、呋喃唑酮、甲硝唑、替硝唑、奥硝唑、磺酰脲类等药物同服会产生"双硫仑样反应"。乙醇进入体内后,经肝内乙醇脱氢酶作用氧化为乙醛,再经过乙醛脱氢醇的作用氧化为乙酰辅酶 A,再进入三羧酸循环,最后氧化成水和二氧化碳。头孢菌素类抗菌药物与双硫仑竞争乙酰辅酶A,阻断乙醛的继续氧化而造成乙醛蓄积,表现出双硫仑样反应。服用这类药物后饮酒,可出现面红、头痛、恶心、呕吐、视物模糊、精神恍惚、血压下降、心跳加快、胸闷、呼吸困难等症状。重者可有出汗、虚脱、血压下降、烦躁不安、视物模糊、呼吸困难,甚至休克发生,这些症状称之为"双硫仑样反应"。要注意的是,停药后仍可出现隐匿性药物不良反应,停药后3~5天仍要戒酒和避免接触含乙醇的饮品。

酒类与阿司匹林也不可同服,因为乙醇会增加阿司匹林的毒性,如造成胃出血等。故用药前后不可饮酒。

红葡萄酒和啤酒中含大量酪胺,不可与单胺氧化抑制剂同服。正常人体内酪胺可被单胺氧化酶破坏,而帕吉林为单胺氧化酶的抑制剂,可使体内酪胺浓度升高,如其在体内大量贮积,会导致高血压危象。

(3)可乐和咖啡:可乐中含可卡因(古柯碱),咖啡中含咖啡因,两者都有兴奋神经中枢和刺激胃酸分泌的作用,故可乐、咖啡不宜与镇静药、抗组胺药及对胃肠道有刺激作用的药物同服,否则会降低以上药物的疗效或加剧胃肠道毒副作用。

(4)奶制品:含有较多的蛋白质和钙离子,钙离子可与四环素类抗菌药物、异烟肼等药物形成络合物或螯合物,影响胃肠道吸收,减弱抗菌作用。钙离子与磷酸盐类、硫酸盐类制剂生成溶解度较小的磷酸钙、硫酸钙沉淀,疗效降低。

(5)西柚汁:西柚汁能抑制CYP3A4的活性,因此影响经CYP3A4途径代谢药物的肝脏代谢。如特非那定通过CYP3A4代谢,如果用药期间饮用西柚汁,可减少特非那定的代谢,使其血药浓度显著上升,导致Q-T间期延长和尖端扭转性心律失常甚至危及生命。阿托伐他汀等他汀类调脂药物通过CYP3A4代谢,西柚汁能增加阿托伐他汀的血浆浓度,尤其当摄入大量柚子汁时(一日饮用超过1.2L),使肌溶解的危险性增加。

(6)其他果汁:新鲜果汁富含果酸,果酸主要成分为维生素

C 和柠檬酸等,可导致许多药物分解,不利于药物在小肠内的吸收而使药效下降。红霉素、氯霉素及磺胺类抗菌药物,遇到酸性液体容易迅速分解,不仅降低药效,还会产生有害中间体从而增加毒性。非甾体抗炎药如阿司匹林、双氯芬酸、布洛芬等,本身对胃黏膜有较强的刺激作用,与果酸同用则加剧其对胃肠道的刺激,严重的甚至可导致胃黏膜出血乃至胃壁穿孔。小儿发热时常用的复方阿司匹林等解热镇痛药,对胃黏膜有刺激作用,若在酸性环境中更容易对人体构成危害,因此不宜用果汁送服。橙汁对一些由肝脏代谢的药物有干扰,可以阻碍其代谢从而增强毒性。他汀类调脂药物等禁用橙汁送服,服药期间也尽量不要饮用橙汁。

6. 饮水 服药时可用温开水(与体温近似的水温)送服,对于无胃肠道病变的患者也可用凉开水送服。但有些药物不能用热开水送服,以免影响药物疗效。

(1)酶类制剂:酶类药物属于蛋白质,遇热水后即凝固变性而失去活性,达不到治疗目的。常用的有助消化的酶类,如复方消化酶、胃蛋白酶合剂、乳酶生、酵母片、淀粉酶/胰酶/胃蛋白酶(多酶片)等药物。

(2)遇热不稳定的药物:如维生素 C 等,遇热不稳定,易变色而失效。服用阿莫西林颗粒剂尤应注意:由于阿莫西林分子中 β-内酰胺结构的不稳定性,其在生产、贮藏和使用时都可能发生分子间聚合反应,形成具有致敏性的高分子聚合物。该聚合物的免疫原性通常较弱,但作为多价半抗原,可引起速发型过敏反应,且聚合度越大,引起过敏反应的能力越强。阿莫西林高聚物的形成与温度有关,温度越高形成的高聚物越多,60℃可作为一临界值。因此,服用阿莫西林颗粒时,水温不宜超过 60℃,应告知患儿家长注意。

(3)止咳糖浆类:这类糖浆多为复方制剂,若用热开水冲服,会将糖浆稀释,降低其黏稠度,不能在咽喉部形成保护膜,影响疗效。

（4）活菌制剂：常见的是双歧杆菌、嗜酸乳杆菌、肠球菌等活菌制剂，在服用其活菌粉末时，宜用温开水或温牛奶送服，以免遇高温而失效。

（5）疫苗制剂：脊髓灰质炎活疫苗（小儿麻痹丸）是用人工方法将病毒毒力减弱后，经细胞组织培养大量繁殖，收取培养液制成的活疫苗，遇到高温极易被破坏失效，所以这类药物应用温开水或凉开水送服，忌用热开水冲服。

在服用下列药物时，宜多饮水。

（1）平喘药：应用茶碱或茶碱控释片、氨茶碱、胆茶碱、二羟丙茶碱等，由于其可提高肾血流量，具有利尿作用，使尿量增多而易致脱水，出现口干、多尿或心悸；同时哮喘患者往往血容量较低，所以患者服用此类药物期间宜多饮水。

（2）利胆药：能促进胆汁分泌和排出，机械地冲洗胆道，有助于排出胆道内的泥沙样结石和胆石术后残留的结石。利胆药中苯丙醇、曲匹布通、羟甲香豆素、去氢胆酸和熊去氧胆酸服后可引起胆汁的过度分泌和腹泻，因此，服用期间应尽量多喝水，以避免过度腹泻而造成脱水。

（3）二膦酸盐：阿仑膦酸钠、帕米膦酸、氯膦酸等药物用于治疗高钙血症时，可致电解质紊乱和水丢失，故应注意补充液体。

（4）抗痛风药：应用抗痛风药苯溴马隆、丙磺舒或别嘌醇时应多饮水，1日保持尿量在2 000ml以上，同时应碱化尿液，防止尿酸在尿道形成结石。

（5）抗尿结石药：服用中成药排石汤、排石冲剂宜多饮水，保持1日尿量在2 500~3 000ml，以冲洗尿道并稀释尿液，降低尿液中盐类的浓度，减少尿盐沉淀的机会。

（6）电解质：腹泻时口服补液盐，每袋要加500~1 000ml凉开水冲溶后服下，以补充因腹泻而丢失的水分。

（7）磺胺药：主要由肾排泄，在尿液中的浓度高，可形成结晶性沉淀，出现结晶尿、血尿、疼痛和尿闭。在服用磺胺嘧啶、磺胺甲噁唑、复方磺胺甲噁唑等磺胺类药物后宜大量饮水,并可加服碳酸氢钠以碱化尿液,促使结晶的溶解度提高。

(8) 解热镇痛药:发热时服用阿司匹林,少喝水既不利于发汗降温,还会因发汗过多而引起虚脱;服药时增加饮水量,不仅加速毒素排出,有利于降低体温,而且还可以加速药物通过咽部、食管而进入胃,增加胃的排空度,使药物更快到达小肠而吸收,这样有利于提高药物的吸收速度。

(二) 静脉滴注

1. 配制时间 静脉滴注药品配制好后均应尽快使用,以避免放置时间过长,造成溶液污染、药物降解、生成有害物质等。因此,配制好的静脉滴注药品,即使在洁净环境中保存,药品在溶液中很稳定,亦应坚持时间越短越安全的原则,在尽可能短的时间内使用。

特殊原因造成静脉滴注药品事先配制好,不能尽快使用的,其允许存放的时间长短主要决定于药物在溶媒中的稳定性及溶液的易染菌程度。

对于抗菌药物,由于本身具有防止病原微生物滋生的作用,若药物本身剂型即为溶液剂,说明药物稳定性较好,在适宜的溶媒中存放时间可略长,如氨基糖苷类、大环内酯类、氯霉素类、林可酰胺类、喹诺酮类抗菌药物。盐酸莫西沙星氯化钠注射液,本身为 100ml 溶液剂,与 0.9% 氯化钠注射液、5% 葡萄糖注射液、10% 葡萄糖注射液、40% 葡萄糖注射液、20% 木糖醇注射液、林格液、乳酸钠林格注射液、注射用水混合后,室温下可保持稳定 24 小时。若药物本身制剂为粉针剂且仅有粉针剂,说明药物水溶液稳定性差,放置时间应较短。如青霉素类、头孢菌素类抗菌药物的溶液多不稳定,应新鲜配制。如注射用青霉素钠,其水溶液不稳定,20IU/ml 青霉素溶液 30℃放置 24 小时效价下降56%,青霉烯酸含量增加 200 倍,因此应用本品须新鲜配制,即配即用。阿莫西林克拉维酸钾长时间放置易氧化变色,溶解后应立即给药,制备好的溶液不能冷冻保存。

对于生物制剂,本身是微生物的良好培养基,配制好后应尽快使用。如人血白蛋白,开启后应立即使用,一次输注完毕,不得分次或给第二人使用。

其他药物在溶液中的稳定时间可参照药品说明书。

2. 滴注速度　影响药物静脉滴注速度的因素很多,包括药物因素、患者因素及输液装置等多方面。

(1) 药物成分:药物的成分不同,其输注的速度也应不同。葡萄糖溶液如果输入过快,则机体对葡萄糖不能充分利用,部分葡萄糖就会从尿中排出,特别是肝病患者因肝脏对糖同化功能低下更需要缓慢输入。成人输注 10% 的葡萄糖注射液时以 5~6ml/min 较为适宜。再如静脉滴注氯化钾,如速度过快可使血清钾突然上升引起高血钾,从而抑制心肌,致使心脏停搏于舒张期状态,血清钾达 7.5mmol/L 时即有可能发生死亡。如果把 1g 氯化钾直接推入血液,短暂时间内就可使血清钾水平从原来的基础上立即增高 3~3.5mmol/L,是极危险的。所以氯化钾一般要求稀释成 0.3% 浓度,4~6ml/min 输注。

(2) 渗透压:药物的渗透压越大,每毫升滴数越多。在等渗溶液中,无论用 7 号或 5.5 号头皮针,1ml 相当于 20 滴;而在高渗溶液中,用 7 号或 5.5 号头皮针,1ml 约相当于 22 滴。

(3) 药液浓度:在同样条件下,临床常用药液每毫升滴数无明显差异,但药液达到一定浓度或黏稠度比较大时,则每毫升滴数明显增多。在临床工作中应根据不同浓度的药液,按实际每毫升的滴数计算输液速度。

(4) 药物的刺激性:有些药物有刺激性,特别是当药物浓度增高后更明显,静脉注射易引起静脉炎,注射液外渗可致组织发生溃疡和坏死,此时静脉管腔狭窄,导致血液回流不畅,从而使滴速减慢。所以输入对血管刺激性较强的药物应适当减慢滴速,以保持滴速既适合治疗要求又尽量减少药物刺激对血管的损害。

(5) 药液温度:液体温度太低时,低温刺激会引起血管壁痉挛而使滴速减慢。特别对于体质较差的患者,因为药液太冷机体一时不能适应,常引起寒战或不适。因此,应根据患者体质、病情以及输液量、室温等使输液剂适当加温,一般维持在20~30℃为宜。

(6) 患者年龄:根据患者的不同年龄选择不同的滴注速度。新生儿输注速度要求很慢,合理掌握其输液速度,对于新生儿安全输液、防止发生心力衰竭和肺水肿等情况,保证治疗的顺利进行是非常重要的。除早产儿或低体重儿外,一般新生儿静脉滴注的速度控制在 4~6 滴 /min,个别新生儿病情危重需 24 小时持续输液,其输液速度可控制在 2~3 滴 /min。老年人由于心血管系统代偿功能不全,肾脏对体液调节能力低下,如输液过快会引起急性肺水肿等,因此老年患者滴注速度不宜过快。

(7) 患者体位:不同体位的输液滴速不同,平卧位>侧卧位>半坐卧位>坐卧位。因此,护理人员应对输液患者加强巡视,尤其是对医嘱规定时间完成的输液患者和严格要求控制速度的药物,在巡视中发现患者变换卧位时,应及时调整液体滴速,以确保输液患者的治疗效果。

(8) 血管及血压:血管粗且弹性好的静脉血液回流快,液体输入速度则快。在输液中,静脉液体外渗、血管壁肿胀、静脉炎、静脉痉挛、末梢循环欠佳等现象均会影响滴注速度,发生滴注速度过快或过慢、滴速暂停等现象。静脉压影响输液速度,静脉压高时,输液与静脉血之间的压差变小,输液速度会减慢。由于疼痛、输入刺激性药物、寒战、肌张力增高或代偿期的休克患者,其血管出现反射性痉挛,静脉压升高,滴速减慢。化学性、机械性刺激或细菌感染,血管壁肿胀,静脉管腔狭窄会导致血液回流不畅,从而使滴速减慢。

(9) 患者病理状态:患者患有不同疾病时,其各脏器功能可能会发生改变,输液速度也应相应调整。如肾功能不全的患者在输注 0.9% 氯化钠注射液时不宜过快,因为 0.9% 氯化钠注射液中氯离子的含量远远高于血浆浓度(0.9% 氯化钠注射液的氯离子浓度 154mmol/L,血浆的氯离子浓度只有 103mmol/L)。输液过快可使氯离子在体内迅速增多,肾功能健全时,过多的氯离子尚可由尿排出以保持离子间的平衡;而肾功能不全时,则容易造成高氯性酸中毒。

(10)患者耐受力:滴注药理作用很强的药物时,有时快速滴注使患者无法耐受,应减慢滴速,增加其用药的顺应性。如治疗低钙血症特别是手足抽搐发作时,输以钙输液剂治疗钙缺乏,若输入速度过快,可引起心率缓慢、期前收缩、心室颤动等心律失常,有时因血管扩张引起低血压。为避免产生上述情况,输钙速度应控制在 0.25mmol/min 以下。

(11)输液装置:常用一次性输液器的滴系数有 15 滴 /ml、20 滴 /ml 等型号,在临床使用过程中应注意输液器的滴系数并不是绝对固定的。输液管扭曲、受压会使输液的流出通路阻力增加,滴速减慢。输液器茂菲氏滴管内液面高度等于或小于液滴自然长度时,由于滴管内液面干扰液滴的自然形成,破坏液滴表面张力使液滴变形、变小而过早下落,输液滴数增快,这时表面上给人造成了输液速度增快的假象,但此时的液滴已变形、变小,无法再根据输液滴数正确计算出输液速度。另外,输液瓶距输液手臂的高度也影响输注速度,高度越高,产生的压差越大,液体滴速越快,一般输液容器距离穿刺点的垂直高度应在 90cm左右。

(12)人为因素:医护人员、患者或陪护人员自行调节滴注速度。

一般情况下,静脉滴注速度成人为 40~60 滴 /min,紧急情况下加快至 80~120 滴 /min,但要密切观察患者反应。小儿按 2~3 滴 /(kg·min)计算,一般不超过 40 滴 /min,除大量失水者外,一般速度不宜过快。新生儿 3 滴 /(kg·min),婴儿 2 滴 /(kg·min)或 3~4ml/(kg·h),幼儿 1.5 滴 /(kg·min)或 2~3ml/(kg·h)。

由于药物特点,有些药品的滴注速度应适当加快。

(1)脱水药:治疗脑出血、颅内压增高的疾病时,滴速应快。

甘露醇在用于降低颅内压时,需要快速滴入使血浆形成高渗状态,20% 甘露醇注射液 250ml 一般要求在 15~30 分钟滴完,否则起不到降低颅内压的作用。

(2) 青霉素类抗菌药物:β- 内酰胺类抗菌药物中很多品种有安全性好、不良反应小等优点,为了提高疗效,以充分发挥其繁殖期杀菌剂的优势,可采取高浓度快速输入,同时还可以减少药物的降解。青霉素类抗菌药物宜将一次剂量溶于约 100ml 输液中,于 0.5~1 小时内滴完。青霉素类抗菌药物仅在细胞分裂后期细胞壁形成的短期内有效,快速滴注在较短时间内达较高血药浓度可提高杀菌疗效,同时可减少药物分解而产生的致敏物质。对重症感染患者,成人一日 240 万 ~2 000 万单位,儿童一日 20 万 ~40 万 IU/kg,分 4~6 次快速滴注。但溶液也不能过浓(一般为 1 万 ~4 万 IU/ml)、过快,以免中枢神经系统中浓度高引起各种神经毒性反应,如嗜睡、神经错乱和幻觉、惊厥、昏迷以致死于脑病。

(3) 补充血容量药:当机体血容量迅速降低,出现休克症状时,应迅速补充有效血容量,短期内快速输入 0.9% 氯化钠注射液、右旋糖酐、全血或血浆、白蛋白以维持有效回心血量。

(4) 用阿托品治疗有机磷农药中毒时,为了迅速发挥治疗作用,尽快达到阿托品化,提高抢救治疗效果,需要提高滴速和浓度(伴有心脑血管疾病的患者例外)。

(5) 抗心律失常药、抗肿瘤药、肝素、氯化钾、血管活性药和缩宫素等:速度太慢时,患者不但不能获得有效的药物浓度或液体的量,还可能导致输液针管被血凝块堵塞。

静脉滴注时,使用以下药物时应注意给药速度应适当放慢。

(1) 血药浓度超过安全范围易引起毒性反应的药物:此类药物有氨茶碱、林可霉素、氨基糖苷类抗菌药物、苯妥英钠、苯巴比妥、利多卡因、普鲁卡因胺等。这些药物治疗安全范围窄,药动学个体差异很大,引起的毒性反应对人体损害较大甚至可引起死亡。若滴速过快,会使稳态血药浓度超过治疗范围,造成患者药物毒性反应。①氨茶碱静脉注射时浓度过高、注射速度过快,可出现头晕、胸闷、心悸、心律失常甚至血压急剧下降、惊厥等,因此,本品 0.25~0.5g 须稀释后缓慢注射(10 分钟以上)。②盐酸林可霉素注射速度过快可引起昏厥、血压下降、心电图改变、心跳及呼吸停顿等严重反应,尤其心内膜炎患者,滴速过快可致心跳停止。应稀释后缓慢注射,一般 1g 溶于输液 100ml 中,1 小时滴完或 600mg 溶于 5% 葡萄糖注射液或 0.9% 氯化钠注射液 250ml 中,8~12 小时 1 次。③氨基糖苷类抗菌药物持续高浓度输注引起的耳毒反应可致永久性耳聋,婴幼儿可致终身聋哑,后果严重。④苯妥英钠静脉滴注速度不得超过 25mg/min,若大于此速度则会出现呼吸暂停、低血压、室性节律、心脏停搏。⑤盐酸利多卡因用于维持治疗时,静脉滴注速度超过 50mg/(kg·min) 或血药浓度超过 50mg/ml 时,可出现痉挛、低血压、传导阻滞、心动过缓等,故静脉滴注速度应控制在 20~50μg/(kg·min) 以内,如按体重 50kg 计,即滴速在 1~2mg/min;心力衰竭、肝病及 60 岁以上的老年患者用量酌减。⑥静脉滴注硝酸甘油速度过快,可致患者听力障碍,排尿困难。

(2) 易刺激血管引起静脉炎等不良反应的药物:此类药物有红霉素、磷霉素钠、诺氟沙星、万古霉素、两性霉素等。大多数抗菌药物静脉滴注时,如果浓度过高或滴速过快常可导致静脉炎,表现为注射部位不同程度的疼痛和静脉变硬。①乳糖酸红霉素滴注速度过快或浓度过高,易发生静脉内疼痛或血栓性静脉炎,以静脉注射时为甚,烧伤患者更易发生,故使用时应稀释至浓度 0.1% 以下,缓慢滴注。②万古霉素浓度过高可导致血栓性静脉炎,滴速过快可发生红斑样或荨麻疹样变态反应,皮肤发红(称"红人综合征"),还可引起心血管系统反应,导致心脏停搏、呼吸衰竭而死亡。③诺氟沙星注射液静脉滴注时可引起局部刺激、脉管炎等。因此,滴注速度不宜过快,浓度不宜过高,严禁静脉注射。

（3）对肾功能有损害的药物：主要经过肾脏排泄的药物，若静脉输注过快，单位时间内经肾脏排泄的药物浓度过高，可致药物性肾损害。①膦甲酸钠注射液滴注速度与不良反应有密切关系，滴速过快可使患者发生肾功能损害，导致腰痛不良反应。滴注速度过快使单位时间内药物浓度急剧升高，超过阈值浓度而出现毒副作用。因此临床上在静脉滴注膦甲酸钠注射液时，滴注速度不宜过快，不得大于 1mg/（kg·min），按 40 滴 /min 控制滴速为宜。②大多数头孢菌素类药物及万古霉素主要通过肾脏排泄，可抑制、干扰肾小管细胞酶活性，引起急性肾小管坏死。这类现象在小儿、老年人及肾功能不全的患者身上尤易发生，故在大剂量、快速静脉滴注时应密切注意。③在使用两性霉素 B 疗程中几乎所有患者均可出现不同程度的肾功能损害，故应注意选择适当剂量，缓慢静脉滴注，必要时监测肾功能和血药浓度。④抗病毒药物阿昔洛韦、更昔洛韦、利巴韦林、阿糖腺苷、膦甲酸钠等静脉滴速也宜缓慢。阿昔洛韦静脉滴注过快可发生肾小管内药物结晶沉积，引起肾功能损害的病例可达 10%。

（4）有心血管系统反应的药物：①林可霉素滴速过快可引起血压下降和心电图变化，甚至可导致神经肌肉接头传导阻滞而引起呼吸、心跳停止；②咪康唑注射过快可发生心律不齐，严重者心跳、呼吸停止；③两性霉素 B 滴速过快有引起心室颤动或心脏停搏的可能。

（5）神经系统毒性药物：①喹诺酮类药物脂溶性高，易透过血脑屏障进入脑组织，抑制 γ- 氨基丁酸与其受体结合，诱发惊厥和痉挛；同时还有不同程度的恶心、呕吐、胃肠不适、颜面潮红等反应，故滴注时间应不少于 1 小时。②亚胺培南 / 西司他丁对中枢神经系统中的 γ- 氨基丁酸的亲和力大于其他 β- 内酰胺类抗菌药物，所以亚胺培南引起的癫痫相对多见。对滴速过快使脑内血药浓度过高出现的惊厥、癫痫发作等，一般在减量、停药和应用地西泮治疗后可控制。③氨基糖苷类、多黏菌素类静脉滴注速度过快,可对神经肌肉接头产生阻滞作用。氨基糖苷类引起的不良反应可用新斯的明对抗,而多黏菌素属于非竞争性阻滞剂,新斯的明对其无效,只能用人工呼吸进行治疗。

(6) 调节水、电解质及酸碱平衡的药物:①氯化钾静脉滴注易引起刺激性疼痛,静脉过量或速度过快可引起高钾血症,表现为四肢无力、手脚口唇发麻、呼吸乏力及呼吸困难、心率减慢、心律失常、传导阻滞,甚至心脏停搏,目前有多例致死亡的资料报道。因此静脉滴注时速度宜慢,溶液不可太浓(一般不超过 0.3%,治疗心律失常时可加至 0.6%~0.7%),否则不仅引起局部剧痛,且可导致心脏停搏。晚期慢性肾功能不全或肾皮质功能低下者,由于排钾较慢,应慎用。②临床上滴注钠盐也不能过快,以免中枢神经系统中浓度高,引起各种神经毒性反应,如嗜睡、神经错乱和幻觉、惊厥、蛛网膜炎、昏迷以致死于脑病等。③高镁、高钙等其他血清电解质的浓度超过正常值也会引起严重的不良反应,钙剂浓度过高或静脉注射过快可产生心律失常,甚至室颤或心脏停搏于收缩期。静脉注射时可用 10%~25% 葡萄糖注射液等量稀释后缓慢注射(不超过 2ml/min),且不可漏至血管外,以防局部剧烈疼痛或组织坏死。氯化钙注射液因刺激性大,一般应用 10%~25% 葡萄糖注射液稀释后缓慢注入。④临床上治疗酸中毒的乳酸钠应根据患者的二氧化碳结合力计算用量,速度控制在 50 滴 /min 内。

(7) 氨基酸、脂肪乳等肠外营养药物:①氨基酸类药物静脉滴注过快可引起面红、发热、恶心、呕吐、心悸、胸闷、头痛等。大量快速输液可引起胃酸增加,加重胃溃疡病,甚至引起酸中毒。氨基酸类药物因其渗透压常大大超过人体正常渗透压,若滴速过快,高渗作用可造成人体细胞脱水,使细胞间液减少,细胞外液容量增加,导致血容量急剧增加,红细胞被破坏,从而增加循环细胞负担,造成头晕、呕吐、低血压、心动过缓现象。对老年心肺功能差的患者尤其应注意,特别是肾病患者更应控制滴速,故氨基酸静脉滴注速度应控制在 15 滴 /min。②脂肪乳的不良反应与滴注过快有关,急性反应症状有畏冷、发热、心悸、呼吸困难、恶心等,长时间大量输注可引起循环超负荷综合征。可将一日剂量的脂肪乳剂与葡萄糖、复方氨基酸等注射液混入输液袋,在 24 小时内匀速输入患者机体内。如果单独输注脂肪乳则不应过快,因输注速度太快容易引起脂质代谢紊乱,特别是肝肾功能不全、严重的高脂血症患者。脂肪乳注射液的输液速度及剂量应根据患者廓清脂肪的能力来调整,使用 10% 脂肪乳剂,开始 10 分钟内输注速度控制在 12~15 滴 /min,然后逐渐增加,30 分钟后稳定在 40~60 滴 /min,在 3~5 小时内输完 500ml;20% 的脂肪乳剂,则 30 分钟后稳定在 30~40 滴 /min,500ml 于 5~7 小时输完。

(8) 其他药物:①多巴胺、间羟胺、肾上腺素、异丙肾上腺素、酚妥拉明等血管活性药物输注时,应密切观察患者的血压、心率、脉搏、四肢温度及尿量等,根据患者病情变化,调整滴速,使血压维持在正常水平。②肝素的不良反应主要是引起自发性出血,表现为各种黏膜出血、关节积液和伤口出血等。如滴注速度过快,剂量过大,则更易发生上述反应。注射时应以 5 000U 加入 5%~10% 葡萄糖注射液或 0.9% 氯化钠注射液 100ml 中静脉滴注,速度以 20~30 滴 /min 为宜。③普萘洛尔(心得安)静脉注射或静脉滴注过快可致低血压、窦性心动过缓和心力衰竭,严重者可因心肌麻痹而死亡。因此,静脉注射速度不得超过 1mg/min;静脉滴注时将一次量 2.5~5mg 稀释于 5%~10% 葡萄糖注射液 100ml 内,速度不得超过 1mg/min,滴注过程中严密观察血压、心律和心率变化,随时调节滴注速度,如果心率较慢,则应立即停药。④硝普钠静脉滴注,一般 50mg 溶于 10% 葡萄糖注射液 500ml,配成 0.01% 溶液,滴注速度为 0.5~8μg/(kg·min)或 20~200μg/min。如滴速过快常可引起血压急剧下降,故滴注过程中要严密观察血压和脉搏,以调节滴速。

(9) 中药注射剂:药品说明书上明确提示应控制输注速度

的中药注射剂有痰热清、热毒宁、红花注射液、艾迪、康艾注射液等,这类药物应缓慢滴注,如滴速过快就会出现药物不良反应(ADR),甚至发生严重的 ADR。由于中药注射剂成分复杂,目前还不能做到提取有效成分的单体来配制,未除尽的动植物蛋白、鞣质等杂质极易引起过敏反应。药物本身在生产和储存中又可能产生新的杂质,因此在输注中药注射剂时应严格按照药品说明书中规定输注速度给药,输液过程中注意观察有无头晕、心慌、发热、皮疹等过敏反应。

部分药物静脉滴注速度注意事项见表 1-1。

表 1-1 部分药物静脉滴注速度注意事项

分类	药品名称	注意事项
氨基糖苷类药物	硫酸奈替米星	每次静脉滴注时间为 1.5~2 小时
大环内酯类药物	阿奇霉素	滴注液浓度不得高于 2mg/ml,单次静脉滴注时间不少于 60 分钟
糖肽类药物	盐酸万古霉素	滴注液浓度 5mg/ml(最高不超过 10mg/ml),给药速度不高于 10mg/min
	盐酸去甲万古霉素	0.4~0.8g 用至少 200ml 溶液稀释,滴注时间大于 1 小时
林可霉素类药物	林可霉素	0.6~1.0g 用 100ml 以上溶液稀释,滴注时间不少于 1 小时
喹诺酮类药物	左氧氟沙星	0.5g 滴注时间至少 1 小时
	氟罗沙星	0.2g 滴注时间至少 45~60 分钟
	莫西沙星	0.4g 滴注时间为 90 分钟
	加替沙星	严禁快速静脉滴注,滴注时间不应少于 60 分钟
	环丙沙星	0.2g 静脉滴注时间至少 30 分钟以上

续表

分类	药品名称	注意事项
硝基咪唑类药物	甲硝唑	静脉滴注速度宜慢,一次滴注时间应超过 1 小时
	替硝唑	浓度为 2mg/ml 时,每次滴注时间不少于 1 小时,浓度大于 2mg/ml 时,滴注速度宜再降低 1~2 倍
	奥硝唑	浓度为 2.5~5mg/ml,滴注时间不应少于 30 分钟
抗真菌药物	氟康唑	浓度 2mg/ml,滴速不宜超过 10ml/min
	伊曲康唑	静脉滴注每次 1 小时
	伏立康唑	静脉滴注速度最快不超过 3mg/(kg·h),稀释后每瓶滴注时间须在 1 小时以上
	两性霉素 B	宜缓慢避光滴注,每剂滴注时间至少 6 小时
	两性霉素 B 脂质体	不可用 0.9% 氯化钠注射液溶解,应以 5% 葡萄糖注射液溶解后 6 小时内静脉滴注,且速度宜缓慢,滴速不得超过 30 滴 /min,滴注浓度不宜大于 0.15mg/ml
	卡泊芬净	缓慢静脉滴注约 1 小时
神经系统药物	多沙普仑	静脉滴注速度宜慢,以免引起溶血
	三磷酸胞苷二钠	静脉滴注速度过快可导致兴奋及呼吸加快,故速度应缓慢
	脑苷肌肽	缓慢静脉滴注,2ml/min
消化系统药物	门冬氨酸鸟氨酸	配制浓度不应大于 6%,滴注速度不超过 5g/h
	门冬氨酸钾镁	缓慢静脉滴注,滴注速度过快时,可引起高钾血症和高镁血症,出现恶心、呕吐、面部潮红、胸闷、血压下降等

续表

分类	药品名称	注意事项
消化系统药物	精氨酸	用于肝性脑病时,一次 15~20g,以 5% 葡萄糖注射液(GS)500~1 000ml 稀释后缓慢静脉滴注,至少滴注 4 小时
血液系统药物	氨甲环酸	0.5g 静脉滴注时间不少于 40 分钟
抗肿瘤药物	高三尖杉酯碱	1~4mg 静脉滴注时间应在 3 小时以上
	依托泊苷	浓度不超过 0.25mg/ml,静脉滴注时间不少于 30 分钟
	替尼泊苷	不可过快静脉滴注,以免发生低血压
	异环磷酰胺	200mg 溶解于 500ml 溶液中,静脉滴注 3~4 小时
	奈达铂	静脉滴注时间不应少于 1 小时
	帕米膦酸二钠	浓度不得超过 15mg/125ml,滴速不大于 15~30mg/h,缓慢静脉滴注 4 小时以上
	伊班膦酸	静脉滴注时间不少于 2 小时
中成药	痰热清	静脉滴注速度应控制在 60 滴/min
	参麦	严格控制静脉滴注速度,滴速不应超过 40 滴/min,否则可能导致胸闷、气急等不适症状
	川芎嗪	缓慢静脉滴注,3~4 小时滴完

3. 溶媒用量 不同的药物静脉输注时应选择不同容量的溶媒。如:青霉素及头孢菌素类静脉滴注量 100~200ml 为宜,输注时间控制在 0.5~1.0 小时,溶液体积过大,溶液浓度过稀,减低抗菌效果;输注时间较长,则会增加药物降解及致敏机会。氨基糖苷类、林可霉素类静脉输注如果液体量小,浓度大,输注

快,则会增加对神经肌肉接头的毒性,抑制呼吸。大环内酯类应选择较大容量溶媒溶解,稀释后浓度不宜大于 0.1%~0.5%,以防血栓性静脉炎产生。

4. 给药时机 应用抗菌药物预防手术切口感染时,应在皮肤、黏膜切开前 0.5~1 小时内或麻醉开始时给药,在输注完毕后开始手术,保证手术部位暴露时局部组织中抗菌药物已达到足以杀灭手术过程中沾染细菌的药物浓度。万古霉素或氟喹诺酮类等由于需输注较长时间,应在手术前 1~2 小时开始给药。手术时间较短(<2 小时)的清洁手术前给药一次即可。如手术时间超过 3 小时或超过所用药物半衰期的 2 倍以上,或成人出血量超过 1 500ml 时,术中应追加一次。

(三)基因多态性对药效的影响

药物代谢酶、转运体及药物作用靶点存在的基因多态性与药物疗效和毒性的个体差异有很大关系。

1. 药物代谢酶基因多态性 药物在肝内的生物转化,主要是在药物代谢酶系统催化下进行,细胞色素 P450(CYP450)酶主要存在于肝微粒体中,其活性决定药物的代谢速率,与药物的清除率有着直接关系,是药物代谢的第一相酶,因而又称为药物代谢酶。参与药物代谢的 CYP450 酶主要包括 CYP1A、CYP2A6、CYP2C9、CYP2C19、CYP2D6、CYP2E1、CYP3A4,多种酶存在遗传基因多态性。

遗传多态性是指由一个或多个等位基因发生突变而产生的遗传变异,一般分为两种表型:快代谢型和慢代谢型。快代谢者(EM)指酶活性正常的个体,通常是正常等位基因(野生型)纯合子或杂合子,占人群的 75%~85%。慢代谢者(PM)因携带有 2个功能缺失基因而使酶活性缺乏,占人群的 5%~10%。若个体携带 2 个活性减弱的基因则称为中间代谢型(10%~15%),相应酶活性减弱。另有少数个体(1%~10%)因携带有功能性等位基因的拷贝或多拷贝使酶活性明显增强,称为超强代谢者(UM)。CYP450 酶的基因多态性是药物代谢速率存在明显个体差异的主要原因。

(1) CYP2C19 基因多态性:CYP2C19 对药物代谢的催化作用,在快代谢者与慢代谢者中存在较大差异,CYP2C19 基因多态性有明显的种族差异,在白种人中慢代谢者发生率为3%,而在中国人中则为 15%~17%。PM 缺陷主要表现在 CYP2C19 cDNA 外显子 5 中的基因突变,*CYP2C19*2* 表示发生第 681位的 G81 碱基突变,*CYP2C19*3* 表示第 991 位的 A 的 1 突变,均可使酶活性丧失,是 PM 最主要的两个突变体,99% 的亚洲人慢代谢者中和 85% 的白种人慢代谢者中都表现为 *2、*3 的突变。*CYP2C19*17* 由 806 位和 3402 位上 C*T 突变的两个单核苷酸多态性组成,使酶活性增强,加快 CYP2C19 底物的代谢。

CYP2C19 可以代谢质子泵抑制剂包括奥美拉唑、兰索拉唑、泮托拉唑,以及地西泮、环己烯巴比妥、甲基苯巴比妥、阿米替林、丙米嗪、氯丙米嗪等药物,CYP2C19 的基因多态性影响其代谢并形成个体间的代谢差异。其中,CYP2C19 的基因多态性对奥美拉唑的代谢有显著差异,AUC 表现为 PM>杂合子 EM>纯合子 EM,药物疗效出现个体差异。苯妥英钠、丙戊酸钠、氟西汀等也主要经 CYP2C19 代谢,突变基因型对这些药物的代谢减弱,血药浓度增高,药物疗效增强。抗抑郁药舍曲林的代谢也受 CYP2C19 基因多态性的影响,*CYP2C19*2* 和 *CYP2C19*3* 的慢代谢者中,舍曲林及其代谢产物 N-去甲舍曲林的血清浓度分别是野生型个体(*CYP2C19*1*1*)的 3.2 倍和 4.5 倍。

(2) CYP2C9 基因多态性:CYP2C9 在人肝脏微粒体中含量丰富,约占总 CYP450 蛋白量的 20%,有多种突变等位基因,构成了药物代谢个体差异的基础。*CYP2C9*3* 突变体是突变率最高的一种突变体,是由于 cDNA 7 号外显子的 A1075 变为 C,是亚洲人群中最为常见的 CYP2C9 突变型等位基因形式。其中 *CYP2C9*2*、*CYP2C9*3* 是最为重要的突变型,其可引起酶活性的减弱,抑制底物的代谢。*CYP2C9*2* 在中国人中很少发生此突变,*CYP2C9*3* 的等位基因频率为 1.7%~4.9%。

主要经 CYP2C9 代谢的药物有:抗癫痫药物苯妥英和卡马西平,降血糖药物甲苯磺丁脲、格列吡嗪、格列本脲,非甾体抗炎药布洛芬、双氯芬酸和萘普生,还有华法林、托拉塞米、阿米替林、氟西汀、磺胺甲基异噁唑、睾酮和氯沙坦钾等药物。其中苯妥英钠、华法林和甲苯磺丁脲治疗指数窄,突变型个体在接受这些药物的常规治疗时发生严重毒副作用的风险增大,与普通患者相比,CYP2C9 变异患者服药 12 小时后的平均血药浓度可提高约 30%。由于基因多态性使代谢酶活性减低,突变型个体 *CYP2C9*3* 代谢甲苯磺丁脲的清除率降低,在 *CYP2C9*1*3* 杂合突变及 *CYP2C9*3*3* 纯合突变中,甲苯磺丁脲的代谢显著慢于野生型个体。*S*- 华法林也主要由 CYP2C9 代谢,体外研究表明 *CYP2C9*2* 和 *CYP2C9*3* 突变型个体的酶活性分别是野生型 *CYP2C9*1* 突变型个体的 12% 和小于 5%,可以使华法林的代谢减慢,血药浓度增高,引起出血等不良反应的发生,应减少华法林的使用剂量。基因型为 *CYP2C9*1*2*、*CYP2C9*1*3*、*CYP2C9*2*2*、*CYP2C9*2*3* 和 *CYP2C9*3*3* 的人群使用华法林的剂量分别是 *CYP2C9*1*1* 基因型人群所用剂量的 19.6%、33.7%、36%、56.7% 和 78.1%。

(3) CYP2D6 基因多态性:CYP2D6 有多个突变体,它的主要突变方式是单个碱基的缺失或替换引起读码框架移位,或是大片段基因的丢失。目前发现约有 80 种 CYP2D6 的等位基因变异型,且在人群中的分布有差异。*CYP2D6*10* 等位基因发生频率在东方人中为 50%。白种人绝大多数慢代谢者的基因型为 *CYP2D6*4*,*CYP2D6*4* 主要是由于 *G19346** 等的碱基改变,导致剪切缺陷使酶活性丧失。*CYP2D6*17* 基因型主要是由 *C1023*、*C2850*T*、*G4180*C* 等碱基的突变引起的,可以使酶活性降低。已经确定有 3 种特异等位基因的人群,*CYP2D6*4* 主要分布于白种人中,突变频率为 20%~25%,*CYP2D6*10* 主要分布于亚洲人中,突变频率为 51%,而 *CYP2D6*17* 主要分布于非洲人中,突变频率约为 30%。

CYP2D6 可催化阿米替林、去甲替林、氯丙米嗪、氟哌啶醇、苯乙双胍、可待因、丙米嗪、氟卡尼、美西律等 50 余种药物代谢,包含了肾上腺素 β 受体拮抗剂、抗心律失常药、抗抑郁药以及抗精神病药等。将近 5%~10% 的白种人为慢代谢者,而在亚洲人中慢代谢者仅占 1%。在亚洲人中,*CYP2D6*10* 慢代谢者给予抗抑郁药帕罗西丁后,体内药物浓度比 *CYP2D6*1*1* 野生型患者的血药浓度明显增高。抗组胺药氯雷他定在纯合型 *CYP2D6*10*10* 人中的血药浓度要比杂合型(*CYP2D6*1*10* 或 *CYP2D6*2*10*)个体和野生型 *CYP2D6*1*1* 个体的血药浓度分别高出 75.5%、123.6%。β 受体拮抗剂美托洛尔的 α- 羟化代谢主要经 CYP2D6 单一途径代谢,*CYP2D6*10* 可明显减慢美托洛尔的体内代谢,且 *CYP2D6*10* 纯合子变异比杂合子变异对美托洛尔药代动力学的影响更大,并且呈现基因剂量效应。因此要实现个体化给药,慢代谢者要减少药物剂量才能减少不良反应的发生率,同时保证药物的疗效。

(4) CYP3A 基因多态性:CYP3A 是肝脏 CYP450 蛋白的主体,几乎代谢了 50% 的临床用药,其肝脏表达水平有显著的个体差异。*CYP3A4*4* 是中国人中最主要的突变体,突变频率约为 3.43%。*CYP3A4*4* 是外显子 5 上发生的 *A13871*4* 碱基改变,使 CYP3A4 酶活性降低,造成慢代谢的发生。*CYP3A4*1B* 是位于 5 位启动子区的 A-392 → G 碱基突变,可以导致酶活性的减弱。其他主要突变体还有 *CYP3A4*5* 和 *CYP3A4*6*。

CYP3A4 代谢许多临床药物、内源性化合物和环境污染物,大约有 38 个类别共 150 多种药物是它的底物,包括多种抗菌药、抗病毒药、抗精神病药、抗心律失常药和抗动脉粥样硬化药等。CYP3A4 基因的多态性导致其代谢表型的差异,也是造成药物间相互作用的重要原因。中国 *CYP3A4*1*4* 突变型高血脂患者中总胆固醇和甘油三酯的降低量要明显高于 *CYP3A4*1*1* 的基因型患者,是因为 *CYP3A4*4* 突变体可以降低酶活性,减少药物代谢,从而使辛伐他汀发挥更好的降脂疗效。患者应用阿托伐他汀治疗后,**1G*1G* 突变型的个体中酶活性降低,药物代谢减少,使阿托伐他汀的降脂效果更明显,但是此突变型却对辛伐他汀的降脂疗效无影响。

总之,CYP450 酶是导致外源性和内源性物质发生氧化、还原或水解反应的代谢酶,CYP450 酶的基因多态性可改变药物的药代动力学,导致药效增强或降低甚至毒副作用增加。明确不同个体的基因结构以及不同基因型对药代动力学的影响,从而实现用个体基因指导的个体化用药,对保证临床用药安全性具有重大意义。

2. 药物转运体基因多态性 药物进入体内必须经过膜转运体的转运,在肠道吸收中具有重要意义,并与药物分布密切相关。多药耐药基因 1(MDR1)表达产物是 P-gp,该蛋白有 ATP依赖性跨膜转运活性,可将药物转运至细胞外,使细胞获得耐药性,MDR1 基因具有遗传多态性,其编码的 P-gp 在药物吸收和消除中发挥重要作用。

MDR 主要的耐药机制为多药耐药基因 MDR1 扩增及其蛋白产物 P-gp 过表达。作为一个 ATP 依赖性的药物转运泵,P-gp 能主动将疏水性抗肿瘤药物泵出胞外,从而减少细胞内药物蓄积,增加药物外排。P-gp 属于 ATP 结合盒(ABC)膜转运蛋白超家族,由两个同源部分组成,两部分之间的同源性大约为 48%,每一部分约含 6 个疏水跨膜区和一个 ATP 结合位点。P-gp 作为一种细胞膜上的药物排出泵,通过 ATP 供给能量,可以将一系列细胞毒性药物转运至胞外,影响其抗肿瘤作用。

在生理状态下,MDR1 在细胞中也参与转运功能,其底物有类固醇、激素及胆红素等,并能防止毒素及外源性异物的入侵。几乎所有的肿瘤类型中,包括癌、肉瘤、白血病和淋巴瘤等,均有 MDR1 基因的表达。MDR1 基因突变 C3435T 是 26 外显子上 3435 位点的 C 被 T 所替代。基因型 TT 携带者的 MDR1 基因编码的 P-gp 活性比 CC/CT 型明显降低,对药物较敏感,因此,能较好地吸收化疗药物,使药物在体内维持相对较高的血药浓度。

3. 药物直接作用靶点的基因多态性　多数药物通过与特殊靶蛋白结合而发挥药理作用,这些靶蛋白包括受体、酶以及与信号转导、细胞周期控制相关的蛋白。编码药物作用靶点的基因具有基因多态性,并影响药物治疗的敏感性。肾上腺素 β_2 受体基因多态性与哮喘患者对 β_2 受体激动剂的不同敏感性有关;血管紧张素转换酶基因多态性与高血压患者应用依那普利后血压及尿蛋白的变化有关;糖皮质激素受体基因 G679S 基因多态性与激素抵抗型哮喘有关,与 GG 型相比,AA 型基因糖皮质激素抵抗哮喘的发生率明显升高,等位基因 A 是激素抵抗产生的易感基因;载脂蛋白 E 基因多态性与慢性肾病代谢综合征、糖尿病、老年性痴呆病等有关。

四、联合用药不恰当

两种以上药物联合应用时,如果联合应用不当,可在体内发生对治疗不利的相互作用,如导致疗效减弱、血药浓度过高、不良反应增多等。

药物相互作用是指同时或相继使用两个或两个以上药物时,其中一个药物的作用受到另一个药物的影响而发生明显改变的现象。典型的药物相互作用对由两个药物组成:药效发生变化的药物称为目标药,引起这种变化的药物称为相互作用药。

药物相互作用对临床治疗的影响可分为有益相互作用、不良相互作用及有争议性的相互作用。药物相互作用中,有益相互作用很少,而不良相互作用较普遍,大多数的药物相互作用中包含不安全因素,可能引起不良反应和毒性反应,应该重点关注。

药物相互作用按发生机制可分为药动学相互作用和药效学相互作用。

（一）药动学相互作用

药物在吸收、分布、代谢和排泄过程的任一环节受到影响，最终使其在作用部位的浓度增加或减少从而引起药效相应改变。

1. 吸收　许多药物通过口服给药，在胃肠道吸收，这一过程受多种因素的影响，对吸收的影响可以表现为吸收速率的改变或吸收程度的变化。

（1）胃肠道 pH 的影响：胃肠道的 pH 可通过影响药物的溶解度和解离度进而影响其吸收。抗真菌药物伊曲康唑需在胃内的酸性 pH 环境中充分溶解，进而在小肠中吸收。升高胃内 pH 的药物（如质子泵抑制剂、H_2 受体拮抗剂和抗酸药）可显著减少这些药物的吸收，降低血药浓度。抗酸药使弱酸类药物（如水杨酸类、呋喃妥因、磺胺类、巴比妥等）的解离度增大，可阻碍其吸收。

（2）胃肠运动的影响：大多数药物主要在小肠通过被动扩散方式而吸收，胃排空速度的变化通常仅影响药物吸收的速率，而不影响吸收程度。许多药物（如抗酸药、抗胆碱药和镇静催眠药等）可减慢胃排空，从而导致目标药起效延迟，而甲氧氯普胺、西沙必利、多潘立酮则可加速胃的排空，从而使目标药的血中药峰浓度出现得更早、更高。在胃的酸性环境中会被灭活的药物，延缓胃排空的药物可使其暴露时间延长，从而降低其口服生物利用度。加快肠推进运动的药物，会使溶解度降低，使本来难以吸收的目标药来不及从肠道充分吸收即随粪便排出，抑制肠推进的药物则作用相反。如地高辛缓释制剂在肠道内溶解度较低，与抑制肠蠕动的丙胺太林合用，地高辛血药浓度可提高 30% 左右；如与促进肠蠕动的甲氧氯普胺等合用，可减少其吸收。

（3）结合与吸附的影响：螯合作用是指胃肠道中的药物发生不可逆的结合，生成不溶解和难以吸收的络合物、螯合物或复合物。如含有二、三价金属离子的抗酸药,可与四环素类、喹诺酮类发生络合反应而严重影响其吸收。二膦酸盐类如依替膦酸钠、氯屈膦酸钠及阿仑膦酸钠在治疗骨质疏松症时常与钙剂一同处方,若同时服用,两者的生物利用度均显著降低,导致治疗失败。吸附剂也可使一些与其一同服用的药物吸收减少,如活性炭、白陶土、阴离子交换树脂(如考来烯胺、考来替泊)。林可霉素与白陶土同服,其血药浓度只有单独服用时的1/10,考来烯胺可减少普萘洛尔、地高辛、华法林、三环类抗抑郁药、环孢素和甲状腺素的吸收。

(4) 肠道菌群的改变:口服广谱抗菌药物抑制肠道菌群后,使维生素 K 合成减少,可加强香豆素类物的作用,应适当减少抗凝药物的剂量。地高辛口服后易被肠道菌群大量代谢灭活,能抑制这些肠道菌群的药物,如红霉素、四环素类和其他广谱抗菌药物可使地高辛血浆浓度增加一倍。

2. 影响药物分布

(1) 竞争蛋白结合部位:药物经吸收进入血液循环后不同程度地与血浆蛋白发生可逆性结合,酸性药物主要与血浆白蛋白结合,碱性药物除与白蛋白结合外,还与 α_1- 酸性糖蛋白结合。当药物合用时,蛋白亲和力强的药物可将蛋白亲和力弱的药物从血浆蛋白结合部位上置换出来,使其游离型增多,进而对其药动学与药效学产生影响。如水杨酸类、呋塞米可将甲苯磺丁脲等磺酰脲类口服降血糖药物从蛋白结合部位置换下来,使其降糖作用增强,引起低血糖反应;水合氯醛可与华法林竞争与血浆蛋白的结合,使游离药物浓度增加,抗凝作用增强,引起出血倾向。

(2) 改变组织分布:某些作用于心血管系统的药物可通过改变组织血流量而影响与其合用药物的组织分布,如去甲肾上腺素减少肝血流量,使利多卡因在主要代谢部位肝的分布量减少,可明显减慢该药的代谢,使血药浓度增高;而异丙肾上腺素增加肝血流量,可降低利多卡因血药浓度。

3. 影响药物代谢　影响药物代谢的相互作用是临床意义最为重要的一类相互作用。CYP450 酶是体内与药物代谢相关的重要酶系。临床上绝大多数药物均通过 CYP450 酶中的 CYP1A2、CYP2B6、CYP2C9、CYP2C19、CYP2D6、CYP2E1 和 CYP3A4 催化代谢,其中又以 CYP3A4 含量最多,底物特异性最广泛,因而在药物代谢中有相当的重要性。CYP450 酶的底物、抑制剂、诱导剂见表 1-2。

表 1-2　CYP450 酶的底物、抑制剂、诱导剂

代谢酶	底物			抑制剂	诱导剂
CYP1A2	阿米替林	氯氮平(主要)	维拉帕米	氟伏沙明	奥美拉唑
	奥氮平	氯米帕明	异维 A 酸	红霉素	苯巴比妥
	茶碱	罗哌卡因	唑吡坦	环丙沙星	
	地西泮	美沙酮	地昔帕明	利福平	
	美西律(主要)	对乙酰氨基酚	米氮平	利托那韦	
	非那西丁	丙米嗪	氟伏沙明	美西律	
	萘普生	氟哌啶醇	普罗帕酮	米贝拉地尔	
	睾酮	普萘洛尔	华法林	米氮平	
	齐留通	咖啡因	去甲替林	诺氟沙星	
	利鲁唑	三环类抗抑郁药	利托那韦	扑米酮	
	他莫昔芬			普萘洛尔	
				西咪替丁	
				西柚汁	
				依诺沙星	
CYP2A6	利托那韦	他莫昔芬		甲氧沙林	
				利托那韦	
				毛果芸香碱	
				咪康唑	
CYP2B6	环磷酰胺	他莫昔芬	异环磷酰胺		苯巴比妥
					苯妥英
					扑米酮

代谢酶	底物			抑制剂	诱导剂
CYP2C9	阿米替林	萘普生	氨苯砜	胺碘酮	苯妥英
	齐留通	苯妥英	屈大麻酚	保泰松	卡马西平
	吡罗昔康	舒洛芬	布洛芬	氟比洛芬	利福平
	双氯芬酸	氟比洛芬	特比萘芬	氟伐他汀	乙醇
	氟西汀	托拉塞米	格列美脲	氟伏沙明	
	吲哚美辛	华法林	扎鲁司特	氟康唑	
	环己巴比妥	甲苯比妥	甲苯磺丁脲	氟西汀	
	甲芬那酸	卡维地洛	利托那韦	磺胺类	
	氯沙坦	孟鲁司特	米氮平	磺吡酮	
	丙米嗪			甲硝唑	
				利托那韦	
				氯霉素	
				咪康唑	
				曲格列酮	
				舍曲林	
				双硫仑	
				双氯芬酸	
				酮洛芬	
				西咪替丁	
CYP2C19	奥美拉唑	兰索拉唑	吡罗昔康	奥美拉唑	利福平
	利托那韦	丙戊酸	氯米帕明	苯丙氨酯	
	地西泮	美芬妥英	华法林	氟伏沙明	
	丙米嗪	环己巴比妥	普萘洛尔	氟西汀	
	甲苯磺丁脲	维 A 酸	卡立普多	甲苯磺丁脲	
	西酞普兰			利托那韦	
				曲格列酮	
				托吡酯	

续表

代谢酶	底物			抑制剂	诱导剂
CYP2D6	阿米替林	美托洛尔	昂丹司琼	阿霉素	
	美西律	奥氮平	米氮平	胺碘酮	
	苯乙双胍	丙米嗪	伯氨喹	伯氨喹	
	帕罗西汀	地拉韦啶	喷他佐辛	长春瑞滨	
	地昔帕明	普罗帕酮	多拉司琼	地拉夫定	
	普萘洛尔	多萘哌齐	氢可酮	奋乃静	
	恩卡尼	曲马多	奋乃静	氟奋乃静	
	丙米嗪	氟奋乃静	曲唑酮	氟伏沙明	
	氟卡尼	去甲替林	氟哌啶醇	氟哌啶醇	
	去氧麻黄碱	氟西汀	噻吗洛尔	氟西汀	
	环苯扎林	舍曲林	卡维地洛	可待因	
	司来吉兰	可待因	他莫昔芬	奎尼丁	
	拉贝洛尔	托特罗定	利托那韦	雷尼替丁	
	文拉法辛	硫利达嗪	右苯丙胺	利托那韦	
	氯丙嗪	右丙氧芬	氯氮平	硫利达嗪	
	右美沙芬	氯喹	唑吡坦	氯喹	
	氯米帕明	罗哌卡因	马普替林	洛莫司汀	
	吗啡			美沙酮	
				米贝拉地尔	
				米氮平	
				帕罗西汀	
				普罗帕酮	
				普萘洛尔	
				去甲氟西汀	
				舍曲林	
				文拉法辛	
				西咪替丁	
				右丙氧芬	

代谢酶	底物			抑制剂	诱导剂
CYP2El	安氟醚	利托那韦	氨苯砜	利托那韦	乙醇
	氯唑沙宗	昂丹司琼	七氟醚	双硫仑	异烟肼
	茶碱	他莫昔芬	对乙酰氨基酚		
	乙醇	氟烷	异氟醚		
	甲氧氟烷	异烟肼			
CYP3A3	红霉素	咪达唑仑		雷尼替丁	
				奈法唑酮	
				西咪替丁	
CYP3A4	阿伐他汀	卡马西平	噻加宾	阿那曲唑	保泰松
	阿芬他尼	可待因	三唑仑	醋竹桃霉素	苯巴比妥
	阿霉素	可卡因	沙奎那韦	达那唑	苯妥英
	阿米替林	克拉霉素	沙美特罗	地尔硫䓬	大环内酯类
	阿普唑仑	奎尼丁	舍曲林	地拉韦啶	抗菌药物
	阿司咪唑	奎宁	舒芬太尼	氟伏沙明	磺吡酮
	氨苯砜	兰索拉唑	他克莫司	氟康唑	卡马西平
	氨氯地平	利多卡因	他莫昔芬	氟西汀	利福布汀
	胺碘酮	利托那韦	特非那定	红霉素	利福平
	昂丹司琼	氯丙嗪	替尼泊苷	甲硝唑	扑米酮
	奥美拉唑	氯雷他定	白消安	克拉霉素	糖皮质激
	氯丙米嗪	托特罗定	丙吡胺	克霉唑	素类
	氯硝西泮	维A酸	茶碱	奎尼丁	
	洛伐他汀	维拉帕米	长春碱	奎宁	
	氯沙坦钾	文拉法辛	长春瑞滨	利托那韦	
	孟鲁司特	西布曲明	长春新碱	咪康唑	
	咪达唑仑	西立伐他汀	醋竹桃霉素	米氮平	

续表

代谢酶	底物			抑制剂	诱导剂
CYP3A4	咪康唑	西沙必利	地尔硫草	奈非那韦	
	米氮平	西酞普兰	地拉韦啶	奈法唑酮	
	米非司酮	硝苯地平	地塞米松	奈韦拉平	
	丙米嗪	辛伐他汀	地西泮	诺氟沙星	
	奈非那韦	溴隐亭	对乙酰氨基酚	帕罗西汀	
	奈法唑酮	伊拉地平	多拉司琼	普萘洛尔	
	奈韦拉平	伊曲康唑	多奈哌齐	曲格列酮	
	尼卡地平	依托泊苷	非洛地平	去甲氟西汀	
	尼莫地平	乙琥胺	芬太尼	沙奎那韦	
	尼群地平	异环磷酰胺	睾酮	舍曲林	
	尼索地平	茚地那韦	格拉司琼	西咪替丁	
	匹莫齐特	右美沙芬	红霉素	西柚汁	
	普罗帕酮	黄体酮	华法林	伊曲康唑	
	齐留通	紫杉醇	环孢素	茚地那韦	
	氢化可的松	唑吡坦	环苯扎林		
	曲格列酮	环磷酰胺	炔雌醇		
CYP3A5~	长春碱	咪达唑仑(3A5)	长春新碱	醋竹桃霉素	苯巴比妥
CYP37	炔雌醇	睾酮	三唑仑	甲硝唑	苯妥英
	奎尼丁	特非那定	氯沙坦(3A5)	克霉唑	华法林
	硝苯地平(3A5)			咪康唑	扑米酮

　　除 CYP2D6 以外,所有的 CYP450 酶均可被诱导。加入酶诱导剂可使该酶的底物浓度降低,导致目标药的药效减弱,但如果药物效应是由其活性代谢产物引起的,则也可见药效增强。在多数情况下,酶的诱导可能没有明显临床意义,但对于一些治疗窗窄的药物可严重影响治疗效果,甚至导致不良反应的发生。如酶诱导剂拉莫三嗪可使卡马西平代谢加快,增加环氧化代谢产物浓度而导致毒性;利福平、利福布汀、曲格列酮可诱导口服避孕药的代谢,引起突破性出血,使避孕失败;酶诱导剂苯

妥英钠、卡马西平可使环孢素浓度降低,导致移植物排斥;而长期嗜酒可诱导对乙酰氨基酚的代谢,使其在低剂量时也产生肝毒性。因此,加入和停用酶诱导剂时应对原治疗药物的给药方案进行相应调整,以避免酶诱导引起的不良药物相互作用。

但是,如果药物的代谢产物能引起不良反应,则不能通过增加剂量来补偿诱导造成的药效降低。如抗麻风药氨苯砜的羟胺类活性代谢产物可被红细胞摄取,将血红蛋白氧化成高铁血红蛋白,与利福平合用时,氨苯砜代谢加快,其羟胺类代谢产物生成量增加4倍,若再增加氨苯砜剂量,将明显增加高铁血红蛋白血症的发生率;利福平与异烟肼合用于治疗结核病时,因利福平诱导异烟肼代谢生成较多的肼类中间产物,可使患者药物性肝炎的发生率明显上升。

临床上因CYP450酶的抑制而引起的药物相互作用远较CYP450酶诱导所引起的药物相互作用常见。抑制剂可快速可逆地与相应的酶结合,阻碍酶与底物的结合,如氟西汀与丙米嗪合用时,两药的代谢速率均降低。虽然酶抑制可导致相应目标药在机体的清除减慢,体内药物浓度升高,但酶抑制能否引起有临床意义的药物相互作用取决于多种因素。

(1)目标药的毒性及治疗窗的大小:如氟康唑、伊曲康唑等抗真菌药为CYP3A4抑制剂,可使特非那定的血药浓度显著上升,导致Q-T间期延长和尖端扭转性心律失常,威胁患者生命;而抑制舍曲林的代谢则不会引起严重的心血管不良反应。可引起Q-T间期延长的药物包括:抗心律失常药胺碘酮、索他洛尔、奎尼丁、丙吡胺,抗组胺药特非那定、阿司咪唑,抗感染药红霉素、氯喹,抗精神失常药氯丙嗪、氟哌啶醇、锂盐、硫利达嗪及三环类抗抑郁药,其他如西沙必利、他克莫司、普罗布考、特罗地林。

(2)是否有其他代谢途径:如果药物有多种代谢途径,当一种途径被抑制后,药物可代偿性经由其他途径代谢消除,药物代谢整体所受影响并不大。但对主要由某一种 CYP450 酶代谢的药物,如果代谢酶受到抑制,则容易产生明显的药物浓度和效应的变化。另外,有些药物能抑制多种 CYP450 酶,在临床上容易与其他药物发生相互作用。如 H_2 受体拮抗剂西咪替丁能抑制多种 CYP450 酶而影响许多药物在体内的代谢,当药物与西咪替丁合用时应注意调整剂量,必要时可用雷尼替丁代替西咪替丁。

(3) 目标药(底物)代谢产物的活性:如果药物的治疗作用有赖于其活性代谢产物,则相应酶的抑制可使活性代谢产物生成减少,导致疗效减退。如可待因需由 CYP2D6 催化生成吗啡而发挥镇痛作用,抑制该酶有可能使可待因的镇痛作用减弱。氯吡格雷为前体药物,通过 CPY2C19 代谢,生成能抑制血小板聚集的活性代谢产物,合用 CYP2C19 抑制剂可使氯吡格雷活化受阻,抗血小板作用降低。

4. 影响药物排泄

(1) 改变尿液 pH:与在胃肠道的吸收过程一样,尿液 pH 通过影响非解离型药物的比例而影响肾小管的药物重吸收。在碱性尿液中,弱酸性药大部分以解离型存在,重吸收减少,随尿液排出增多,碱化尿液可增加这些药物的肾清除率,如静脉给予碳酸氢钠碱化尿液可用于水杨酸中毒时增加药物的排泄。相反,弱碱性药在酸性尿液中清除率更高,酸化尿液可使苯丙胺尿中排泄量增加,明显缩短其作用时间。

(2) 干扰肾小管分泌:丙磺舒和青霉素竞争肾小管上的酸性转运系统,可延缓青霉素经肾排泄,使其发挥持久的治疗作用。临床上也可见到水杨酸类及其他 NSAID 通过竞争增加甲氨蝶呤的毒性,有时甚至威胁患者生命。

(二) 药效学相互作用

药效学相互作用包括作用在同一受体或生理系统上的药物间产生的相加、协同或拮抗作用。

1. 相加或协同作用 两个具有相似药理作用的药物联合用药,则可出现相加或协同作用,并可增加药物不良反应的风险。具有中枢抑制作用的药物如抗抑郁药、催眠药、抗癫痫药和抗组胺药合用,可导致极度嗜睡;某些抗心律失常药、精神安定剂、三环类抗抑郁药和引起电解质平衡紊乱的药物(如利尿剂)均有诱发心律失常的倾向,若合并用药,则可导致严重室性心律失常。其他相加或协同相互作用,如 NSAID 和华法林合用,增加出血的风险;ACEI 和保钾利尿药合用,增加高钾血症的风险;维拉帕米和 β 受体拮抗剂合用,可出现心动过缓和停搏;呋塞米和氨基糖苷类合用,增加耳、肾毒性;神经肌肉阻滞剂和氨基糖苷类合用,增强神经肌肉阻滞作用;乙醇与苯二氮䓬类合用,增强镇静作用。

2. 拮抗作用 同一受体的拮抗剂与激动剂合用将产生竞争性拮抗作用,临床可利用拮抗作用来纠正另一些药物的有害作用,如用阿片受体拮抗剂纳洛酮抢救吗啡过量中毒;用 α 受体体激动剂间羟胺、甲氧明对抗 α 受体拮抗剂酚妥拉明过度作用引起的阴茎异常勃起等。作用于不同受体但效应相反的药物合用则可出现功能性拮抗,如氯丙嗪阻断黑质—纹状体通路的多巴胺受体而引起锥体外系反应,苯海索具有中枢抗胆碱作用,可减轻锥体外系反应。

五、配伍禁忌

配伍禁忌是指合用的药物发生直接的物理或化学反应,导致药物作用改变。药物在体外混合时产生沉淀、变色、浑浊、结晶、有效成分含量降低,以及影响药物稳定性的各种问题。需注意的情况包括:在同一输液中使用不宜配伍的药物,药物与溶媒的配伍,入壶药物与原输液之间的配伍等。

(一)配伍禁忌的一般规律

1. 非离子型药物 临床上最常用的葡萄糖或单糖类溶液,

除 pH 偏酸性外,很少造成配伍禁忌。

2. 高渗溶液、过饱和溶液易出现配伍禁忌。

3. 电荷相反的两种离子相遇及分子量较高的化合物配伍时,往往会形成可溶性和不溶性的化合物。

4. 含有无机离子的药物往往由于 Ca^{2+} 及 Mg^{2+} 的缘故而形成沉淀,Fe^{2+} 可引起溶液变色,不能与生物碱配伍。

5. 阳离子型药物中的游离生物碱在水中溶解度较小,与pH 高、缓冲容量较大的弱碱性溶液配伍时,易发生沉淀。

6. 阴离子型药物中的游离酸在水中的溶解度也较小,与 pH 低的溶液或较大缓冲容量弱酸性溶液配伍时也能产生沉淀。

7. 阳离子型药物与阴离子型药物间易出现配伍禁忌。阳离子型药物多为胺类药物,阳离子为其有效部位,为增加其稳定性和溶解度,常与酸结合成盐供临床使用;阴离子型药物则本身具有酸性基团,阴离子为其有效部位,常与碱成盐供临床使用。在溶液中,两者可发生反应,生成阳离子盐基或酸,可能出现沉淀或浑浊。阳离子型抗菌药物有氨基糖苷类、大环内酯类、四环素类、林可酰胺类、喹诺酮类、万古霉素及去甲万古霉素等;阴离子型抗菌药物有青霉素类、头孢菌素类、磺胺类等。

8. 具有氧化性能的药物和具有还原性能的药物间易发生配伍变化。易氧化(还原性)的药物离子和基团包括 I^-、$S_2O_3^{2-}$、HSO_3^-、Fe^{2+}、邻苯二酚(儿茶酚胺类)、对苯二酚(酚磺乙胺)、烯二醇(维生素 C)、吩噻嗪(氯丙嗪)、烯基(多烯脂肪酸)、苯胺基(普鲁卡因、磺胺等)等;具氧化性质的离子和基团包括 Fe^{3+}、Cu^{2+}、NO_2^-、对醌(维生素 K 类、泛癸利酮)等。如酚磺乙胺注射液为无色澄明液体,加入碱性输液中,其对二酚基团迅速氧化变成黄色并逐渐加深;肾上腺素注射液为无色澄明液,与碱性输液配伍,其邻二酚基团迅速氧化成浅红色,逐步加深成褐色;盐酸普鲁卡因注射液(多种浓度)与碱性输液配伍,浓度高时可能发生不溶性沉淀,其酯键逐渐水解,疗效降低并氧化成黄色。

9. 与药物稳定时的 pH 相差越大,药物分解失效也越快。

(二)配伍禁忌的表现

配伍禁忌分为物理性配伍禁忌和化学性配伍禁忌。物理性配伍禁忌即某些药物配合在一起会发生物理变化,主要表现为药物的外观变化;化学性配伍禁忌即某些药物配合在一起发生化学反应,不但改变了药物的性状,而且使药物疗效降低、失效或毒性增强。配伍禁忌常表现为:

1. 沉淀 由两种或两种以上药物溶液配伍时产生不溶性溶质,如氯化钙与碳酸氢钠溶液配伍,则形成难溶性碳酸钙而出现沉淀;弱酸强碱与水杨酸钠溶液、磺胺嘧啶钠溶液等与盐酸配伍,则生成难溶于水的水杨酸和磺胺嘧啶而产生沉淀;如生物碱类的水溶液遇碱性药物、鞣酸类、重金属、磺化物与溴化物,也产生沉淀等。15% 的硫喷妥钠水性注射液与非水溶媒制成的去乙酰毛花苷注射液混合时可析出沉淀。

2. 析出 两种液体药物混合时,其中一种药物析出沉淀或使药液混浊,不仅影响药效,同时也改变了药物浓度。20% 甘露醇注射液为过饱和溶液,温度降低时极易出现结晶,在其中加入各种离子均易析出结晶,因此不宜与其他药物配伍,应单独输注。

3. 变色 主要由于药物间发生化学变化或受光、空气影响而变色,可影响药效。奥美拉唑应用 0.9% 氯化钠注射液或 5% 葡萄糖注射液 100ml 溶解,如使用 250ml 或 500ml 输液,由于配制后 pH 降低,增加了溶液不稳定性,且滴注时间延长更容易变色,可变为棕红色或出现沉淀。原因可能是奥美拉唑中有亚磺酰基苯并咪唑结构,易受 pH、光线、重金属离子、氧化性和还原性等多因素影响,尤其在酸性条件时,结构发生破坏性变化,出现变色和聚合沉淀现象。易引起变色的药物有碱类、亚硝酸盐类和高铁盐类,如碱类药物可使芦荟产生绿色或红色荧光,可使大黄变成深红色;碘及其制剂与鞣酸配合会发生脱色,与淀粉类药物配合则呈蓝色;高铁盐可使鞣酸变成蓝色。质子泵抑制剂雷贝拉唑也容易产生黑色、灰色、紫色等颜色变化。

4. 水解　某些药物在水溶液中容易发生水解而失效,如青霉素在水溶性溶媒中易水解,作用丧失。

5. 分层　两种性质不相容的药物经混合后,很快又分离,成为不均匀的分散体。如维生素 D_2 等脂溶性药物与葡萄糖或氯化钠注射液混合,稍许静置则分为两层。

(三) 发生配伍禁忌的主要因素

1. 配伍不当　血液及血液制品因成分较为复杂,与药物混合后,能引起溶血和血细胞凝聚;甘露醇为过饱和溶液,加入药物可使甘露醇结晶析出;氨基酸、脂肪乳等油乳剂因其稳定性受许多因素影响,故与其他注射液配伍应慎重。

2. 溶媒组成的改变　注射剂有时为了使药物溶解、稳定而采用非水性溶媒如乙醇、丙二醇、甘油等,这些非水性溶媒的注射剂加入水性输液(水溶液)中时,会由于溶媒组成改变而析出药物。如氯霉素注射液(含乙醇、甘油等)加入 5% 葡萄糖注射液中时往往析出氯霉素。

3. pH　在不适当的 pH 下,药物会产生沉淀或加速分解。如乳糖酸红霉素在等渗氯化钠中(pH 约 6.45)24 小时分解 3%,若在糖盐水中(pH 约 5.5)则分解 32.5%。葡萄糖注射液的 pH 为 3.2~5.5,遇酸不稳定的抗菌药物如青霉素与葡萄糖注射液配伍会引起分解失效。头孢唑林钠与 5% 葡萄糖注射液及维生素 C 注射液配伍,24 小时内含量下降 8.9%。

药物配伍时,首先应根据药物的理化性质及溶媒的 pH 等特点,选择合适的溶媒。常用溶媒的 pH 见表 1-3。

表 1-3 常用溶媒的 pH

品名	pH	备注
葡萄糖注射液	3.2~5.5	
葡萄糖氯化钠注射液	3.5~5.5	
0.9% 氯化钠注射液	4.5~7.0	
复方氯化钠注射液	4.5~7.5	含 Ca^{2+}
乳酸钠林格注射液	6.5~7.5	含 Ca^{2+}
复方乳酸葡萄糖注射液	3.6~6.5	含 Ca^{2+}
灭菌注射用水	5.0~7.0	

4. 直接反应 某些药物与输液中的一种成分反应,形成螯合物和沉淀。如四环素与含钙盐的输液在中性或碱性条件下形成螯合物而产生沉淀。但此螯合物在酸性条件下有一定的溶解度,故在一般情况下与复方氯化钠配伍时不至于出现沉淀。除 Ca^{2+} 外,四环素还能与 Fe^{2+} 形成红色螯合物,与 Al^{3+} 形成黄色螯合物,与 Mg^{2+} 形成绿色螯合物。

5. 离子作用 某些离子可加速药物的水解反应,如乳酸根离子能加速氨苄西林的水解,氨苄西林在含乳酸的复方氯化钠注射液中 4 小时后可损失 20%。乳酸根还能加速青霉素的分解,pH 为 6.4 时青霉素的分解速度与乳酸根离子浓度成正比。

6. 聚合反应 某些青霉素类或头孢菌素类药物在放置期间,因 pH 下降出现变色,溶液变黏稠,这是聚合物所致。聚合物形成与时间及温度有关。

7. 电解质的盐析作用 如两性霉素 B 在水中不溶,其注射剂为胶体分散体,只能加在 5% 葡萄糖注射液中静脉滴注。如果在有大量电解质的输液中则能被电解质盐析出来,以致胶体粒子凝集而产生沉淀。

8. 配合量 配合量的多少会影响浓度,药物在一定浓度下才出现沉淀。如 100mg/L 间羟胺注射液与 100mg/L 氢化可的松琥珀酸钠注射液在等渗氯化钠或 5% 葡萄糖注射液中观察不到变化,但 300mg/L 氢化可的松琥珀酸钠注射液与 200mg/L 间羟胺注射液则出现沉淀。

9. 缓冲容量 药液混合后的 pH 受注射液缓冲能力的影响,含有乳酸根、醋酸根等有机阴离子的溶液,有一定的缓冲容量,在酸性溶液中沉淀的药物在含有缓冲能力的弱酸溶液中常会出现沉淀。如 5% 硫喷妥钠 10ml 加入 0.9% 氯化钠注射液或林格液(500ml)中不产生变化,但加入含乳酸盐的葡萄糖注射液中则析出沉淀,这是由于 pH 较低并有一定缓冲容量的溶液,使混合后的 pH 下降至药物沉淀的范围以内所致。

10. 反应时间 多数药物在溶液中的变化反应是一个较长的过程,要做到新鲜配制,并在规定的时间内用完。

11. 温度 反应速度受温度影响很大,温度升高反应速度加快,配好的输液应避免温度过高。

12. 混合的顺序 有些药物混合时产生沉淀现象,可用改变混合顺序的方法来克服。如 1.0g 氨茶碱与 300mg 烟酸配伍,先将氨茶碱用输液稀释至 100ml,再慢慢加入烟酸则可达到澄明的溶液,如先将两种药液混合后再稀释则会析出沉淀。

13. 成分的纯度 有些制剂在配伍时发生异常现象,并不是成分本身而是原辅料不纯(含有杂质)所引起。如氯化钠原料中含有微量的钙盐,当与 2.5% 枸橼酸钠注射液配制时往往产生枸橼酸钙的悬浮微粒而浑浊。中草药注射液中未除尽的高分子杂质也能在长久贮存过程中或与输液配伍时出现混浊或沉淀,还应考虑到注射剂中各种附加剂之间或附加剂与药物之间的配伍变化。

（四）配伍禁忌的预防

预防配伍禁忌的发生,首先要求医护人员了解药物配伍禁忌知识,避免诱发配伍禁忌的情况发生。

1. 详细阅读各类药品说明书,了解药物用法用量、注意事项、配伍禁忌等,及时发现各药物之间是否存在配伍禁忌。

2. 在药物配伍禁忌尚未明确时多观察、试验,总结经验,发现问题及时处理,并向临床提供配伍禁忌依据,建议将两种不明配伍禁忌的药物分别输注,以避免混浊、沉淀出现。

3. 不同类药物的注射器分开使用,如喹诺酮类、头孢菌素类、钙剂、中药制剂等容易和其他药物发生反应,都应分别选用注射器。

4. 在两种可能发生配伍禁忌的药物之间,用 20ml 未加任何药物的 5% 葡萄糖注射液或 0.9% 氯化钠注射液冲净输液管中的剩余药物,避免潜在的或直接的配伍反应。

5. 不同类的药物注射器勿在同一瓶未加任何药物的葡萄糖注射液或 0.9% 氯化钠注射液中抽吸,以免发生配伍禁忌现象。

一旦发现配伍禁忌现象,应根据发现的早晚采取相应措施:

1. 如果配好液体输液前即发现配伍禁忌现象,首先将有配伍禁忌的输液单独妥善保管,避免误用于患者,同时应查清原因,如因药液浓度过高出现沉淀,可进一步稀释,如沉淀消失可继续使用;若为药物变性、变质等不能挽回或分析不清原因的情况,应丢弃配好的输液,查找原因,重新配制输液。

2. 如果输液接瓶时发现配伍禁忌现象,或配伍禁忌仅出现在莫菲氏管内,应立即关闭输液器上的速度调节器,夹紧莫菲氏管上段的输液管,拔出输液针头,停止输液。也可不拔出输液针头,关闭速度调节器后立即准备另一瓶液体相同但不含药物的输液,换用新输液器,导出液体后关闭输液器上的速度调节器;将患者原来使用的输液器头皮针末端反折捏紧,避免进入空气或使患者血液流出,将输液器和头皮针连接处分离,与新输液器连接并确认无空气后打开速度调节器临时输注空白液体,待配好液后继续输液。

3. 如输液过程中发现配伍禁忌现象,应迅速关闭输液器的速度调节器,拔出输液针头,停止输液,根据情况采取相应救治措施。

(五) 配伍禁忌典型药物

1. 单独输注药物　有些药物由于其特殊性质,不适于与其他药物配伍。

(1) 血液:血液不透明,在产生沉淀混浊时不易观察。血液成分极复杂,与药物的注射液混合后可能引起溶血、血细胞凝聚等现象,故不应加入任何药物。

(2) 白蛋白:不应与其他药物、全血和红细胞混合使用。

(3) 甘露醇:甘露醇注射液含 20% 或 25% 甘露醇,为过饱和溶液(甘露醇在水中的溶解度为 1 : 5.5),但一般不易析出结晶,即使有结晶析出也可通过加温使之完全溶解后再应用。甘露醇注射液加入某些药物如氯化钾、氯化钠等,能引起甘露醇结晶析出。

(4) 静脉注射用脂肪油乳剂:这种制品要求油的分散程度很细,油相直径在几微米(μm)以下,乳剂的稳定性受许多因素影响,加入药物往往会破坏乳剂的稳定性,产生乳剂破裂、油相合并或油相凝聚等现象。

(5) 中药注射剂:中药注射液的成分复杂,与其他药物配伍不当会产生溶液的 pH 改变、澄明度变化、絮状物或沉淀出现、颜色改变等一系列变化。如复方丹参注射液与氧氟沙星、环丙沙星、甲磺酸培氟沙星、诺氟沙星等喹诺酮类药物配伍时,会立即出现浑浊,有时有絮状沉淀,有时析出结晶等。复方丹参注射液加入低分子右旋糖酐注射液中静脉滴注,较易引起过敏反应。因此,临床应用中药注射液时应单独使用,不宜与其他药物在同一容器中混合使用。

2. 不适宜与 5% 或 10% 葡萄糖注射液配伍的药物　5% 葡萄糖注射液及 10% 葡萄糖注射液的 pH 为 3.2~5.5,为弱酸性溶媒,在酸性条件下不稳定、易分解、变色、沉淀的药物一般不适合用 5% 或 10% 葡萄糖注射液溶解配伍。

(1) 复方磺胺甲噁唑:遇酸类可析出不溶性的磺胺嘧啶(SD)结晶,若用 5% 葡萄糖注射液稀释,由于葡萄糖注射液的弱酸性,有时可析出结晶。

(2) 乳糖酸红霉素:在 pH 5~6 的溶液中稳定,在酸性液中分解,疗效降低。

(3) 厄他培南:不得与其他药物混合或一同输注,不得使用含有葡萄糖(α-D- 葡萄糖)的稀释液,忌与 5% 或 10% 葡萄糖注射液配伍。

(4) 伊曲康唑:混合后液体即刻呈乳白色或出现沉淀,忌配伍。

(5) 阿昔洛韦:呈碱性,低 pH 可析出沉淀,溶液变色。5% 葡萄糖注射液直接加入阿昔洛韦瓶内可出现白色絮状浑浊,应先用 0.9% 氯化钠注射液溶解阿昔洛韦,再用 5% 葡萄糖注射液稀释,或直接用 0.9% 氯化钠注射液稀释。

(6) 依托泊苷:酸性溶液中可形成微细沉淀,不可与葡萄糖注射液配伍。

(7) 羟喜树碱:只能用 0.9% 氯化钠注射液稀释,不能用 5% 葡萄糖注射液或其他酸性溶液稀释,否则会出现不同程度的沉淀。

(8) 表柔比星:含量降低,疗效降低。

(9) 克拉屈滨:分解速度加快,忌配伍。

(10) 苯妥英钠:本品注射剂不宜与酸性药物配伍,以免产生沉淀,不宜用葡萄糖注射液溶解、稀释。

（11）地西泮：是一种几乎不溶于水的有机弱碱,制备注射液时常加入能与水任意混合的丙二醇以助溶。地西泮注射液与5% 葡萄糖注射液配伍静脉滴注常产生浑浊甚至白色片状悬浮物,因为本品的酸性水溶液不稳定,放置或加热即水解产生 2- 甲氨基 -5- 氯 - 二苯甲酸和甘氨酸。

（12）呋塞米：其注射剂为加碱制成的钠盐,碱性较高,不宜用葡萄糖注射液稀释。

（13）氨力农：与葡萄糖混合发生沉淀,禁止配伍使用。

（14）普鲁卡因：含量降低,疗效降低。

（15）中药注射剂：灯盏细辛、鸦胆子油乳等。

3. 不适宜与 0.9% 氯化钠注射液配伍的药物　0.9% 氯化钠注射液为含氯离子的中性电解质溶液,与药物的配伍禁忌可能与氯离子作用、pH 变化等因素有关。

（1）培氟沙星、氟罗沙星、依诺沙星等喹诺酮类药物为大分子化合物,遇强电解质如氯化钠、氯化钾会发生同离子效应析出沉淀,因而禁与含氯离子的 0.9% 氯化钠注射液或其他含氯离子的溶液配伍。

（2）乳糖酸红霉素：忌直接配伍,直接加入 0.9% 氯化钠注射液中,可形成溶解度小的红霉素盐酸盐,产生胶状不溶物。因此,应先用注射用水将乳糖酸红霉素溶解,再加入 0.9% 氯化钠注射液中。

（3）促皮质素：不宜与中性及偏碱性的注射液如氯化钠、谷氨酸钠、氨茶碱等配伍,以免产生混浊。

（4）两性霉素 B：注射用粉针、脂质体及两性霉素 B 胆固醇酰硫酸钠复合物用氯化钠注射液均可产生沉淀,忌配伍。应先用灭菌注射用水溶解,然后用 5% 葡萄糖注射液稀释。

（5）地西泮：是一种几乎不溶于水的有机弱碱,制备注射液时常加入能与水任意混合的丙二醇以助溶,与 0.9% 氯化钠注射液配伍产生浑浊和沉淀。

（6）奥沙利铂：与氯化物、碱性药物、碱性制剂等存在配伍禁忌,也不能用含铝的静脉注射器具,应用 5% 葡萄糖注射液稀释。

(7) 吡柔比星:只能用 5% 葡萄糖注射液或注射用水,不能用 0.9% 氯化钠注射液稀释,以免 pH 的原因影响效价或产生浑浊。

(8) 安吖啶:不能与氯化钠及其他含氯溶液配伍,主要是由于其盐酸盐溶解度小,易产生沉淀。

(9) 多烯磷脂酰胆碱:与电解质溶液合用产生沉淀,因此严禁用电解质溶液稀释,只可用不含电解质的葡萄糖溶液稀释。若用其他溶液配制,混合液 pH 不得低于 7.5。

(10) 硫酸普拉睾酮钠:系硫酸盐,用 0.9% 氯化钠注射液溶解可出现混浊,应采用注射用水或 5% 葡萄糖注射液溶解,充分震荡使其完全溶解后立即使用。

(11) 硝普钠:在酸性溶液中比在碱性溶液中稳定。

(12) 胺碘酮:稀释液时只能用 5% 葡萄糖注射液,禁用 0.9% 氯化钠注射液。

(13) 双嘧达莫:与葡萄糖注射液以外的其他注射液可发生配伍变化,不宜混合。

(14) 去甲肾上腺素:为酸性注射液,宜用 5% 葡萄糖注射液或 5% 葡萄糖氯化钠注射液稀释,而不宜用氯化钠注射液稀释。

(15) 甘露醇:避免与无机盐类药物配伍,以免引起甘露醇结晶析出。

(16) 中草药注射剂:丹参酮、刺五加、银杏叶、黄芪、参麦、生脉、冠心宁、丹红、丹参、β 七叶皂苷钠、葛根素等均不宜与 0.9% 氯化钠注射液配伍。茵栀黄注射液:配伍后药液颜色加深,药效下降、微粒增加。

4. 不适宜与林格液或林格乳酸盐注射液配伍的药物　林格液即复方氯化钠注射液,含氯化钠 0.85%、氯化钾 0.03%、氯化钙 0.033%;林格乳酸盐注射液即乳酸钠林格液,每 1 000ml 中含乳酸钠 3.1g、氯化钠 6.0g、氯化钾 0.3g、氯化钙 0.2g。配伍禁忌的产生可来自氯离子、钙离子等因素。

(1) 哌拉西林钠他唑巴坦钠:与含乳酸盐的林格液不相容,忌配伍。

(2) 头孢哌酮钠舒巴坦钠:忌直接配伍,须先用灭菌注射用水溶解后再缓缓加入至林格液中,否则会产生乳白色沉淀。

(3) 头孢曲松钠:与钙离子生成头孢曲松钙沉淀,严禁配伍使用。

(4) 亚胺培南西司他丁钠:化学特性与乳酸盐不相容,因此使用的稀释液不能含有乳酸盐。

(5) 伊曲康唑:忌配伍,可出现沉淀。

(6) 两性霉素 B:注射用粉针、脂质体及两性霉素 B 胆固醇酰硫酸钠复合物用氯化钠注射液均可产生沉淀,忌配伍。

(7) 双嘧达莫:与葡萄糖注射液以外的其他注射液可发生配伍变化,不宜混合。

(8) 银杏达莫:含双嘧达莫,与葡萄糖注射液以外的其他注射液可发生配伍变化,配伍会有微量絮状物出现,不宜混合。

(9) 盐酸咪达唑仑:配伍后效能降低,忌配伍。

(10) 奥沙利铂:与氯化合物、碱性药物、碱性制剂等存在配伍禁忌,也不能用含铝的静脉注射器具。

(11) 培美曲塞:建议用 0.9% 的氯化钠注射液溶解稀释,不能溶于含钙的稀释剂。

(12) 多烯磷脂酰胆碱:与电解质溶液合用产生沉淀,因此严禁用电解质溶液稀释,只可用不含电解质的葡萄糖溶液稀释。

5. 不适宜与脂肪乳注射液配伍的药物 脂肪乳是由大豆油、卵磷脂、甘油、注射用水等组成的乳状液,稳定性易受各种因素的影响,从而出现配伍禁忌。脂肪乳剂为油水混悬制剂,是不稳定体系,加入电解质易产生破乳,与电解质如氯化钾、氯化钙、硫酸镁、葡萄糖酸钙等配伍时应注意加入顺序。

6. 不适宜与碳酸氢钠注射液配伍的药物 碳酸氢钠注射液为碱性溶液,其碱性特点是产生配伍禁忌的主要原因,碳酸根离子被中和生成碳酸盐沉淀。

(1) 青霉素类药物:青霉素水溶液稳定的 pH 为 6.0~6.5,配伍后会失活、疗效降低;氨苄西林钠配伍后疗效会降低,且外观有乳光;哌拉西林 / 他唑巴坦配伍后疗效会降低。

(2) 头孢菌素类抗菌药物:头孢噻肟、头孢哌酮钠禁止配伍;头孢他啶在碳酸氢钠溶液中的稳定性较在其他溶液中差。

(3) 碳青霉烯类抗菌药物:厄他培南忌配伍;亚胺培南 / 西司他丁的稳定 pH 为 6.5~7.5,在酸性或碱性溶液中不稳定。

(4) 喹诺酮类抗菌药物:加替沙星不宜配伍;环丙沙星配伍后出现白色混浊。

(5) 复方磺胺甲噁唑:忌配伍,因可产生沉淀。

(6) 苯磺酸阿曲库铵:不能与碱性溶液混合。

(7) 间羟胺:遇碱性药物可引起分解。

(8) 含铂抗肿瘤药物:包括顺铂、卡铂、奥沙利铂等,与碱性药物、碱性制剂等存在配伍禁忌。

(9) 抗肿瘤抗生素:多柔比星、表柔比星在碱性溶液中迅速分解,不宜配伍。

(10) 血管活性物质:多巴胺、肾上腺素、去甲肾上腺素、异丙肾上腺素等,在 pH>6 的溶液中发生分解,忌配伍。

(11) β 受体拮抗剂:艾司洛尔、拉贝洛尔等,pH 为中性时相对稳定,在碱性溶液中会快速水解或产生沉淀,忌配伍。

(12) 洋地黄类药物:洋地黄毒苷、地高辛、毒毛花苷 K 不可与碱性溶液配伍。

（13）昂丹司琼:与 pH 大于 5.7 的溶液发生沉淀反应。

（14）维生素 C:酸性药物,不宜与碱性溶液配伍。

（15）促皮质素:不宜与中性及偏碱性的注射液配伍,以免产生混浊。

六、特殊人群用药禁忌

对孕妇、哺乳期妇女、儿童、老年人、肝肾功能不全者及同时伴有其他并发症的患者,忽略其特殊的生理、病理情况给予药物治疗可发生药害事件,包括使用含过敏成分的复方制剂等。

药品说明书中,关于药品的用法和注意事项,有时用"禁用""忌用""慎用"等描述。

"禁用"即指绝对禁止使用,如果给患者使用,可能会发生严重的不良反应或中毒。如心动过缓、心力衰竭的患者应禁用普萘洛尔,青光眼的患者应禁用阿托品;对青霉素过敏的患者禁用青霉素类药物,否则将引起严重的过敏反应,甚至死亡。

"忌用"是指避免使用或最好不用。有些患者在服用某些药物后可能引起明显的副作用,如磺胺类药物对肾脏有损害作用,肾功能不良者忌用;抗结核药异烟肼有肝损害,肝功能不良者应当忌用。但当病情需要使用某些忌用药物时,应当使用药理作用类似但不良反应较小的其他药物代替。若必须使用,须同时开具能对抗或减弱其副作用的药物,将可能面临的不安全因素减到最低限度。

"慎用"指的是用药时应小心谨慎,使用药物后应注意观察,特别是儿童、老年人、孕妇及心、肝、肾功能低下者,尤应慎重。若出现不良反应,应立即停药。但慎用不等于不能使用,一般来说,患者遇到必须使用慎用药物的情况,应权衡利弊,慎重考虑,在医生的指导下应用。

七、药品超剂量使用

药品说明书是临床用药的依据,是关于药品信息的法律文书,临床用药应根据药品说明书选择药物,并根据说明书提供的给药剂量用药。如果超说明书剂量用药,可能增加治疗风险。

药品说明书有其局限性,存在药品说明书滞后于临床医学发展的问题,若更改药品说明书的药品信息,制药企业需提供药品安全性和有效性数据,供药品监督管理部门审核确定。由于时间和成本原因,部分药品说明书不能代表该药物的最新治疗信息。

实际上,临床医生在医疗实践中有可能采纳学术交流研讨或文献报道证实药品说明书之外的用法,这类用法在医疗实践中发挥了重要作用,其存在的因素:用药是为了患者的利益而不是试验的研究;合理的科学理论基础;规范的随机对照临床研究资料;注意事项、禁忌证、警告等信息,及时告知患者,让患者知情药品说明书之外用法的危险程度、用药目的。

本书所说超剂量用药,不包括以上意义的超说明书用药。

参 考 文 献

［1］葛均波,徐永健,王辰.内科学.9版.北京:人民卫生出版社,2018.

［2］陈孝平,汪建平,赵继宗.外科学.9版.北京:人民卫生出版社,2018.

［3］谢幸,孔北华,段涛.妇产科学.9版.北京:人民卫生出版社,2018.

［4］王卫平,孙锟,常立文.儿科学.9版.北京:人民卫生出版社,2018.

［5］陈新谦,金有豫,汤光.新编药物学.18版.北京:人民卫生出版社,2018.

［6］张志清.儿科护士安全用药操作手册.北京:人民卫生出版社,2018.

［7］张志清,王淑梅.常用药物使用方法速查手册.北京:中国医药科技出版社,2020.

［8］王淑梅,张志清.临床输液配伍禁忌速查手册.北京:中国医药科技出版社,2020.

［9］张志清.药物联用速查宜忌手册.北京:人民卫生出版社,2010.

［10］张志清,刘保良,张俊贞.医院药师岗位技能考核辅导.北京:化学工业出版社,2015.

第二章

选药不正确案例分析

案例 2-1　选用 ACEI 致患者干咳

【关键词】依那普利,培哚普利,高血压,副作用,干咳

【案例简介】患者,男,62 岁,因间断胸闷、胸痛 6 个月,咳嗽 1 个月就诊。患者高血压病史 10 年。既往用药史:马来酸依那普利片,口服,一次 5mg,一日 1 次;阿司匹林肠溶片,口服,一次 0.1g,一日 1 次;酒石酸美托洛尔片,口服,一次 12.5mg,一日 3 次。查体:血压 130/80mmHg,心率 70 次 /min。

诊断:

冠心病,稳定型心绞痛

高血压 3 级(极高危)

处方:

培哚普利片 4mg　　口服,一日 1 次

阿司匹林肠溶片 0.1g　　口服,一日 1 次

阿托伐他汀钙片 20mg　　口服,每晚 1 次

琥珀酸美托洛尔缓释片 47.5mg　　口服,一日 1 次

单硝酸异山梨酯缓释片 60mg　　口服,一日 1 次

用药后,患者仍间断咳嗽,以夜间为主,为无痰干咳。停用培哚普利片,换用缬沙坦胶囊,一次 80mg,一日 1 次,咳嗽症状逐渐消失。

【药师点评】

1. 咳嗽是血管紧张素转换酶抑制剂(ACEI)类药物最常见的副作用,发生率较高,文献报道其发生率为 10%~30% 不等,

与给药剂量无关,症状不随用药时间的延长呈缓解趋势。部分患者因症状严重而影响正常生活,不能耐受 ACEI 治疗。

2. ACEI 引起的咳嗽多为无痰干咳,伴咽后壁发痒感,夜间为重,常影响患者睡眠,无特效治疗药物。停药后咳嗽消失,无长期不良后果。

3. ACEI 引起咳嗽发生机制不明,可能与药物对激肽酶的抑制作用导致缓激肽在体内水平增高有关。临床观察发现,相当一部分患者在服用 ACEI 后出现咳嗽症状,在减少用药剂量并给予止咳药物后,患者能继续耐受治疗,真正需要停药的患者为数很少。

4. 本案患者间断咳嗽 1 个月,不能排除咳嗽是服用依那普利后出现的不适症状。培哚普利片与依那普利同属于 ACEI,具有类似的干咳副作用,故不应再给予培哚普利片降压,应换用其他降压药物如血管紧张素 II 受体阻滞剂、钙通道阻滞剂等控制高血压。

【特别提示】ACEI 常见的副作用就是干咳,如患者用药后出现咳嗽不能耐受,应及时停药,可换用血管紧张素 II 受体阻滞剂或钙通道阻滞剂等降低血压。

案例 2-2　以甘油三酯升高为主的血脂异常应首选贝特类调脂药物

【关键词】血脂异常,TG 升高为主,调脂药物,贝特类

【案例简介】患者,女,52 岁,近 20 多天于饱食后赶路时胸骨后闷痛,停止走步稍作休息即缓解。血压、血糖均正常。心电图(ECG):静息 ECG 正常,胸痛发作时,ECG 胸前导联 ST 段明显水平型压低伴冠状 T。实验室检查:总胆固醇(TC)4.8mmol/L,低密度脂蛋白胆固醇(LDL-C)2.95mmol/L,甘油三酯(TG)5.65mmol/L,高密度脂蛋白胆固醇(HDL-C)1.04mmol/L。谷丙转氨酶(GPT)、肌酸激酶(CK)、尿素氮(BUN)、肌酐(CREA)均

正常。

诊断：

冠心病，不稳定型心绞痛

血脂异常

处方：

单硝酸异山梨片 20mg　口服，一日 3 次

阿司匹林肠溶片 100mg　口服，一日 1 次

硫酸氢氯吡格雷片 75mg　口服，一日 1 次

阿托伐他汀钙片 10mg　口服，一日 1 次

【药师点评】

1. 本案患者血脂总胆固醇（TC）（TC<5.18mmol/L 为合适范围）、LDL-C（<3.37mmol/L 为合适范围）、HDL-C（≥1.04mmol/L 为合适范围）均正常，TG 为 5.65mmol/L，明显超出正常值范围（合适范围为<1.70mmol/L），为高甘油三酯血症。

2. 根据《甘油三酯增高的血脂异常防治中国专家共识》，高甘油三酯血症患者的治疗策略主要取决于患者 TG 升高的程度和心血管整体危险水平。TG 轻中度升高（2.26~5.64mmol/L）时 LDL-C 达标仍为主要目标，非 HDL-C 达标（LDL-C 的目标值 +0.78mmol/L）为次要目标。TG 严重升高时（≥5.65mmol/L）应立即启动降低 TG 的药物治疗，以预防急性胰腺炎的发生。本案患者血清 TG 5.65mmol/L，故应立即启动降低 TG 的药物治疗。

3. 贝特类对 TG 具有显著的降低作用，《甘油三酯增高的血脂异常防治中国专家共识》推荐将贝特类药物作为以降低 TG 为主要治疗目标时的首选药物。

4. 阿托伐他汀钙属于他汀类调脂药物，是 HMG-CoA 还原酶选择性抑制剂，通过抑制肝脏内 HMG-CoA 还原酶及胆固醇的合成而降低血浆胆固醇和脂蛋白水平，并通过增加肝脏细胞表面的 LDL 受体数以增强低密度脂蛋白的摄取和分解代谢；也降低低密度油脂蛋白生成和低密度脂蛋白颗粒数。可用于原发

性高胆固醇血症患者,包括家族性高胆固醇血症或混合性高脂血症患者。虽然他汀类药物可以降低 TC 与 LDL-C,但其降低 TG 的作用相对较弱。

5. 对贝特类药物不良反应的监测与单用他汀类药物相同,主要是定期监测肝功能和血肌酸激酶(CK)以及随访患者的不适症状。在应用调脂药物的同时,应注意生活方式的改善(控制饮食、戒烟、限酒、增加运动、控制体重等)。

【特别提示】高甘油三酯血症患者的治疗策略主要取决于患者 TG 升高的程度和心血管整体危险水平,应首选贝特类调脂药物。

案例 2-3 以 LDL-C 升高为主的血脂异常应首选他汀类调脂药物

【关键词】血脂异常,LDL-C 升高,调脂药物,他汀类

【案例简介】患者,男,55 岁,既往高血压病史 15 年。吸烟史 15 年。因阵发性胸闷痛 3 年,加重 1 个月就诊。胸闷胸痛在劳累及休息时均发作,每次持续几分钟,胸闷胸痛部位为胸骨后疼痛,休息或舌下含服硝酸甘油后可缓解。心脏超声示:左心室肥厚。查体:血压 170/100mmHg(用药前),心率 92 次 /min。实验室检查:LDL-C 4.2mmol/L,TG 2.7mmol/L, HDL-C 1.2mmol/L,空腹血糖(Glu)6.1mmol/L,GPT 50U/L。

诊断:

冠心病,不稳定型心绞痛

高血压 2 级

血脂异常

处方:

阿司匹林肠溶片 75mg　口服,一日 1 次

硝苯地平控释片 30mg　口服,一日 1 次

硝酸异山梨酯片 10mg　口服,一日 3 次

酒石酸美托洛尔片 12.5mg　口服,一日 3 次

非诺贝特胶囊 100mg　口服,一日 3 次

【药师点评】

1. 患者 LDL-C 4.2mmol/L(<3.37 mmol/L 为合适范围),TG 2.7mmol/L(<1.70mmol/L 为合适范围),HDL-C 1.2mmol/L(≥1.04mmol/L 为合适范围)。

2. 根据《甘油三酯增高的血脂异常防治中国专家共识》,TG 轻中度升高(2.26~5.64mmol/L)时 LDL-C 达标仍为主要目标,非 HDL-C 达标(LDL-C 的目标值 +0.78mmol/L)为次要目标。本案患者血清 TG 2.7mmol/L,故应将 LDL-C 达标作为主要目标。

3. 非诺贝特为贝特类调脂药物,主要降低血浆 TG 和提高 HDL-C 水平,对降低 LDL-C 作用较弱;他汀类调脂药物主要降低 LDL-C,兼降 TG。《中国成人血脂异常防治指南》(2007 年版)明确指出,LDL-C 达标是调脂治疗的首要目标。

4. 他汀类调脂药物为 HMG-CoA 还原酶选择性抑制剂,通过抑制肝脏内 HMG-CoA 还原酶及胆固醇的合成而降低血浆胆固醇和脂蛋白水平,并通过增加肝脏细胞表面的 LDL 受体数以增强低密度脂蛋白的摄取和分解代谢;也降低低密度油脂蛋白生成和低密度脂蛋白颗粒数。循证证据证实,他汀类调脂药物为目前降低 LDL-C 水平最为有效的手段,更是动脉粥样硬化防治的基石。他汀类调脂药物还具有抗炎、稳定斑块、保护血管内皮功能等作用,这些作用可能与冠心病事件减少有关。

5. 本案患者血脂以 LDL-C 升高为主,故建议改为他汀类调脂药物如阿托伐他汀片 20mg 口服,每晚 1 次。应用时应注意监测他汀类调脂药物的副作用,如肝功能损害及肌痛症状。

【特别提示】他汀类调脂药物主要降低 LDL-C,以 LDL-C 升高为主的血脂异常首选他汀类调脂药物;贝特类调脂药物

主要降低血浆 TG 和提高 HDL-C 水平,对降低 LDL-C 作用
较弱。

案例 2-4 治疗急性胆囊炎使用头孢曲松抗感染选药不当

【关键词】急性胆囊炎,头孢曲松,大肠埃希菌(ESBL+),耐药,感染加重

【案例简介】患者,女,78 岁,主因右上腹痛,恶心、呕吐伴发热就诊。患者冠心病史 10 余年,近日右上腹疼,伴恶心、呕吐,体温 38.5℃;白细胞 13.2×10^9/L,中性粒细胞百分比 82.1%;B超检查示胆囊增大,壁厚>3.5mm,内有强光团伴声影。

诊断:

急性胆囊炎

冠心病

入院后行胆囊切除术 +T 管引流术。术后 7 天患者仍发热,T 管引流液培养提示为:大肠埃希菌(ESBL+),只对头孢曲松、头孢哌酮钠舒巴坦钠、美罗培南、亚胺培南敏感,对其他药物均耐药。

处方:

0.9% 氯化钠注射液 100ml

注射用头孢曲松钠 2.0g / 静脉滴注,一日 1 次

5% 葡萄糖注射液 250ml

注射用环磷腺苷葡胺 60mg /

胰岛素注射液 4.0IU / 静脉滴注,一日 1 次

治疗 5 天,患者体温徘徊在 38~38.5℃,复查血常规,白细胞 16.2×10^9/L,中性粒细胞百分比 81.6%。

【药师点评】

1. 急性胆囊炎(acute cholecystitis)是胆囊管阻塞和细菌侵袭引起的胆囊炎症;其典型临床特征为右上腹阵发性绞痛伴有

明显的触痛和腹肌强直。约 95% 的患者合并有胆囊结石称为结石性胆囊炎;5% 的患者未合并胆囊结石称为非结石性胆囊炎,是临床常见的急腹症之一。

2. 给予患者选择头孢曲松抗炎治疗不合理。大肠埃希菌为肠道革兰氏阴性杆菌的主要成员,常引起各种肠内外的感染,是腹泻和泌尿道感染的主要病原菌。ESBL 为产超广谱 β-内酰胺酶,是对青霉素类、第三代头孢菌素(头孢噻肟、头孢他啶、头孢哌酮、头孢曲松等)、单环 β- 内酰胺类抗菌药物(氨曲南)耐药的耐药菌。即使体外药敏试验对头孢曲松敏感,体内也是耐药的。

3. 对产 ESBL 菌株,最有效的抗菌药物为碳青霉烯类,如亚胺培南、美罗培南、比阿培南等。其次,头霉素类中的头孢西丁、头孢美唑等对其也有效。因为 ESBL 的活性可以被克拉维酸、舒巴坦、他唑巴坦等 β- 内酰胺酶抑制剂抑制,所以,也可以选择 β- 内酰胺类抗菌药物和 β- 内酰胺酶抑制剂的复方制剂,如头孢哌酮钠舒巴坦钠、哌拉西林钠他唑巴坦钠等。结合病例特点,建议本案患者首选碳青霉烯类抗菌药物。

【特别提示】在选择抗菌药物时,首先应明确患者的临床指征,确定引起感染的病原体,选择疗效高、毒性低的抗菌药物治疗。另外还应综合考虑抗菌药物的抗菌活性、药动学特点、不良反应及经济性等特点。

案例 2-5　甲状腺肿物切除术围手术期抗菌药物应用不合理

【关键词】围手术期,抗菌药物,预防用药,甲状腺肿物切除术

【案例简介】患者,女,50 岁,因 3 个月前发现右颈前有一拇指头大小的肿物就诊。患者既往糖尿病病史 5 年,给予口服降血糖药物和胰岛素治疗,血糖控制尚可。查体:右侧颈部可

触及一 5.0cm×4.0cm 大小的肿物,质韧,表面光滑,无压痛,边界清,活动可,可随吞咽上下移动。颈部超声:甲状腺右侧叶增大,其内可见大小约 3.1cm×2.0cm×1.8cm 实质不均质团块回声,内部回声不均匀,实质回声内部血流信号丰富。甲状腺水平颈内静脉前方可见 2 个实质性回声结节,呈融合状,范围约 1.5cm×0.8cm,其内血流信号较丰富。空腹血糖:7.8mmol/L;餐后 2 小时血糖:11.8mmol/L。

诊断:

甲状腺肿物性质待查

2 型糖尿病

处方:

0.9% 氯化钠注射液 100ml

注射用依替米星 0.1g　静脉滴注,术后一日 1 次,连用 3 日

阿卡波糖片 0.1g　口服,一日 3 次

地特胰岛素注射液 16IU　皮下注射,22:00

【药师点评】

1. 甲状腺肿物切除术为 I 类切口,一般不需要使用抗菌药物预防感染;由于本案患者患有 2 型糖尿病,且血糖控制不佳,为感染危险因素,因此有预防性使用抗菌药物的指征。

2. 依替米星为氨基糖苷类抗菌药物,主要用于敏感革兰氏阴性(G⁻)菌引起的各种感染。而 I 类切口预防感染主要针对革兰氏阳性(G⁺)菌,应首选第一代头孢菌素,如头孢唑啉钠。围手术期选用依替米星预防感染不恰当。

3. 根据《抗菌药物临床应用指导原则》,预防用药时机不合理,应在术前 0.5~1 小时内给予预防药,或麻醉开始时首次给药,而不是术后给予抗菌药物。

4. 预防用药时间为 3 日,时间过长。手术总预防用药时间一般不超过 24 小时,特殊情况下可延长至 48 小时。

【特别提示】I 类切口手术野无污染,通常不需预防使用抗

菌药物,确需使用时,应首选第一代头孢菌素,术前 0.5~1 小时给药,预防用药时间一般不超过 24 小时。

案例 2-6　溃疡病史患者应避免使用酚妥拉明

【关键词】胃溃疡,酚妥拉明,组胺样作用

【案例简介】患者,男,40 岁,既往有胃溃疡病史,近日左足及左小腿时有疼痛、发凉、怕冷、麻木感,严重时肌肉抽搐,不能行走,休息后症状减轻或消失。

诊断:

左足及其下肢血栓闭塞性脉管炎

胃溃疡

处方:

甲磺酸酚妥拉明注射液 10mg　肌内注射,即刻,需要时可重复给药

甲磺酸二氢麦角碱分散片 0.5g　口服,一日 3 次

埃索美拉唑镁肠溶片 20mg　口服,一日 1 次

【药师点评】

1. 酚妥拉明是短效的非选择性 α 受体拮抗药,能拮抗血液循环中肾上腺素和去甲肾上腺素的作用,使血管扩张而降低周围血管的阻力。用于血管痉挛性疾病,如肢端动脉痉挛症(即雷诺病)、手足发绀等。

2. 甲磺酸二氢麦角碱是天然麦角生物碱的 4 种双氢衍生物的等比例混合物,对 α 受体、多巴胺受体和 5- 羟色胺受体具有部分激动 / 拮抗作用,可用于阻塞性血栓静脉炎、阻塞性动脉硬化、动脉血栓栓塞、雷诺病及现象、手足发绀、冻疮、间歇性跛行等。

3. 酚妥拉明有组胺样作用,使胃酸分泌增加,可诱发、加重溃疡,胃炎及胃溃疡患者禁用。本案患者既往有胃溃疡病史,故应避免使用酚妥拉明。

4. 建议换用其他扩血管药,如 2.5% 硫酸镁注射液 100ml,缓慢静脉滴注,一日 1 次,15 天为 1 个疗程。

【特别提示】酚妥拉明有组胺样作用,可使胃酸分泌增加,可诱发、加重溃疡,溃疡患者禁用。

案例 2-7 氢氯噻嗪致高尿酸血症加重

【关键词】高尿酸血症,氢氯噻嗪,尿酸排泄,痛风发作

【案例简介】患者,男,59 岁,既往高血压 5 年、高尿酸血症 2 年。因发热、咳痰就诊。查体:体温 38.5 ℃;血压 152/110mmHg;血常规检查:白细胞 15.2×10^9/L,中性粒细胞百分比 87.1%;尿常规:尿酸 7.7mg/dl。

诊断:

高血压

高尿酸症

上呼吸道细菌感染

处方:

氢氯噻嗪片 25mg 口服,一日 3 次

苯磺酸左旋氨氯地平 2.5mg 口服,一日 1 次

0.9% 氯化钠注射液 100ml

注射用头孢孟多酯钠 1.0g ╱ 静脉滴注,一日 3 次

2 天后,患者自述下肢关节疼痛,关节及周围软组织出现明显的红肿热痛。复查尿酸为 9.7mg/dl。

【药师点评】

1. 氢氯噻嗪为噻嗪类利尿药,用于高血压可单独或与其他降压药物联合应用,主要用于治疗原发性高血压。

2. 氢氯噻嗪干扰肾小管排泄尿酸,可诱发痛风发作,高尿酸血症或有痛风病史者应慎用。本案患者高尿酸症病史 2 年,入院时尿酸值高于正常值,选用氢氯噻嗪治疗后致尿酸值进一步升高,选药不当。

3. 高尿酸血症的标准　正常嘌呤饮食状态下,非同日两次空腹血尿酸水平男性>420μmol/L(7.0mg/dl),女性>350μmol/L(5.8mg/dl)。高尿酸血症是一组嘌呤代谢紊乱所致的疾病,其临床特点为高尿酸血症及由此而引起的痛风性急性关节炎反复发作、痛风石沉积、痛风石性慢性关节炎和关节畸形,常累及肾脏,引起慢性间质性肾炎和尿酸肾结石形成。多见于男性,男女之比约为 20∶1。

4. 伴高尿酸血症的高血压患者选用降压药物时应尽量选用可降低尿酸又可降低血压的药物,如血管紧张素Ⅱ受体阻滞剂(ARB)类降压药物。避免使用升高尿酸的降压药物如噻嗪类利尿药,同时饮食中注意低嘌呤饮食,尽量避免进食高嘌呤食物(如动物内脏、坚果、啤酒、浓汤、海鲜等)。

【特别提示】氢氯噻嗪可干扰肾小管排泄尿酸,可诱发痛风发作,高尿酸血症或有痛风病史者慎用。

案例 2-8　茴拉西坦致阿尔茨海默病 患者便秘加重

【关键词】阿尔茨海默病,茴拉西坦,便秘、不良反应

【案例简介】患者,女,72 岁,自觉记忆减退 1 余年。无高血压、糖尿病病史,间断便秘半年余。神经系统无阳性体征。临床记忆力(MQ)75 分(<90 分为异常),简短精神状态检查评分(mMMSE)20 分(<22 分为异常)。头颅 MRI:双侧海马、额颞叶萎缩。

诊断:

轻度阿尔茨海默病

便秘

处方:

石杉碱甲片 100μg　口服,一日 2 次

茴拉西坦片 0.2g　口服,一日 3 次

用药 1 周后,患者便秘临床症状加重。

【药师点评】

1. 阿尔茨海默病(老年性痴呆)患者为老年女性,根据其临床表现、神经心理测试及认知功能定量评估诊断为轻度阿尔茨海默病。

2. 脑代谢改善药物为阿尔茨海默病的重要治疗药物。吡拉西坦、茴拉西坦、奥拉西坦均属于 γ- 氨基丁酸的环形衍生物,能促进磷酰胆碱和磷酰乙醇胺合成,提高大脑中 ATP/ADP 的比值,使大脑中蛋白质和核酸的合成增加,具有促进脑代谢作用。可以增强记忆,提高学习能力,临床用于老年性痴呆的治疗。

3. 脑代谢改善药物的选择应根据患者疾病特点、肝肾功能情况进行个体化给药,详细了解药物禁忌、不良反应等特点。肝、肾功能不全者禁用吡拉西坦;肾功能不良者应用奥拉西坦需降低剂量,谨慎应用;茴拉西坦可致便秘,严重肝功能不全者应适当调整剂量。

4. 本案患者有长期便秘病史,而茴拉西坦常见的不良反应有便秘,会导致患者便秘越来越严重,故建议调整为奥拉西坦。奥拉西坦与茴拉西坦为同一类药物,增强记忆的作用强,且不良反应较少,一般不引起便秘。

【特别提示】脑代谢改善药物吡拉西坦、茴拉西坦及奥拉西坦特点各异,茴拉西坦可致便秘,便秘患者应避免使用。

案例 2-9 肥厚梗阻性心肌病应用 ACEI 致呼吸困难加重

【关键词】肥厚梗阻性心肌病,赖诺普利,ACEI,呼吸困难加重

【案例简介】患者,男,41 岁,间断胸闷、心悸、呼吸困难 2 年,既往高血压病史 5 年。既往用药史:酒石酸美托洛尔 12.5mg,

口服,一日3次,赖诺普利10mg,口服,一日1次。体检:血压150/90mmHg,双肺呼吸音粗,可闻及少量湿性啰音,心率85次/min,律齐,心音可,双下肢轻度水肿。心脏超声:符合肥厚梗阻性心肌病。

诊断:

高血压3级(极高危)

肥厚梗阻性心肌病

处方:

琥珀酸美托洛尔片47.5mg　口服,一日1次

赖诺普利片20mg　口服,一日1次

用药后,患者血压控制较平稳,但呼吸困难等症状加重。

【药师点评】

1. 肥厚梗阻性心肌病的特征为心室肌肥厚,典型者在左心室,以室间隔为甚,偶尔可呈同心性肥厚,左心室腔容积正常或减小。有呼吸困难、心前区痛、乏力、头晕与昏厥等症状。

2. 肥厚梗阻性心肌病患者,对赖诺普利等ACEI应慎重使用。因为ACEI可增加左室流出道的压力阶差,使梗阻加重,导致患者呼吸困难等症状加重。

3. 本案患者间断胸闷、心悸、呼吸困难2年,一直服用赖诺普利,赖诺普利为ACEI类药物,常见不良反应为干咳,可能加重患者的呼吸困难症状。

4. 建议停用ACEI,加用二氢吡啶类钙通道阻滞剂,与β受体拮抗剂联用控制血压,改善患者预后。

5. 药物治疗肥厚梗阻性心肌病的主要目的是解除症状和控制心律失常。凡增强心肌收缩力的药物如洋地黄类、β受体激动剂如异丙肾上腺素等,以及减轻心脏负荷的药物如硝酸甘油等使左心室流出道梗阻加重,应尽量不用。

【特别提示】赖诺普利等ACEI可增加左室流出道的压力阶差,使梗阻加重,导致肥厚梗阻性心肌病患者呼吸困难

等症状加重,因此,肥厚梗阻性心肌病患者应尽量避免应用ACEI。

案例 2-10　急性重症胰腺炎使用头孢呋辛抗感染选药不当

【关键词】急性重症胰腺炎,头孢呋辛,香菇多糖

【案例简介】患者,男,36 岁,进食高脂餐并大量饮酒后左上腹持续性剧痛,伴呕吐胃内容物,发作性腹痛,疼痛剧烈。血淀粉酶急剧升高,B 超示:胰腺肿大。

诊断:

急性重症胰腺炎

处方:

0.9% 氯化钠注射液 500ml	
乌司他丁注射液 10 万 IU	静脉滴注,一日 3 次
0.9% 氯化钠注射液 250ml	
注射用生长抑素 6mg	静脉滴注,滴速 250μg//h
0.9% 氯化钠注射液 250ml	
注射用泮托拉唑钠 40mg	静脉滴注,一日 2 次
0.9% 氯化钠注射液 100ml	
注射用头孢呋辛钠 0.75g	静脉滴注,一日 2 次

【药师点评】

1. 急性胰腺炎是常见的急腹症之一,为壶腹、胆总管、胰头肿瘤或肿瘤压迫导致胰管阻塞、胰管内压力骤然增高和胰腺血液淋巴循环障碍等,引起胰腺消化酶对其自身消化的一种急性炎症。急性重症胰腺炎(SAP)属于急性胰腺炎的特殊类型,是一种发病急、进展快、病情险恶、并发症多、病死率高的高危急腹症,占整个急性胰腺炎的 10%~20%。

2. 急性胰腺炎的治疗包括禁食、解痉止痛、维持水电解质平衡,以及质子泵抑制剂、生长抑素类药物、抗菌药物治疗等。

3. 急性重症胰腺炎患者的胰腺感染率达40%~70%,其中结肠的细菌移位是胰腺感染的主要污染源,包括革兰氏阴性菌、厌氧菌和真菌。应选用广谱抗菌药物覆盖肠道菌群且能通过血胰屏障。

4. 临床研究表明,碳青霉烯类抗菌药物对革兰氏阴性菌和厌氧菌均有强力抑菌活性,被推荐为治疗胰腺感染的首选方案之一。喹诺酮类药物在坏死的胰液或胰腺组织中能达到最低抑菌浓度,但对厌氧菌的抗菌活性不强,故治疗胰腺感染应与甲硝唑合用。第一、第二代头孢菌素和氨基糖苷类抗菌药物在胰腺组织或胰液中的浓度不够高,抗菌谱不能覆盖主要致病菌,不宜选用。本案患者为重症胰腺炎,选择头孢呋辛不能有效控制感染。

【特别提示】急性重症胰腺炎患者的胰腺感染主要致病菌包括革兰氏阴性菌、厌氧菌和真菌,头孢呋辛抗菌谱不能有效覆盖,应选用广谱抗菌药物如碳青霉烯类药物控制感染。

案例 2-11　痛风患者口服苯溴马隆片致药物性肝损害

【关键词】药物性肝损害,别嘌醇,苯溴马隆,痛风,病毒性肝炎

【案例简介】患者,男,50 岁,因"右膝关节疼痛 1 周"就诊。患者于 1 周前无明显诱因出现右膝关节疼痛,尤其是活动后加剧。既往无类似病史,患有乙型病毒性肝炎 3 年。查体一般情况良好,右膝关节皮肤稍红,有明显压痛,活动受限,余无明显异常。实验室检查:尿蛋白(+),尿红细胞 5~7 个 / 高倍视野,血尿酸为 597μmol/L,余无异常。

诊断:
痛风
急性右膝关节炎

疑似乙型肝炎病毒相关性肾炎

处方：

别嘌醇片 100mg　口服，一日 1 次

苯溴马隆片 50mg　口服，一日 1 次

患者用药后关节疼痛症状逐渐消失，血尿酸水平也有明显改善。3 个月后发现尿色变深，数日后出现皮肤黄疸，实验室检查提示肝转移酶及胆红素水平明显增高，诊断为"药物性肝损害"。

【药师点评】

1. 药物性肝损害按照其发生机制分为变态反应和药物代谢性两类。前者为药物在肝内转化后形成具有抗原性的代谢产物，可以将肝脏作为靶点发生免疫反应性肝损害，通常伴有发热、皮疹、嗜酸性粒细胞增多等临床表现，用药后 1~5 周可发病；后者则是以代谢酶等特异性肝毒性代谢产物增多为特征，可在用药后 1 周 ~1 年之间发病。一般认为，苯溴马隆引起的肝损害多为代谢性，而别嘌醇则多为变态反应性。

2. 由于苯溴马隆主要是通过肝内药物代谢酶 CYP2C9 代谢为具有尿酸排泄促进作用的 1-OH 和 6-OH 两种主要代谢产物而起作用，最后通过胆汁排泄，因此当患者本身具有肝胆功能损伤时，就容易出现肝脏的损害。苯溴马隆引起的药物代谢性肝损害通常有以下特点：①多于用药后 2 个月以上才发病；②患者自觉症状轻微，故在出现黄疸前的肝损害常被忽视，造成诊断延误；③缺少发热、皮疹和嗜酸性粒细胞增多等变态反应症状；④发病之后，转氨酶水平即迅速降低而总胆红素水平逐渐增高并最终导致肝衰竭的发生。

3. 另外，苯溴马隆和别嘌醇合用，往往可以使别嘌醇的活性代谢产物别黄嘌醇的血浓度降低，导致药效降低，故不宜合用。

【特别提示】对于已经有肝功能损伤的患者最好避免使用

苯溴马隆,如果必须使用,则需要在用药后 6 个月内,严密监测肝功能,当发生肝损害或肝损伤加重时要立即停药。

案例 2-12　非急性期脑梗死患者应用阿替普酶溶栓治疗不合理

【关键词】非急性期脑梗死,阿替普酶,溶栓治疗,出血风险

【案例简介】患者,男,60 岁,突发言语不能,右侧肢体活动不灵 2 小时。既往高血压病史 20 年,血压在 160/90mmHg 左右,否认糖尿病、心脏病史。查体:血压 170/95mmHg,各血管听诊区未闻及血管杂音。嗜睡状态,不全混合性失语,配合查体。双侧瞳孔等大同圆,对光反射灵敏,右侧中枢性面瘫,右侧肢体肌张力低,肌力 0 级,右侧腱反射较左侧减低。右侧病理反射阳性。余神经系统查体未见阳性体征。头部 CT 示:左侧放射冠、额顶颞叶低密度,同侧脑室受压,中线结构无移位。定位诊断:病灶位于左侧基底节和左侧额颞顶叶,大脑中动脉主干供血区。

诊断:

动脉粥样硬化性脑血栓性脑梗死

处方:

0.9% 氯化钠注射液 100ml

阿替普酶(重组组织型纤溶酶原激活物)50mg ／ 静脉滴注,即刻

给予阿替普酶 5mg 静脉推注,然后将剩余 45mg 加入 0.9% 氯化钠注射液 100ml 静脉滴注,1 小时内输完。

【药师点评】患者老年男性,既往高血压病史。急性起病,静态发病,表现为言语障碍和右侧肢体活动不灵。查体:混合性失语和右侧肢体偏瘫。头部 CT 可见低密度灶。支持动脉粥样硬化性脑血栓性脑梗死的诊断。高血压是本患者的危险因素,可产生小动脉玻璃样变和动脉粥样硬化。动脉粥样硬化导致

血管壁完整性受到破坏,在血小板和凝血因子的作用下形成血栓。血栓形成早期,纤维蛋白处于可溶状态,应用重组组织型纤溶酶原激活物,可诱导纤溶酶原转化为纤溶酶,导致纤维蛋白溶解,血栓溶解。但患者头部 CT 已经显示低密度病灶,病灶范围较大,累及放射冠、额颞顶叶,说明脑组织坏死已经形成,此时应用溶栓药物,不仅不可以挽救坏死脑组织,还可以加大出血风险。本案患者药物选择不当,建议使用抗血小板治疗药物代替溶栓治疗。

【特别提示】脑血栓形成早期,应用溶栓药阿替普酶(重组组织型纤溶酶原激活物),可诱导纤溶酶原转化为纤溶酶,导致纤维蛋白溶解,血栓溶解,改善患者愈后;脑血栓形成中晚期,脑组织坏死已形成,应用溶栓药物,不仅不能挽救坏死的脑组织,还可能增加脑出血的风险。

案例 2-13　多发性肌炎病史患者应用阿米卡星致肌炎加重

【关键词】肌无力,呼吸困难,阿米卡星,多发性肌炎

【案例简介】患者,女,68 岁,反复咳嗽、咳痰、气促 20 余年。肺功能测定:FEV1/FVC 51%,FEV1 占 43% 预计值。诊断为慢性阻塞性肺疾病。近 1 周来因受凉,咳嗽、咳痰频繁,痰量增多呈黄脓状伴气促。查体:体温 38.5℃,两肺呼吸音粗,两肺散在性哮鸣音和湿性啰音。胸 X 线片显示:两肺透亮度增高,两下肺纹理增粗、紊乱。血常规:白细胞 11.3×10^9/L,中性粒细胞百分比 85%。动脉血气(吸空气):pH 7.35,$PaCO_2$ 42mmHg,PaO_2 62mmHg。痰培养:铜绿假单胞菌生长。既往有多发性肌炎病史 5 年,平素口服激素维持量治疗。

诊断:

慢性阻塞性肺疾病急性加重期

多发性肌炎

处方：

0.9% 氯化钠注射液 250ml
硫酸阿米卡星注射液 0.4g ╱ 静脉滴注,一日 1 次
0.9% 氯化钠注射液 250ml
注射用头孢哌酮钠舒巴坦钠 3.0g ╱ 静脉滴注,一日 3 次
标准桃金娘油肠溶胶囊 0.3g 口服,一日 3 次
茶碱缓释片 0.1g 口服,一日 2 次

治疗 5 日后,患者出现手臂抬起困难,全身肌肉、关节疼痛,喘息加重,偶有呼吸困难,考虑为肌炎加重。

【药师点评】

1. 多发性肌炎属于炎症性肌病,是一组以骨骼肌间质性炎变和肌纤维变性为特征的综合征,急性或亚急性起病,以对称性近端肌无力开始,肩胛带肌无力使两肩抬高困难,下肢带肌无力出现上楼和蹲起困难,颈肌亦常受累,患者抬头无力,部分患者伴有关节与肌肉疼痛。病情可长时间稳定,也可缓慢进展,累及咽喉肌时出现吞咽和构音困难,腱反射早期存在,晚期随肌萎缩加重而减弱或消失。呼吸肌也可受累,导致呼吸困难。结合血清肌酶、肌电图或肌活检特点可以确诊。

2. 阿米卡星是氨基糖苷类抗菌药物,可阻滞神经 - 肌肉接头传导,导致骨骼肌软弱、呼吸肌麻痹等症状。本品与神经肌肉阻断药合用可加重神经肌肉阻滞作用,导致肌肉软弱、呼吸抑制等症状。重症肌无力或帕金森病患者,因本病可引起神经肌肉阻滞作用,导致骨骼肌软弱,故需慎用氨基糖苷类抗菌药物。

3. 本案患者有多发性肌炎,使用具有神经肌肉阻滞作用的氨基糖苷类抗菌药物阿米卡星,加重了患者的肌炎症状,肌无力进一步加重并累及呼吸肌,导致呼吸困难。

4. 建议停用阿米卡星,改用左氧氟沙星 0.5g,一日 1 次,静脉滴注抗感染治疗,并继续激素治疗多发性肌炎,根据病情调整激素用量。

【特别提示】氨基糖苷类抗菌药物,可阻滞神经 - 肌肉接头传导,导致骨骼肌软弱、呼吸肌麻痹等症状,多发性肌炎患者慎用。

案例 2-14 反流性食管炎患者应用阿仑膦酸钠治疗骨质疏松选药不当

【关键词】阿仑膦酸钠,反流性食管炎,骨质疏松症

【案例简介】患者,女,60 岁,既往反流性食管炎、慢性胃炎病史 1 年,一直服用奥美拉唑抑酸治疗。此次主因右侧腰背部疼痛 1 个月就诊,患者 1 个月前无明显诱因出现右侧腰背部疼痛,平卧时症状缓解,翻身尚可,坐起及久站后症状加重,不伴双下肢麻木、乏力,不伴胸闷、气短,白天与夜间无明显差异,查体胸腰椎棘突间隙无压痛,无叩击痛。

诊断:

骨质疏松症

反流性食管炎

慢性胃炎

处方:

阿仑膦酸钠片 70mg 口服,一周 1 次

奥美拉唑肠溶片 20mg 口服,一日 2 次

【药师点评】

1. 阿仑膦酸钠通过抑制破骨细胞的活性而抑制骨吸收,适用于绝经后妇女骨质疏松症的治疗,阿仑膦酸钠说明书中明确指出,阿仑膦酸钠和其他二膦酸盐一样,可能对上消化道黏膜产生局部刺激,在服用阿仑膦酸钠的患者中,已报告食管炎、食管溃疡和食管糜烂等食管不良反应。因为阿仑膦酸钠对上消化道黏膜有刺激作用并有可能加重潜在的疾病,故应慎用于患有活动性上消化道疾病,如吞咽困难、食管疾病、胃炎、十二指肠炎、溃疡或最近有胃肠道病史(近 1 年内)的患者。药品说明书

也明确指出阿仑膦酸钠禁用于导致食管排空延迟的食管异常患者。

2. 本案患者存在反流性食管炎、慢性胃炎,应禁用阿仑膦酸钠。患者同时服用抑酸药奥美拉唑,研究也指出同服抑酸药会影响阿仑膦酸钠的吸收,故医嘱选药不合理。

【特别提示】阿仑膦酸钠对上消化道黏膜有刺激作用,禁用于有食管疾病的患者。

案例 2-15 头孢哌酮钠舒巴坦钠治疗期间饮酒致双硫仑样反应

【关键词】双硫仑样反应,头孢哌酮钠,乙醇

【案例简介】患者,男性,45 岁,因"饮酒后心悸、呼吸困难 1 小时"就诊。查体:体温(T)36.7℃,心率(P)120 次 /min,呼吸(R)25 次 /min,血压(BP)120/80mmHg,血氧饱和度(SPO$_2$)90%,呈急性痛苦病容,恐惧,不能平卧,端坐卧位,口唇发绀,双肺呼吸音清,心界不大,心律齐,未闻及病理性杂音,神经系统检查无异常。既往史:患者发病前因急性支气管炎给予头孢哌酮钠舒巴坦钠抗感染治疗,1 日前饮酒 500ml 后患者出现心悸、呼吸困难。辅助检查:急查生化全项,电解质、心肌酶未见异常。病房心电图示:窦性心动过速,ST 段改变。

诊断:

心悸待查

双硫仑样反应

处方:

0.9% 氯化钠注射液 100ml

注射用头孢哌酮钠舒巴坦钠 3.0g ╱ 静脉滴注,一日 2 次

【药师点评】

1. 双硫仑样反应是指用药后若饮酒,会发生面部潮红、眼结膜充血、视物模糊、头颈部血管剧烈搏动或搏动性头痛、头

晕、恶心、呕吐、出汗、口干、胸痛、心肌梗死、急性心力衰竭、呼吸困难、急性肝损伤、惊厥及死亡等,查体时可有血压下降、心率加速(可达 120 次 /min)及心电图正常或部分改变(如 ST-T 改变)。

2. 头孢哌酮钠舒巴坦钠为头孢哌酮和舒巴坦的复方制剂。头孢哌酮为第三代头孢菌素,通过抑制敏感细菌细胞壁的生物合成而达到杀菌作用。舒巴坦除对奈瑟菌科和不动杆菌外,对其他细菌无抗菌活性,但是舒巴坦对由 β- 内酰胺类抗菌药物耐药菌株产生的多数重要的 β- 内酰胺酶具有不可逆性的抑制作用。舒巴坦可防止耐药菌对青霉素类和头孢菌素类抗菌药物的破坏,并且舒巴坦与青霉素类和头孢菌素类抗菌药物具有明显的协同作用。由于舒巴坦可与某些青霉素结合蛋白相结合,因此敏感菌株通常对本复方制剂的敏感性较单用头孢哌酮时更强。头孢哌酮化学结构中含有 N- 甲硫四氮唑侧链,使用含头孢哌酮的制剂期间,饮酒或静脉注射含乙醇的药物,将抑制乙醛脱氢酶的活性,影响乙醇的代谢,使血中乙酰醛浓度上升,出现双硫仑样反应。

3. 头孢菌素类药物中的头孢哌酮、头孢哌酮钠舒巴坦钠、头孢曲松、头孢唑林、头孢拉啶、头孢美唑、头孢米诺、拉氧头孢、头孢甲肟、头孢孟多、头孢氨苄、头孢克洛等均可引起双硫仑样反应,其中以头孢哌酮致双硫仑样反应的报告最多。此外,硝基咪唑类药物如甲硝唑、替硝唑、奥硝唑、塞克硝唑,其他抗菌药物如呋喃唑酮、氯霉素、灰黄霉素等也可引起类似效应。

4. 对使用可引起双硫仑样反应药物的患者,应告知患者在使用上述抗菌药物期间及停药后 14 天内,均应避免饮酒或进食含乙醇制品(包括饮料、食物、药物),如白酒、黄酒、啤酒、酒芯巧克力、藿香正气水、氢化可的松注射液,以及用酒精进行皮肤消毒或擦洗降温等,尤其老年人与心血管疾病患者更应注意。

【特别提示】头孢哌酮可引起双硫仑样反应,应告知患者在使用该药期间及停药后 14 天内,均应避免饮酒或进食含乙醇制品。

案例 2-16　婴儿化脓性脑膜炎换用万古霉素治疗不合理

【关键词】万古霉素,婴儿,耳毒性,肾毒性,肝功能损害,化脓性脑膜炎

【案例简介】患儿,男,9 个月,因间断发热 4 天就诊。4 天前患儿无明显诱因出现发热,体温最高 39.9 ℃,伴呕吐,非喷射性,为胃内容物,无咖啡样或血样物质,无咳嗽、腹泻及抽搐。查体:咽充血,双肺呼吸音粗,未闻及干湿性啰音。四肢肌力肌张力正常,双侧腱反射正常存在,双巴氏征阳性,凯尔尼格征、布鲁津斯基征阴性。实验室检查:白细胞(WBC)12×10^9/L,C 反应蛋白(CRP)102mg/L。脑脊液常规:微混,WBC 110×10^6/L,余未见明显异常。脑脊液生化:葡萄糖 1.9mmol/L,蛋白 0.56g/L,余未见明显异常。

诊断:
化脓性脑膜炎
上呼吸道感染

处方:
20% 甘露醇 250ml(以甘露醇计)　静脉滴注,每 8 小时 1 次
0.9% 氯化钠注射液 50ml
注射用头孢曲松 0.8g　／皮试(-)　静脉滴注,一日 1 次
5% 葡萄糖注射液 100ml
注射用奥拉西坦 1g　／静脉滴注,一日 1 次
0.9% 氯化钠注射液 100ml
注射用万古霉素 0.2g　／静脉滴注,每 12 小时 1 次(治疗 5 天后加用)

治疗 5 天后,复查脑脊液常规:无色透明,WBC 57×10^6/L,余未见明显异常。脑脊液生化:未见明显异常。实验室检查:WBC 9.5×10^9/L,CRP 22mg/L。加用万古霉素抗感染治疗。

【药师点评】

1. 化脓性脑膜炎是由多种化脓菌引起的以脑膜炎症为主的中枢神经系统感染性疾病。临床治疗以静脉给药为主,尽早、足量使用敏感且血脑屏障通透性良好的抗菌药物,疗程要足够。在病原菌未明时,目前主张选用对血脑屏障通透性较好的第三代头孢菌素如头孢曲松,其抗菌谱广,抗菌作用强,不良反应少。患儿入院初期采用头孢曲松治疗 5 天后,血和脑脊液中白细胞数已明显下降,部分指标已恢复正常,显示头孢曲松对本病例的抗感染治疗有效。因用药天数尚短,继续使用头孢曲松治疗应该可以维持疗效。但本病例在头孢曲松抗感染有效且无细菌培养结果的状况下,加用万古霉素没有用药指征,属于不合理用药。

2. 万古霉素适用于耐甲氧西林金黄色葡萄球菌及其他细菌所致的感染,是葡萄球菌和肠球菌等耐药 G^+ 菌感染的首选药物。不良反应主要包括耳毒性、肾毒性、静脉滴注相关性不良反应及血液系统毒性等。儿童尤其是新生儿应用时需警惕肝功能损害及听力损害。万古霉素属于特殊使用级抗菌药物,通常不作为一线药物使用,仅在常用抗菌药物无效或不能应用时选择使用。儿童患者仅在有明确指征时方可使用,并在治疗过程中应严密观察不良反应,定期复查尿常规及肝、肾功能,监测血药浓度和听力,以避免严重不良反应的发生。

3. 万古霉素输注速度过快或输注药液过浓可出现红人综合征(面部、颈躯干红斑性充血、瘙痒等)、血栓性静脉炎,应适当控制药液的浓度和静脉滴注速度。每次静脉滴注应在 60 分钟以上,再次静脉滴注时应更换静脉滴注部位。

【特别提示】抗菌药物的更换或联合应用应有明确指征。

万古霉素属于特殊使用级抗菌药物,其治疗指数窄,个体差异大,不良反应明显,不作为一线药物使用。儿童患者仅在有明确指征时方可使用,并在治疗过程中应严密观察不良反应,定期复查尿常规及肝、肾功能,监测血药浓度和听力。

案例 2-17　儿童上呼吸道感染不应常规使用抗菌药物

【关键词】药物滥用,耐药,肾毒性,头孢硫脒,上呼吸道感染,儿童

【案例简介】患儿,男,7 岁,因咽痛伴发热 2 天就诊。查体:咽充血,扁桃体 I 度肿大,双肺呼吸音粗,未闻及干湿性啰音。血常规:白细胞 5.6×10^9/L,中性粒细胞百分比 53.6%,淋巴细胞百分比 50.7%,余未见明显异常。

诊断:

上呼吸道感染

处方:

5% 葡萄糖注射液 100ml
喜炎平注射液 2ml ╱ 静脉滴注,一日 1 次
0.9% 氯化钠注射液 100ml
注射用头孢硫脒 0.5g ╱ 皮试(−)　静脉滴注,一日 2 次

【药师点评】

1. 上呼吸道感染,简称上感,是儿童最常见的疾病之一,主要侵犯鼻、鼻咽和咽部,导致急性鼻咽炎、急性咽炎、急性扁桃体炎等。由病毒或细菌感染引起,多以病毒感染为主,占 90% 以上。病毒感染引起的上感为自限性疾病,目前尚无特效的抗病毒药物,故无须使用抗病毒药物治疗。临床主要以对症治疗、缓解上感症状为主,并嘱患者加强休息,适当补充水分,保持室内空气流通。为避免耐药及药物滥用,无细菌感染依据者,不能以预防为目的使用抗菌药物。患儿血常规示白细胞总数不高,淋

巴细胞比例相对增高,提示为病毒感染引起的上感,故头孢硫脒应用无指征,属于不合理用药。

2. 目前,儿童上感是最常见的滥用抗菌药物疾病之一。儿童身体各器官功能还没有发育成熟,对抗菌药物的毒副反应相对于成年人更加敏感,发生不良反应的风险更高。滥用抗菌药物可导致儿童体内耐药菌株产生,引发难以治愈的感染性疾病。大量耐药菌的产生,使难治性感染性疾病增加,不仅增加了医生的治疗难度和患者的痛苦,治疗费用也随之增加,故临床在儿童患者中应用抗菌药物更要慎重。

3. 头孢硫脒为第一代头孢菌素,对革兰氏阳性菌及部分阴性菌有抗菌活性,对革兰氏阳性球菌的作用较强。常用于敏感菌所引起的呼吸系统、肝胆系统、五官、尿路感染及心内膜炎、败血症。但由于第一代头孢菌素肾毒性较大,可引起儿童血尿、肾组织坏死,故儿童不可大剂量使用。本案例患儿应用头孢硫脒治疗,既无用药指征,还会增加肾功能受损的风险。

【特别提示】 儿童上呼吸道感染多由病毒引起,临床主要以对症治疗、缓解上感症状为主,并嘱患者加强休息,适当补充水分,保持室内空气流通。无细菌感染依据者,不可以预防为目的使用抗菌药物,以免造成药物滥用及耐药,增加不良反应发生的风险。

案例 2-18 多发性脑梗死患者频繁更换降压药物不合理

【关键词】高血压,降压药物,脑梗死,糖尿病,频繁换药

【案例简介】患者,女,56 岁,因言语不清,口角歪斜,饮水呛咳 6 天就诊。既往高血压病史 10 余年,平时血压控制在 180/100mmHg;糖尿病病史 3 年,血糖控制较差。查体:血压 240/130mmHg;头颅 CT 示:多发性脑梗死。

诊断:

多发性脑梗死

高血压 3 级(极高危)

2 型糖尿病

处方:

0.9% 氯化钠注射液 250ml
疏血通注射液 6ml ╱ 静脉滴注,一日 1 次

阿司匹林肠溶片 100mg　口服,一日 1 次

苯磺酸氨氯地平片 5mg　口服,一日 1 次

2 天后,患者血压持续较高,最高达 220/124 mmHg,停用苯磺酸氨氯地平片,改用:

氯沙坦钾片 50mg　口服,一日 1 次

硝苯地平控释片 30mg　口服,一日 1 次

继续治疗 2 天后,患者血压仍持续较高,最高达 209/124mmHg,请心内科会诊指导联合应用降压药物控制血压。会诊给出方案:停用氯沙坦钾片,给予:

硝苯地平控释片 30mg　口服,一日 1 次

厄贝沙坦氢氯噻嗪片 150mg/12.5mg　口服,一日 1 次

应用会诊方案治疗 1 天后,患者血压开始下降(168/98mmHg)。继续治疗 3 天后,患者血压逐步降低(146/89mmHg),病情平稳,准予出院。

【药师点评】

1. 本案初始治疗选用的降压药物不合理,在降压治疗过程中未考虑降压药物达到最大疗效所需要的时间,过于频繁改变治疗方案。

2. 本案患者高血压 3 级合并多发性脑梗死及 2 型糖尿病,需联合用药降压,首选 ACEI 或 ARB 类降压药物,必要时联合使用钙通道阻滞剂、噻嗪类利尿药。但本患者初始降压治疗没有选用 ACEI 或 ARB 类降压药物,而应用了苯磺酸氨氯地平(钙通道阻滞剂,直接作用于血管平滑肌,降低外周血管阻力,从而

降低血压)进行降压治疗,且只应用了 2 天就停用,选药不合理,用法不正确。苯磺酸氨氯地平为长效降压药物,降压效果平稳,持续用药 7~8 天后才能达到稳态血药浓度和平稳降压效果。接着,患者使用氯沙坦钾、硝苯地平联合降压治疗,两者联用 2 天,患者血压仍较高,请心内科会诊。会诊建议:停用氯沙坦钾,继续使用硝苯地平控释片,加用厄贝沙坦氢氯噻嗪片联合降压治疗。此会诊降压方案合理,故在以后的治疗中,患者血压开始逐步平稳下降。

【特别提示】合并脑梗死及糖尿病的高血压患者,需联合用药降压,首选 ACEI 或 ARB 类降压药物,必要时联合使用钙通道阻滞剂、噻嗪类利尿药。降压治疗过程中,要充分考虑降压药物达到最大疗效所需要的时间,不要过于频繁换药。

案例 2-19　婴儿腹泻应用头孢曲松治疗致抗菌药物相关性腹泻

【关键词】抗菌药物相关性腹泻,头孢曲松,婴儿,腹泻

【案例简介】患儿,女,4 个月,因发热、呕吐、腹泻 1 天就诊。1 天前,患儿母亲腹泻后,患儿出现发热,体温最高达 38.9℃,伴呕吐,呕吐呈非喷射性,较频繁,为胃内容物,不含胆汁及咖啡样物;大便 3~4 次,为黄色水样便,不含黏液及脓血。查体:精神反应较差,全身无出血点、淤点及淤斑,心率 140 次 /min,律齐,心音有力。血常规:白细胞 4.7×10^9/L,中性粒细胞百分比 57.2%,淋巴细胞百分比 64.1%,C 反应蛋白 1mg/L。便常规及病毒检测:黄色稀便,腺病毒阳性。便细菌培养:未检出细菌。

诊断:
急性腹泻
处方:
蒙脱石散 1g　口服,一日 3 次
口服补液盐Ⅲ 1 袋　口服,少量多次给予

0.9% 氯化钠注射液 50ml
注射用头孢曲松 0.3g　皮试（-）　静脉滴注，一日 1 次
布拉氏酵母菌散 0.25g　口服，一日 1 次（治疗 7 天后加用）

治疗 7 天后，患儿腹泻病情无明显好转，一日大便次数仍较多，为黄色稀糊状便，复查血、便常规均未见明显异常，不排除头孢曲松引起抗菌药物相关性腹泻（AAD），停用头孢曲松，加用布拉氏酵母菌散。5 天后，患儿病情好转，大便正常，准予出院。

【药师点评】

1. 婴幼儿腹泻是一组由多病原、多因素引起的以大便次数增多和大便性状改变为特点的消化道综合征，可由病毒、细菌、寄生虫等引起，以前两者多见，尤其是病毒。急性腹泻是指连续病程在 2 周以内的腹泻，若大便为水样便，多为病毒及非侵袭性细菌所致，一般不用抗菌药物。根据患儿的临床症状和辅助检查结果，初步判断其急性腹泻是由腺病毒引起的，原则上不用抗菌药物，但医嘱开具头孢曲松，存在不合理应用抗菌药物问题。

2. 目前，儿童腹泻是国内最常见的滥用抗菌药物疾病之一。对于非细菌感染引起的腹泻，抗菌药物的应用不仅无效，还会导致肠道菌群紊乱，使腹泻加重或迁延不愈，引起抗菌药物相关性腹泻。几乎所有的抗菌药物均可诱发抗菌药物相关性腹泻，头孢菌素类即为常见的一类。

3. 头孢曲松为第三代头孢菌素，广泛分布于体内，用于敏感致病菌引起的下呼吸道感染、尿路、胆道感染，以及腹腔感染、盆腔感染、骨和关节感染、脑膜炎等。本案患儿的急性腹泻是由腺病毒引起的，应用头孢曲松后不仅无效，而且腹泻病情无好转，停用头孢曲松，加用布拉氏酵母菌散调节肠道菌群失调，治疗 5 天后，患儿腹泻治愈。因此，不排除头孢曲松导致患儿肠道菌群失调，引起抗菌药物相关性腹泻。

【特别提示】对于婴幼儿腹泻要弄清病因，针对病因进行相

关支持治疗。只有在确定存在细菌感染的情况下,才能选择合理的抗菌药物进行治疗,杜绝无指征应用抗菌药物,以免腹泻加重或迁延不愈,引起抗菌药物相关性腹泻。

案例 2-20 有癫痫病史的儿童使用亚胺培南西司他丁致癫痫发作

【关键词】重症肺炎,癫痫病史,儿童,亚胺培南西司他丁钠

【案例简介】患者,女,6 岁,主因"咳嗽、发热 3 天"就诊,患者于 3 天前无明显诱因出现咳嗽,为阵发性单声咳,无刺激性呛咳及鸡鸣样尾音,有痰不易咳出,无喘息,无口唇青紫,伴发热,体温最高 39.8℃,患者有癫痫史。胸腔超声示右胸腔少量积液,痰培养为铜绿假单胞菌,对头孢他啶、哌拉西林他唑巴坦、环丙沙星、美罗培南、亚胺培南西司他丁敏感;痰涂片未见真菌菌丝及孢子。肝功能:谷丙转氨酶(GPT)56U/L,谷草转氨酶(GOT)108U/L;肾功能未见异常。

诊断:

重症肺炎

右胸腔积液

处方:

0.9% 氯化钠注射液 50ml

注射用亚胺培南西司他丁钠 0.25g 　静脉滴注,每 12 小时 1 次

氟康唑胶囊 50mg　口服,一日 1 次

用药第 4 日,患儿突发双眼上翻、凝视、牙关紧闭,以及口唇发绀、流血、四肢强直硬,持续约 30 秒后缓解。

【药师点评】

1. 患儿诊断为重症肺炎、右胸腔积液,痰细菌培养阳性,有应用抗菌药物指征。痰培养为铜绿假单胞菌,虽然药敏试验结果提示对亚胺培南西司他丁敏感,但患者有癫痫抽搐史,亚胺培

南的中枢神经系统不良反应较大,不宜应用;同时年龄<18周岁的患者禁用喹诺酮类药物,会引起关节痛及肿胀,影响成骨发育。抗感染药物可参照药敏试验结果选择哌拉西林他唑巴坦、头孢他啶等,若治疗效果不佳,可升级为美罗培南或比阿培南治疗,其导致癫痫发作的概率较亚胺培南小。

2. 患儿无基础疾病,既往无长期大量应用抗菌药物、激素等免疫抑制剂的用药史,且痰涂片及培养未见真菌菌丝及孢子,因此真菌感染证据不足,无须预防性给予抗真菌药物。

3. 即使存在真菌感染,也不推荐将氟康唑用于儿童,同时患儿转氨酶高,氟康唑可引起转氨酶升高等肝功能异常,因此不宜使用。

【特别提示】儿童患者应用抗菌药物存在很多禁忌,如喹诺酮类、四环素类等,尤其是合并中枢神经系统感染时,应用抗菌药物更要特别注意药物对中枢神经系统的影响。

案例 2-21 合并哮喘的高血压患者不宜选用非选择性 β 受体拮抗剂

【关键词】高血压,支气管哮喘,普萘洛尔,伪麻黄碱

【案例简介】患者,男,55 岁,咳嗽、发热 2 周,喘息 5 天。2 周前受凉后出现咽痛、咳嗽、发热,以干咳为主,最高体温 38.0℃。口服"感冒胶囊"后发热症状明显改善,但咳嗽症状改善不明显。5 天前出现喘息,夜间明显,自觉呼吸时有"喘鸣音",常常于夜间憋醒,接触冷空气后症状加重。既往高血压病史 5 年,未规律服用降压药物。查体:体温 36.7℃,心率 80 次 /min,呼吸 21 次 /min,血压 165/95mmHg,律齐,未闻及病理性杂音,双肺呼吸音清,未闻及干湿性啰音,其余未见明显异常。

诊断:

支气管哮喘

上呼吸道感染

高血压 2 级

处方：

盐酸伪麻黄碱缓释胶囊 1 粒　口服，一日 2 次

马来酸氯苯那敏片 4mg　口服，一日 3 次

苯磺酸氨氯地平片 5mg　口服，一日 1 次

盐酸普萘洛尔片 10mg　口服，一日 3 次

【药师点评】

1. 普萘洛尔为非选择性 β 受体拮抗剂，由于非选择性 β 受体拮抗剂阻断支气管平滑肌 $β_2$ 受体，引起支气管平滑肌收缩，此作用对正常人较小，但对支气管哮喘患者可诱发或加剧哮喘，因此禁用于支气管哮喘患者。

2. 严重高血压患者禁用含伪麻黄碱的制剂。伪麻黄碱为肾上腺素受体激动剂，可直接激动 α、β 受体，激动支气管平滑肌 $β_2$ 受体，可使支气管平滑肌松弛，用于预防或治疗支气管哮喘，激动心脏的 $β_1$ 受体，可收缩血管，使血压升高。轻型高血压患者或血压控制良好且心脏功能正常的患者合并支气管哮喘，可短期服用伪麻黄碱含量较低的感冒药；重度高血压、血压控制不理想的患者，则应尽量避免选择含伪麻黄碱成分的药物。

3. 盐酸伪麻黄碱缓释胶囊已经含有氯苯那敏成分，同时使用马来酸氯苯那敏片为重复用药，可引起头晕、嗜睡等副作用，当用于驾驶员、高空作业或其他危险性较大的人员时容易出现意外。

【特别提示】非选择性 β 受体拮抗剂可诱发或加剧支气管哮喘患者的哮喘症状，肾上腺素受体激动剂可收缩血管，升高血压，因此对于高血压合并支气管哮喘的患者应慎用这两类药物。另外，由于许多抗感冒药均为复方制剂，在使用时需关注其所含的成分，避免重复用药。

案例 2-22 乳腺癌患者化疗止吐不应选用甲氧氯普胺

【关键词】化疗,呕吐,乳腺癌,甲氧氯普胺

【案例简介】患者,女,51 岁,体重 67kg,体表面积 1.7m²,系"乳腺癌术后 3 周"就诊。患者因发现左乳房肿块就诊,乳腺钼靶检查提示乳腺癌,排除禁忌证后行左乳根治术,术后病理提示:左乳浸润性癌,非特指性,Ⅱ级分化,肿块 4.5cm×3.5cm×2.5cm 大小,腋窝淋巴结 4/17 枚。免疫标记:ER(+)80%,PR(+)50%,HER-2(−),E-CAD(+),CK5/6(−),ki-67(+)阳性细胞约 25%,为求进一步治疗入院。

诊断:

左乳癌术后(pT2N2M0)

处方:

0.9% 氯化钠注射液 100ml
注射用环磷酰胺 1.0g / 静脉滴注,疗程第 1 日
0.9% 氯化钠注射液 20ml
注射用盐酸表柔比星 140mg / 静脉注射,疗程第 1 日
5% 葡萄糖注射液 500ml
地塞米松磷酸钠注射液 5mg / 静脉滴注,一日 1 次
0.9% 氯化钠注射液 100ml
盐酸阿扎司琼注射液 10mg / 静脉滴注,一日 1 次
5% 葡萄糖注射液 100ml
盐酸甲氧氯普胺注射液 20mg / 静脉滴注,一日 1 次

【药师点评】

1. 根据《中国抗癌协会乳腺癌诊治指南与规范》(2021 年版),本案患者免疫标记:ER(+)80%,PR(+)50%,HER-2(−),CK5/6(−),ki-67(+)阳性细胞约 25%,属于 Luminal B 型乳腺癌,并且其肿瘤>2cm,淋巴结阳性,应进行辅助化疗序贯内分泌治

疗。本案患者所用环磷酰胺联合表柔比星方案符合指南中推荐的化疗方案。

2. 环磷酰胺联合表柔比星方案为高度致吐化疗方案,需多种镇吐药物联合应用预防化疗药物引起的呕吐。根据《NCCN止吐临床实践指南》(2021 年版),对于高致吐风险化疗药物,应选择 5-HT$_3$ 受体拮抗剂、地塞米松联合 NK-1 受体拮抗剂或奥氮平止吐方案。

3. 甲氧氯普胺通过拮抗多巴胺受体作用于延髓催吐化学感应区,从而发挥强大的镇吐作用,由于其价格低廉,止吐效果明显,常被作为预防和治疗放化疗相关性呕吐的首选药物。但是由于甲氧氯普胺亦能拮抗下丘脑多巴胺受体,抑制催乳素抑制因子,促进催乳素的分泌,故有一定的催乳作用,可导致患者用药期间出现乳汁增多,虽然目前尚未证实该药可引起乳腺癌患者症状加重或复发,但对于乳腺癌患者仍应避免使用,可换用其他类型的镇吐药物如阿瑞吡坦、奥氮平等。

【特别提示】对于化疗或放疗的乳腺癌患者,由于甲氧氯普胺具有一定的催乳作用,因此不推荐用于此类患者的镇吐治疗。

案例 2-23　培美曲塞慎用于肾功能不全患者

【关键词】肾功能不全,培美曲塞

【案例简介】患者,女,71 岁,体重 55kg,体表面积 1.5m^2,系"确诊肺癌 4 个月余"就诊。患者因咳嗽咳痰伴背部疼痛,行肺部 CT 提示:右肺中叶中央型肺癌伴阻塞性肺炎及肺内、纵隔内、对侧肺淋巴结转移。进一步支气管镜检查:右中间支气管、中叶、下叶各管壁黏膜粗糙,表面多发性隆起的小结节,中叶黏膜充血明显,黏膜触之易出血。在中叶分脊处活检 1 块,活检病理:中低分化腺癌,EGFR 检测(18；19；20)未见突变,21 位点 L858R 突变。行"培美曲塞 + 顺铂"方案化疗 5 次,期间评估肺部病灶好转,此次为按期化疗入院。血生化:CREA 100μmol/L,血常规、尿常规及大便常规未见明显异常。

诊断:

右肺腺癌(cT4N2M1a)

肾功能不全

处方:

0.9% 氯化钠注射液 100ml

盐酸阿扎司琼注射液 10mg / 静脉滴注,一日 1 次

醋酸地塞米松片 3mg 口服,一日 2 次(化疗前一日、化疗当日、化疗后一日)

维生素 B_{12} 注射液 1mg 肌内注射,化疗当日 1 次

0.9% 氯化钠注射液 100ml

注射用培美曲塞二钠 0.8g / 静脉滴注,化疗当日

【药师点评】

1. 患者系"确诊肺癌 4 个月余"就诊,病理提示为中低分化腺癌,分期相对晚(cT4N2M1a),根据《NCCN 非小细胞肺癌临床实践指南》(2021 年版),顺铂联合培美曲塞为晚期或转移性非小细胞肺腺癌患者的一线治疗方案。

2. 培美曲塞是一种新型多靶点抗叶酸化疗药物,主要作用机制为阻断 DNA 复制以及细胞分裂所需要的酶:胸苷酸合成酶(TS)、甘氨酰胺核苷酸甲酰基转移酶(GARFT)、二氢叶酸还原酶(DHFR),使细胞分裂停止于 S 期,从而抑制肿瘤细胞的生长。培美曲塞主要以原型药物通过肾小球滤过和肾小管分泌而经肾脏清除,与肾功能正常患者相比,肾功能降低会导致总体清除率下降。在肾功能不全患者的临床研究中,对于肌酐清除率≥45ml/min 的患者,无须剂量调整,而对于肌酐清除率<45ml/min 的患者,由于没有足够患者的研究资料,无法给予推荐剂量,故不应给予该药治疗。

3. 本案患者经多次顺铂联合培美曲塞方案化疗,目前肾脏功能欠佳。肾功能损伤是顺铂的主要不良反应之一,故考虑肾

功能损伤主要由顺铂引起。经计算患者肌酐清除率为 39.6ml/min,虽然已将此次治疗方案改为培美曲塞单药治疗,但是根据培美曲塞使用说明,肌酐清除率<45ml/min,不应继续给予培美曲塞进行治疗,因此,结合本案患者情况及其基因检测结果,建议可以选用主要经肝脏代谢的靶向药物进行治疗,如吉非替尼。

【特别提示】培美曲塞不应用于肌酐清除率<45ml/min 的患者,在使用该药治疗前应注意监测患者肾功能。

案例 2-24　结肠癌患者应用塞来昔布镇痛致血尿加重

【关键词】血尿加重,塞来昔布,镇痛

【案例简介】患者,女,57 岁,因腿部酸痛,小便带血就诊。患者数月前因"腹痛、便血"行肠镜检查提示乙状结肠癌,在全麻下行"乙状结肠癌根治术、远端封闭、近端造瘘术",术后应用"奥沙利铂联合卡培他滨"方案化疗。尿常规:尿潜血(BLD)(3+),其余未见明显异常。双肾、输尿管、膀胱 B 超未见明显异常。

诊断:

结肠癌术后化疗后

出血原因待查

处方:

0.9% 氯化钠注射液 500ml

酚磺乙胺注射液 2.0g

维生素 K_1 注射液 10mg 　静脉滴注,即刻

云南白药胶囊 0.5g　口服,一日 4 次

塞来昔布胶囊 0.2g　口服,一日 2 次

【药师点评】

1. 根据世界卫生组织(WHO)确立的癌痛"三阶梯治疗"镇痛方案,癌痛患者应以非甾体抗炎药作为止痛的起点治疗。

非甾体抗炎药是癌痛治疗的基本药物,不同非甾体抗炎药有相似的作用机制,均具有止痛和抗炎作用,常用于缓解轻度疼痛,或与阿片类药物联合用于缓解中、重度疼痛。

2. 口服非甾体抗炎药的常见不良反应为消化性溃疡、消化道出血、血小板功能障碍、肾功能损伤、肝功能损伤等。塞来昔布作为新一代非甾体抗炎药,通过选择性抑制环氧合酶-2(COX-2)来抑制前列腺素生成,达到抗炎、镇痛的效果。塞来昔布不会抑制具有胃肠道保护作用的生理酶——环氧合酶-1(COX-1),所以塞来昔布的胃肠道不良反应风险明显低于传统非甾体抗炎药。

3. 患者主诉腿部酸痛,在积极完善相关检查时应给予镇痛治疗,在没有塞来昔布使用禁忌证的情况下给予塞来昔布是合理的。但是由于本案患者入院时主诉小便带血,尿常规提示 BLD(3+),而塞来昔布具有引起血小板功能障碍、血尿等不良反应,如果此时给予患者塞来昔布进行镇痛治疗可能会加重出血症状,因此建议换用其他的镇痛药物缓解患者腿部疼痛症状。

【特别提示】非甾体抗炎药是癌痛治疗的基本药物,但其不良反应较多,临床在使用过程中应结合患者实际情况开具非甾体抗炎药,如存在非甾体抗炎药使用禁忌证,如过敏、活动性出血、重度心力衰竭等应避免使用此类药物。

案例 2-25　淋巴瘤合并活动性乙型肝炎患者不宜进行利妥昔单抗治疗

【关键词】活动性乙型肝炎,利妥昔单抗,抗病毒治疗

【案例简介】患者,男,50 岁,1 个月前无明显诱因下出现颈部包块,并逐渐增大,颈部包块活检病理及免疫标记提示弥漫大 B 细胞淋巴瘤。行正电子发射计算机断层显像(PET-CT)示:双侧颈部、锁骨上、腋窝、纵隔、肺门、胸膜、腹膜后和盆腔

多发团块状、结节状氟代脱氧葡萄糖(FDG)代谢异常增高,全身多发骨骼小结节状 FDG 代谢增高。患者既往有乙肝肝硬化史 1 年,目前未服用治疗药物。乙肝五项检查提示 HBsAg(+),HBsAb(−),HBeAg(+),HBeAb(−),HBcAb(+);乙肝病毒核酸检测提示 HBV DNA 2 500IU/ml;生化检查提示 GPT 150IU/L,GOT 80U/L。

诊断:

弥漫大 B 细胞淋巴瘤全身多发转移

乙型病毒性肝炎

乙肝肝硬化

处方:

5% 葡萄糖注射液 100ml

地塞米松磷酸钠注射液 5mg ╱ 静脉滴注,利妥昔单抗使用前 30 分钟

苯海拉明片 50mg　口服,利妥昔单抗使用前 30 分钟

对乙酰氨基酚片 0.5g　口服,利妥昔单抗使用前 30 分钟

0.9% 氯化钠注射液 600ml ╱

利妥昔单抗注射液 0.6g ╱ 静脉滴注,疗程第 1 日

【药师点评】

1. 根据中国淋巴瘤合并乙肝病毒(HBV)感染患者管理专家共识,对于 HBsAg 阳性者,应在接受化疗前开始抗病毒治疗,原则上应尽早给予抗病毒药物治疗,至少在启动化疗同时给予抗病毒药物治疗。对于在启动化疗前已经出现明显活动性乙型肝炎症状的淋巴瘤患者,应积极采取抗病毒治疗控制病情。在活动性乙型肝炎得到有效控制情况下,才可启动引起 HBV 再激活的高风险治疗方案。

2. 活动性乙型肝炎的定义需同时满足以下 3 个条件:① HBV DNA≥2 000IU/ml;② GPT≥2 倍正常上限值;③排除由于淋巴瘤本身、药物等其他原因所致的肝炎。

3. 患者入院时检查提示 HBV DNA 2 500IU/ml,GPT 150IU/L,

并且既往有乙肝肝硬化史,现未服用其他可引起肝损伤的药物,因此满足活动性乙型肝炎的定义,而利妥昔单抗属于引发乙型肝炎病毒再激活的高风险治疗药物。本案在未对患者活动性乙型肝炎进行控制的情况下即给予利妥昔单抗进行治疗,很可能会导致患者出现暴发性肝炎、肝功能衰竭和死亡。因此针对本案患者应首先进行抗病毒治疗,在活动性乙型肝炎得到有效控制情况下再针对淋巴瘤进行治疗。

【特别提示】对于在启动化疗前已经出现明显活动性乙型肝炎症状的淋巴瘤患者,应积极采取抗病毒治疗控制病情,如果在不对活动性乙型肝炎进行干预的情况下进行化疗则很可能给患者带来严重的不良后果。

案例 2-26 精神分裂症患者服用阿立哌唑致锥体外系反应

【关键词】阿立哌唑,锥体外系反应,眨眼

【案例简介】患者,男,36 岁,因自幼智力障碍,心烦,焦虑,外走,毁物 18 年,复发半个月就诊。既往身体健康,个人史性格内向,家族史阴性。查体:吐字不清。躯体及神经系统检查无阳性体征。精神检查:意识清,接触被动,注意力不集中,定向力完整,理解力、判断力差,思维松散,情感不协调,激惹,发脾气,打人,行为反常,乱收集,外走,无自知力。

诊断:

精神分裂症

精神发育迟滞

处方:

阿立哌唑片 10mg 口服,一日 1 次

7 天后,患者出现眨眼现象,以下午眨眼次数居多,考虑为阿立哌唑所致的锥体外系反应,遂给予盐酸苯海索片口服,一次 0.5mg,一日 2 次,5 天后患者症状好转并逐渐消失。

【药师点评】

1. 阿立哌唑是一种非典型抗精神分裂症药物,对多巴胺(DA)能神经系统具有双向调节作用,是 DA 递质的稳定剂。与 D_2、D_3、$5-HT_{1A}$ 和 $5-HT_{2A}$ 受体有很高的亲和力。通过对 D_2 和 $5-HT_{1A}$ 受体的部分激动作用及对 $5-HT_{2A}$ 受体的拮抗作用来产生抗精神分裂症作用。

2. 阿立哌唑阻断突触前膜 $5-HT_{2A}$ 受体,引起多巴胺脱抑制释放,故可发生锥体外系反应。但由于其在黑质 - 纹状体通路具有抵消阿立哌唑的 D_2 受体部分阻断效应,同时阿立哌唑激动突触前膜上的 $5-HT_{1A}$ 受体,抑制 5-HT 释放,进一步抑制 $5-HT_{2A}$ 受体,其锥体外系反应症状较轻。

3. 盐酸苯海索片为中枢抗胆碱帕金森病治疗药,作用在于选择性阻断纹状体的胆碱能神经通路,可用于药物引起的锥体外系反应,有利于恢复患者脑内多巴胺和乙酰胆碱的平衡,改善患者的锥体外系反应症状。

【特别提示】阿立哌唑由于其锥体外系反应症状较轻,在临床上容易被忽视,若发生可给予盐酸苯海索片治疗。

案例 2-27　使用氨曲南治疗扁桃体炎选药不当

【关键词】扁桃体炎,氨曲南,抗菌药物,遴选药物

【案例简介】患者,男,42 岁,因嗓子疼痛 3 天,发热 1 天就诊。查体:患者发热,体温最高达 39.2℃。咽部充血、红肿,扁桃体肿大,听诊双肺呼吸音清,未闻及干湿性啰音。

诊断:

扁桃体炎

处方:

0.9% 氯化钠注射液 250ml

注射用氨曲南 2.0g ／ 静脉滴注,一日 3 次

2 天后,患者仍高热不退。改用青霉素 640 万 U 静脉滴注,每 12 小时 1 次,患者病情好转。

【药师点评】

1. 扁桃体炎的病原菌主要为 A 组 β 溶血性链球菌,少数为 C 组或 G 组 β 溶血性链球菌。治疗原则针对 β 溶血性链球菌感染选用抗菌药物,青霉素为首选,青霉素过敏患者可口服红霉素等大环内酯类,其他可选药物有口服第一代或第二代头孢菌素。

2. 药物选择不合理。氨曲南主要适用于治疗敏感需氧革兰氏阴性菌所致的各种感染,如尿路感染、下呼吸道感染等,对葡萄球菌属、链球菌属等需氧革兰氏阳性菌以及厌氧菌无抗菌活性,用氨曲南治疗属遴选药物不适宜。

3. 对于临床诊断为细菌性感染的患者,在未获知细菌培养及药敏试验结果前,或无法获取培养标本时,可根据患者的感染部位、基础疾病、发病情况、发病场所、既往抗菌药物用药史及其治疗反应等推测可能的病原体,并结合当地细菌耐药性监测数据,先给予抗菌药物经验治疗。待获知病原学检测及药敏试验结果后,结合先前的治疗反应调整用药方案;对培养结果阴性的患者,应根据经验治疗的效果和患者情况采取进一步诊疗措施。

【特别提示】抗菌药物临床应用时,应根据感染的病原菌种类及药敏试验结果尽可能选择针对性强、抗菌谱窄、安全、价格适当的抗菌药物。进行经验治疗者可根据可能的病原菌及当地耐药状况选用抗菌药物。

案例 2-28 上呼吸道感染患者使用 阿奇霉素致 Q-T 间期延长

【关键词】Q-T 间期延长,阿奇霉素,阻滞 Ikr 通道

【案例简介】患者,男,43 岁,因发热 39℃、咳嗽就诊。胸片示双侧肺纹增粗,血常规白细胞 13.8×10^9/L。

诊断：

上呼吸道感染

处方：

0.9% 氯化钠注射液 100ml

注射用头孢呋辛 0.75g ╱ 静脉滴注，一日 3 次

5% 葡萄糖注射液 250ml

注射用阿奇霉素 0.5g ╱ 静脉滴注，一日 1 次

患者第 2 日输注药物过程中感到心悸、气短、胸闷，心电图示频繁室性早搏、呈三联律，随即以心肌炎待诊收入院。查心肌酶谱正常、血生化检测正常，做心脏动态心电图示频繁室性早搏，时呈三联律，可见短阵室性心动过速，24 小时室性早搏达 7 621 次，Q-T 间期(0.51 秒)，超声心动图未见异常。患者既往心电图示 Q-T 间期(0.45 秒)，立即停用阿奇霉素后患者心悸、气短、胸闷症状明显好转，床旁心电图监测偶见室性早搏。考虑患者既往存在 Q-T 间期延长，应用阿奇霉素导致心律失常发生。

【药师点评】

1. 大环内酯类药物致 Q-T 间期延长的电生理机制为：通过阻滞 Ikr 通道，延长动作电位时间，从而使得 Q-T 间期延长，这一效应随药物浓度的增加而增强。

2. 临床实践表明给药途径对患者有明显影响，如静脉注射红霉素会引起 Q-T 间期增加 46 毫秒以上，而口服红霉素只增加 14 毫秒。近半数抗菌药物诱发的 Q-T 间期延长被认为与药物相互作用有关。

3. FDA 于 2012 年 3 月修改阿奇霉素缓释口服混悬剂药品说明书的警告和注意事项，增加关于 Q-T 间期延长风险的信息。2015 年 3 月 12 日，FDA 再次发出警告，并更新阿奇霉素的药品标签。克拉霉素和红霉素的药品说明书警示部分中也包含关于 Q-T 间期延长的信息。FDA 建议医务人员在处方或给予抗菌药物治疗时，应了解患者有无发生 Q-T 间期延长和心律失常的

潜在风险。

4. FDA 指出,具有阿奇霉素致心律失常风险的患者有:已存在 Q-T 间期延长、低血钾、低血镁和心率异常减慢,或服用抗心律失常药物的患者。

【特别提示】阿奇霉素为临床常用抗菌药物,应用时应询问病史,判断是否存在致心律失常的风险,同时告知患者应用中如出现心悸、气短等症状需及时就诊。

案例 2-29　人血白蛋白致肾病综合征患者尿蛋白加重

【关键词】人血白蛋白,肾病综合征,尿蛋白

【案例简介】患者,男,67 岁,因双下肢凹陷性水肿就诊。既往病史:高血压 3 年,最高达 190/100mmHg,未规律服用降压药物,自诉血压控制可。查体:下肢凹陷性水肿。查尿蛋白(++++),24h 尿蛋白定量 5.74g,血白蛋白 22g/L,血清肌酐 92μmol/L,血尿酸 359μmol/L。

诊断:

肾病综合征

高血压 3 级(很高危)

处方:

人血白蛋白 10g　静脉滴注,一日 1 次

患者双下肢水肿未见明显好转,连续 2 次复查患者 24h 尿蛋白定量分别为 8.75g、9.58g,较前升高。

【药师点评】

1. 肾病综合征是由于原发或继发于肾脏疾病引起的一组症候群,临床主要表现为大量尿蛋白、低蛋白血症、水肿及高胆固醇血症等。大量蛋白尿是肾病综合征最基本的病理生理机制,大量白蛋白从尿中丢失,当肝脏白蛋白合成不足以克服丢失和分解时,则出现低蛋白血症,导致血浆渗透压下降,使水分从血

管腔内进入组织间隙,造成水肿。

2. 人血白蛋白是临床常用血浆代用品,可以帮助增加血容量,有效维持血浆胶体渗透压,还能提高机体运输及解毒能力,为组织提供营养。说明书适应证中有"肝硬化或肾病引起的水肿或腹水",且肾病综合征患者使用白蛋白确实可提高血浆胶体渗透压,促进高渗性利尿而消肿。但由于输注的白蛋白会在 12~24 小时内由尿中排出,可加重尿蛋白程度,进而加重肾损害,故应严格掌握白蛋白使用的适应证,对严重低白蛋白血症、高度水肿而又少尿(尿量<400ml/d)者,在必须利尿的情况下方可考虑使用,且要避免过频、过多,对伴心脏病的患者应慎用,以免因血容量急性扩张而诱发心力衰竭。本案患者入院后尚未出现利尿效果就使用了人血白蛋白,不符合用药指征。

【特别提示】人血白蛋白为高危药品,使用需严格掌握适应证,依据说明书的同时还要根据患者病情和疾病状态个体化给药,避免选药不当而加重病情,用药过程中尤其静脉滴注时也要密切观察,警惕不良反应发生。

案例 2-30　急性有机磷中毒药物治疗 方案不当致病情反复

【关键词】急性有机磷中毒,辅酶 A,高渗葡萄糖,胆碱酯酶,补液

【案例简介】患者,女,57 岁,因 12 小时前口服有机磷 200ml 就诊。患者被发现时意识不清,有呕吐,无发热。毒物检测结果显示:有机磷农药成分(乙酰甲胺磷)3.6μmmol/L。胆碱酯酶活力 25%。给予洗胃、阿托品 3.0mg、碘解磷定 2.0mg 等治疗,洗胃引流出血性液体,患者症状无明显好转。

诊断:

急性有机磷中毒

处方：

10% 葡萄糖注射液 1 000ml ⟍

碘解磷定注射液 6g ⟍ 静脉滴注，即刻

硫酸阿托品注射液 1mg　入壶

5% 葡萄糖注射液 500ml ⟍

注射用辅酶 A 100IU ⟍ 静脉滴注，一日 1 次

25% 葡萄糖注射液 40ml　静脉注射

患者治疗过程中病情反复，抢救疗效不理想。

【药师点评】

1. 有机磷酸酯类可通过皮肤、呼吸道及消化道进入人体，经 6~12 小时达峰，并分布于全身各器官，主要由肾脏排泄。其毒性是由于亲电子性的磷与体内"胆碱酯酶"的酯解部位的丝氨酸的羟基进行共价键结合，形成"磷酰化胆碱酯酶"，失去了水解乙酰胆碱的能力，体内乙酰胆碱过量蓄积，引起了以乙酰胆碱为递质的胆碱能神经过度兴奋，最后转为抑制和衰竭，产生一系列毒性症状。

2. 阿托品为抗胆碱药，可对抗乙酰胆碱活性；碘解磷定可使磷酰化胆碱酯酶"脱磷酸"，恢复胆碱酯酶的活力，以水解乙酰胆碱而解毒，对中毒早期疗效较好。辅酶 A 为体内乙酰化反应的辅酶，参与体内乙酰化反应，对糖、脂肪和蛋白质的代谢起着重要作用，可以提高中毒患者的心、肝、肾功能。但外源性补充辅酶 A，可生成更多的乙酰辅酶 A，提供合成乙酰胆碱的物质基础，能使毒性症状加重，病情出现反复。

3. 治疗时输入 10% 葡萄糖注射液 1 000ml，并静脉注射 25% 葡萄糖注射液 40ml（相当于输入葡萄糖 310g），抢救中如快速大量输入高渗葡萄糖注射液，可使体内碘解磷定和阿托品的有效血药浓度被稀释，另外葡萄糖也影响被激活的胆碱酯酶。实验证明，用 10% 葡萄糖注射液 1 000ml 经静脉输入后，测定胆碱酯酶活力下降 7~9U，从而降低了碘解磷定的疗效。再者，体内合成乙酰胆碱需要有乙酰辅酶 A 参与，而葡萄糖在

体内降解时的中间产物为丙酮酸,它能在线粒体内经氧化脱羧生成乙酰辅酶A,所以输入高渗葡萄糖就等于提供合成乙酰胆碱的物质基础,也会增加乙酰胆碱的毒性症状,造成病情反复。

【特别提示】有机磷农药中毒时,补液应给予复方氯化钠注射液或0.9%氯化钠注射液为宜,不应使用10%或25%葡萄糖注射液。在使用阿托品和碘解磷定解救有机磷中毒时不宜大量补液,以免使抢救药物浓度被稀释,影响疗效。并且在体内胆碱酯酶活力未恢复前、毒性症状未消除时,不宜使用辅酶A及含有辅酶A的能量制剂。

案例 2-31　血压控制不佳者口服 溴隐亭致血压升高

【关键词】高催乳素血症,高血压,甲磺酸溴隐亭

【案例简介】患者,女,30岁,持续泌乳3年,因计划再生育而未怀孕就诊。患者3年前足月顺产一女婴,哺乳1年,停止哺乳后仍有阵发性乳房及腋下胀痛,并出现间隙性溢乳,量少,色白。14岁月经初潮,孕前月经周期正常,4~5天/28天。近一年月经量少、稀薄。否认服用避孕药及导致催乳素分泌增多的药物。既往妊娠期高血压病史,最高达170/110mmHg,未给予药物治疗。产后至今间断有血压升高,最高达160/100mmHg,不规律服用苯磺酸氨氯地平片,一次1片(5mg),血压控制情况不佳。查体:双侧乳房压痛,有乳白色非血性液体流出。体温36.6℃,血压150/105mmHg,心率80次/min。辅助检查:血催乳素:130.9μg/L。头颅CT及胸片正常,心电图及B超肝胆、子宫、卵巢无异常,肾上腺无肿块。视力及眼底正常,视野无缺损。

诊断:

高催乳素血症

高血压

处方：

甲磺酸溴隐亭片 2.5mg　口服，一日 2 次

苯磺酸氨氯地平片 5mg　口服，一日 1 次

患者于第 2 次服用溴隐亭约 2 小时后出现持续性的头痛、眩晕，测血压 180/120mmHg，自服对乙酰氨基酚片 1 片（0.5g），硝苯地平片 1 片（10mg），平卧休息 2 小时后好转。

【药师点评】

1. 溴隐亭是一种半合成麦角碱衍生物，为多巴胺受体激动剂，可促进催乳素释放抑制剂激素的合成和分泌，抑制催乳素的合成和释放，使人恢复正常的月经周期，可治疗与高催乳素血症有关的生育机能障碍。溴隐亭疗法适用于各种类型高催乳素血症，尤其是年轻不孕有生育意愿者。

2. 溴隐亭禁用于血压控制不佳的患者；妊娠期高血压相关疾病（包括子痫、子痫前期及妊娠高血压综合征）；分娩后及产褥期高血压状态。患者自妊娠期血压升高，未给予药物控制，产后仍有间断血压升高，未规律服用降压药物，血压控制情况不佳，建议先给予相应降压药物，待血压平稳后再给予溴隐亭治疗高催乳素血症。

3. 氨氯地平是一种长效的钙通道阻滞剂，口服治疗剂量后 6~12 小时血药浓度达峰值，连续每日给药 7~8 天后血药浓度达至稳态。对于本案例患者，应先服用氨氯地平至少 7 天，且规律监测血压平稳、正常，在不需要调整降压药物剂量时再开始服用溴隐亭。溴隐亭应从小剂量开始，建议起始剂量为 1.25mg，一日 2~3 次，逐渐增加，具体方案根据临床疗效及副作用而定。

【特别提示】基于溴隐亭的多巴胺能活性，它能够促进内源性多巴胺的释放，引起血压升高。对于有高血压病史的患者，应在保证血压正常平稳的前提下再开始接受溴隐亭治疗，并注意密切监测血压，特别是在治疗的第 1 日。

案例 2-32　不宜长期服用地塞米松
治疗狼疮肾炎

【关键词】狼疮肾炎,地塞米松,长期治疗

【案例简介】患者,男,45 岁,因间断多关节肿痛 5 年,加重 1 年就诊。既往体健。尿常规:尿蛋白 ++;补体 C3 0.4g/L,C4 0.1g/L;自身抗体 ANA 均质 1:3 200,抗 SM 抗体、抗 SSA-60KD、抗 SSA-52KD、抗 SSB、抗 rRNP、抗核小体抗体阳性;免疫球蛋白 G:24.00g/L。

诊断:

狼疮肾炎

处方:

硫酸羟氯喹片 0.2g　口服,一日 2 次

维 D 钙咀嚼片 0.6g　口服,一日 1 次

地塞米松片 1.5mg　口服,一日 1 次

【药师点评】

1. 狼疮肾炎为系统性红斑狼疮所致的肾脏损害,发病原因尚不明确,可能与环境因素、感染问题以及自身免疫系统异常、功能紊乱有直接关系。有研究表明狼疮肾炎的发生与 T 细胞以及 B 细胞的异常活动相关,易造成肾功能损伤,从初期的血尿逐步发展为水肿,最终发展为肾衰竭。治疗狼疮肾炎更多的是进行药物控制,避免病情对肾脏造成更大范围的损伤。

2. 狼疮肾炎等慢性自身免疫性疾病需长期使用糖皮质激素治疗,早期用大剂量强效激素如地塞米松冲击治疗,可在短期内迅速减轻免疫病理损伤和炎症反应,抑制肾脏活动性病变,使恶性化的肾功能得以逆转。地塞米松是长效的糖皮质激素制剂,虽然抗炎活性强,但其生物半衰期长(36~54 小时),对下丘脑 - 垂体 - 肾上腺素轴的抑制作用强而持久,危害较严重,且与皮质激素分泌的昼夜节律性不吻合,长期服用不良反应较大,因此不

适宜长疗程用药。

3. 泼尼松、泼尼松龙或甲泼尼龙等中效糖皮质激素可以有效抑制结缔组织增生,同时有利于降低毛细血管的通透性,减少炎性因子的渗出,还具有抗炎、抗过敏效果,能够显著抑制组胺及其他有毒物质的形成与释放,适宜慢性自身免疫性疾病的长期治疗。

【特别提示】地塞米松对下丘脑 - 垂体 - 肾上腺素轴的作用强而持久,不应长期服用治疗狼疮肾炎,可选择中效的泼尼松、泼尼松龙或甲泼尼龙。

案例 2-33　高血压合并慢性肾功能不全患者不宜选用氨氯地平

【关键词】高血压,慢性肾功能不全,降压药物,氨氯地平,ARB

【案例简介】患者,男,55 岁,于半年前排泡沫尿,不伴发热、畏寒,无尿急、尿频、尿痛,既往 2 年前行右肾肿物切除术。查体:体温 36.9℃,呼吸 21 次 /min,心率 72 次 /min,血压 189/116 mmHg,双肾区无叩痛,双下肢无水肿。血生化:尿素氮 13.1mmol/L,血清肌酐 256μmol/L,尿酸 512μmol/L;尿常规:比重 1.016,白细胞 20 个 /μl,尿蛋白 3+,24h 尿蛋白 1.2g,尿糖 +。肾穿刺病理:慢性肾小球肾炎。

诊断:

慢性间质性肾炎

慢性肾功能不全

处方:

复方 α 酮酸片 2.52g　口服,一日 3 次

尿毒清颗粒 5g　口服,一日 3 次

苯磺酸氨氯地平片 5mg　口服,一日 1 次

【药师点评】

1. 对于慢性间质性肾炎已进入慢性肾功能不全的患者,应

积极控制加速慢性肾脏病进展的危险因素,包括高血压、蛋白尿、高尿酸等,尽可能保护患者的残存肾功能。本案患者临床表现为高血压、高尿酸和大量蛋白尿,单用长效二氢吡啶类药物苯磺酸氨氯地平片难以控制血压。

2. 对于非糖尿病肾病(肾小球疾病、小管间质疾病、囊肿性肾病),高血压治疗仍应首选 ACEI 或 ARB,血压的靶目标为 130/80mmHg。肾素-血管紧张素系统(RAS)在慢性肾脏损伤的发病机制中具有重要意义。RAS 中的 Ang Ⅱ作为其中的重要成分,不仅产生血液动力学效应,尚存在不依赖于血流动力学的多种效应。ACEI 和 ARB 都阻断 Ang Ⅱ的效应,ARB 可完全阻断 Ang Ⅱ与 AT1 受体结合效应,同时增加 AT2 受体结合后效应,有利于降压。对于尿蛋白肌酐比值>200mg/g 的患者,无论有无高血压均应当使用 ACEI 或 ARB 作为降压药物,单剂量使用时可使收缩压下降 10~15mmHg,除降压作用外还可通过降低肾小球毛细血管内压、降低通透性、改变系膜细胞功能和干扰血管紧张素介导的氧自由基的产生等机制减少尿蛋白的排泄,延缓肾脏病的进展。本案患者肾功能已出现中度损害,优先选择主要经肝胆排泄的 ARB,如替米沙坦等。

3. 对于慢性间质性肾炎进入慢性肾功能不全的患者,出现继发性高尿酸血症而无痛风病史的,一般予以长期补充碳酸氢钠 3~10g/d,分 2~3 次口服,纠正慢性代谢性酸中毒状态,碱化尿液,促进尿酸排泄。建议处方中加用碳酸氢钠片 1.0g,口服,一日 3 次。

【特别提示】高血压合并慢性肾功能不全患者降压应首选 ACEI 或 ARB,且优先选择主要经肝胆排泄的 ARB 以减少肾功能损伤。

案例 2-34　发热伴肝功能异常者避免使用非甾体抗炎药

【关键词】发热,肝功能异常,萘普生,非甾体抗炎药,药物

性肝损伤

【案例简介】患者,女,63 岁,因发热 10 余天就诊。10 余天前患者受凉后出现发热,最高体温 39.2℃,不伴咳嗽、咳痰,无胸痛胸闷、腹痛腹泻,无意识障碍。既往体健。查体:体温 38.6℃,心率 78 次 /min,呼吸 18 次 /min,血压 125/92mmHg;听诊双肺呼吸音清,未闻及干湿性啰音,心律齐,双下肢无水肿。血常规:白细胞计数 11.2×10^9/L,中性粒细胞百分数(%)80.5%;血生化:谷草转氨酶 86U/L;谷丙转氨酶 68/L;血清肌酐 86μmol/L。

诊断:

不明原因发热

肝功能异常

处方:

0.9% 氯化钠注射液 100ml

注射用萘普生钠 0.275g 　 静脉滴注,即刻

0.9% 氯化钠注射液 100ml

注射用头孢曲松钠 2.0g 　 静脉滴注,一日 1 次

【药师点评】

1. 萘普生属非甾体抗炎药(NSAID),通过抑制花生四烯酸代谢中的环氧合酶(COX),减少前列腺素的合成,起到解热、镇痛、抗炎的作用,为前列腺素合成酶抑制剂,临床上主要用于发热患者的退热治疗,具有退热效果可靠、不良反应少、维持退热时间长、用药次数少等特点。萘普生常见的不良反应是胃肠道反应,可导致严重的胃肠溃疡及出血,因其需要经过肝脏代谢,偶可导致肝损伤。

2. NSAID 在临床上应用非常广泛,其引起的药物性肝损伤也不容小觑,NSAID 在所有可引起药物性肝损伤的药物中位列第 2 位,仅次于抗菌药物。NSAID 中以双氯芬酸、布洛芬、舒林酸、阿司匹林、萘普生、吡罗昔康、尼美舒利等引起的肝损伤较严重,且选择性 COX-2 抑制剂较传统 NSAID 并没有减少药物性肝损伤的发生。已患有肝肾疾病,或存在肝功能异常的患者

应尽量避免使用有潜在肝毒性的NSAID。

3. 患者入院时肝功能轻度异常,既往无肝脏疾病病史,不除外为感染所致轻度肝损伤,给予萘普生等NSAID退热时需警惕肝损伤的进一步加重,应密切监测肝功能,一旦转氨酶进行性升高应立即停药并给予保肝药物治疗。

【特别提示】萘普生等NSAID可引起药物性肝损伤,已患有肝肾疾病,或存在肝功能异常的患者应尽量避免使用有潜在肝毒性的非甾体抗炎药,防止加重肝损伤。

案例2-35　阿莫西林钠克拉维酸钾治疗
化脓性脑膜炎选药不当

【关键词】延误病情,阿莫西林钠克拉维酸钾,化脓性脑膜炎,血脑屏障

【案例简介】患儿,男,2岁,15kg,因发热3天就诊。查体:体温38.2℃,精神反应欠佳,咽稍充血,双侧扁桃体Ⅰ度肿大,双肺呼吸音粗,未闻及干湿性啰音。血常规:WBC 16.6×10^9/L,NETU% 78.1%,CRP 25.6mg/L;脑脊液常规:WBC 330×10^9/L;脑脊液生化:糖2.15mmol/L,蛋白0.63g/L。

诊断:

化脓性脑膜炎

上呼吸道感染

处方:

0.9%氯化钠注射液100ml

注射用阿莫西林钠克拉维酸钾 0.4g／皮试(–)　静脉滴注,一日3次

0.9%氯化钠注射液100ml

吡拉西坦注射液 1.0g／静脉滴注,一日1次

【药师点评】

1. 化脓性脑膜炎是各种化脓性细菌引起的脑膜炎症,部分

患者病变累及脑实质。本病是儿科,尤其是婴幼儿时期常见的中枢神经系统感染性疾病,也是儿童感染性疾病病死率较高的疾病之一。化脓性脑膜炎预后较差,应力求用药 24 小时内杀灭脑脊液中的致病菌,故应选择对病原菌敏感且能较高浓度透过血脑屏障的药物。急性期要静脉用药,做到用药早、剂量足和疗程够。对于脑脊液检查已经完成,而细菌尚未确定的化脓性脑膜炎患儿,应先选用覆盖最可能病原菌的抗菌药物经验性治疗。根据《儿童社区获得性细菌性脑膜炎诊断与治疗专家共识》指出:3 个月 ~3 岁婴幼儿以肺炎链球菌最为常见,故本患儿在脑脊液病原菌未确定的情况下,应选用抗菌谱可覆盖肺炎链球菌的抗菌药物经验性治疗。

2. 阿莫西林钠克拉维酸钾是阿莫西林钠和克拉维酸钾的复方制剂。阿莫西林是广谱青霉素类抗菌药物,克拉维酸钾是 β- 内酰胺酶抑制剂,能抑制细菌产生的部分 β- 内酰胺酶,两者联合使用能使 β- 内酰胺环免遭水解,保护 β- 内酰胺类抗菌药物的抗菌活性。《β- 内酰胺类抗菌药物 /β- 内酰胺酶抑制剂复方制剂临床应用专家共识(2020 年版)》指出:由于克拉维酸钾在脑脊液中的浓度较低,故阿莫西林钠克拉维酸钾不用于治疗化脓性脑膜炎。因此,虽然阿莫西林钠克拉维酸钾对肺炎链球菌有抗菌活性,但由于其血脑屏障通透性不佳,故本案患儿应用本品治疗化脓性脑膜炎不合理,而且不能尽早、有效进行抗感染治疗,从而延误病情,引发严重的并发症,严重者可致死。

【特别提示】由于克拉维酸钾在脑脊液中的浓度较低,因此阿莫西林钠克拉维酸钾不用于治疗化脓性脑膜炎。临床在治疗化脓性脑膜炎时应结合患儿年龄、常见细菌谱、细菌耐药情况、脑脊液相关检查结果和抗菌药物的血脑屏障通透性等方面,综合判断考虑,选择合适的抗菌药物,做到早用药、足剂量和足疗程。

案例2-36 阿昔洛韦治疗疱疹性 咽峡炎选药不当

【关键词】急性肾衰竭,阿昔洛韦,疱疹性咽峡炎,肠道病毒

【案例简介】患儿,女,1岁8个月,12kg,因发热伴食欲欠佳2天就诊。查体:咽充血,扁桃体Ⅰ度肿大,口腔可见散在疱疹。双肺呼吸音清,未闻及干湿性啰音。血常规:淋巴细胞百分比(LYMPH%)52.7%,余未见明显异常。肠道病毒特异性核酸检测阳性。

诊断:

疱疹性咽峡炎

处方:

0.9%氯化钠注射液 100ml

注射用阿昔洛韦 0.1g   静脉滴注,8小时1次

开喉剑喷雾剂 0.5ml   喷喉,一日3次

【药师点评】

1. 疱疹性咽峡炎是由肠道病毒感染引起的儿童急性上呼吸道感染性疾病,易感人群以6岁以下儿童为主。临床过程以自限性多见,治疗主要为对症治疗,一般在1周左右自愈,预后良好。个别重症患儿出现脑炎、急性弛缓性麻痹、肺水肿、心肌炎等并发症,严重者可危及生命,多见于EV-A71型病毒感染。目前尚无特效抗肠道病毒药物。由于肠道病毒属于RNA病毒,故抗DNA病毒药物(阿昔洛韦、更昔洛韦、单磷酸阿糖腺苷等)不应使用,因此本患儿应用阿昔洛韦抗病毒治疗不合理。

2. 阿昔洛韦又名无环鸟苷,属人工合成的鸟嘌呤核苷类似物,能选择性地抑制病毒DNA多聚酶,临床主要用于治疗单纯疱疹病毒感染和带状疱疹感染。但阿昔洛韦可引起急性肾衰竭,应用本品治疗时,需仔细监测有无肾衰竭的征兆和症状(如少

尿、血尿、恶心呕吐等),并监测尿常规和肾功能变化,一旦出现异常应立即停药。应严格按照说明书推荐的适应证和用法用量用药,避免剂量过大、浓度过高(药物输液浓度不超过 7g/L)。静脉滴注应缓慢,否则可发生肾小管内药物结晶沉淀,引起急性肾衰竭。应用本品静脉滴注 2 小时,尿药浓度最高,此时应给患者充足的水,防止药物沉积于肾小管内。老人、孕妇及儿童慎用阿昔洛韦,或在监测下使用。因此,本案患儿不仅应用阿昔洛韦不合理,还由于滥用抗病毒药物增加了发生急性肾衰竭的风险。

【特别提示】疱疹性咽峡炎是由肠道病毒感染引起的儿童急性上呼吸道感染性疾病,肠道病毒属于 RNA 病毒,故抗 DNA 病毒药物(阿昔洛韦、更昔洛韦、单磷酸阿糖腺苷等)不应使用,以免造成药物滥用,增加不良反应发生风险。

案例 2-37 传染性单核细胞增多症禁用阿莫西林钠克拉维酸钾

【关键词】皮疹,注射用阿莫西林钠克拉维酸钾,传染性单核细胞增多症,禁用

【案例简介】患儿,女,3 岁,15kg,因发热 2 天就诊。查体:右侧颈部及耳后可触及数个肿大淋巴结,咽充血,双侧扁桃体Ⅱ度肿大,可见白色分泌物附着。血常规示:白细胞总数升高,以淋巴细胞数升高为主,并可见异型淋巴细胞。EBV 特异性抗体检测示 VCA-IgM 阳性。

诊断:

传染性单核细胞增多症

处方:

阿昔洛韦氯化钠注射液 0.08g   静脉滴注,8 小时 1 次
0.9% 氯化钠注射液 150ml
注射用阿莫西林钠克拉维酸钾 0.5g / 皮试(−) 静脉滴注,8 小时 1 次

【药师点评】

1. 传染性单核细胞增多症是由 EB 病毒所致的急性感染性疾病,主要侵犯儿童和青少年,临床以发热、咽喉痛、肝脾和淋巴结肿大、外周血中淋巴细胞增多并出现异型淋巴细胞等为特征。临床上无特效的治疗方法,主要采取对症治疗。抗菌药物对本病无效,仅在继发细菌感染时应用。抗病毒治疗可用阿昔洛韦、更昔洛韦及伐昔洛韦等药物,但其确切疗效仍需进一步研究验证。α- 干扰素亦有一定的治疗作用。本案患儿的临床症状均为传染性单核细胞增多症表现,尚没有充足的细菌感染指征,故应用阿莫西林钠克拉维酸钾不合理,抗感染治疗无指征。

2. 注射用阿莫西林钠克拉维酸钾说明书提示:本品禁用于传染性单核细胞增多症患者。早期研究发现,传染性单核细胞增多症患者使用抗菌药物和未使用抗菌药物,皮疹发生率有显著差异,主要见于氨苄西林、阿莫西林、阿莫西林钠克拉维酸钾及其他易引起皮疹的药物,需警惕此类药物增加传染性单核细胞增多症患者的皮疹发生率。故本案患儿不仅无指征应用抗菌药等,且应用了阿莫西林钠克拉维酸钾,为用药禁忌,很大程度上增加了皮疹的发生概率。

【特别提示】注射用阿莫西林钠克拉维酸钾禁用于传染性单核细胞增多症患者。抗菌药物对传染性单核细胞增多症无效,仅在继发细菌感染时应用;如有指征应用抗菌药物抗感染治疗,需避免选择氨苄西林、阿莫西林及其他易引起皮疹的药物。

案例 2-38 重症肌无力患者急性上呼吸道感染时避免应用阿奇霉素

【关键词】重症肌无力,上呼吸道感染,神经肌肉接头阻滞,阿奇霉素

【案例简介】患者,女,65 岁,主因"左眼睑下垂 3 个月,咳嗽、

咳痰 1 周,发热伴四肢无力 2 天"入院。患者晨起眼睑下垂症状较轻,晚间症状严重,休息后可以减轻。近一周由于受凉出现咳嗽,咳黄脓痰,2 天前出现发热,体温 38.2℃。查体:神清语利,左眼睑下垂,颅神经检查无异常,四肢肌力 4 级,肌张力正常,腱反射未引出,无感觉障碍。肺部听诊,双肺呼吸音粗,可闻及散在痰鸣音。血常规示:白细胞 10.6×10^9/L,中性粒细胞百分比 81%。胸部 X 线:肺纹理增粗。疲劳试验(+),新斯的明实验(+),重复低频电刺激试验波幅减低,胸腺 CT(-),血清肿瘤标记物正常。

诊断:

重症肌无力

急性上呼吸道感染

处方:

人免疫球蛋白 0.4g/kg　静脉滴注,一日 1 次,连用 5 天

溴吡斯的明 60mg　口服,一日 3 次

阿奇霉素片 0.5g　口服,一日 1 次

【药师点评】

1. 重症肌无力是乙酰胆碱受体抗体介导的、细胞免疫依赖的及补体参与的神经肌肉接头处递质传递障碍的自身免疫性疾病,主要由于神经 - 肌肉接头处突触后膜上的乙酰胆碱受体受损引起。溴吡斯的明为胆碱酯酶抑制剂,可以使神经肌肉接头处的乙酰胆碱增多,有利于患者肌力的恢复。

2. 大剂量免疫球蛋白有免疫抑制及免疫调节双向作用,可以减少乙酰胆碱受体抗体的产生,同时增强 T 细胞作用,抑制炎症因子的产生,重症肌无力危象前应用可大大减低患者肌无力危象的可能。患者重症肌无力诊断明确,应用溴吡斯的明改善症状,应用人免疫球蛋白预防肌无力危象。

3. 急性上呼吸道感染多由病毒引起,一般不需要使用抗菌药物,少数患者可原发或继发细菌感染。对于急性细菌性上呼吸道感染应首选青霉素类药物或第一、二代头孢菌素,青霉素过

敏者可选择四环素类、喹诺酮类或大环内酯类。患者合并急性上呼吸道感染、咳嗽、咳痰、血常规白细胞、中性粒细胞百分比稍高于正常,提示存在细菌感染可能,可使用抗菌药物控制感染。但抗菌药物选择不合理,选择阿奇霉素会影响神经-肌肉接头处的递质传递,导致肌无力症状的加重,还可能诱发肌无力危象。

【特别提示】四环素类药物、氨基糖苷类药物、磺胺类药物、阿奇霉素、克林霉素、林可霉素、新霉素、多黏菌素等可加重神经肌肉接头传递障碍,导致肌无力症状加剧;奎宁、奎尼丁等药物可以降低肌膜兴奋性,重症肌无力患者应避免或慎用以上药物。此外重症肌无力患者还应避免应用吗啡、安定、苯巴比妥、苯妥英钠、普萘洛尔等药物,以免加重肌无力症状。

案例 2-39　卡马西平治疗肌阵挛癫痫致肌阵挛症状加重

【关键词】肌阵挛癫痫,卡马西平,丙戊酸钠

【案例简介】患者,男,21 岁,因"发作性意识丧失伴四肢抽搐 5 年"就诊。患者发作形式较复杂,发病初期呈四肢强直阵挛发作,有时伴意识丧失,一年发作 2~3 次。就诊后间断服用卡马西平,症状控制不佳。2 年前患者出现不同发作形式,发作时全身或上下肢阵发不自主连续抖动,不能行走及持物,发作较频繁,一年发作 4~5 次。四肢强直阵挛发作也仍有发生。脑电图显示:慢波背景上,全部导联出现爆发高幅棘波、棘慢波。

诊断:

青少年肌阵挛癫痫

处方:

卡马西平片 0.4g　口服,一日 3 次

【药师点评】

1. 半年内癫痫发作两次以上者一经诊断明确,就应开始药物治疗。应根据癫痫的发作类型、癫痫及癫痫综合征选择用药。

70% 以上癫痫患者可以通过服用一种抗癫痫药物控制发作。成人全面强直阵挛发作可选择丙戊酸钠、卡马西平、奥卡西平、苯巴比妥、苯妥英钠、托吡酯;儿童全面强直阵挛发作可选择丙戊酸钠、卡马西平、苯巴比妥、托吡酯、苯妥英钠。患者 5 年前初次就诊明确诊断癫痫后给予卡马西平控制发作,服药不规律,癫痫症状控制不佳。

2. 本次就诊根据临床表现及脑电图改变考虑患者发作类型主要为肌阵挛发作和全面强直阵挛发作,诊断为青少年肌阵挛癫痫。青少年肌阵挛癫痫应首选丙戊酸钠治疗,次选左乙拉西坦、氯硝西泮,而卡马西平、奥卡西平、苯妥英钠可能加重肌阵挛。患者明确诊断肌阵挛癫痫选择卡马西平治疗不合理,如无禁忌应选择丙戊酸钠抗癫痫治疗。

3. 本案患者依从相差,应注意患者教育,如应用丙戊酸钠抗癫痫治疗,服药前后应定期监测肝功能及血药浓度,以期达到既可控制发作或最大程度减少发作次数,又可长期治疗且无明显不良反应的治疗目的。

【特别提示】癫痫治疗以药物治疗为主,应根据癫痫的发作类型、癫痫及癫痫综合征选择用药,首选单药治疗,初始治疗药物非常关键,合理初始治疗方案可以增加治疗成功的可能性,如选药不当,不仅治疗无效,而且还会导致癫痫发作加重。对于存在肌阵挛癫痫症状的患者应避免选择卡马西平、奥卡西平治疗。

案例 2-40　肾结石患者不应选择苯溴马隆降尿酸

【关键词】高尿酸血症,肾结石,苯溴马隆,禁忌证

【案例简介】患者,男 50 岁,因"右膝关节疼痛一周"就诊。患者于一周前无明显诱因出现右膝关节疼痛,尤其是活动后加剧。既往无类似病史,发现肾结石病史 3 年。发病前 2 天曾大

量进食海鲜,饮大量啤酒。查体:一般情况好,右膝关节皮肤稍红,有明显压痛,活动受限,余未见明显异常。化验检查:尿蛋白(+),尿红细胞 5~7 个 /HP,血尿酸 597μmol/L,余无异常。腹部超声示:左肾近髓部可见大小为 0.5cm × 0.3cm 的强回声团伴有声影,未见肾盂积水及输尿管扩张。

诊断:

高尿酸血症

左肾结石

痛风,急性右膝关节炎

处方:

秋水仙碱片 1mg　口服,一日 2 次

苯溴马隆片 50mg　口服,一日 1 次

【药师点评】

1. 痛风急性发作期,首先考虑缓解患者的临床症状,推荐24 小时内进行抗炎、止痛治疗,有针对性地使用非甾体抗炎药、秋水仙碱和糖皮质激素,可有效抗炎、止痛,提高患者生活质量,对有非甾体抗炎药禁忌的患者可单独使用秋水仙碱。秋水仙碱不影响尿酸盐的生成、溶解及排泄,因而无降血尿酸作用。其通过抑制中性粒细胞的趋化、黏附和吞噬作用,减少单核细胞和中性粒细胞释放前列腺素和白三烯及抑制局部细胞产生白介素 -6 等机制控制关节局部的疼痛、肿胀及炎症反应。可治疗痛风性关节炎的急性发作,预防复发性痛风性关节炎的急性发作。

2. 苯溴马隆为促尿酸排泄药,作用机制主要通过抑制肾小管对尿酸的重吸收,从而降低血中尿酸浓度。成人一次口服50mg,一日 1 次,早餐后服用。用药 1~3 周检查血清尿酸浓度,在后续治疗中,成人和 14 岁以上的患者一日 50~100mg。中至重度肾功能损害者(肾小球滤过率低于 20ml/min)及患有肾结石的患者禁用。本案患者痛风合并肾结石,因苯溴马隆可造成排泄的尿中尿酸过多,从而导致尿中尿酸结晶,增加肾结石发生

风险,故肾结石患者不应选择苯溴马隆降尿酸治疗。

3. 苯溴马隆不能在痛风急性发作期服用,因为开始治疗阶段,随着组织中尿酸溶出,有可能加重病症。为了避免治疗初期痛风急性发作,建议在给药最初几天合用秋水仙碱或抗炎药。应用苯溴马隆治疗期间需大量饮水以增加尿量,治疗初期饮水量不得少于 1.5~2L,以免在排泄的尿中由于尿酸过多导致尿酸结晶。用药期间定期测量尿液的酸碱度,尿液的 pH 应调节在 6.5~6.8,为促进尿液碱化,可酌情给予碳酸氢钠或枸橼酸合剂。

【特别提示】因苯溴马隆可造成排泄的尿中尿酸过多,从而导致尿中尿酸结晶,增加肾结石发生风险,故肾结石患者不应选择苯溴马隆降尿酸治疗。

案例 2-41　社区获得性肺炎患者应用加替沙星引起血糖升高

【关键词】社区获得性肺炎,糖尿病,加替沙星,血糖升高

【案例简介】患者,男,62 岁,因发热伴咳嗽咳痰 2 天,体温 38.5℃,咳黄色黏痰,偶有胸闷就诊。查血常规示 WBC 11.3×10^9/L,NETU 78.1%;胸部 X 线检查示:双侧肺纹理增粗,右下肺渗出性病变。患者既往糖尿病病史,规律口服二甲双胍及阿卡波糖,规律监测血糖,自诉空腹血糖控制在 5.6~6.8mmol/L,餐后 2 小时血糖控制在 7.8~10.1mmol/L。

诊断:

社区获得性肺炎

2 型糖尿病

处方:

盐酸二甲双胍片 50mg　口服,一日 3 次

阿卡波糖咀嚼片 50mg　嚼服,一日 3 次

盐酸氨溴索片 30mg　口服,一日 2 次

加替沙星氯化钠注射液 0.2g　静脉滴注,一日 2 次

治疗 3 天后,患者空腹血糖升至 8.8mmol/L,晚餐后 2 小时血糖 14.3mmol/L。停用加替沙星,改用头孢呋辛抗感染治疗,血糖控制到正常水平。

【药师点评】

1. 社区获得性肺炎的发病群体多为老年人或有基础疾病患者,常见病原体为肺炎链球菌、流感嗜血杆菌、需氧革兰氏阴性杆菌、金黄色葡萄球菌和卡塔莫拉菌等。初始经验治疗可选择第二代头孢菌素单用或联合大环内酯类,阿莫西林 / 克拉维酸钾单用或联合大环内酯类,或呼吸喹诺酮类。

2. 治疗社区获得性肺炎药物选择不合理。患者为老年人,社区获得性肺炎诊断明确,应给予抗感染药物治疗。但患者合并糖尿病,选择加替沙星抗感染治疗,可能导致患者血糖升高。

3. 加替沙星可引起糖代谢异常,包括高血糖、低血糖、糖尿病、糖耐量异常、高血糖昏迷、低血糖昏迷等,机制为:抑制胰岛 β 细胞上 ATP 敏感的钾通道,从而抑制胰岛素的释放;通过刺激组胺的分泌,间接刺激肾上腺素的分泌,使血糖水平升高;影响葡萄糖转运体 1 的表达与功能,抑制机体糖异生途径。

4. 加替沙星引起糖代谢异常的高危因素有以下几点。①糖尿病患者:多见于 2 型糖尿病;②肾功能不全者:加替沙星 95% 以原型从尿中排出,肾功能障碍患者清除下降;③老年人:由于肾功能呈下降趋势或存在其他潜在疾病,容易出现血糖异常;④合用影响血糖的药品:包括降血糖药、其他可影响血糖的药物(如糖皮质激素)或影响加替沙星代谢的药物(如丙磺舒)等。

5. 加替沙星引起血糖代谢异常可发生在静脉滴注或口服加替沙星之后,低血糖一般出现在用药早期(用药 3 天内),高血糖多在用药数天后发生,大多数患者在停药后血糖可恢

复正常;严重的高血糖或低血糖如果处理不及时也可危及生命。

【特别提示】氟喹诺酮类药物可能导致血糖异常,其中以加替沙星作用最明显,临床上有糖尿病危险因素的患者应避免使用。

案例 2-42　卡马西平致 HLA-B*1502 阳性患儿 Stevens-Johnson 综合征

【关键词】卡马西平,HLA-B*1502 阳性,Stevens-Johnson 综合征,严重皮肤反应

【案例简介】患儿,男,12 岁,因间断出现突然动作停止,两眼发直,叫之不应,面色无改变,发作时伴有不同程度意识障碍就诊。

诊断:

癫痫,复杂部分性发作

处方:

卡马西平片 200mg　口服,一日 3 次

服用 1 周后,患儿出现全身皮疹,散在有水疱伴瘙痒,以"发热伴有全身皮肤红色丘疹"就诊。查体:体温 40.1℃,面部、躯干及四肢可见绿豆至花生米大小的水肿性红色斑丘疹,散在分布,边界清楚,炎性浸润明显,颜色鲜红,压之褪色,表面无明显鳞屑。皮疹以面部明显,部分皮疹密集融合成片状,并可见蚕豆大小清亮水疱,口唇黏膜糜烂,双眼结膜潮红充血,有较多分泌物。自诉除卡马西平外未进食其他药物或易过敏食物,考虑为卡马西平所致重症药疹 Stevens-Johnson 综合征。

送 HLA-B*1502 药物基因监测,结果显示为 HLA-B*1502 阳性;立即停用卡马西平,改用丙戊酸钠缓释片 500mg 抗癫痫治疗;甲泼尼龙琥珀酸钠 30mg(上午)、20mg(下午),静脉注射;人免疫球蛋白 12g,一日 2 次,静脉注射;同时给予保肝、补充电

解质等对症支持治疗。10天后,患者病情稳定;3周后康复出院。

【药师点评】

1. 卡马西平是一种芳香族类抗癫痫药物,可用于癫痫部分发作、混合型发作,可单独或与其他药物合用。说明书中明确提出,在治疗期间有报告发生严重且有时是致命的皮肤反应,包括史-约综合征(Stevens-Johnson syndrome,SJS)和中毒性表皮坏死松解症(toxic epidermal necrolysis,TEN)。

2. FDA发布关于卡马西平的安全性信息称,卡马西平会引起危险的甚至致命的皮肤黏膜反应——SJS/TEN,可导致永久性残疾甚至致命,尤其在含人白细胞抗原等位基因 *HLA-B*1502* 的患者中更容易发生。

3. 卡马西平导致SJS/TEN的概率很低,主要因为SJS/TEN与 *HLA-B*1502* 等位基因阳性呈强相关性。几乎仅亚洲血统患者携带 *HLA-B*1502* 等位基因,中国约超过10%~15%的患者可能携带 *HLA-B*1502*;即使是同一种族,携带 *HLA-B*1502* 的概率差别也很大,并且确定是否为同一种族血系或混血较为困难,所以大部分亚洲血统患者都应接受 *HLA-B*1502* 基因检测。携带 *HLA-B*1502* 基因的患者在开始使用卡马西平治疗之前,应进行 *HLA-B*1502* 等位基因检测,如经检测结果呈阳性,则不宜使用卡马西平,除非药品的预期收益明显大于严重皮肤反应风险的增加。*HLA-B*1502* 呈阴性的患者因卡马西平引起SJS/TEN的风险较低,但仍然存在风险,因此医护专业人员应观察这些患者的症状。

4. 服用卡马西平会导致患者发生SJS/TEN,其中90%以上会在治疗的前几个月发生反应,不同的人对药品的反应可能会有差异,部分人在首次服用时出现皮肤反应的风险较大。接受卡马西平治疗的患者应该注意皮疹异常反应,发现问题立即联系医生。

5. 患儿 *HLA-B*1502* 检测结果显示 *HLA-B*1502TA* 为突变纯合型,提示患儿为阳性,使用卡马西平出现SJS/TEN的风险高,因此应换用其他抗癫痫药物治疗。

【特别提示】抗癫痫药物卡马西平可引起过敏反应甚至严重皮肤黏膜反应,包括 SJS/TEN,可导致永久性残疾甚至致命,尤其在含人白细胞抗原等位基因 *HLA-B*1502* 的患者中更容易发生。因此,携带 *HLA-B*1502* 基因的患者在开始使用卡马西平治疗之前,应进行 *HLA-B*1502* 等位基因检测,如检测结果呈阳性,则不宜使用卡马西平。

案例 2-43　高血压合并痛风使用吲达帕胺片导致血尿酸升高

【关键词】血尿酸升高,吲达帕胺,高血压,痛风

【案例简介】患者,男,40 岁,因高血压 1 年余,间断双足踝水肿 2 个月就诊。既往病史:高脂血症病史 3 个月;睡眠呼吸暂停低通气综合征;痛风病史 3 个月。查体:体温 36.3℃,心率 72次/min,呼吸 18 次/min,血压 169/103mmHg。双足踝部轻度水肿,右侧足跟疼痛,血尿酸 513μmol/L。

诊断:

高血压 3 级(很高危)

高脂血症

睡眠呼吸暂停低通气综合征

痛风

处方:

硝苯地平控释片 30mg　口服,一日 1 次

厄贝沙坦片 150mg　口服,一日 1 次

酒石酸美托洛尔片 25mg　口服,一日 1 次

吲达帕胺片 2.5mg　口服,一日 1 次

患者入院后给予患者硝苯地平控释片、厄贝沙坦片、吲达帕胺片、酒石酸美托洛尔片联合降压。治疗 5 天后复查血尿酸为648μmol/L。

【药师点评】

1. 吲达帕胺是具有钙离子阻滞作用的噻嗪类降压药物,主要作用于血管平滑肌,舒张小动脉,降低外周血管阻力及其对升压物质的反应性;同时还作用于肾远曲小管的近端,抑制 Na^+、Cl^- 和水的重吸收,增加 K^+ 的排泄,由此导致尿量增加,而发挥抗高血压作用。吲达帕胺透过肾小管对尿酸的排出有影响,使血尿酸升高,可能的机制是血容量降低,细胞外液浓缩,肾小球滤过率降低,肾小管分泌受抑制,而近曲小管重吸收增加,导致血尿酸升高。吲哒帕胺引起的尿酸升高呈量效关系,即大剂量或长期服用才可使血尿酸升高,故高尿酸血症或痛风患者不宜服用。

2. 导致血尿酸升高的药物有很多,如利尿剂(呋塞米、氢氯噻嗪等)、抗高血压药(如美托洛尔、硝苯地平、氨氯地平等)、阿司匹林、环孢素、烟酸、抗结核药(如吡嗪酰胺、乙胺丁醇等)、喹诺酮类、青霉素类等。这些药物主要通过减少血尿酸的排泄提高血尿酸水平,所以痛风患者应用上述药物时要慎重,如果必须使用,应注意监测血尿酸水平。

3. 药物引起血尿酸升高一般不需要特别处理,停药后会很快恢复正常,如不能停药者,通过多饮水、保持一日尿量在 2 000ml,以促进尿酸排泄。也可服用碳酸氢钠,以碱化尿液,促进尿酸排泄(服用喹诺酮类药物引起的高尿酸血症除外)。如经上述处理,尿酸仍升高,则应及时就医。

【特别提示】高血压合并痛风患者的临床表现是高血压、高尿酸和肾功能减退并存,因此在选择降压药物的时候,要选择不影响尿酸生成和排泄,不导致血尿酸升高的降压药物;同时需考虑高血压与高尿酸均对肾脏有损害,尽可能选择对肾脏有保护作用或对肾脏损害小的降压药物。吲达帕胺透过肾小管对尿酸的排出有影响,使血尿酸升高,故有高尿酸血症或痛风患者不宜选用此药物降压。

案例2-44 *CYP2C19*2* 或 *CYP2C19*3* 基因型患者应用氯吡格雷导致再次心肌梗死

【关键词】氯吡格雷,基因多态性,CYP2C19,慢代谢型,抗血小板治疗

【案例简介】患者,男,56岁,主因"胸闷、胸痛"就诊。既往病史:冠心病5年,高血压10年。平素服用阿司匹林肠溶片、阿托伐他汀钙片、硝苯地平控释片等。7小时前患者出现胸闷、胸痛,胸痛位于心前区,持续不能缓解。查体:体温36.3℃,心率72次/min,呼吸18次/min,血压169/103mmHg。心电图示:ST段抬高和ST-T动态演变;肌酸激酶同工酶(CK-MB)及肌钙蛋白升高。患者15天前曾行冠状动脉造影并植入冠脉支架2枚(药物洗脱支架),术后口服阿司匹林肠溶片及硫酸氢氯吡格雷片抗血小板治疗。

诊断:

冠心病

急性前间壁、前壁、右心室心肌梗死

完全右束支传导阻滞

高血压3级(很高危)

处方:

阿司匹林肠溶片 100mg 口服,一日1次

硫酸氢氯吡格雷片 75mg 口服,一日1次

单硝酸异山梨酯片 20mg 口服,一日2次

阿托伐他汀钙片 20mg 口服,一日1次

酒石酸美托洛尔片 25mg 口服,一日3次

入院后急诊行经皮冠脉介入术(PCI),多体位投影显示:前降支近段开始完全闭塞(前降支近段原支架内存在血栓负荷),中段可见原支架影(支架内未见造影剂充盈),远端前向血流TIMI危险评分0级,术中再次植入支架2枚。同时送氯吡格雷

药物基因检测,结果显示:*CYP2C19*2/*2*,即慢代谢型。

停用硫酸氢氯吡格雷片,给予抗血小板治疗方案为双联抗血小板治疗:肠溶阿司匹林片100mg,一日1次;替格瑞洛片90mg,一日2次。该方案使用14天后,再行冠状动脉造影显示:前降支近段原支架内未见明显狭窄病变,中段原支架内未见明显狭窄病变,远端前向血流TIMI危险评分3级。患者第二次支架术后5个月复诊,病情稳定。

【药师点评】

1. 氯吡格雷是前体药物,通过CYP450酶代谢,生成能抑制血小板聚集的活性代谢产物。氯吡格雷的活性代谢产物选择性抑制二磷酸腺苷(ADP)与其血小板P2Y12受体的结合及继发的ADP介导的糖蛋白GPⅡb/Ⅲa复合物的活化,因此抑制血小板聚集。由于结合不可逆,暴露于氯吡格雷的血小板的剩余寿命(大约为7~10天)受到影响,而血小板正常功能的恢复速率同血小板的更新一致。通过阻断释放的ADP诱导的血小板活化聚集途径也可抑制除ADP以外的其他激动剂诱导的血小板聚集。预防和治疗因血小板高聚集状态引起的心、脑及其他动脉的循环障碍疾病。

2. 由于氯吡格雷的活性代谢产物需通过CYP450酶形成,CYP450酶基因多态性可影响其血小板抑制作用。FDA对氯吡格雷发布警告:*CYP2C19*1/*1*基因型个体应用氯吡格雷有效,可常规使用;*CYP2C19*2*或*CYP2C1*3*基因型个体对氯吡格雷疗效降低,建议更换成普拉格雷或替卡格雷。因此,*CYP2C19*基因多态性检测对需服用氯吡格雷的患者有重要的临床意义。

3. 本案患者代谢基因型为*CYP2C19*2/*2*,属于氯吡格雷慢代谢型人群,CYP2C19酶活性大部分丧失,患者继续服用氯吡格雷可转化为活性代谢产物的能力弱,导致抗凝效果降低,出现再次心肌梗死,行二次支架植入。因此,对于氯吡格雷慢代谢型人群,可考虑换用替格瑞洛进行抗血小板治疗。替格瑞洛为非前体药物,药物本身与代谢产物活性相当,不受CYP450酶基因多态性的影响,能可逆性与血小板 P2Y12ADP 受体作用,阻断信号转导和血小板活化。

【特别提示】氯吡格雷是前体药物,通过 CYP450 酶代谢,生成能抑制血小板聚集的活性代谢产物。*CYP2C19*2* 或 *CYP2C19*3* 基因型患者对氯吡格雷的活化减慢,抗血小板疗效降低,建议更换成替格瑞洛。

案例 2-45　上呼吸道感染发热使用糖皮质激素无指征

【关键词】上呼吸道感染,无指征用药,地塞米松,糖皮质激素

【案例简介】患者,男,20 岁,主因咳嗽、咳痰 5 天,发热 1 天就诊。患者缘于 5 天前无明显诱因出现咳嗽、咳痰,咳黄色黏痰,伴头晕,未口服药物治疗,1 天前出现发热,最高体温达 39.3℃,无头痛,无恶心、呕吐,无胸闷、气短,无腹痛、腹泻。既往体健。否认药物、食物过敏史。查体:体温 38.4℃,心率 97 次 /min,呼吸 20 次 /min,血压 105/64mmHg。血常规:CRP 110.33mg/L↑、WBC 6.7×10^9/L、NETU 5.78×10^9/L。

诊断:

上呼吸道感染(发热)

处方:

0.9% 氯化钠注射液 10ml
地塞米松磷酸钠注射液 5mg ⧸ 静脉注射　立即

【药师点评】

1. 糖皮质激素可以用于某些感染性疾病。某些细菌感染性疾病如中毒性痢疾、暴发性流行性脑脊髓膜炎、重型肺炎等,在有效抗感染基础上可加用糖皮质激素辅助治疗;病毒性疾病如急性肝衰竭、严重急性呼吸综合征(SARS)、重症流行性感冒肺炎呼吸衰竭等,也可用糖皮质激素辅助治疗。通过抑制炎症

反应,减低中性粒细胞和吞噬细胞的趋化性,它也能干扰补体激活,并稳定溶酶体膜,减少胞吞作用和超氧化合物的形成,对因对症治疗,是合理的。

2. 糖皮质激素是一类临床适应证尤其是相对适应证较广的药物,但临床应用的随意性较大,未严格按照适应证给药的情况较为普遍,如单纯以退热和止痛为目的使用糖皮质激素,特别是感染性疾病。患者为呼吸道感染伴发热,无应用糖皮质激素适应证。上呼吸道感染的发热是由细菌或病毒引起的,激素不仅无杀菌、抗病毒的作用,还会降低机体免疫力,激发或加重感染、掩盖病情。

【特别提示】糖皮质激素临床应用时要严格限制适应证,如不能单纯以退热和止痛为目的使用糖皮质激素。糖皮质激素不宜单纯用于退热,尤其在发热原因未明之前,不可滥用。

案例 2-46 心房颤动射频消融术前使用左氧氟沙星选药不当

【关键词】心房颤动,射频消融术,左氧氟沙星,预防用药

【案例简介】患者,女,53 岁,间断胸痛 1 个月,加重 20 小时就诊。既往病史:高血压 14 年;脑梗死 6 年,无后遗症。查体:体温 36.3℃,脉搏 89 次/min,呼吸 18 次/min,血压 152/94mmHg,双下肢无水肿。心率 104 次/min,心律绝对不齐。心电图:P 波消失,代之以规则的 F 波;心室率不规则,心室率 104 次/min。心脏彩超:主肺动脉稍增宽,主动脉瓣钙化、瓣上流速稍增快、轻度关闭不全,二尖瓣后叶钙化。经食管心脏超声:左心耳排空功能正常,胸主动脉斑块形成。

诊断:

冠心病

　心房颤动(阵发性)　心律失常

高血压 3 级(很高危)

缺血性脑血管病

处方：

硝苯地平控释片 30mg　口服，一日 1 次

瑞舒伐他汀钙片 10mg　口服，一日 1 次

厄贝沙坦片 150mg　口服，一日 1 次

达比加群酯胶囊 110mg　口服，一日 2 次

乳酸左氧氟沙星氯化钠注射液 0.3g　静脉滴注，术前 0.5 小时给予

患者入院后完善各项检查，入院第 5 日行心脏的射频消融术，术前考虑给予患者抗菌药物进行手术感染预防，因头孢甲肟皮试结果阳性，选择乳酸左氧氟沙星氯化钠进行术前预防用药。

【药师点评】

1. 心脏的射频消融术有预防用药指征。根据《抗菌药物临床应用指导原则（2015 年版）》，心脏的射频消融术属特殊诊疗操作，可于操作前 0.5~1 小时给药一次，通常选择针对金黄色葡萄球菌（革兰氏阳性菌）的抗菌药物如第一代头孢菌素（如头孢唑林）。对头孢菌素过敏者，针对革兰氏阳性菌可应用克林霉素、万古霉素、去甲万古霉素。

2. 预防用药物选择不合理。选择头孢甲肟进行手术预防为用药错误，头孢甲肟为第三代头孢菌素，对厌氧菌和革兰氏阴性菌作用较强，对革兰氏阳性菌作用不如第一、二代头孢菌素，故针对金黄色葡萄球菌（革兰氏阳性菌）感染的预防，第一、二代头孢菌素要优于第三代头孢菌素。

3. 患者头孢甲肟皮试过敏后选择乳酸左氧氟沙星氯化钠预防感染，也不符合指南推荐。乳酸左氧氟沙星属于喹诺酮类药物，具有广谱抗菌作用，抗菌作用强，对肺炎链球菌、A 组溶血性链球菌等革兰氏阳性球菌、衣原体属、支原体属、军团菌等细胞内病原菌的作用强。鉴于国内大肠埃希菌对氟喹诺酮类药物耐药率高，应严格控制氟喹诺酮类药物作为外科围手术期预防

用药。

【特别提示】心脏的射频消融术属特殊诊疗操作,根据循证医学证据、国际有关指南,可给予抗菌药物预防性应用。推荐选择针对金黄色葡萄球菌(革兰氏阳性菌)的抗菌药物如第一代头孢菌素(如头孢唑林),于操作前 0.5~1 小时给药一次即可。

案例 2-47　梗阻性肥厚型心肌病患者应避免应用硝酸酯类

【关键词】梗阻性肥厚型心肌病,硝酸酯类,扩张血管,禁忌证

【案例简介】患者,女,64 岁,主因间断胸闷、气短 19 年,加重伴不能平卧 10 天就诊。既往高血压病史 20 年。查体:体温 36.5℃,心率 74 次 /min,呼吸 18 次 /min,血压 166/82mmHg。双肺呼吸音粗,可闻及干湿性啰音。心率 74 次 /min,律齐,胸骨左缘 3、4 肋间可闻及 3/6 级收缩期杂音。双下肢轻度水肿。心电图示:I,aVL 导联 R 波高尖。aVR 导联 ST 段抬高,V2-V6 导联 ST 段压低,T 波倒置。心脏超声:左室壁非对称性增厚,左室腔内梗阻,考虑肥厚型心肌病,左房扩大,主动脉瓣及二尖瓣后叶瓣环钙化,主动脉瓣轻度关闭不全,左室舒张功能减低(I 度)。左心声学造影:左室壁非对称性增厚,左室腔内梗阻,考虑梗阻性肥厚型心肌病。

诊断:

慢性心力衰竭急性发作,心功能Ⅳ级

冠心病,稳定型心绞痛

肥厚型心肌病(梗阻性)

高血压 3 级(很高危)

处方:

阿司匹林肠溶片 100mg　口服,一日 1 次

硫酸氢氯吡格雷片 75mg 口服,一日 1 次

单硝酸异山梨酯片 20mg 口服,一日 2 次

酒石酸美托洛尔片 6.25mg 口服,一日 2 次

阿托伐他汀钙片 20mg 口服,一日 1 次

呋塞米片 20mg 口服,一日 2 次

螺内酯片 20mg 口服,一日 1 次

厄贝沙坦片 150mg 口服,一日 1 次

盐酸地尔硫䓬片 15mg 口服,一日 3 次

【药师点评】

1. 肥厚型心肌病(HCM)是以心肌的非对称性肥厚、心室腔变小为特征,以左心室血液充盈受阻、舒张期顺应下降及不同程度的心室排空受阻为基本病态的心肌病变。根据左室流出道有无梗阻,又分为梗阻性肥厚型心肌病和非梗阻性肥厚型心肌病。最具特征的异常不是收缩功能障碍,而是舒张期松弛性的异常。梗阻性肥厚型心肌病主要表现为左室流出道梗阻。

2. 硝酸酯类药物进入体内后,在静、动脉血管平滑肌的细胞膜或邻近部位完成生物代谢过程:通过特异性的代谢酶转化为活性的 NO 分子,激活可溶性的鸟苷酸环化酶(sGC),使血管平滑肌和血小板内的环磷酸鸟苷(cGMP)浓度增加,通过进一步激活 cGMP 依赖性的蛋白激酶 C(protein kinase C,PKC),抑制细胞外 Ca^{2+} 内流,减少细胞内 Ca^{2+} 释放,增加细胞内 Ca^{2+} 排出,从而使细胞内 Ca^{2+} 水平降低,引起血管平滑肌舒张。硝酸酯的舒血管效应呈剂量相关的血管特异选择性。低剂量时舒张大的容量血管,使回心血量降低,左、右心室灌注压下降,容积减小,舒张末期压力以及室壁张力随之下降,心脏前负荷降低,心脏搏出量下降,心肌氧需求量(MVO2)减少;中等剂量时,主要舒张冠脉的大、中传输动脉,使其阻力下降;高剂量时,则外周阻力小,使动脉舒张,血压下降,心脏后负荷降低,进一步降低 MVO2,但这一效应因反射性心动过速和收缩力增强而被部分抵消。所以,对于梗阻性肥厚型心肌病患者,使用硝酸酯类药物

扩张血管会造成回心血量进一步减少,同时由于左室流出道梗阻,使心输出量进一步下降,容易造成患者晕厥、猝死等严重后果,应尽量避免应用。《中国成人肥厚型心肌病诊断与治疗指南(2017 版)》也建议,静息时或刺激后左心室流出道梗阻的患者应避免使用动静脉扩张剂,包括硝酸盐类药物和磷酸二酯酶抑制剂(Ⅱa,C)。

3. 建议停用硝酸酯类药物,可考虑使用非二氢吡啶类 CCB 药物。

【特别提示】硝酸酯类药物通过扩张血管可以改善全身及局部循环,但是对于梗阻性肥厚型心肌病的患者应该慎用,因为硝酸酯类药物能够进一步降低回心血量和心输出量,易造成患者晕厥、猝死等严重后果。

案例 2-48　慢性阻塞性肺疾病不宜选用口服平喘药

【关键词】慢性阻塞性肺疾病,不合理用药,复方甲氧那明,丙卡特罗,茶碱

【案例简介】患者,男,75 岁,10 年前开始出现反复咳嗽、咳痰,冬、春季节好发,2 年前开始出现活动后气促,未予重视,近 1 周自感活动后气促症状加重就诊。查体:两肺呼吸音低,两肺可闻及散在哮鸣音,mMRC 评分为 2 分。胸片:两肺透亮度增加,肺纹理紊乱;肺功能:吸入支气管扩张剂后 FEV1/FVC 54%,FEV1 占预计值的 62%。

诊断:

慢性阻塞性肺疾病

处方:

复方甲氧那明胶囊 2 粒　口服,一日 3 次

丙卡特罗片 50μg　口服,一日 2 次

茶碱缓释片 0.2g　口服,一日 2 次

【药师点评】

1. 慢性阻塞性肺疾病(COPD)是一种常见的以持续气流受限为特征的可以预防和治疗的疾病,气流受限呈进行性发展,与气道和肺脏对有毒颗粒或气体的慢性炎症反应增强有关。药物治疗主要目的有平喘、祛痰、预防和控制感染等。常用的治疗药物有支气管舒张剂、祛痰剂等。

2. 对于慢性阻塞性肺疾病,建议吸入长效 β_2 受体激动剂或抗胆碱药物。本案患者选用口服复方甲氧那明、丙卡特罗及茶碱治疗,相比吸入治疗,口服治疗无法达到呼吸道的有效药物浓度,反而出现一系列的不良反应,复方甲氧那明和茶碱缓释片中均含有茶碱成分,易出现胃肠道反应及心脏毒性;而复方甲氧那明胶囊还含有 β_2 受体激动剂甲氧那明,与丙卡特罗联合应用容易导致心律失常等不良反应。

3. 建议停用口服药物,改为噻托溴铵粉吸入剂(一次 18μg,一日 1 次,吸入)。

【特别提示】噻托溴铵是抗胆碱药物,是长效的支气管舒张剂,疗效可维持 24 小时,一日用药 1 次。该类药物能明显减轻气促,提高深吸气能力和运动耐量,同时也有减少痰液分泌的作用。心悸、口干是抗胆碱药物的主要副作用,应予以注意。

案例 2-49　合并胃溃疡患者抗血小板治疗慎用阿司匹林

【关键词】胃溃疡,不良反应,阿司匹林

【案例简介】患者,男,50 岁,因反复中上腹疼痛不适 8 年,加重 1 天就诊。患者 8 年前出现中上腹部疼痛不适,疼痛多为灼痛,有周期规律性,进餐后疼痛明显,也可因精神情绪不良诱发,曾经口服奥美拉唑抑制胃酸分泌药,症状有所缓解,1 天前上述症状加重,伴反酸,胃胀,无呕血黑便。既往冠心病病史 5 年、胃溃疡病史 8 年。

诊断：

胃溃疡

冠心病

处方：

奥美拉唑肠溶片 40mg 口服，一日 1 次

阿司匹林肠溶片 100mg 口服，一日 1 次

阿托伐他汀片 10mg 口服，一日 1 次

【药师点评】阿司匹林为非甾体抗炎药，能抑制前列腺素的合成，使胃黏膜缺血，胃酸分泌增多；同时前列腺素前体花生四烯酸的堆积存在局部刺激作用，增加对胃黏膜的损伤作用，大剂量及长期应用时可诱发溃疡，甚至引起胃出血。所以，胃溃疡患者需慎用阿司匹林。

【特别提示】非甾体抗炎药长期使用可出现胃十二指肠黏膜病变，对于有出血倾向或存在胃肠道疾病的患者尤其应该谨慎，建议应用小剂量(75~150mg)阿司匹林，最好服用肠溶剂型。胃溃疡患者应用抗血小板药物时应服用胃黏膜保护剂，或改用氯吡格雷。

案例 2-50 消化性溃疡急性期不宜口服补充铁剂

【关键词】消化性溃疡，口服铁剂，奥美拉唑，琥珀酸亚铁

【案例简介】患者，男，35 岁，上腹痛 1 个月，因近 3 天排黑便就诊。实验室检查：血红蛋白 97g/L；胃镜检查示：十二指肠球部溃疡。

诊断：

十二指肠溃疡

贫血

处方：

奥美拉唑胶囊 20mg 口服，一日 2 次

琥珀酸亚铁片 0.2g 口服,一日 3 次

【药师点评】

1. 消化性溃疡出血常合并缺铁性贫血,临床常同时服用抑酸药和铁剂。铁剂以亚铁离子形式主要在十二指肠及空肠近端被吸收,胃酸可增加铁剂溶解度,有助于铁吸收。而抑酸药能减少胃酸分泌,两者合用会降低治疗效果。

2. 溃疡活动期不应使用琥珀酸亚铁。因为铁剂产生的铁离子,对胃肠黏膜有刺激性,可影响消化性溃疡的愈合,甚至出现胃肠道出血,故在溃疡活动期应禁用口服铁剂。患者是因为长期慢性出血引起的缺铁性贫血,应该首先考虑如何止血,不宜口服补充铁剂,如确需应用可选择静脉铁剂。对于溃疡活动期患者,在病情允许的情况下,可使用硫糖铝或铋剂代替质子泵抑制剂(PPI)。

【特别提示】消化性溃疡急性期不宜口服补充铁剂,铁剂会加重消化性溃疡的发生,应注意铁剂与 PPI 的相互作用。

案例 2-51 重症胰腺炎患者使用头孢呋辛选药不当

【关键词】重症胰腺炎,头孢呋辛钠

【案例简介】患者,男,36 岁,进食脂餐并大量饮酒后左上腹持续性剧痛,伴呕吐胃内容物。既往胆结石症病史 5 年。查体:体温 39℃,呼吸 19 次/min,血压 130/80mmHg,急性病容,侧卧卷曲位,上腹部轻度肌紧张,压痛明显,可疑反跳痛。血 Hb 120g/L,WBC 22×10^9/L,NETU% 86%,LY% 14%,PLT 110×10^9/L,尿淀粉酶 32U(Winslow 法),腹部平片未见膈下游离气体和液平,肠管稍扩张。

诊断:

急性重症胰腺炎

处方：

5% 葡萄糖注射液 500ml
注射用乌司他丁 10 万 IU ╱ 静脉滴注，一日 3 次

0.9% 氯化钠注射液 100ml
注射用生长抑素 6mg ╱ 静脉滴注，一日 1 次，250μg/h

0.9% 氯化钠注射液 100ml
注射用泮托拉唑钠 40mg ╱ 静脉滴注，一日 2 次

0.9% 氯化钠注射液 100ml
注射用头孢呋辛钠 0.5g ╱ 静脉滴注，一日 2 次

【药师点评】

1. 选用头孢呋辛钠预防重症胰腺炎患者感染不合理。急性胰腺炎患者一般不推荐静脉使用抗菌药物以预防感染。但针对部分易感人群（如胆道梗阻、高龄、免疫低下等）可能发生的肠源性细菌易位，可应用抗菌药物进行预防感染。

2. 重症胰腺炎的胰腺感染率达 40%~70%，其中肠道细菌移位是胰腺感染的主要污染源，包括革兰氏阴性菌、厌氧菌和真菌。故在选用抗菌药物时，应选用广谱、强效且能透过血胰屏障的抗菌药物。

3. 临床研究表明，亚胺培南对所有革兰氏阴性或阳性菌和厌氧菌均有强力抑菌活性，被推荐为治疗胰腺感染的首选方案之一。第一、二代头孢菌素和氨基糖苷类抗菌药物在胰腺组织或胰液中的浓度不够高，其对治疗和预防胰腺感染无用。

【特别提示】 重症急性胰腺炎发病急，临床表现复杂，并发症多。抗菌药物并不是通过血液途径到达坏死的胰腺组织，而是通过胰管和胰液的弥散，应用须遵循以下原则：能够通过血 - 胰屏障；能在胰腺组织中达到有效浓度；能有效杀灭或抑制致病菌。在选用抗菌药物时，除了考虑药物能透过血 - 胰屏障，在胰腺中能达到治疗水平外，还要考虑药物在血液、胆汁及组织液中的浓度，因为感染不仅仅局限于胰腺内，还

向周围组织扩散,形成败血症以及在胆道内早就存在感染等
情况。

案例 2-52　胃全切除术患者使用
质子泵抑制剂无指征

【关键词】胃全切除术,无指征用药,质子泵抑制剂,兰索
拉唑

【案例简介】患者,女,65 岁,因上腹痛 5 天、血便就诊。患
者于半年前无明显诱因出现腹泻、腹痛、黏液便及脓血便、里急
后重感,甚至大便秘结、数日内不能通大便;腹泻与便秘交替出
现,自服槐角丸、外用痔疮栓等效果不佳。既往因胃窦部腺癌行
胃全切除术。肠镜检查示:溃疡性结肠炎。

诊断:

溃疡性结肠炎

胃癌术后

处方:

柳氮磺吡啶片 1.0g　口服,一日 3 次

兰索拉唑片 30mg　口服,一日 1 次

【药师点评】

1. 溃疡性结肠炎(UC)是一种慢性非特异性肠道炎症性疾
病,其以结肠黏膜连续性、弥漫性炎症改变为特点,病因未明,暂
无法治愈。治疗目的是诱导并维持临床缓解以及黏膜愈合,防
治并发症,改善患者生命质量。

2. 溃疡性结肠炎的治疗药物包括:氨基水杨酸制剂如柳氮
磺胺吡啶(SASP)、5- 氨基水杨酸(5-ASA),糖皮质激素及硫嘌呤
类药物。①主要治疗药物仍然是氨基水杨酸制剂;②应用足量
氨基水杨酸制剂治疗(一般 2~4 周)后,症状仍控制不佳者,特
别是病变较广泛者,应及时改为激素治疗;③硫嘌呤类药物适用
于激素无效或依赖患者;④当激素以及上述免疫抑制剂治疗无

效,或发生激素依赖,或不能耐受上述药物治疗时,可考虑应用英夫利西单抗(IFX)治疗。

3. 质子泵抑制剂(PPI)是临床治疗和预防胃酸相关性疾病的首选药物,常用药物有奥美拉唑、艾司奥美拉唑、兰索拉唑、泮托拉唑、雷贝拉唑等。PPI可使正常人及溃疡患者的基础胃酸分泌及由组胺、胃泌素等刺激引起的胃酸分泌明显受到抑制;还可对胃黏膜有保护作用。

4. PPI口服制剂适应证:十二指肠溃疡、胃溃疡,反流性食管炎,卓-艾氏综合征,预防非甾体抗炎药引起的胃黏膜损伤,与抗菌药物联合用于杀灭幽门螺杆菌,消化不良等。患者既往无溃疡病史,疼痛表现在下腹部,而PPI主要作用于胃壁细胞,对胃壁细胞激活的质子泵发挥作用,胃全切除术后不需使用PPI。

5. 本案患者诊断为结肠炎,同时行胃全切除术,使用PPI无指征。

【特别提示】PPI在临床应用广泛,应注意其合理使用,胃全切除术后无使用PPI无指征,如果是胃大部分切除,仅剩部分胃体、胃底,尚有胃酸分泌,可减量使用PPI。

案例 2-53　氯吡格雷抵抗致 PCI 术后支架内再狭窄

【关键词】支架内再狭窄,抗血小板药,氯吡格雷,替格瑞洛,基因检测

【案例简介】患者,男,50岁,63kg,因活动后出现胸闷、胸痛,伴汗出就诊。查体:体温36.3℃,心率65次/min,呼吸18次/min,血压124/82mmHg。冠脉CTA示:LAD中段局限非钙化斑块,中段狭窄。心电图示:窦性心律(心率65次/min),右束支传导阻滞图形。肌钙蛋白I<0.01ng/ml,BNP<57.6pg/ml。生化全项II:LDL-C 2.02mmol/L,TG 1.74mmol/L,HDL-C 0.95mmol/L,谷丙

转氨酶 52.7U/L,前白蛋白 0.41g/L,CK-MB 25U/L。

诊断:

不稳定型心绞痛,冠心病

处方:

阿司匹林肠溶片 100mg　　口服,一日 1 次

硫酸氢氯吡格雷片 75mg　　口服,一日 1 次

单硝酸异山梨酯片 20mg　　口服,一日 2 次

阿托伐他汀钙片 20mg　　口服,一日 1 次

酒石酸美托洛尔片 25mg　　口服,一日 3 次

那屈肝素钙注射液 4 100IU　　皮下注射,一日 2 次

患者入院第 4 日行冠脉造影:冠状动脉右优势型。前降支近段可见 80% 局限性狭窄。行左冠 PCI,于前降支植入进口药物支架一枚。术后第 2 日氯吡格雷药物基因检测回报:CYP2C19 × 2(681 G>A) 为 AA,CYP2C19 × 3(636 G>A) 为 GG,CYP2C19 × 17(806 C>T) 为 CC;提示患者为 CYP2C19 酶慢代谢型。血栓弹力图检查回报:二磷酸腺苷(ADP)抑制率 27.8%,花生四烯酸(AA)抑制率 69.7%。医师未根据基因检测结果调整用药,术后 3 个月后因支架内再狭窄再发胸痛住院。

【药师点评】

1. 氯吡格雷为 P2Y12 受体拮抗剂,为无活性前体药物,需经肝脏活化后通过选择性不可逆地抑制血小板 ADP 受体而阻断 P2Y12 依赖激活的血小板糖蛋白(GP)Ⅱb/Ⅲa 复合物,有效减少 ADP 介导的血小板激活和聚集。半衰期为 6 小时,常规剂量起效时间为 2~8 小时。替格瑞洛为新型 P2Y12 受体拮抗剂,替格瑞洛为非前体药,无须经肝脏代谢激活即可直接起效,直接作用于血小板 ADP 受体。常规剂量起效时间为 30 分钟至 4 小时,平均半衰期为 7.2 小时,与氯吡格雷相比,其特点为起效快、抗血小板作用强且可逆。

2. 氯吡格雷抵抗　部分冠心病患者在服用氯吡格雷后其

血小板聚集率未被有效抑制,该现象称为"氯吡格雷抵抗",是冠心病缺血事件的重要预测因素。2010年3月,美国FDA宣布氯吡格雷抵抗的"黑框警告",提醒应用氯吡格雷后出现心血管不良事件与CYP2C19功能缺失的等位基因有关。依据CYP2C19不同基因型表现,可分为超快代谢型、快代谢型、中间代谢型、慢代谢型。亚洲人群,中间代谢型(约50%)、慢代谢型(13%~23%)的患者比例远远高于欧美,这两型与氯吡格雷低反应性显著相关。本案患者PCI术后氯吡格雷药物基因检测结果提示患者为CYP2C19慢代谢型;血栓弹力图结果显示ADP抑制率为27.8%,氯吡格雷不能很好地抑制患者体内血小板聚集;双重证据证明患者存在氯吡格雷抵抗。《中国经皮冠状动脉介入治疗指南(2016)》指出对于已知CYP2C19慢代谢型的患者,或血小板功能检测提示有残余高反应者,如无出血高危因素,首选替格瑞洛。患者无出血高危因素,PCI术后应根据氯吡格雷药物基因检测和血栓弹力图结果及时用替格瑞洛替代氯吡格雷进行抗血小板的升阶治疗。由于未能及时调整用药,造成PCI术后出现支架内血栓形成。

【特别提示】对于急性冠脉综合征及PCI术后患者,如有确切证据证实存在氯吡格雷抵抗,如CYP2C19慢代谢型和／或血小板功能检测提示有参与高反应者,如果无出血高危因素,建议首选替格瑞洛与阿司匹林合用进行双联抗血小板治疗。

案例2-54　精神异常患者应避免使用西咪替丁

【关键词】精神异常,西咪替丁,神经毒性

【案例简介】患者,男,56岁,因精神异常4年,悲观消极2年,双下肢无力、大小便失禁20天就诊。4年前曾因阵发性胸闷、心慌、气短就诊,诊断为自主神经功能紊乱。3 年前患者逐渐出现情绪低落及兴趣下降,对生活失去信心,认为自己无法医治,曾几次留下遗书离家出走。患者就诊前 20 天出现四肢无力、不能行走,不语,少食,大小便失禁。胃病病史 10 余年,胃痛伴有呕吐、便血。

诊断:

消化性溃疡伴出血

精神异常

处方:

5% 葡萄糖注射液 500ml

注射用酚磺乙胺 3.0g ╱ 静脉滴注,一日 1 次

0.9% 氯化钠注射液 100ml

西咪替丁注射液 400mg ╱ 静脉滴注,一日 2 次

0.9% 氯化钠注射液 46ml

注射用生长抑素 3mg ╱ 4ml/h,静脉泵入

【药师点评】

1. 西咪替丁为 H_2 受体拮抗剂,能明显抑制基础和夜间胃酸分泌,对应激性胃溃疡和上消化道出血有明显疗效。

2. 西咪替丁可通过血脑屏障,具有一定的神经毒性。常见头晕、头痛、疲乏、嗜睡等,少数患者可出现不安、感觉迟钝、语言含糊不清、出汗、局部抽搐或癫痫样发作,以及幻觉、妄想等症状。引起中毒症状的血药浓度多在 2μg/ml 以上,而且多发生于老人、幼儿或肝肾功能不全的患者、有精神病史者,上述患者应慎用。

3. 本案患者存在精神异常,不推荐使用西咪替丁;可选择质子泵抑制剂抑酸治疗。

【特别提示】西咪替丁是肝药酶抑制剂,可以使 CYP450 酶的代谢活性降低,使其本身或其他药物代谢减慢,血药浓度上升,导致在体内蓄积,甚至发生毒副作用。应注意与其他药物合用时的相互作用。

案例 2-55 肾功能不全的心房颤动患者禁用达比加群酯抗凝治疗

【关键词】心房颤动,肾功能不全,达比加群酯,禁忌证

【案例简介】患者,女,72 岁,62kg,因无明显诱因胸前区出现胸闷、胸痛,放射至后背及双肩,伴出汗、恶心就诊。1 年前诊断为"不稳定型心绞痛"。查体:体温 36.7℃,心率 68 次 /min,呼吸 20 次 /min,血压 150/90mmHg。心电图示:窦性心律(心室率 68 次 /min)。CHA2DS2-VASc 评分 3 分,HAS-BLED 评分 2 分。肾功能检查:血清肌酐 246μmol/L↑,尿素氮 20.6mmol/L↑,血尿酸 471.0μmol/L↑;离子测定:血钾 3.00mmol/L↓,血磷 1.57mmol/L↑。

诊断:

不稳定型心绞痛 心房颤动(阵发性)心律失常 冠心病

高血压 3 级(很高危)

肾功能不全

低钾血症

处方:

达比加群酯胶囊 110mg 口服,一日 2 次

阿司匹林肠溶片 100mg 口服,一日 1 次

硫酸氢氯吡格雷片 75mg 口服,一日 1 次

阿托伐他汀钙片 10mg 口服,一日 1 次,睡前服用

药师审查医嘱时发现患者肾功能不全,根据体重、年龄及血清肌酐水平计算,患者肌酐清除率为 17.82ml/min,为重度肾功能不全,应禁用达比加群酯抗凝治疗,建议医师更换其他药物抗凝治疗。

【药师点评】

1. 达比加群酯为小分子前体药物,无药理学活性。口服给药后,由酯酶催化水解转化为达比加群,是强效、竞争性、可逆性的直接凝血酶抑制剂。与华法林相比,达比加群酯和沙班类的

新型口服抗凝药物疗效更佳,且使用更为便捷,国际指南已建议对具有抗凝适应证的非瓣膜病房颤患者,在经过评估血栓和出血风险后可以选择新型口服抗凝药物。

2. 达比加群酯 85% 经肾脏排泄,在中度肾功能损害(肌酐清除率 30~50ml/min)的人群中,口服本品后达比加群暴露量(AUC)大约可增高 2.7 倍;在伴有重度肾功能损害(肌酐清除率 10~30ml/min)的人群中,达比加群暴露量(AUC)可增高约 6 倍,半衰期约延长 2 倍。所以,达比加群酯禁用于重度肾功能损害(肌酐清除率 10~30ml/min)患者。根据体重、年龄及血清肌酐水平计算出本案患者肌酐清除率为 17.82ml/min,为重度肾功能不全,故应禁用达比加群酯抗凝治疗。

3. 达比加群酯抗凝治疗时,轻、中度肾功能损害患者无须调整剂量,对于中度肾功能损害(肌酐清除率为 30~50ml/min)患者,应当每年至少进行一次肾功能评估。在治疗过程中,当存在肾功能可能出现下降或恶化的临床状况时(如血容量不足、脱水,以及有一些特定的合并用药),应当对肾功能进行评估。

【特别提示】达比加群酯主要经肾脏排泄,对于肾功能不全的患者应慎用,尤其是对于肾功能不全的老年患者,应用之前应结合患者的肾功能检查指标判断患者能否用药,确保患者用药安全。

案例 2-56 应用小剂量 NSAID 期间 无须使用泮托拉唑预防溃疡

【关键词】NSAID,无指征用药,泮托拉唑,PPI

【案例简介】患者,女,59 岁,既往体健,因"右肩关节疼痛 2 天"就诊,目前生命体征平稳,普通饮食。

诊断:

右侧肩周炎

处方：

0.9% 氯化钠注射液 100ml
氟比洛芬酯注射液 50mg ╱ 静脉滴注，一日 1 次
0.9% 氯化钠注射液 100ml
注射用泮托拉唑 40mg ╱ 静脉滴注，一日 1 次

【药师点评】

1. 非甾体抗炎药(NSAID)是目前应用最广泛的药物之一。NSAID 是消化性溃疡主要发病因素之一，而且在上消化道出血中起重要作用。NSAID 所致的严重胃肠并发症主要为消化道出血、穿孔及胃排空障碍。出血原因可能是 NSAID 所致的溃疡、黏膜糜烂等，也可能是 NSAID 使用前已存在的无症状溃疡。

2. NSAID 的使用是发生消化性溃疡的独立危险因素。NSAID 导致消化道黏膜损伤的各高危因素包括：有并发症的溃疡病史，使用多种 NSAID(包括阿司匹林)，高剂量 NSAID，同时使用抗凝治疗，无并发症的溃疡史，年龄 70~80 岁，幽门螺杆菌(Hp)感染。且 NSAID 导致消化道黏膜损伤与用药时间、剂型、剂量密切相关。

3. 本案患者为中年女性，既往体健，仅使用小剂量 NSAID，且无其他危险因素，发生 NSAID- 溃疡并发症的风险较低，所以应用 PPI 预防的指征不明确。

【特别提示】PPI 广泛用于治疗急、慢性消化系统相关性疾病，以及预防和治疗应激性胃黏膜病变等。临床应用时应严格掌握用药指征，以避免患者的用药风险。

案例 2-57 风寒感冒未辨证施治
导致病情加重

【关键词】风寒感冒，小青龙汤，大青龙汤，辨证施治

【案例简介】患者，女，45 岁，因咳嗽就诊。病史：咳嗽 3 天，

伴有恶寒,无汗。2 天前自觉咽痒,微恶风寒,夜间少许咳嗽,无汗,继而咳嗽加剧,咽痛,全身酸痛,微有发热。

诊断:

风寒感冒

处方:

小青龙汤,3 剂,水煎服,一日 1 剂

患者下午服用第 1 剂,当晚咳嗽加重,彻夜不眠,伴有心烦、口干、胸闷等症状,且症状有加重趋势,次日就诊。症见舌质红,苔微黄干,脉浮紧而略数,诊断为表寒里热证,遂让患者停用小青龙汤,改用大青龙汤 3 剂,服用 2 剂后症状缓解。

【药师点评】

1. 患者自觉咽痒,咳嗽加剧,病位主要在肺。患者一开始受寒邪侵犯,咳嗽、恶寒、无汗、全身酸痛、脉浮紧,表现为风寒束表之证;随着病程的发展,寒邪入里化热,表现发热、心烦、咽痛口干、苔微黄干等热象,是典型的风寒束表、入里化热的症状。

2. 小青龙汤由麻黄、芍药、细辛、炙甘草、干姜、桂枝、五味子、半夏组成,具有辛温解表,温肺化饮之功效。多用以治疗外感风寒,寒湿内停、咳喘等症,辨证要点为恶寒发热、无汗、喘咳、痰多清稀、苔白滑、脉浮。根据患者前期症状用此药并无不可,但随着病程的发展病症发生改变,再用此药就不再合适了。

3. 大青龙汤由麻黄、桂枝、炙甘草、杏仁、生姜、大枣、生石膏组成,主治风寒外束,热郁于里,发热恶寒,寒热俱重,身疼痛,无汗烦躁,脉浮紧有力等。方中用麻黄、桂枝、生姜辛温发汗以散风寒,能使内热随汗而泄;炙甘草、生姜、大枣甘温补脾胃、益阴血,以补热伤之津;对于无津不能作汗,又可以充汗源。麻黄、桂枝相须,通经脉、宣腠理,一发卫气之郁以开腠理,一透营分之郁以和营卫,相须为用,发汗散寒解表力强。石膏辛甘寒,清解里热,与麻黄配伍能透达郁热。杏仁配麻黄,一收一散,宣降肺气利于达邪外出增强平喘之力。诸药配伍,既可寒热并用,表里同治,又可发中寓补,汗出有源,祛邪而不伤正,针对疾病的发展用在此处尤为适宜。本方发汗作用强烈,临床应用中,患者一出汗即停药,不可过量服用,否则会因出汗过多而伤身。

【特别提示】中药治疗感冒,主要应根据临床症状及疾病发展趋势辨证论治,分清寒热表里,避免选药不当。

案例 2-58　蛋白质过敏体质患者服用全蝎致过敏性休克

【关键词】蛋白质过敏,全蝎,过敏性休克

【案例简介】患者,女,40 岁,因偏头痛就诊。主诉 3 年来经常右侧偏头痛,伴头晕,右手有时发麻,小便短赤,大便干。查体:体温正常,血压 175/120mmHg。

诊断:

肝阳旺,肝阴虚,肝风上扰

处方:

生地 15g,白芍 12g,赤芍 12g,生赭石 30g(先煎),石决明 30g(先煎),生牡蛎 30g(先煎),荆芥 10g,香附 9g,钩藤 30g(后下),黄芩 9g,全蝎 6g(研末冲服),桑寄生 15g,甘草 6g

水煎服,一日 1 剂

患者服药 30 分钟后头晕加剧,呼吸困难,全身皮肤瘙痒,恶心,汗出,送急诊。查体:体温 38.5℃,心率 125 次 /min,血压 80/50mmHg;患者大汗淋漓,全身皮肤潮红,其间可见散在性斑疹和风团,诊断为过敏性休克。患者有食用虾过敏史,服药前后并未服用其他药物、食物,确定为全蝎过敏所致。经抗过敏、抗休克等综合治疗,患者症状缓解。之后将全蝎粉去掉,继续服用余下中药,无不良反应出现。

【药师点评】

1. 全蝎为钳蝎科动物东亚钳蝎的干燥体,又名全虫、蝎子,性味辛平,有小毒,归属于肝经,功效为息风止痉、攻毒散结、通络止痛。常用于肝风内动、小儿惊风、中风面瘫、破伤风等痉挛抽搐之证。此外,还用于疮疡肿毒、瘰疬结核、顽固性偏头痛、风湿痹痛等症。

2. 全蝎煎服常用剂量 3~6g,现代药理研究其主要成分为蝎毒。蝎毒是蝎子产生的毒素,是一种类神经毒类蛋白质,主要含有多种昆虫的神经毒素和哺乳动物的神经毒素。蝎毒对人的危害较大,可致局部炎症、疼痛、疲劳、身体不适、心律不齐及呼吸衰竭。儿童对蝎毒甚为敏感,中毒时必须尽快使用抗蝎毒血清治疗。

3. 全蝎中毒的主要原因有两点:一是用量过大,二是过敏体质者出现过敏反应,本案属于后者。

4. 本案诊断明确,开具处方配伍合理,用药对症。处方中全蝎用量 6g,并未超出规定的常用量,问诊发现患者有食用虾过敏史,疑有对异性蛋白质过敏体质,诊断为服用全蝎引起的过敏性休克。

【特别提示】全蝎毒性较强,常用剂量为 3~6g,用量不宜过大;正常用量下可能会产生过敏反应,因此临床应用时需询问患者有无蛋白质过敏史。

案例 2-59 糖皮质激素致 ABCB1 和 PAI-1 高风险基因患者股骨头坏死

【关键词】糖皮质激素,PAI-1 基因,ABCB1 基因,股骨头坏死

【案例简介】患者,女,59 岁,左膝关节反复肿痛 21 年,伴左髋部疼痛 1 年,于 10 个月前,因左膝关节肿痛加剧就诊。

诊断：

左膝骨性关节炎

处方：

5% 葡萄糖氯化钠溶液 250ml

注射用青霉素钠 240 万 U ╱ 皮试（-） 静脉滴注，一日 4 次

地塞米松磷酸钠注射液 10mg 入壶，一日 1 次

用药 5 天后，患者出现烦渴、多尿、多饮，未引起注意；继续应用以上药物 12 天，关节疼痛无明显缓解，而体重减轻约 11kg。以后又间断服用泼尼松片，具体剂量及总量不详。3 个月后，左髋关节疼痛进行性加重，站立及行走时需拐杖支撑，收住院治疗。辅助检查：空腹血糖 8.2mmol/L，餐后 2 小时血糖 14.3mmol/L，糖化血红蛋白（HbAlc）12.6%。药物基因检测结果回报，ABCB1（3435T>C），PAI-1（4G/5G）。诊断为：左膝骨性关节炎，左侧股骨头坏死（缺血性），2 型糖尿病。

【药师点评】

1. 股骨头坏死是指股骨头血供终端受损，引起骨细胞及骨髓成分死亡，进而导致股骨头结构改变，股骨头塌陷，硬气髋关节疼痛、关节功能障碍的疾病。糖皮质激素大剂量冲击疗法或长期应用是引起股骨头坏死的主要原因。激素性股骨头坏死近年来发病率较高，已成为非创伤性股骨头坏死的主要致病因素，病情较一般的缺血性股骨头坏死严重，致残率高，基因多态性个体对激素反映的敏感性与股骨头坏死的发生和发展密切相关。

2. 在激素性股骨头坏死相关基因中，发挥主要作用的包括纤溶酶原激活物抑制物 -1（plasminogen activator inhibitor-1，PAI-1）。PAI-1 可以抑制纤溶酶原激活物和尿激酶活性，是内源性纤溶活性的关键调节因子，PAI-1 基因 4G/5G 多态性与股骨头坏死的发生具有相关性，携带 PAI-1（4G/5G）患者发生股骨头坏死的风险明显增高。

3. 与激素性股骨头坏死相关的另一个基因为 ATP 结合盒

转运体 B1（ABCB1）。研究显示,ABCB1 基因多态性是激素性股骨头坏死的主要因素,该转运体可引起糖皮质激素在体内的分布、药动学参数和代谢产物的变化,引起患者对糖皮质激素的敏感性不同,进而发生激素性股骨头坏死。

4. ABCB1 基因位于 7 号染色体长臂上,包括 29 个外显子和 26 个内含子,其中 26 号外显子 C3435T 与激素性股骨头坏死的发生有关。ABCB1 C3435T 参与编码的药物转运 P 糖蛋白(P-gp)为 ATP 依赖性分子泵,主要将细胞内的作用底物泵出到细胞外,进而影响药物体内疗效。ABCB1 C3435T 基因突变可影响 P-gp 的功能,野生型 CC 型个体的 P-gp 表达较高,基因突变 TT 型 P-gp 功能降低,药物从细胞内泵出到细胞外减少,体内药物浓度降低,发生激素性股骨头坏死的风险也随之降低。因此,ABCB1 C3435T(CC)或 ABCB1 C3435T(CT)较 ABCB1 C3435T(TT)型患者发生股骨头坏死的风险更高。ABCB1 3435C>T 位点发生股骨头坏死的风险比 ABCB1 3435 TT 高 2~3 倍。

5. 本案患者曾经使用过激素进行治疗,基因检测结果显示为 ABCB1(3435T>C),PAI-1(4G/5G),说明患者为股骨头坏死高风险人群,因此,在进行激素治疗时应高度关注骨骼反应,同时配伍用双膦酸盐。如有不良反应,应降低激素剂量并换用其他药物。

6. 由于激素性股骨头坏死是不可逆的,建议患者在进行长期口服激素或大剂量糖皮质激素冲击疗法治疗之前,应进行糖皮质激素基因检测,以判断是否为高风险人群,以避免不可逆的不良反应的发生。

【特别提示】携带 ABCB1(3435T>C)或 PAI-1(4G/5G)基因的患者为股骨头坏死高风险人群,建议在进行长期口服激素或大剂量糖皮质激素冲击治疗之前行糖皮质激素基因检测,以避免激素性股骨头坏死的发生。

案例 2-60 重症肺炎选用达托霉素不适宜

【关键词】达托霉素,重症肺炎,适应证,超说明书用药

【案例简介】患者,女,50 岁,主因咳嗽、咽痛 20 天,突发意识不清就诊。既往体健。查体:体温 37.5℃,心率 110 次 /min,呼吸 49 次 /min,血压 74/47mmHg。患者镇静状态,气管插管,呼吸机辅助呼吸,查体不配合。双肺呼吸音粗,未闻及明显干湿性啰音。床旁胸片:两肺渗出性改变,心影增大,左侧胸腔积液可能。血常规示:白细胞 19.2×10^9/L,中性粒细胞 93.5%。

诊断:

重症肺炎

急性呼吸窘迫综合征

感染性休克

处方:

0.9% 氯化钠注射液 50ml 注射用达托霉素 0.5g	静脉滴注(微量泵),一日 1 次, 滴速 100ml/h

【药师点评】

1. 达托霉素是一种全新结构的环脂肽类抗菌药物,对革兰氏阳性菌有很强的抗菌活性,由于无法穿过革兰氏阴性菌的外膜,而对革兰氏阴性菌无效,对厌氧菌的抗菌作用缺乏完整的体内研究。不用于治疗肺炎和由金黄色葡萄球菌导致的左室感染性心内膜炎。

2. 达托霉素对肺炎无效。由于肺部气道具有独特组织构造,其含有复杂的蛋白和脂类混合物构成的表面活性剂,达托霉素可被肺表面活性物质灭活,降低其疗效。治疗左室感染性心内膜炎时,由于达托霉素经过肺部后进入左心,在肺泡表面活性剂存在的条件下,达托霉素无法达到有效的治

疗效果。

3. 达托霉素可用于治疗以下感染：复杂性皮肤与软组织感染、成人金黄色葡萄球菌（包括甲氧西林敏感和甲氧西林耐药）血流感染（菌血症）及伴发的右室感染性心内膜炎，以及儿童患者(1~17岁)金黄色葡萄球菌血流感染（菌血症）。

【特别提示】达托霉素对革兰氏阳性菌抗菌活性强，对革兰氏阴性菌无效，因其被肺表面活性物质灭活，故不用于肺炎及金黄色葡萄球菌导致的左室感染性心内膜炎的治疗。临床应用中应掌握抗菌药物的特点及适应证，有针对性地选择抗菌药物。

参 考 文 献

［1］中华人民共和国国家卫生健康委员会. 癌症疼痛诊疗规范((2018年版). 临床肿瘤学杂志,2018,23(10):937-944.

［2］中华医学会儿科学分会感染学组. 疱疹性咽峡炎诊断及治疗专家共识(2019年版). 中华儿科杂志,2019,57(3):177-180.

［3］中华医学会儿科学分会神经学组. 儿童社区获得性细菌性脑膜炎诊断与治疗专家共识. 中华儿科杂志,2019,57(8):584-591.

［4］中华医学会风湿病学分会,国家皮肤与免疫疾病临床医学研究中心,中国系统性红斑狼疮研究协作组.2020中国系统性红斑狼疮诊疗指南. 中华内科杂志,2020,59(3):172-185.

［5］中华医学会肝病学分会药物性肝病学组. 药物性肝损害诊治指南(2015版). 临床肝胆病杂志,2015,31(11):1752-1769.

［6］中华医学会内分泌学分会. 中国高尿酸血症与痛风诊疗指南(2019). 中华内分泌代谢杂志,2020,36(1):1-13.

［7］中华医学会神经病学分会,中华医学会神经病学分会神经肌肉病学组,中华医学会神经病学分会肌电图及临床神经生理学组. 中国多发性肌炎诊治共识. 中华神经科杂志,2015,4(11):946-949.

［8］中华医学会神经病学分会. 中国急性缺血性脑卒中诊治指南2018. 中华神经科杂志,2018,51(9):666-682.

［9］中华医学会神经病学分会神经免疫学组. 中国重症肌无力诊断和治疗指南(2015). 中华神经科杂志,2015,48(11):934-940.

［10］中华医学会心血管病学分会,中华心血管病杂志编辑委员会. 硝酸酯在心血管疾病中规范化应用的专家共识. 中华全科医师杂志, 2012(10):725-728.

［11］中华医学会血液学分会,中国抗癌协会淋巴瘤专业委员会,中华医学会肝病学分会. 中国淋巴瘤合并 HBV 感染患者管理专家共识. 中华血液学杂志,2013,34(11):988-993.

［12］中国成人肾病综合征免疫抑制治疗专家组. 中国成人肾病综合征免疫抑制治疗专家共识(2014 年). 中华肾脏病杂志,2014,30(6):467-474.

［13］郑跃杰,武庆斌,方峰,等. 儿童抗生素相关性腹泻诊断、治疗和预防专家共识. 中华实用儿科临床杂志,2021,36(6):424-430.

［14］中国高血压防治指南修订委员会. 中国高血压防治指南(2018 年修订版). 中国心血管杂志,2019,24(01):24-56.

［15］中国抗癌协会乳腺癌专业委员会. 中国抗癌协会乳腺癌诊治指南与规范(2017 年版). 中国癌症杂志,2017,27(9):695-760.

［16］中国医师协会急诊医师分会. 急性有机磷农药中毒诊治临床专家共识(2016). 中国急救医学杂志,2016,36(12):1057-1065.

［17］中国医院协会,国家儿童医学中心(北京),国家感染性疾病医疗质量控制中心,等. 抗病毒药物在儿童病毒感染性呼吸道疾病中的合理应用指南. 中华实用儿科临床杂志,2020,35(19):1441-1450.

［18］《抗菌药物药物临床应用指导原则》修订工作组. 抗菌药物临床应用指导原则(2015 年版). 北京:人民卫生出版社,2015.

［19］瞿介明,曹彬. 中国成人社区获得性肺炎诊断和治疗指南(2016 年版). 中华结核和呼吸杂志,2016,39(4):253-279.

［20］宋雷,邹玉宝,汪道文,等. 中国成人肥厚型心肌病诊断与治疗指南. 中华心血管病杂志,2017,45(12):1015-1032.

［21］《β- 内酰胺类抗生素 /β- 内酰胺酶抑制剂复方制剂临床应用专家

共识》编写专家组 .β- 内酰胺类抗生素 /β- 内酰胺酶抑制剂复方制剂临床应用专家共识(2020 年版). 中华医学杂志, 2020, 100(10): 738-747.

［22］陆权, 安淑华, 艾涛, 等 . 中国儿童普通感冒规范诊治专家共识(2013年). 中国实用儿科杂志, 2013, 28(9): 680-686.

［23］质子泵抑制剂预防性应用专家共识写作组 . 质子泵抑制剂预防性应用专家共识(2018). 中国医师杂志, 2018, 20(12): 1775-1779.

［24］中华医学会 . 临床诊疗指南 - 癫痫分册(2015 修订版). 北京: 人民卫生出版社, 2015.

［25］BERGE E, WHITELEY W, AUDEBERT H, et al.European Stroke Organisation (ESO) guidelines on intravenous thrombolysis for acute ischaemic stroke.European Stroke Journal, 2021, 6(1): 1-12.

［26］NCCN.NCCN Clinical Practice Guidelines in Oncology, Antiemesis. ［2022-10-12］.http://www.nccn.org.

［27］NCCN.NCCN Clinical Practice Guidelines in Oncology, Non-Small Cell Lung Cancer.［2022-10-12］.http://www.nccn.org.

［28］陈灏珠 . 实用内科学(上册).15 版 . 北京 : 人民卫生出版社, 2017.

［29］贾建平 . 神经病学 .8 版 . 北京: 人民卫生出版社, 2015.

［30］刘克辛 . 临床药物代谢动力学 . 北京: 人民卫生出版社, 2014.

［31］刘卫彬 . 重症肌无力 . 北京: 人民卫生出版社, 2014.

［32］张幸国, 胡丽娜 . 临床药物治疗学各论(下册). 北京: 人民卫生出版社, 2015.

［33］ASANO T, TAKAHASHI K A, FUJIOKA M, et al.ABCB1 C3435T and G2677T/A polymorphism decreased the risk for steroid-induced osteonecrosis of the femoral head after kidney transplantation. Pharmacogenetics, 2013, 13(11): 675-682.

［34］CHUNG W H, HUNG S I, CHEN Y T.Genetic predisposition of life-threatening antiepileptic-induced skin reactions.Expert Opin Drug Saf, 2010, 9(1): 15-21.

［35］CHUNG W H, HUNG S I, HONG H S, et al.Medical genetics: a marker for Stevens-Johnson syndrome.Nature,2004,428(6982):486.

[36] FDA.Drug Safety Communication:A zithromycin(Zithromax or Zmax) and the risk of potentially fatal heart rhythms, 2013.

[37] FRENCH D,HAMILTON L H,MATTANO L A,et al.A PAI-1(SER-PINE1)polymorphism predicts osteonecrosis in children with acute lymphoblastic leukemia:a report from the children's oncology group. Blood,2008,111(9):4496-4499.

[38] HE W,LI K.Incidence of genetic polymorphisms involved in lipid metabolism among Chinese patients with osteonecrosis of the femoral head.Acta Orthop,2009,80(3):325-329.

[39] JIA D M,CHEN Z B,ZHANG M J,et al.CYP2C19 polymorphisms and antiplatelet effects of clopidogrel in acute ischemic stroke in China. Stroke,2013,44:1717-1719.

[40] KIM H,CHO C,CHO Y,et al.Significant associations of PAI-1 genetic polymorphisms with osteonecrosis of the femoral head.BMC Musculoskelet Disord,2011(12):160.

[41] RAY W A,MURRAY K T,HALL K,et al.Azithromycin and the Risk of Cardiovascular Death.New England Journal of Medicine,2012,366(20): 1881.

[42] WALLENTIN L,JAMES S,STOREY R F,et al.Effect of CYP2C19 and ABCB1 single nucleotide polymorphisms on outcomes of treatment with ticagrelor versus clopidogrel for acute coronary syndromes:a genetic substudy of the PLATO trial.Lancet,2010,376: 1320-1328.

[43] XUE Y,ZHAO Z Q,HONG D,et al.MDR1 gene polymorphisms are associated with glucocorticoid-induced avascular necrosis of the femoral head in a Chinese population.Genet Test Mol Biomarkers,2014,18(3): 196-201.

[44] YIN T,MIYATA T.Pharmacogenomics of clopidogrel:evidence and perspectives.Thromb Res,2011,128:307-316.

［45］曹锋,李非.再论重症急性胰腺炎感染及预防性抗生素的合理应用.肝胆胰外科杂志,2011,23(1):77-83.

［46］陈丽华,郁琦,梁桂玲,等.甲磺酸α-二氢麦角隐亭及甲磺酸溴隐亭治疗高催乳素血症的疗效和副作用的比较.生殖医学杂志,2014,23(3):242-246.

［47］丁翔宇,贾晨虹,张古英,等.应用儿童药物利用指数评价氟康唑在儿童用药中的合理性.药学服务与研究,2020,20(6):406-408+413.

［48］郭立杰,王超,王晓静,等.非甾体类抗炎药所致肝损伤的临床病理分析.药物不良反应杂志,2020,22(2):62-68.

［49］国家药品监督管理局.国家药品监督管理局关于修订甲磺酸溴隐亭片说明书的公告.中国处方药,2019,17(6):3.

［50］韩雅玲.中国经皮冠状动脉介入治疗指南(2016).中华心血管病杂志,2016,44(5):382-400.

［51］黄从新,张澍,黄德嘉,等.心房颤动:目前的认识和治疗的建议(2018).中国心脏起搏与心电生理杂志,2018,32(4):315-368.

［52］李高英,李冰鹤.不同剂量阿托品联合碘解磷定对有机磷农药中毒患者影响.实用中西医结合临床杂志,2020,20(17):20-21.

［53］李佳,江丽,李茹冰.我院2017年住院患者糖皮质激素类药物使用情况分析.中国医药导报,2018,15(14):162-173.

［54］倪丹红,王萍,尹桃.某院糖皮质激素用药现况及合理性分析.中国药师,2014,17(8):1356-1359.

［55］潘雪芬,艾建国.苯溴马隆致药物性肝损伤文献分析.中国药业杂志,2018,27(23):77-79.

［56］齐霜,郑舒畅,余建东,等.抗癫痫药物加重癫痫发作的现状及机制研究进展.中华神经医学杂志,2019,18(7):745-749.

［57］石爱云,林冬平,白云飞.西咪替丁致精神异常3例.中国医院药学杂志,1998,18(7):332.

［58］孙成春,王宝成,柳晓泉,等.培美曲塞在肿瘤患者体内的药动学.中国医院药学杂志,2010,30(23):1975-1979.

［59］陶永康,李一石,顼志敏,等.肥厚型梗阻性心肌病的不合理用药分

析 . 中国循环杂志,2007,22(5)355-357.

[60] 张亚浩.阿米卡星致神经肌肉综合征2例.儿科药学杂志,2014,20(1):
65-66.

[61] 钟诗龙,韩雅玲,陈纪言,等 . 氯吡格雷抗血小板治疗个体化用药基
因型检测指南解读 . 中国实用内科杂志,2015,35(1):38-41.

第三章

给药途径错误案例分析

案例 3-1　异丙嗪入壶给药致低血压

【关键词】低血压,异丙嗪,入壶,肌内注射

【案例简介】患者,男,70 岁,主因发热、咳嗽、咳痰 7 天就诊。查体:体温 38.6℃,血压 122/88mmHg。听诊双肺呼吸音粗,可闻及湿性啰音,胸部 X 射线显示:考虑双肺肺炎。血常规检查:白细胞 12.1×10^9/L,中性粒细胞百分比 85.4%。

诊断:

双肺肺炎

处方:

0.9% 氯化钠注射液 100ml

注射用头孢呋辛钠 1.5g　　静脉滴注,每 8 小时 1 次

盐酸异丙嗪注射液 25mg　入壶,即刻

输注头孢呋辛后患者肚脐周围和大腿根部出现红疹,伴瘙痒,一日后蔓延至上腹部及大腿,考虑为头孢呋辛引起的皮疹,故给予异丙嗪抗过敏。异丙嗪入壶至患者正在输注的液体中,用药后约 3 分钟患者出现头晕、无力,血压 90/60mmHg。

【药师点评】

1. 异丙嗪是吩噻嗪类抗组胺药,主要用于皮肤黏膜过敏,也可用于镇吐、抗晕动以及镇静催眠。

2. 异丙嗪说明书明确指出老年人应用本药易发生头晕、痴呆、精神错乱和低血压。使用方法为肌内注射,成人抗过敏治疗,一次 25mg,必要时 2 小时后重复;严重过敏时可肌内注射

25~50mg,最大剂量不得超过 100mg;在特殊紧急情况下,可用灭菌注射用水稀释至 0.25%,缓慢静脉注射。异丙嗪注射液不推荐入壶静脉滴注给药,有研究表明入壶给药有可能产生严重不良反应,也属于超说明书用药。

3. 将异丙嗪入壶给药,使用途径错误,不能除外异丙嗪导致患者低血压。

【特别提示】盐酸异丙嗪注射液可以肌内注射和静脉注射给药,不推荐入壶静脉滴注给药,以避免发生严重不良反应或并发症。

案例 3-2 卡前列甲酯栓舌下含服致咽部不适

【关键词】咽喉部不适,卡前列甲酯栓,舌下含服

【案例简介】患者,女,20 岁,主因孕足月第一胎,阴道流液 1 天伴下腹痛就诊。患者平素月经规律,孕 4^+ 个月自觉胎动至今,孕 4^+ 个月阴道出血,多于月经量,B 超提示胎盘位置低,给予保胎治疗(具体不详)。入院复查 B 超示"胎盘后壁,脐带胎盘插入部距胎盘下缘 0.97cm,脐带距宫颈内口 1.75cm,宫颈内口胎膜上见脐带血管回声"。产检示孕中晚期平顺。现孕足月,腹痛,未见红,未破水,行剖宫产终止妊娠。

诊断:

胎膜早破

前置血管

胎盘植入

宫内孕 39 周 +4 天第一胎 ROA 已娩

足月新生儿

处方:

卡前列甲酯栓 1mg 舌下含服,即刻

患者手术顺利,安返病房。术后给予患者舌下含服卡前列

甲酯栓 1mg,促进子宫收缩。患者诉含服卡前列甲酯栓后出现咽喉部肿胀,吞咽困难。

【药师点评】

1. 卡前列甲酯栓为终止妊娠药,不宜单独使用,须与米非司酮等序贯合并使用,用于终止早期妊娠。特别适合高危妊娠者,如多次人流史、子宫畸形、剖宫产术后,还可以用于预防和治疗宫缩弛缓所引起的产后出血。使用方法为于胎儿娩出后,立即将卡前列甲酯栓 2 枚(1mg)放入阴道,贴附于阴道前壁下 1/3 处,约 2 分钟。本案患者将卡前列甲酯栓舌下含服造成患者出现咽喉部肿胀,吞咽困难,是超说明书给药方法的。

2. 目前临床上多将该药舌下含服,有文献研究也指出卡前列甲酯栓舌下给药与阴道给药两种方式疗效相同,舌下含服方便且快捷,因此更适合于临床应用。但卡前列甲酯栓为卡前列甲酯以混合脂肪酸甘油酯为基质的栓剂,舌下或口服给药会对咽喉部及胃肠道产生刺激,导致咽喉部肿胀及恶心、呕吐等不良反应的发生,禁用于胃溃疡、哮喘及过敏体质患者。此外,卡前列甲酯栓口服或舌下含服的生物利用度、栓剂的基质和其他赋形剂是否可以口服使用均未经过证实,所以从安全性角度考虑,将卡前列甲酯栓剂舌下含服是不合理的。

【特别提示】卡前列甲酯栓舌下含服的给药方式的安全性未经证实,应严格按照说明书要求阴道用药,不能舌下含服。

案例 3-3 静脉滴注依那普利拉注射液给药途径不当

【关键词】依那普利拉,高血压急症,静脉滴注

【案例简介】患者,男,55 岁,1 年前体检示血压升高,未进行药物治疗。1 天前自觉头晕、视物模糊及视物旋转就诊。查体:体温 36.4℃,心率 108 次/min,呼吸 18 次/min,血压

190/150mmHg。

诊断：

高血压急症

处方：

0.9% 氯化钠注射液 100ml

依那普利拉注射液 2.5mg ╱ 静脉滴注，一日 2 次

硝苯地平控释片 30mg　口服，一日 1 次

富马酸比索洛尔片 2.5mg　口服，一日 1 次

治疗第 2 日，查体：心率 86 次 /min，呼吸 17 次 /min，血压158/104mmHg，血压较入院时明显降低。

【药师点评】

1. 高血压急症的患者应及时给予紧急有效的降压治疗，给予静脉降压药物，根据临床情况选择单药或联合使用，以预防或减轻靶器官的进一步损害。降压应遵循迅速平稳降低血压、控制性降压原则合理选择降压药物。

2. 依那普利拉是依那普利的活性物，静脉注射后迅速起效，对血管紧张素转换酶的抑制作用为卡托普利的 20 倍，适用于不宜口服降压的高血压急症的快速降压。

3. 依那普利拉注射液仅供静脉注射，单次注射 1.25mg 与20ml 氯化钠注射液或 5% 葡萄糖注射液混合使用，推注时间不应少于 5 分钟。临床效果一般在 15 分钟内出现，最大作用出现在给药后 4 小时，可维持 12~24 小时。使用本品后若血压下降程度不够满意，可每 6 小时重复用药，一日最大剂量不宜超过10mg。

4. 患者因高血压急症入院，入院时血压 190/150mmHg，采用静脉降压方案给予依那普利拉注射液静脉滴注，不符合说明书给药途径的要求。

【特别提示】安全、合理用药是有效治疗和减少不良反应的保证，临床治疗时应关注说明书中药物的适应证、用法用量、给药途径等内容，严格按说明书给药，保证药物治疗的安

全性和有效性;同时,严格按说明书给药也是避免医疗纠纷的前提。

案例 3-4 米索前列醇直肠给药致过敏性休克

【关键词】米索前列醇,直肠给药,过敏性休克

【案例简介】患者,女,42 岁,妊娠 36 周 +5 天,因下腹坠胀一日就诊。既往病史:5 年前行剖宫产一次,8 年前行宫颈锥切术。查体:下腹部正中有一长约 12cm 横行手术瘢痕,宫高 30cm,腹围 100cm,胎位头位,胎心 146 次 /min,先露头,浅入盆,可触及不规律宫缩。血压 113/63 mmHg。

诊断:

先兆早产

妊娠合并子宫瘢痕

妊娠期糖尿病

高龄经产妇妊娠监督

处方:

米索前列醇片 0.6mg　　　直肠给药,术中用

0.9% 氯化钠注射液 500ml

缩宫素注射液 20 单位　　　静脉滴注,一日 1 次

米索前列醇片直肠给药 13 分钟后,患者出现抽搐、口唇及面色发绀,大汗淋漓,胸前及大腿内侧出现大片红色皮疹,血压 70/50mmHg,立即平卧吸氧,肌内注射肾上腺素 1mg,静脉注射地塞米松 20mg,异丙嗪 25mg,静脉滴注 0.9% 氯化钠注射液 250ml+多巴胺 20mg,10 分钟后病情好转,测血压 92/65mmHg,30 分钟后逐渐恢复正常。

【药师点评】

1. 米索前列醇为前列腺 E_1 的衍生物,口服吸收快,具有较强兴奋子宫平滑肌作用。口服常发生不同程度的胃肠道不良反

应,引起过敏性休克十分罕见。本案米索前列醇引起过敏性休克的机制可能是由于米索前列醇作为抗原或半抗原进入机体刺激免疫系统产生 IgE 抗体,并与组织中的肥大细胞、循环中的嗜碱粒细胞表面的 Fc 受体结合,使机体呈致敏状态。当机体再次接触米索前列醇时,与体内已形成的 IgE 抗体特异性结合,激活肥大细胞和嗜碱粒细胞脱颗粒,释放出一系列生物活性介质,引起毛细血管扩张,血管壁通透性增加,血浆外渗,循环血量减少,致多器官灌注不足而引起休克。

2. 给药途径选择不恰当。本案手术中为减少产后出血和缩宫,对产妇进行米索前列醇直肠给药,13 分钟后患者出现过敏症状。因术中、术后均未用镇静剂,考虑为米索前列醇致过敏性休克。米索前列醇片说明书中为口服给药,本案患者为直肠给药,可能导致药物吸收入血速度较口服更快,不能排除药物快速吸收导致的全身血药浓度急剧升高,且产妇为高龄高危产妇,一定程度上增加了罕见不良反应的发生率。

【特别提示】米索前列醇应遵照说明书口服用药,临床用药时应密切观察患者尤其高龄产妇有无异常,做好应急准备,一旦出现不适,及时采取相应解决措施,确保患者生命健康。

案例 3-5　长春新碱肌内注射给药致注射部位肿胀

【关键词】长春新碱,肌内注射,臀部肿胀

【案例简介】患者,男,68 岁,因误将"长春新碱注射液"当作"注射用甘露聚糖肽"肌内注射,注射后出现左臀部剧烈疼痛就诊。既往病史:淋巴瘤 2 年,乏力 1 周。查体:左臀肌内注射部位可见青紫、肿胀,触摸有硬结,伴有压痛、局部功能障碍。

诊断:

非霍奇金淋巴瘤弥漫大 B 细胞型

肺栓塞

心律失常

处方:

伤科灵喷雾剂 100ml 外用,一日 3 次

0.9% 氯化钠注射液 10ml

地塞米松磷酸钠注射液 20mg ⟩ 封闭,一日 3 次

入院后给予局部封闭,中药喷雾剂外用,1 周后患者肿胀硬结消退,左臀功能恢复正常出院。

【药师点评】

1. 注射用硫酸长春新碱是天然植物抗肿瘤药物,用于治疗急性白血病和恶性淋巴瘤、小细胞肺癌及乳腺癌,该药有局部组织刺激作用,外渗到皮下,轻者可造成皮肤肿胀、疼痛,重者可造成组织坏死、溃疡等。该药仅用于静脉注射,一旦漏出或可疑外漏,应立即停止输液,并予相应处理。

2. 由于发现早且处置及时,患者才避免了组织坏死的严重后果,临床应提高重视,药房配药时应标注警告标识或标签,同时配备输液袋、注射器、外包装等给予再次提醒和警示,还应多次反复、耐心细致地向患者及家属宣传讲解有关疾病及药物的相关知识,做好出院用药教育,从而避免用药错误。

【特别提示】长春新碱是一种发泡性的化疗药,仅能静脉注射,不可以肌内注射或鞘内注射,临床应用中应做好警示,严防因给药途径错误造成的组织坏死、溃疡等严重不良事件。

案例 3-6 地塞米松和庆大霉素雾化 吸入给药途径不适宜

【关键词】地塞米松,庆大霉素,雾化吸入

【案例简介】患者,女,70 岁,主因反复咳嗽、咳痰 4 年,活动后气急 1 年,加重 5 天就诊。患者 4 年前开始出现反复咳嗽、咳痰,冬春季节多见。近 1 年活动后气促、喘息。肺功能:吸入

沙丁胺醇后,FEV$_1$/FVC 67%,FEV$_1$占预计值的 71%。最近 5
天咳嗽、咳痰、气促加重。查体:心率 78 次/min,律齐,未闻及
杂音。呼吸 24 次/min,听诊可闻及两肺散在湿性啰音。胸片示:
左肺上叶下舌段少许炎性病变,两肺弥漫性肺气肿。

诊断:

慢性阻塞性肺疾病急性加重期

处方:

0.9% 氯化钠注射液 100ml
注射用哌拉西林钠他唑巴坦 4.5g / 静脉滴注,每 8 小时
1 次。

灭菌注射用水 2ml
地塞米松注射液 5mg
硫酸庆大霉素注射液 8 万 IU / 氧气雾化,一日 2 次

0.9% 氯化钠注射液 100ml
盐酸氨溴索注射液 30mg / 静脉滴注,一日 2 次

【药师点评】

1. 地塞米松注射液和庆大霉素注射液雾化吸入均为超说
明书用药,疗效不确切。地塞米松经呼吸道局部雾化吸入时,产
生的雾化颗粒较大,达不到 3~5μm 的有效颗粒,因而药物只能
沉积在大气道。由于地塞米松结构中无亲脂性基团,因而与糖
皮质激素受体的亲和力较低,局部抗炎作用弱。其水溶性较大,
与气道黏膜组织结合较少,肺内沉积率低,很难产生疗效,建议
选择可以雾化吸入的布地奈德溶液。

2. 庆大霉素由于其分子中含有多个羟基和碱性基团,属于
碱性、水溶性抗菌药物,在碱性环境中呈非解离状态,作用效果
好,而脓痰是酸性和厌氧环境,会影响氨基糖苷类药物的抗菌活
性,故此类药物用于雾化吸入有一定的局限性。另外,有动物实
验表明,庆大霉素会对气道黏膜产生刺激作用,从而引发炎性
反应、气道内炎性细胞和递质聚集、继发性自由基损害等;又会
对气道黏膜产生毒性,使气管黏膜上皮表面黏液纤毛清除功能

受损。

3. 地塞米松注射液和庆大霉素注射液均不适宜用于雾化吸入。临床常用的给药途径有多种,给药途径不同,可因药物的吸收、分布、代谢、排泄的不同而使药物的效应强弱不同,甚至可表现出完全不同的药理作用。病情和药物特点决定给药途径,口服给药可经过胃肠吸收而作用于全身,或留在胃肠道内起局部作用,注射给药方法有皮下、肌内、静脉、鞘内等数种,局部用药有涂擦、撒粉、喷雾、含漱、湿敷、清洗、滴入等。将某剂型药物采用非说明书规定的给药途径给药,可能会由于药物自身特点和制备工艺及辅料的不同而不能发挥作用或疗效降低,甚至出现不良反应,故不推荐超说明书用药。

【特别提示】将地塞米松和庆大霉素注射液雾化吸入的给药方法不能发挥药物应有的疗效,且还会产生气道损害等安全性问题。

案例 3-7　雾化吸入氨溴索静脉制剂
给药途径不当

【关键词】氨溴索,雾化吸入,用药安全性

【案例简介】患者,女,32 岁,因发热、咳嗽、咳痰 3 天就诊。查体:体温 38.6℃,咳嗽,咳白痰,痰多不易咳出;听诊双肺呼吸音粗,右下肺可闻及湿性啰音;血常规 WBC 13×10^9/L,NETU% 89%;胸部 CT 示右下肺炎症。

诊断:

社区获得性肺炎

处方:

盐酸左氧氟沙星氯化钠注射液 0.5g　静脉滴注,一日 1 次

0.9% 氯化钠注射液 3ml

盐酸氨溴索注射液 15mg　雾化吸入,一日 3 次

【药师点评】

1. 氨溴索是溴己新在人体内的活性代谢产物,能使痰液中的黏多糖蛋白纤维断裂,促进黏痰溶解排出,是临床上常用的一种黏痰溶解剂,用于伴有排痰功能不良的肺部疾病、婴儿呼吸窘迫综合征的治疗以及手术后肺部并发症的预防。近年来研究发现,氨溴索还有抗氧化、抗炎和黏膜保护等药理作用。患者右下肺炎症,痰多不易咳出,给予氨溴索化痰符合用药适应证。

2. 一些治疗呼吸系统疾病的药物有雾化吸入的剂型供临床选用,如吸入用乙酰半胱氨酸溶液、吸入用异丙托溴铵溶液、吸入用布地奈德混悬液等。雾化吸入途径相比静脉给药具有操作简便、局部浓度高、副作用小和患者依从性好的优点,药物微粒可沉积于肺部,直接作用于气道表面的靶组织而迅速发挥药理作用,还能避免肝脏首过效应,给予较小的剂量就可以与静脉注射途径达到相似的临床疗效。

3. 目前德国已有吸入用盐酸氨溴索溶液剂用于雾化吸入,在我国尚未上市,国内普遍存在将盐酸氨溴索注射液或注射用盐酸氨溴索用少量 0.9% 氯化钠注射液溶解稀释后雾化吸入的现象,虽然临床观察具有积极的疗效,可以缩短肺部疾病临床症状的消失时间及患者住院时间,但该给药途径属于超说明书用药,存在给药剂量差异、用药安全性等问题,易出现呼吸困难、皮疹、口咽部及胃肠道不适等副作用。盐酸氨溴索用 0.9% 氯化钠注射液溶解后的 pH 为 5.1,而生理状态下,覆盖在呼吸道上表皮层的体液 pH 为中性,一些本身具有气道高反应性的患者,在受到酸性溶液的雾化刺激后可导致支气管痉挛,出现呼吸困难。另外,氨溴索静脉制剂中所含的辅料在雾化吸入过程中是否对呼吸道和肺部产生刺激或远期损伤尚不明确,因此即使临床有效,仍不建议将氨溴索静脉制剂用于雾化吸入,一旦出现严重副作用可能引起医疗纠纷。

【特别提示】氨溴索静脉制剂用于雾化吸入属于超说明书用药,存在安全隐患,为保证用药安全性及防止出现医疗纠纷,应严格按照说明书用法用量使用。若考虑雾化吸入祛痰,可选择吸入用乙酰半胱氨酸溶液。

案例 3-8　静脉泵入门冬胰岛素 30 给药途径不合理

【关键词】糖尿病,门冬胰岛素 30,静脉泵入,给药途径不合理

【案例简介】患者,女,50 岁,发现血糖升高 7 年,血糖控制不佳 4 天就诊。患者于 7 年前体检发现血糖升高(血糖值不详),当时无明显口渴多饮,无消瘦,无心悸。给予二甲双胍治疗后血糖控制尚可。4 天前患者自我监测血糖 23mmol/L,感双下肢明显麻木,麻木呈间断性,视物模糊,偶有头晕,无畏寒发热,无咳嗽、咳痰,无恶心、呕吐,无肢体偏瘫。入院随机手指血糖 9.0mmol/L,心电图提示窦性心律。

诊断:

2 型糖尿病

处方:

门冬胰岛素 30 注射液 0.4U/h　胰岛素泵入　5U 早餐前、6U 中餐前、6U 晚餐前

阿卡波糖片 50mg　口服,一日 3 次

【药师点评】

1. 门冬胰岛素 30 注射液是门冬胰岛素(速效人胰岛素类似物)和精蛋白门冬胰岛素(中效人胰岛素类似物)组成的双时相混悬液。本品含有 30% 可溶性门冬胰岛素,这部分门冬胰岛素能迅速起效,因此可以在更接近用餐时(餐前 0~10 分钟)给药;另外 70% 为精蛋白门冬胰岛素,其作用特点类似于中效人胰岛素。本品皮下注射后,将在 10~20 分钟内起效,作用最强时间在注射后 1~4 小时,作用持续时间可达 24 小时。

2. 门冬胰岛素 30 注射液给药途径不合理。门冬胰岛素 30

注射液属于预混胰岛素,包含 30% 速效胰岛素和 70% 中效胰岛素,只可用于皮下注射,不可用于静脉给药或肌内注射,也不可置于胰岛素泵中使用,胰岛素泵只可应用速效、短效胰岛素。

【特别提示】胰岛素类制剂种类较多,有超短效、短效、中效、长效胰岛素,要注意其不同的用药方法,给予正确的用药途径。门冬胰岛素 30 起效快,一般须紧邻餐前注射。必要时,可在餐后立即给药。

参 考 文 献

[1] 中华医学会糖尿病学分会 . 中国 2 型糖尿病防治指南(2020 年版). 中华糖尿病杂志,2021,13(4):315-409.

[2] 成人慢性气道疾病雾化吸入治疗专家组 .2012 成人慢性气道疾病雾化吸入治疗专家共识 . 中国呼吸与危重监护杂志,2012,11(2):105-110.

[3] 洪建国,陈强,陈志敏,等 . 儿童常见呼吸道疾病雾化吸入治疗专家共识,中国实用儿科杂志,2012,27(4):265-269.

[4] DIPETTE D J,FERRARO J C,EVANS R R,et al.Enalaprilat, an intravenous angiotensin-converting enzyme inhibitor, in hypertensive crises.Clin Pharmaeol Ther,1985,38(2):199.

[5] 陈兴旺,黄颖颖 . 雾化吸入盐酸氨溴索治疗慢阻肺急性加重期患者的效果及不良反应发生率分析 . 中外医学研究,2019,17(9):143-144.

[6] 樊新星,李伦瑾,孙山 . 舌下含卡前列甲酯栓预防产后出血疗效与安全性系统评价 . 中国药业杂志,2016,25(15):19-23.

[7] 韩旭,廉玉兰,计红萍 . 米索前列醇致过敏性休克 1 例 . 哈尔滨医科大学学报,2001,1:70-70.

[8] 孔旭辉,储九圣 . 关于地塞米松雾化吸入的困惑 . 中华耳鼻咽喉头颈外科杂志,2018,53(7):555-557.

[9] 李敬,扈晓霞,郭丽娟,等 . 依那普利拉注射液治疗高血压亚急症疗效观察 . 现代中西医结合杂志,2017,26(5):523-526.

[10] 李莉,金海浩,黄清杰 . 从 9 例药品不良事件探讨氨溴索联合地塞米松雾化吸入给药的合理性 . 中国新药与临床杂志,2014(12):919-921.

［11］刘婷婷.庆大霉素雾化吸入在慢性咽炎治疗中的作用分析.中国现代药物应用,2019,13(2):108-109.

［12］伦新强.156例异丙嗪不良反应分析.中国药物警戒杂志,2006,3(3):135-137.

［13］吴嘉婴,周小建,洪建国.重视儿童吸入糖皮质激素的合理使用.临床儿科杂志,2021,39(6):401-404.

［14］曾聪彦,梅全喜.39例长春新碱注射剂不良反应文献分析.中国药房,2008,19(12):945-947.

第四章

给药方法不正确案例分析

案例 4-1　兰索拉唑用法不当致肺栓塞

【关键词】小血管栓塞,兰索拉唑,沉淀物,专用输液器

【案例简介】患者,男,43 岁,既往体健,主因右下腹剧烈疼痛 7 天,抗菌药物输液治疗无效就诊。查体:患者急性面容,右下腹有明显压痛及反跳痛,体温 38.0℃;血常规检查:白细胞 23.1×10^9 个/L,中性粒细胞百分比 83.2%;腹部 B 超:阑尾肿胀,有积液。

诊断:

急性化脓性阑尾炎

入院后立即行阑尾切除术,应用抗菌药物控制感染、葡萄糖等营养支持、质子泵抑制剂预防应激性溃疡。

处方:

0.9% 氯化钠注射液 150ml

注射用头孢曲松钠 2.0g ╱ 静脉滴注,每 12 小时 1 次

10% 葡萄糖注射液 500ml

10% 氯化钾注射液 10ml

维生素 C 注射液 0.5g

胰岛素注射液 4IU ╱ 静脉滴注,一日 1 次

0.9% 氯化钠注射液 100ml

注射用兰索拉唑 30mg ╱ 静脉滴注,每 12 小时 1 次

治疗 5 天时,患者突发呼吸困难、胸痛、呼吸增快、心动过速,发绀,肺部听诊时可闻及湿啰音,肺血管杂音,胸膜摩擦音;

动脉血 PO_2 下降,X 线显示:斑片状浸润,膈肌抬高,胸腔积液,肺动脉扩张伴远端肺纹稀疏。诊断为肺栓塞。

【药师点评】

1. 肺栓塞的发生原因为嵌塞物质进入肺动脉及其分支,阻断组织血液供应所引起的病理和临床状态。常见的栓子是血栓,其余为少见的新生物细胞、脂肪滴、气泡、静脉输入的药物颗粒甚至导管头端引起的肺血管阻断。肺栓塞的发生原因可以是血栓、心脏病、分娩、肿瘤等疾病,其他原因也可引起微血栓。

2. 栓子可从微血栓到巨大的骑跨型血栓,微血栓栓塞需反复多发才能引起肺血流动力学改变。肺栓塞可发生于单侧,也可发生于双侧,右肺多于左肺,下肺多于上肺,肺栓塞多发生在下肺叶,可能与该处血流较多有关。

3. 本案患者既往无以上疾病史,引起肺栓塞的原因可能是:一是手术后微血栓形成,二是兰索拉唑静脉给药所致。注射用兰索拉唑药品说明书明确说明,静脉滴注使用时应配有孔径为 $1.2\mu m$ 的过滤器,以便去除输液过程中可能产生的沉淀物。这些沉淀物有可能引起小血管栓塞而产生严重后果。本例患者用药时均选用了普通输液器,未使用微孔输液器,不排除兰索拉唑所致。

【特别提示】使用兰索拉唑静脉滴注时,应使用配有孔径为 $1.2\mu m$ 的过滤器专用输液器,以便去除输液过程中可能产生的沉淀物,防止小血管栓塞而产生严重后果。

案例 4-2　控释制剂掰开服用致血压不稳

【关键词】硝苯地平,控释片,掰开服用,血压不稳

【案例简介】患者,男,58 岁,原发性高血压病史 12 年,一直自行服用卡托普利片,一次 1 片,一日 2 次,血压虽有下降,但时有反复。5 天前因"头晕、头痛"就诊。查体:血压 160/90mmHg。

诊断：

高血压 2 级

处方：

硝苯地平控释片(30mg×7 片)15mg　口服，一日 1 次

酒石酸美托洛尔片 50mg　口服，一日 2 次

1 周后，患者"头晕、头痛"症状仍反复发作，血压不稳，忽高忽低。按以下方案调整医嘱，血压控制平稳。

硝苯地平控释片 30mg　口服，一日 1 次。

琥珀酸美托洛尔缓释片 47.5mg　口服，一日 1 次

【药师点评】

1. 硝苯地平为二氢吡啶类钙通道阻滞剂，能减少钙离子进入细胞，通过降低动脉平滑肌张力而降低已经增加了的外周阻力和血压，对于高血压患者的降压作用尤为显著。

2. 本案患者首次处方是硝苯地平控释片一次半片，血压控制不佳是因为硝苯地平控释片使用不当，掰开使用所致。

3. 硝苯地平控释片由药物核心及包裹其外的半透膜组成，包衣上留有一个药品定量释放的小孔，依此控制释放速率。包裹片剂的膜对水具有渗透性，但对药物或渗透赋形剂不具渗透性，当来自胃肠道的水进入片剂后，渗透压增加，药物通过膜上的激光小孔释放药物。如果掰开，控释作用即被破坏，可导致药物短时间内释放速度增快，血药浓度骤升，血压大起大落，以致无法发挥控释的特殊作用，故使用控释剂不宜掰开服用。

4. 美托洛尔为选择性 β_1 受体拮抗剂，缓释片血药浓度的峰值明显低于相同剂量的普通片。对于高血压患者，琥珀酸美托洛尔缓释片可明显降低直立位、平卧位及运动时的血压，作用持续 24 小时以上。换用琥珀酸美托洛尔缓释片也有利于平稳控制血压。

【特别提示】控缓释制剂一般不应掰开、咀嚼或研碎服用(具体见药品说明书)，以免药物快速释放，造成药物短时间内大量释放，使血压迅速下降，造成不良后果。

案例 4-3 高血压患者使用雷米普利期间饮酒致血压过低昏迷

【关键词】雷米普利,乙醇,血压过低

【案例简介】患者,男,41 岁,既往高血压病史 5 年,间断服用复方降压胶囊、尼群地平片等药物,血压时高时低。查体:血压 160/105mmHg,心率 72 次/min,心电图未见异常。

诊断:

高血压 2 级

处方:

雷米普利 5mg　口服,一日 1 次

用药后,血压控制平稳,5 天后,患者因大量饮酒于 2 小时后出现意识不清就诊。查体:血压 90/65mmHg,双肺呼吸音清,未闻及干湿性啰音,心率 95 次/min,律齐,心音可,各瓣膜听诊区未闻及病理性杂音,双下肢无水肿。实验室检查未见异常。经补液、扩容治疗后症状逐渐好转。

【药师点评】

1. 雷米普利是一个前体药物,经胃肠道吸收后在肝脏水解生成雷米普利拉发挥作用。雷米普利拉具有强效血管紧张素转换酶(ACE)抑制作用,半衰期 13~17 小时,为长效制剂,可一日用药 1 次。雷米普利会引起血浆肾素活性升高,血管紧张素Ⅱ及醛固酮血浆浓度下降,导致外周血管扩张和血管阻力下降,血压降低。

2. 患者服用降压药物雷米普利,同时大量饮酒,因乙醇能够扩张血管,从而增强药物的降压作用,故患者饮酒后出现血压下降,意识不清,严重时甚至会引起猝死。肾炎、严重高血压、冠心病和心肌梗死的患者尤其容易发生这样的危象和意外。

3. 不仅如此,血压突然降低,很容易导致血压波动幅度过大,出现"反跳现象",不利于平稳控制病情。

4. 酒类中含有不同浓度的乙醇,不仅能增强雷米普利的降压作用,与青霉素类、头孢类抗菌药物、镇静催眠药、抗癫痫药物、抗精神病药等均可发生相互作用。因此在服药期间禁止饮酒。

【特别提示】乙醇能增强雷米普利等药物的降压作用,出现血压下降,意识不清,严重时甚至会引起猝死,因此在服药期间禁止饮酒。

案例 4-4　慢性肾盂肾炎应用抗菌药物疗程不足导致复发

【关键词】慢性肾盂肾炎,抗菌药物,疗程不足,复发

【案例简介】患者,女,41 岁,因"反复腰痛 3 余年伴尿频半年"就诊。患者 3 年前无明显诱因出现双侧腰痛,无尿频、尿急、尿痛,无肉眼血尿。近半年来症状较前加重,出现尿频,尿量减少,无尿急、尿痛。查体:体温 36.5℃,心率 80 次/min,呼吸 20 次/min,血压 115/75mmHg,双肾区无叩击痛,双下肢无水肿。尿常规:白细胞 2+、红细胞 1+。尿培养:大肠埃希菌生长。肾盂造影:右肾盂、肾盏及全程输尿管轻度扩张,考虑慢性炎症所致。

诊断:

慢性肾盂肾炎

处方:

0.9% 氯化钠注射液 100ml
注射用头孢哌酮钠舒巴坦钠 2.0g ╱ 静脉滴注,一日 2 次
5% 葡萄糖注射液 250ml
注射用肌苷 0.6g ╱ 静脉滴注,一日 2 次

用药 7 天后,复查尿常规,未发现白细胞,尿培养无菌生长,于是停药出院。出院 10 天,患者再次出现发热伴尿频、尿痛和排尿困难,以慢性肾盂肾炎再次入院。

【药师点评】

1. 慢性肾盂肾炎是细菌性感染肾脏引起的慢性炎症,可出

现畏寒、发热、乏力、食欲缺乏等全身中毒症状,局部症状可有腰酸、腰痛及脊肋角叩痛,由于膀胱刺激出现尿频、尿急、尿痛及排尿困难。病变主要侵犯肾间质和肾盂、肾盏组织。由于炎症的持续进行或反复发生导致肾间质和肾盂、肾盏的损害,形成瘢痕,以至肾发生萎缩和出现功能障碍,晚期可出现尿毒症。

2. 患者诊断为慢性肾盂肾炎,尿培养示大肠埃希菌生长,给予第三代头孢菌素头孢哌酮钠加酶抑制剂静脉滴注,头孢哌酮钠舒巴坦钠对革兰氏阴性杆菌抗菌作用强。肌苷是人体的正常成分,参与体内核酸代谢、能量代谢和蛋白质合成,还可刺激机体产生抗体,提高机体免疫力。两药合用并无不妥。

3. 抗菌药物的疗程是慢性肾盂肾炎治疗成败的关键,总疗程应不少于 4 周,如不能足疗程用药,即使原治疗有效,往往也不能彻底清除细菌;同时筛选了耐药菌,使致病菌得到喘息,一旦条件适宜,即可复发,病情迁延。

4. 给予患者应用抗菌药物治疗 1 周,临床症状好转即停药出院,使病菌未能彻底清除,导致出院后患者病情复发再次住院,系抗菌药物治疗疗程不足所致。

5. 慢性肾盂肾炎急发时,按急性肾盂肾炎的治疗原则用药,总疗程不少于 4 周。当临床症状被控制后,可停药观察,一般每月复查尿常规和尿细菌培养一次,共半年。若尿中仍有菌,可采用长疗程低剂量抑菌治疗。

【特别提示】慢性肾盂肾炎应加强抗感染治疗,抗菌药物的选择要根据尿细菌培养和药物敏感试验结果,疗程不少于 4 周,疗程不足可导致病情复发。

案例 4-5　阿片类中毒应用纳洛酮静脉滴注浓度不宜过大

【关键词】纳洛酮,催醒药,浓度过大,不良反应

【案例简介】患者,男,36 岁,因昏迷、呼吸抑制就诊。患者

有吸毒史。查体：患者意识不清，不能唤醒，瞳孔缩小，臂部、臀部可见多处注射痕；血压 90/55mmHg。

诊断：

阿片类药物吸毒中毒

处方：

0.9% 氯化钠注射液 100ml

盐酸纳洛酮注射液 2mg ╱ 静脉滴注，临时 1 次

【药师点评】

1. 纳洛酮为阿片受体拮抗剂，能竞争性拮抗各类阿片受体，对 μ 受体有很强的亲和力，完全或部分纠正阿片类物质的中枢抑制效应，如呼吸抑制、镇静和低血压。纳洛酮不具有其他阿片受体拮抗剂的"激动性"或吗啡样效应；不引起呼吸抑制、拟神经病反应或缩瞳反应。可用于阿片类药物过量，完全或部分逆转阿片类药物引起的呼吸抑制。

2. 静脉输注本品可用 0.9% 氯化钠注射液或 5% 葡萄糖注射液稀释，2mg 加入 500ml 液体中，浓度为 0.004mg/ml。本案中溶媒体积过小，配制溶液浓度过大，容易产生不良反应（如亢奋、高血压、呼吸困难等）。

【特别提示】纳洛酮不良反应少见，偶可出现嗜睡、恶心、呕吐、心动过速。用药时应按照说明书用法用量给药，并注意溶媒种类及配制浓度。

案例 4-6　硝苯地平缓释片碾碎后吞服致心源性休克

【关键词】硝苯地平缓释片，碾碎后服用，心源性休克，不良反应

【案例简介】患者，女，78 岁，因高血压长期口服硝苯地平缓释片（10mg/ 片），一日 2 次，一次 1 片，血压控制良好。近两天因气温骤降，患者感觉不适，自查血压达 170/110mmHg，

遂将硝苯地平缓释片碾碎后吞服,1 小时后自测血压降至
140/90mmHg。约 2 小时后再次测试血压又升至 160/100mmHg,
遂又将硝苯地平缓释片碾碎后吞服。服药后约 30 分钟,患者出
现头晕、恶心、心悸、胸闷,继而意识模糊而就诊。

诊断:

心源性休克

【**药师点评**】

1. 硝苯地平为二氢吡啶类钙通道阻滞剂,能减少钙离子经
过钙通道进入细胞,特异性作用于心肌细胞、冠状动脉以及外周
阻力血管的平滑肌细胞。硝苯地平能扩张冠状动脉,还可降低
冠状动脉平滑肌的张力,防止血管痉挛;可降低外周阻力(后负
荷),而减少了氧需求,长期服用,能防止新的冠状动脉粥样硬化
病变的发生。硝苯地平通过减少动脉平滑肌的张力而能降低
已经增加了的外周阻力和血压,对高血压患者降压作用尤为显
著。可用于各种类型的高血压及心绞痛。

2. 硝苯地平缓释片为缓释制剂,通常整片吞服。本案患者
是由于短时间内连续服用了碾碎的硝苯地平缓释片,使较大剂
量硝苯地平突然释放,导致血压突然下降,诱发了心源性休克的
严重后果。

3. 控缓释制剂一般不能掰开服用,只有少数使用特殊工艺
的缓控释制剂,可据标记刻痕掰开。例如,微囊化的药物颗粒(美
托洛尔缓释片),每个颗粒是一个独立的贮库单位,用聚合物薄
膜包裹之后压片,该剂型可掰开服用;再如,以骨架控制法生产
的少数品种(如曲马多缓释片)可掰开使用半片,以便患者及时
调整剂量。这些控缓释制剂尽管能掰开服用,但仍然不能嚼碎
或碾碎后使用。

4. 患者服用的控缓释制剂能否掰开,取决于药品的制剂工
艺,服用方法应以药品说明书为准,不得随意掰开服用。

【**特别提示**】控缓释制剂一般应整片吞服,不能掰开、碾碎
或嚼服,以避免药品突然释放发生不良反应。

案例 4-7 芬太尼透皮贴剂不正确
使用致不良反应

【关键词】芬太尼,透皮贴剂,不良反应

【案例简介】患者,女,68岁,因肺癌骨转移癌痛住院。患者3年前查体发现肺部阴影,诊断为非小细胞肺癌(NSCLC),已经淋巴转移。未进行手术治疗,采用铂剂和多西他赛结合免疫调节剂治疗,后改用吉非替尼片一日0.25g口服治疗。近一个月发生骨痛,疼痛难以忍受住院治疗。完善相关检查,诊断为:癌症骨转移;癌痛评分为8分。

诊断:

肺癌骨转移

处方:

芬太尼透皮贴剂 4.2mg 外用,1次1贴,每72小时1次

因时值冬季,家人担心患者在病房受凉,特意将一手炉给其保暖,手炉靠近贴药部位。患者在使用贴剂2天后出现头晕、嗜睡、恶心、呕吐、轻度呼吸抑制等症状。

【药师点评】

1. 芬太尼透皮贴剂是一种阿片类和中枢镇痛药,主要与μ阿片受体的相互作用有关,有止痛和镇静的作用,用于治疗中度到重度慢性疼痛以及仅对阿片类镇痛药有效的顽固性疼痛。

2. 芬太尼除以上治疗作用外,还有以下作用:呼吸抑制作用,包括呼吸频率下降和二氧化碳敏感性下降;可使瞳孔缩小;刺激化学感受器触发区可能导致恶心和呕吐。

3. 芬太尼透皮贴剂是一种持续释放药物通过皮肤吸收的控释剂型,恒定速度释放,药效可维持72小时。贴用时,应选择躯干和上臂未受刺激即未受照射的平整皮肤,如有毛发,应在使用前剪除。使用前可用清水清洗贴用部位,但不能使用肥皂、油剂、洗剂或其他可能会刺激皮肤或改变皮肤性状的用品,使用前

皮肤应完全干燥。打开密封袋后立即使用,使用时需用手掌用力按压 30 秒,以确保贴剂与皮肤完全接触,尤其应注意其边缘部分。本品可以持续贴用 72 小时,更换贴剂时应更换粘贴部位。

4. 芬太尼透皮贴剂中药物的释放与温度有关,当温度升至40℃时,血清芬太尼的浓度约提高 1/3。本案患者手炉靠近贴药部位,使该部位体温升高,促使应该稳定释放药物的贴剂释药速度加快,血清芬太尼浓度迅速升高从而引起不良反应。

5. 使用芬太尼透皮贴剂时,患者应避免将其贴用部位直接与热源接触,如加热垫、电热毯、加热水床、烤灯或日照灯、强烈的日光浴、热水瓶、长时间的热水浴、蒸汽浴及温泉浴等。另外,如果发热患者需要使用芬太尼透皮贴剂时,亦应监测其阿片类药物的副作用,必要时应调整剂量。

【特别提示】温度升高会使芬太尼透皮贴剂中药物释放加快,血清芬太尼浓度提高,发生呼吸抑制或刺激化学感受器触发区导致恶心和呕吐。因此,患者应避免将其贴用部位与热源接触。

案例 4-8　阿托品滴眼液用法不当致全身中毒

【关键词】阿托品滴眼液,用法不当,全身中毒反应

【案例简介】患者,男,10 岁,因双眼视力下降就诊。眼部检查:双眼视力均 0.3,眼前节正常,屈光间质透明,眼底无异常。小瞳孔检影:右眼 −2.50 DS,左眼 −3.00 DS。

诊断:

双眼屈光不正

处方:

1% 硫酸阿托品滴眼液 5ml　　一次 1 滴,滴于眼结膜囊内,
　　　　　　　　　　　　　　　　一日 3 次,连用 3 天

患者滴眼后未压迫双眼内眦部,半小时后患者出现兴奋、烦躁、谵语、幻视、惊厥而就诊。查体:神志清,精神不振,体温

37℃,血压 120/83mmHg,面部皮肤潮红,双肺(−),心率 120 次/min,律齐,未闻及病理杂音,未引出病理反射,双侧瞳孔 6mm。诊断为阿托品中毒。给予地西泮注射液 5mg,呋塞米注射液 20mg 静脉注射,10 分钟后入睡,观察 2 天无异常出院。

【药师点评】

1. 阿托品为抗胆碱药,具有散瞳、调节麻痹的作用。用于虹膜睫状体炎、角膜炎、巩膜炎、白内障手术前后及小儿扩瞳验光等。正常人用量超过 5mg 即产生中毒,轻度中毒表现为眩晕、心率加快、兴奋、谵语、惊厥、幻视。

2. 阿托品滴眼液滴眼时应注意压迫泪囊部,以防药物进入鼻腔而吸收中毒。本案患者滴眼时未压迫内眦部,散瞳后出现临床表现符合阿托品中毒诊断。

3. 儿童对阿托品敏感,应用本品治疗儿童弱视时宜选用眼膏剂或浓度较低的滴眼液,防止毒副作用的发生。

4. 阿托品滴眼液具有散瞳、放松调节的作用,滴眼后会有畏光、视物不清的副作用,通常需要 3 周左右的时间才能完全恢复。

5. 滴眼液是眼科疾病最常用的药物剂型之一,应注意正确的使用方法,尤其对于特殊的滴眼液更需要特别注意,滴眼后立即压迫内囊部以减少全身性吸收。

【特别提示】使用阿托品滴眼液时应注意压迫泪囊部,以防药物进入鼻腔而吸收中毒。儿童对阿托品敏感,应用时宜选用眼膏剂或浓度较低的滴眼液,以防毒性反应的发生。

案例 4-9 琥珀酸亚铁禁用茶水送服

【关键词】琥珀酸亚铁,茶水,疗效降低

【案例简介】患者,男,24 岁,因面色苍白、头晕、乏力 1 年余,加重伴心慌 1 个月来诊。1 年前无明显诱因头晕、乏力,家人发现面色不如从前红润,但能照常上班,近 1 个月来加重伴活

动后心慌,曾因"血红蛋白低(具体不详)",给硫酸亚铁口服,因胃肠反应难以忍受仅用 1 天。病后进食正常,不挑食,二便正常,无便血、黑便、尿色异常、鼻出血和齿龈出血。睡眠好,体重无明显变化。既往体健,无胃病史,无药物过敏史。查体:体温 36℃,心率 104 次 /min,呼吸 18 次 /min,血压 120/70mmHg,一般状态好,贫血貌;血常规:血红蛋白 89g/L。

诊断:

缺铁性贫血

处方:

琥珀酸亚铁颗粒 0.2g 口服,一日 2 次

维生素 C 片 0.1g 口服,一日 3 次

患者平时喜爱喝茶水,故服药时在餐前用茶水送服。

【药师点评】

1. 缺铁性贫血(IDA)是机体对铁的需求与供给失衡,导致体内贮存铁耗尽,继之红细胞内铁缺乏,最终引起缺铁性贫血。缺铁性贫血是铁缺乏症的最终阶段,表现为缺铁引起的小细胞低色素性贫血及其他异常,是最常见的贫血。患铁缺乏症主要和下列因素相关:婴幼儿辅食添加不足,青少年偏食,妇女月经量过多、多次妊娠、哺乳及某些病理因素(如胃大部分切除、慢性失血、慢性腹泻、萎缩性胃炎和钩虫感染等)等。

2. 缺铁性贫血的治疗原则是根除病因、补足贮铁。铁是红细胞中血红蛋白的组成元素。缺铁时,红细胞合成血红蛋白量减少,致使红细胞体积变小,携氧能力下降,形成缺铁性贫血,口服补充铁元素,可纠正缺铁性贫血。

3. 治疗性铁剂有无机铁和有机铁两类。无机铁以硫酸亚铁为代表,有机铁则包括右旋糖酐铁、葡萄糖酸亚铁、琥珀酸亚铁、山梨醇铁、富马酸亚铁、多糖铁复合物等。治疗缺铁性贫血首选口服铁剂,餐后服用胃肠道反应小且易耐受,进食维生素 C 可促进铁剂吸收。

4. 茶富含鞣质,鞣质可分解成鞣酸,容易和药品中的蛋白

质、生物碱、金属离子等发生相互作用。鞣酸与铁盐易生成鞣酸铁沉淀,不但会影响铁的吸收,而且鞣酸铁沉淀还会导致腹痛、腹泻等胃肠道副作用,因此,含铁药品不宜与茶同服。

5. 琥珀酸亚铁含 Fe^{2+},故服用时忌茶,以免被鞣质沉淀。琥珀酸亚铁有可能刺激胃肠道,故宜在餐后或餐时服用,以减轻胃部刺激;使用方法为温水冲服,一日早、晚餐后各服用一次,一次 0.2g。建议餐后 0.5~2 小时给药,降低胃肠道反应发生。勿用热开水冲服,以免影响吸收。

【特别提示】茶富含鞣质,鞣质可分解成鞣酸,鞣酸与铁盐易生成鞣酸铁沉淀,不但使铁的吸收减少,而且会导致腹痛、腹泻等胃肠道副作用。因此,琥珀酸亚铁不宜与茶同服。

案例 4-10　快速静脉滴注万古霉素致红人综合征

【关键词】红人综合征,万古霉素,静脉滴注,滴速

【案例简介】患者,男,60岁,因突发恶心、呕吐 1 小时就诊。入院诊断:左侧脑室出血,急诊行开颅脑内血肿清除术。术后患者出现肺部感染,查体:体温 37.9℃,心率 90 次/min,呼吸 18 次/min,血压 130/86mmHg,双肺呼吸音粗,可闻及痰鸣音,痰量中等,黄色黏稠。肺 CT 示双下肺炎;血常规:白细胞 7.79×10^9/L,中性粒细胞百分比 85.9%,血红蛋白 105g/L;多次痰培养结果显示粪肠球菌,对万古霉素敏感。

诊断:

双下肺炎

处方:

0.9% 氯化钠注射液 250ml

注射用盐酸万古霉素 1.0g ╱ 静脉滴注,每 12 小时 1 次

输液后患者出现面部、颈及躯干红斑性充血、瘙痒,考虑可能为万古霉素引起的红人综合征。经询问,该瓶输液约 30~40

分钟滴完,建议临床降低滴速。再次用药,滴速调整为 20 滴 / min 以下,滴注时间 60 分钟以上,患者未再出现上述症状。

【药师点评】

1. 红人综合征是药物导致肥大细胞脱颗粒,组胺释放导致的人体反应,表现为颜面部、上胸部充血为主,严重者可能导致患者喘憋、呼吸困难、血管神经性水肿、血压下降等。万古霉素的主要不良反应为红人综合征,快速推注或短时内静脉滴注万古霉素可使组胺释放,出现红人综合征、低血压等副作用。红人综合征的发生与药物浓度及输注速率有关,如果药物浓度过高或滴注速度过快,导致短时间内进入体循环的万古霉素浓度迅速升高,组胺大量释放,则导致红人综合征的发生。如果 1g 万古霉素输注速率不小于 60 分钟,一般不会发生这种反应。

2. 万古霉素主要经肾小球滤过排出,健康成年人静脉滴注 0.5g 或 1.0g 后,其累积尿中排泄率在静脉滴注结束后 24 小时约为给药量的 85%,静脉滴注后 72 小时为给药量的 90% 以上,总清除率为 10ml/min。肾功能损害患者同健康人相比,血中药物浓度的半衰期延长。万古霉素静脉滴注结束 1~2 小时血中浓度应为 25~40μg/ml,最低血药浓度不应超过 10μg/ml,如果静脉滴注结束 1~2 小时血中浓度为 60~80μg/ml 及以上,最低血药浓度持续超过 30μg/ml 以上,可出现肾功能、听力损害等副作用。本案患者为老年人,老年人由于肾功能减弱,应根据肾功能减弱的程度调整给药剂量和用药间隔,监测血药浓度,慎重给药。

【特别提示】快速推注或短时内静脉滴注万古霉素可使组胺释放,出现红人综合征(面部、颈躯干红斑性充血、瘙痒等)、低血压等副作用,所以每次静脉滴注应在 60 分钟以上。万古霉素静脉给药可引起血栓性静脉炎,应注意药液的浓度和静脉滴注的速度,再次静脉滴注时应更换静脉滴注部位。肾功能损害及老年患者应调整给药剂量和用药间隔,用药期间应注意监测血药浓度。

案例 4-11　快速静脉滴注痰热清注射液致胸闷

【关键词】胸闷,痰热清注射液,滴速

【案例简介】患者,女,26 岁,因孕足月第一胎就诊。入院后行子宫下段剖宫产术。术后患者出现咳嗽、咳痰,给予止咳化痰口服制剂无好转。查体:体温 36.8℃,血压 110/70mmHg,咽部充血,腹部切口干燥无渗出。

诊断:

上呼吸道感染

处方:

5% 葡萄糖注射液 250ml

痰热清注射液 20ml 　　静脉滴注,一日 1 次

输注约 15 分钟时,患者诉胸闷,无心慌、皮肤瘙痒等其他不适,测脉搏 84 次/min,血压 120/80mmHg。调查发现,本案患者液体输注速度为 70~80 滴/min,输注速度过快。停药,更换液体,氧气吸入,10 分钟后胸闷缓解,1 小时后患者诉无不适。次日患者再次给予痰热清注射液静脉滴注,控制滴速 40~50 滴/min,患者未再出现不适。

【药师点评】

1. 本案为痰热清注射液输注速度过快导致的不良反应。痰热清注射液常用量一般 1 次 20ml,重症患者 1 次可用 40ml,加入 5% 葡萄糖注射液或 0.9% 氯化钠注射液 250~500ml 静脉滴注,控制滴数不超过 60 滴/min,一日 1 次。本案患者给药速度 70~80 滴/min,未按药品说明书要求控制滴数,致不良反应发生。

2. 中药注射剂是指将中药材进行提取、纯化后制成的可以注入人体内的溶液、乳状液或注射用无菌粉末。由于中药材中所含成分过于复杂,单味中药材中化学成分从几十种到几百种不等,难以分离、提纯,因此临床在使用中药注射剂时需

要加强管理,依据《中药注射剂临床使用基本原则》要求,严格按照药品说明书使用,在用药过程中密切观察用药反应,特别是开始的 5~30 分钟,一旦出现过敏反应或其他严重不良反应,应立即停药并及时救治,确保用药安全。中药注射剂不得与其他药物混合滴注。如合并用药,在换药时需先用 5% 葡萄糖注射液或 0.9% 氯化钠注射液(50ml 以上)冲洗输液管或更换新的输液器,并应保持一定的时间间隔,以免发生药物相互作用,产生不良反应。

【特别提示】痰热清注射液为中药注射剂,输注速度应严格按药品说明书要求执行,儿童以 30~40 滴 /min 为宜,成年人滴速不超过 60 滴 /min。

案例 4-12 尖吻蝮蛇血凝酶
不宜静脉滴注给药

【关键词】术后出血,凝血,尖吻蝮蛇血凝酶,静脉注射

【案例简介】患者,女,24 岁,1 个月前无意中发现口底肿物,无痛,后肿物逐渐增大而就诊。查体:体温 37.4 ℃,心率 94 次 /min,呼吸 23 次 /min,血压 123/79mmHg;颌下肿大,口底前部抬高明显,双合诊可及口底前部正中肿物,约 6cm×6cm×6cm 大小,界限尚清,距离口底较近,囊性感,无压痛,可活动,双侧颌下腺导管口无红肿,分泌可,伸舌无偏斜,无舌麻木。入院后在全麻下行“口底肿物切除术”,术后病理示“表皮样囊肿”。

诊断:

口底表皮样囊肿

处方:

5% 葡萄糖注射液 250ml 注射用尖吻蝮蛇血凝酶 2IU	静脉滴注,一日 1 次(术后给予)

0.9% 氯化钠注射液 100ml
注射用头孢硫脒 2.0g ／ 静脉滴注,术前 0.5 小时给予

【药师点评】

1. 患者入院后查无手术禁忌,拟行"口底肿物切除术",经口腔舌下黏膜正中部位切口,属于清洁 - 污染手术,可于术前 0.5~1 小时给予第一代头孢菌素头孢硫脒预防切口部位感染。

2. 尖吻蝮蛇血凝酶为蛋白类物质,是从尖吻蝮蛇蛇毒中分离提纯的血凝酶,通过水解纤维蛋白原使其变为纤维蛋白而增强机体凝血功能,辅助用于外科手术浅表创面渗血的止血。说明书中规定用法用量为:一次 2IU(2 瓶),每瓶用 1ml 注射用水溶解静脉注射。本例中应用 5% 葡萄糖注射液 250ml 溶解尖吻蝮蛇血凝酶后静脉滴注,不符合说明书要求,无法保证用药安全性。

3. 尖吻蝮蛇血凝酶应于术前 15~20 分钟单次静脉注射给药,在手术过程中能起到较好的止血效果。尖吻蝮蛇血凝酶没有进行过重复给药的安全性、有效性研究。故该药不能多次给药,也不能溶于 0.9% 氯化钠注射液中静脉滴注使用。本案为术后应用,止血效果不及术前给药,且一日 1 次长期应用,使用方法错误,给药时机也不当。

【特别提示】 尖吻蝮蛇血凝酶仅用于手术浅表创面的止血,手术预防性止血,应于术前 15~20 分钟给药 1 次,静脉注射给药,不能多次使用,也不能静脉滴注给药。

案例 4-13 奥沙利铂静脉滴注
速度过快致恶心呕吐

【关键词】 恶心、呕吐、发汗,奥沙利铂,滴速过快

【案例简介】 患者,女,36 岁,体重 42kg,体表面积 1.45m^2,系"胃癌术后 2 个月余"就诊,患者 2 个月前因"上腹部隐痛 1 年余,加重 1 个月"就诊,行胃镜检查,病理示:(胃体)低分化

腺癌,部分为印戒细胞癌;后行"远端胃癌根治术",术后病理:远端胃一个,距上切端 4cm,下切端 4.5cm,胃窦后壁见一溃疡型肿物,大小 3cm×2cm×1cm,肿瘤细胞浸润性生长,侵犯至胃壁深肌层,上下切端及吻合口未见肿瘤,胃小弯、大弯远淋巴结未见癌转移;诊断:(胃窦)低至中分化腺癌。免疫组化:CAM5.2(+),P53(-),Cer-bB-2(个 别 +),P16(-),TopoⅡ(+),Ki67(50%),诊断胃窦腺癌,耐药基因(TopoⅡ)低水平表达,增殖细胞活性中等表达,Cer-b B-2 基因扩增阳性。术后恢复尚可,行"奥沙利铂 + 卡培他滨"方案化疗 1 周期,现为求进一步治疗入院。

诊断:

胃癌术后(pT2N0M0)

处方:

0.9% 氯化钠注射液 100ml
盐酸阿扎司琼注射液 10mg / 静脉滴注,一日 1 次

5% 葡萄糖注射液 100ml
地塞米松磷酸钠注射液 5mg / 静脉滴注,疗程第 1 日

5% 葡萄糖注射液 500ml
注射用奥沙利铂 190mg / 静脉滴注,疗程第 1 日

卡培他滨片 1.5g 口服,一日 2 次(疗程 1~14 日)

患者在开始滴注奥沙利铂 10 分钟后出现恶心、呕吐、发汗等不适反应,停药后好转。

【药师点评】

1. 本案患者为"远端胃癌根治术"后,病理分期较早,为T2N0M0,但因具有年纪较轻、肿瘤为低至中分化腺癌的高危因素,按照 NCCN 指南应进行以氟尿嘧啶为基础的术后放化疗。在 2011 年《NCCN 胃癌临床实践指南》(中国版)中,对于术后辅助化疗推荐方案为替吉奥胶囊或氟尿嘧啶类联合铂类(卡培他滨联合奥沙利铂),故对本案患者选用卡培他滨联合奥沙利铂方案符合指南推荐。

2. 奥沙利铂联合卡培他滨为中度致吐化疗方案,根据《NCCN 止吐临床实践指南》(2021 年版),对于中度致吐风险化疗药物,应选择 5-HT$_3$ 受体拮抗剂联合类固醇药物止吐方案。医嘱给予患者阿扎司琼联合地塞米松预防患者化疗引起的呕吐,用药合理。

3. 患者在滴注奥沙利铂过程中出现恶心、呕吐、发汗等不适反应,停药后好转,考虑为奥沙利铂引起的不良反应。但患者在第一次使用奥沙利铂过程中未出现以上不适反应,并且经了解,患者滴注奥沙利铂时曾自行调整滴注速度,10 分钟内滴注了约 100ml。根据奥沙利铂使用说明书,奥沙利铂推荐剂量为 130mg/m²,溶于 5% 葡萄糖注射液 250~500ml 中,滴注 2~6 小时。本案患者实际滴速明显高于说明书要求,故考虑患者此次发生不良反应主要由滴注速度过快引起,药师建议可降低滴速继续滴注并密切监护患者有无不适反应。

【特别提示】奥沙利铂规定的滴注时间应为 2~6 小时,在正常使用的情况下胃肠道反应发生概率较小,但如果滴速过快可导致不良反应加重,因此应严格按照说明书用法给药。

案例 4-14 依托泊苷化疗不宜静脉推注

【关键词】依托泊苷,溶媒,滴注速度

【案例简介】患者,女,40 岁,主因间断右侧鼻塞 2 年,后进行性加重,伴头闷胀感,偶有流黄脓涕伴涕中带血、嗅觉减退,无眼部胀痛就诊。诊断:①右侧鼻腔肿物;②慢性鼻 - 鼻窦炎。病理结果显示:涎腺来源之低度恶性肿瘤。于 1 个月前在全麻下鼻内镜下行鼻腔肿瘤切除术 + 全组鼻窦切除术,术后患者恢复良好。术后行放疗联合顺铂同步化疗。

诊断:

右侧鼻腔原始神经外胚层肿瘤(PNET)术后

处方：

0.9% 氯化钠注射液 50ml ╱
依托泊苷注射液 0.1g ╱ 静脉滴注，疗程第 1~5 日

0.9% 氯化钠注射液 500ml ╱
注射用顺铂 40mg ╱ 静脉滴注，疗程第 1~3 日

0.9% 氯化钠注射液 100ml ╱
盐酸阿扎司琼注射液 10mg ╱ 静脉滴注，一日 1 次

5% 葡萄糖注射液 100ml ╱
盐酸甲氧氯普胺注射液 20mg ╱ 静脉滴注，一日 1 次

【药师点评】

1. 依托泊苷溶媒量过少。根据依托泊苷药品说明书，依托泊苷应使用 0.9% 氯化钠注液进行稀释，配制后浓度不应超过 0.25mg/ml。根据本案患者所用依托泊苷剂量，至少应溶于 400ml 0.9% 氯化钠注射液中进行配制。

2. 依托泊苷注射液不宜静脉推注。依托泊苷注射液属细胞周期特异性药物，其作用位点是拓扑异构酶Ⅱ。由于其与 DNA 拓扑异构酶Ⅱ的结合是可逆的，并作用于细胞周期中持续时间较长的 S 期、G_2 期，因此血药浓度持续时间长短比峰浓度更重要，且高峰浓度（>5~10mg/L）与严重的骨髓抑制有关。滴注速度过快易引起低血压、喉痉挛等过敏反应，故一般采用静脉滴注，不应静脉推注，静脉滴注时间不少于 30 分钟。

【特别提示】依托泊苷需用 0.9% 氯化钠注射液进行稀释，浓度不应超过 0.25mg/ml，不宜静脉推注，静脉滴注时速度不得过快，至少半小时。

案例 4-15 镇吐药物使用不足致化疗后严重胃肠道反应

【关键词】胃肠道反应，顺铂，化疗，镇吐

【案例简介】患者，女，58 岁，体重 43kg，体表面积 1.40m²，

半年前无明显诱因下出现左侧胸背部疼痛,呈持续性痛,刀割样,伴阵发性加重,不伴发热,全身 PET-CT 显像示:左肺下叶团块状软组织影伴异常高代谢,考虑左肺下叶恶性病变。同时在 CT 引导下行肺穿刺术,术后病理示左肺小细胞癌,于 1 个月前给予 1 周期 EP 方案化疗:依托泊苷 0.1g D1~5+ 顺铂 40mg D1~3,治疗中患者出现恶心、呕吐等胃肠道反应,予以相关对症治疗后症状缓解,现为按期化疗入院。

诊断:

左肺小细胞癌局限期

处方:

0.9% 氯化钠注射液 100ml
盐酸托烷司琼注射液 5mg / 静脉滴注,一日 1 次

5% 葡萄糖注射液 500ml
维生素 B_6 注射液 300mg / 静脉滴注,一日 1 次

5% 葡萄糖注射液 500ml
维生素 C 注射液 1g / 静脉滴注,一日 1 次

0.9% 氯化钠注射液 500ml
依托泊苷注射液 0.1g / 静脉滴注,疗程第 1~5 日

0.9% 氯化钠注射液 500ml
注射用顺铂 40mg / 静脉滴注,疗程第 1~3 日

治疗第 2 日,患者出现恶心、呕吐、不能进食症状,给予甲氧氯普胺注射液 10mg 对症处理后症状未见明显减轻。

【药师点评】

1. 化疗是癌症治疗的重要手段,而化疗引起的恶心、呕吐(chemotherapy induced nausea vomiting,CINV)是化疗过程中最常见也是对患者影响最大的不良反应之一。据统计,如果没有止吐治疗,70%~80% 接受化疗的患者会出现 CINV。严重的恶心、呕吐不仅会降低患者对治疗的依从性,致使肿瘤控制不理想,而且会在短期内导致患者营养缺乏、脱水和电解质失衡,甚至引起吸入性肺炎。因此,及时、有效、合理地使用镇吐药物预

防或减少 CINV 的发生,对改善患者生活质量并保证化疗的顺利进行有重要意义,已成为肿瘤患者支持治疗的重要内容。

2. 患者所用依托泊苷联合顺铂方案为高度致吐化疗方案,根据《NCCN 止吐临床实践指南》(2021 年版),对于高度致吐风险化疗药物,需多种镇吐药物联合应用预防 CINV,指南推荐选择 5-HT$_3$ 受体拮抗剂、地塞米松联合 NK-1 受体拮抗剂的止吐方案。本案中患者所用镇吐药物仅有 5-HT$_3$ 受体拮抗剂托烷司琼,在化疗第 2 日患者出现恶心、呕吐等胃肠道反应,考虑为镇吐药物使用较少,不能很好地预防 CINV 所致,并且患者在上次化疗过程中曾出现过恶心、呕吐史,因此在此次治疗过程中更应加强镇吐药物的使用。

【特别提示】对于控制癌症患者的 CINV 预防往往比治疗更重要,对于高度致吐风险化疗药物,需多种镇吐药物联合应用预防 CINV,推荐选择 5-HT$_3$ 受体拮抗剂、地塞米松联合 NK-1 受体拮抗剂的止吐方案。

案例 4-16　紫杉醇预处理不当致过敏反应

【关键词】过敏反应,紫杉醇,预处理

【案例简介】患者,男,61 岁,体重 73kg,体表面积 1.7m^2,患者 1 个月前因进食哽噎感就诊。行胃镜示:食管中上段距门齿 25~30cm 处黏膜僵硬,右侧壁见不规则新生物突出,病理示鳞状细胞癌。上消化道造影:管腔充盈缺损,黏膜中断破坏,长约 4cm。诊断为食管中段癌。胸腹部 CT 示:食管癌伴双肺及左侧锁骨上窝、纵隔淋巴结多发转移。

诊断:

食管癌伴肺、纵隔淋巴结转移

处方:

5% 葡萄糖注射液 100ml

地塞米松磷酸钠注射液 5mg ｜ 静脉滴注,紫杉醇前 30 分钟

0.9% 氯化钠注射液 250ml
紫杉醇注射液 240mg ╱ 静脉滴注,疗程第 1 日
0.9% 氯化钠注射液 500ml
注射用奈达铂 120mg ╱ 静脉滴注,疗程第 1 日
盐酸昂丹司琼氯化钠注射液 100ml　静脉滴注,一日 1 次
盐酸甲氧氯普胺注射液 10mg　肌内注射,一日 1 次

　　在紫杉醇开始治疗后约 5 分钟患者出现呼吸困难,低血压症状,立即停止输注紫杉醇,给予吸氧、抗过敏治疗后患者逐渐好转。

【药师点评】

　　1. 紫杉醇属于植物碱类药物,作用于细胞周期之 M 期,通过加快微管蛋白的聚合,影响细胞的有丝分裂,从而发挥抗肿瘤作用,该药从 20 世纪 90 年代开始用于食管癌化疗,单药有效率为 17%~31%,与铂类联合应用可以明显提高疗效。

　　2. 虽然紫杉醇的抗肿瘤作用显著,但是紫杉醇的过敏反应仍是一个不可忽略的问题。紫杉醇的过敏反应发生率为 39%,其中严重过敏反应发生率为 2%。多数为Ⅰ型变态反应,表现为支气管痉挛性呼吸困难、荨麻疹和低血压。几乎所有的反应都发生在用药后最初的 10 分钟内,严重过敏反应常发生在用药后2~3 分钟。

　　3. 为了预防发生紫杉醇的过敏反应,在紫杉醇治疗前 12 小时和 6 小时均应口服地塞米松 20mg,治疗前 30~60 分钟肌内注射或口服苯海拉明 50mg,静脉注射西咪替丁 300mg 或雷尼替丁 50mg。需要注意的是,紫杉醇的预防用药虽然可降低过敏反应的发生,但仍旧不能绝对避免,因此在使用紫杉醇的最初 10 分钟应密切观察患者反应,以避免发生重度过敏反应。

　　4. 该案例在使用紫杉醇时仅在紫杉醇治疗前 30 分钟给予患者地塞米松静脉滴注进行预处理,并不能很好地预防紫杉醇的过敏反应,因此考虑患者发生紫杉醇的过敏反应很可能是预

处理不当引起的。建议在使用紫杉醇过程中应严格按照说明书推荐的预处理方案进行预处理,尤其是对于首次使用紫杉醇的患者。

【特别提示】过敏反应是紫杉醇常见的不良反应之一,为了预防过敏反应的发生,在使用紫杉醇过程中应严格按照说明书推荐的预处理方案进行预处理,尤其是对于首次使用紫杉醇的患者。并且在使用紫杉醇的最初 10 分钟应密切观察患者反应,以避免发生重度过敏反应。

案例 4-17　丙戊酸钠服药方式不当致消化道反应

【关键词】丙戊酸钠,消化道反应,服药方法

【案例简介】患者,男,57 岁,因话多、活动多、激惹 8 年,冲动 1 个月就诊。既往史无特殊,个人史性格外向,家族史阴性。躯体及神经系统检查无异常。精神检查:意识清晰,定向力准确,注意力不集中,接触主动,与之交谈,言谈切题、话多、言语夸大,自我感觉好,自我评价高,情感高涨,激惹,活动多,行为轻率,不计后果,冲动、打人,无自知力。

诊断:

双相情感障碍,目前为不伴有精神病性症状的躁狂发作

处方:

富马酸喹硫平片 25mg　口服,一日 2 次

丙戊酸钠片 0.25g　口服,一日 2 次;5 日后增加至 0.5g 口服,一日 2 次

患者服用 1 个月后,自述经常胃疼、有灼热感,偶有腹泻症状。仔细询问患者家属,得知患者自觉药片难以下咽,经常研碎后服用。考虑为丙戊酸钠片服药方式不正确所致。嘱咐患者家属丙戊酸钠片需要整片服用,为避免胃部刺激症状,可餐后给予。7 日后患者复诊时上述症状明显减轻。

【药师点评】

1. 丙戊酸钠为抗癫痫药物,能增加 GABA 的合成和减少 GABA 的降解,从而升高抑制性神经递质 γ- 氨基丁酸(GABA)的浓度,降低神经元的兴奋性而抑制发作。在电生理实验中,本药可产生与苯妥英相似的抑制钠通道的作用,对肝脏有损害。丙戊酸钠开始剂量为一次 0.25g,一日 2 次,口服,3~5 日后加至一次 0.5g,一日 2 次。

2. 丙戊酸钠常见不良反应表现为腹泻、消化不良、恶心、呕吐、胃肠道痉挛等。本案患者服用丙戊酸钠后出现胃疼、有灼热感,偶有腹泻等症状,可能为丙戊酸钠的不良反应。而服药方式不当加重了不良反应。

3. 丙戊酸钠应餐后立即服用,可减少药物对胃部的刺激。丙戊酸钠应整片吞服,可对半掰开服用,但不能研碎或咀嚼。

【特别提示】药物的正确服用可以减少不良反应的发生,利于药物的吸收。丙戊酸钠片应餐后立即服用,且整片吞服,不可研碎或咀嚼。

案例 4-18　化疗前后 24 小时内禁用重组人粒细胞刺激因子

【关键词】骨髓抑制,重组人粒细胞刺激因子,升白细胞

【案例简介】患者,女,61 岁,体重 52kg,体表面积 1.45m²,患者 2 个月前发现左乳肿块,乳腺 B 超示:左乳探及一大小约 23mm × 27mm 低回声团块。遂于局麻下行左乳包块切除术,术后快速病理提示恶性,于当天下午在全麻下行左乳癌改良根治术。术后病理示:浸润性导管癌,左腋下淋巴结 4/12(+)。免疫标记:CK(7+),ER(−),PR(−),Her-2(2+),Ki-67>40%。1 个月前给予 1 个疗程"环磷酰胺 800mg+ 表柔比星 120mg"化疗方案,现为按期化疗就诊。入院血常规检查提示:白细胞 3.05 × 10⁹ 个 /L,中性粒细胞 1.45 × 10⁹ 个 /L,其余未见明显异常。

诊断：

左乳癌术后（pT2N2M0）

化疗后骨髓抑制

处方：

盐酸昂丹司琼氯化钠注射液 100ml　静脉滴注，一日 1 次

0.9% 氯化钠注射液 30ml

注射用环磷酰胺 0.8g　　　 静脉注射，疗程第 1 日

5% 葡萄糖注射液 30ml

注射用盐酸表柔比星 120mg　静脉注射，疗程第 1 日

5% 葡萄糖注射液 100ml

地塞米松磷酸钠注射液 5mg　静脉滴注，一日 1 次

重组人粒细胞刺激因子注射液 150μg　皮下注射，即刻

【药师点评】

1. 化疗通常会导致骨髓抑制，而骨髓抑制往往会引起很多并发症，因此对于癌症化疗引起骨髓抑制的患者，往往需要使用重组人粒细胞刺激因子（rhG-CSF）来进行升白治疗。对于 rhG-CSF 的应用，需要注意以下几点：①对于Ⅲ级和Ⅳ级粒细胞减少，必须使用。②对于Ⅰ级粒细胞减少，原则上不用；对于Ⅱ级粒细胞减少，如果以往有Ⅲ级以上骨髓抑制史，或考虑化疗后会很快出现Ⅱ级骨髓抑制（两周以内）可能，则需要使用。③如果患者是在化疗两周以后出现Ⅱ级粒细胞减少，而以前又没有Ⅲ级以上骨髓抑制的历史，则可密切观察，暂时不用。

2. rhG-CSF 最好在一个周期的化疗药物用药完全结束 48 小时以后应用。如果在化疗开始前 24 小时内或化疗后 24 小时内应用 rhG-CSF，经 rhG-CSF 刺激后增加的中性粒细胞会很快被化疗药物破坏，非但不能减轻化疗药物对骨髓造血功能的抑制，还会加重其对骨髓储备功能的损伤，增加重度骨髓抑制的风险。

结合本案患者情况，目前属于Ⅱ级粒细胞减少，如进行化疗很可能会导致粒细胞进一步减少，故此时需使用 rhG-CSF

升白治疗,待白细胞及中性粒细胞升至正常以上后方可进行化疗。并且为了更好地发挥 rhG-CSF 的作用,减少对患者骨髓造血功能的损伤,建议应在 rhG-CSF 使用 24~48 小时以后进行化疗。

【特别提示】rhG-CSF 是癌症化疗患者常用的升白药物,但需要注意的是,在给予癌症化疗药物的前 24 小时内以及给药后的 24 小时内应避免使用该药。如果使用不当,非但不能减轻化疗药物对骨髓造血功能的抑制,还会加重其对骨髓储备功能的损伤,增加重度骨髓抑制的风险。

案例 4-19 咪达唑仑快速静脉注射致心脏停搏

【关键词】咪达唑仑,静脉注射,心脏停搏,肝微粒体酶

【案例简介】患者,男,70 岁,因头痛、味觉丧失、言语不利 2 个月,加重伴间断胡言乱语 4 天就诊。既往病史:左侧股骨头坏死 3 个月,保守治疗;天疱疮 2 年。查体:言语欠流利,双上肢肌力 4 级,右下肢肌力 4 级,双侧指鼻试验欠稳准,跟膝胫试验不配合。血压 94/70mmHg。

诊断:

器质性精神障碍

肌无力待查

左侧股骨头坏死

处方:

咪达唑仑注射液 5mg　静脉注射,即刻

0.9% 氯化钠注射液 100ml ╱ 静脉滴注,一日 1 次

注射用艾司奥美拉唑钠 40mg

入院后给予咪达唑仑注射液 5mg 静脉注射控制患者烦躁不安症状。给药 45 分钟后患者口唇发绀、呼之不应、呼吸心跳停止。

【药师点评】

1. 咪达唑仑是一种强效镇静剂,使用时需要缓慢给药,并且剂量个体化,单剂量过量或过快静脉给药会导致呼吸抑制、气道梗阻和/或窒息。静脉注射给药后吸收迅速且完全,注射后15分钟内起效,30~60分钟内达到峰值。患者用药45分钟后出现呼吸心跳停止,症状与用药时间相关性密切。且患者为器质性精神障碍,给药时欠合作,给药时不排除快速静脉注射,导致发生心脏停搏的严重不良反应。

2. 艾司奥美拉唑和咪达唑仑存在相互作用。患者使用的注射用艾司奥美拉唑钠为 CYP2C19 和 CYP3A4 抑制剂,而咪达唑仑也主要通过 CYP3A4 代谢,两者合用可能会增加咪达唑仑的血药浓度,使后者半衰期延长,药效增强。

3. 咪达唑仑在虚弱、血容量不足和摄入大剂量药物的患者中容易发生不良反应,缓慢注射也可能发生作用过度和苏醒延迟。因此在用药后应密切观察并监测生命体征,以便及时发现异常并迅速处理,避免发生严重后果。

【特别提示】咪达唑仑应强调缓慢注射给药,以免发生作用过度和苏醒延迟,在用药后应密切观察并监测生命体征,以便及时发现异常并迅速处理,避免发生严重后果。与艾司奥美拉唑联用可能会增加咪达唑仑的血药浓度,引起药效增强,应尽量避免合用。

案例 4-20　阿立哌唑减量过快致撤药综合征

【关键词】阿立哌唑,减量,撤药综合征

【案例简介】患者,女,18 岁,因情绪不稳定,孤僻懒散 5 个月就诊。既往病史:因适应障碍曾住院治疗,症状好转出院。查体:心肺腹查体未见明显异常。意识清晰,接触被动合作,可引出言语性幻失,兴趣与愉快感丧失,心烦。

诊断:

精神分裂症

处方：

阿立哌唑片 12.5mg　口服，一日 2 次

帕利哌酮缓释片 3mg　口服，一日 1 次

利培酮片 0.25mg　口服，一日 1 次

苯海索片 1mg　口服，一日 2 次

阿立哌唑片服用 25 日后开始逐渐减量，换用帕利哌酮缓释片，换药 2 周后患者出现病情加重，并出现肌张力障碍和震颤等锥体外系反应症状。根据基因检测结果停用帕利哌酮，更换为利培酮，患者锥体外系症状未好转，精神分裂症状较前加重。再次给予阿立哌唑片并增加剂量，治疗 45 日后开始减量，患者好转出院。

【药师点评】

1. 精神科的临床实践中，由于个体差异经常会出现疗效不佳或副作用严重的情况，这时往往需要调换药物。当一种抗精神病药换成另一种抗精神病药时，前一种抗精神病药的撤药可引起撤药综合征，这种症状易被误认为是后一种药物的不良反应，应特别注意。

2. 阿立哌唑作为第二代抗精神病药，是首个 DA 系统稳定剂，是多巴胺 D_2 和 $5-HT_{1A}$ 受体的部分激动剂，也是 $5-HT_{2A}$ 受体拮抗剂。阿立哌唑引起撤药综合征机制一般是基于多巴胺 D_2 受体超敏综合征、$5-HT_{2A}$ 受体超敏综合征。临床治疗需更换药物时应缓慢替换，即尽可能延长撤药间隔，同时选择对症治疗药物，如出现急性肌张力障碍和 / 或震颤给予苯海索；出现静坐不能或激越可给予苯二氮䓬类药物，或使用 β 受体拮抗剂，如普萘洛尔。给药时应个体化治疗，避免不良反应发生。

3. 抗精神病药撤药期间可能导致锥体外系反应，严重影响生活质量。抗精神病药基因组学研究表明，遗传因素是影响药物反应差异的重要因素。对初始入院的精神病患者开展基于基因组学个体化用药，能够更大程度地避免不良反应的发生，提高患者生活质量。

【特别提示】精神类药物的撤药综合征经常被忽略，在药源

性疾病诊治中应加强对精神类药物的监护;应针对患者进行个体化用药,条件具备时可进行基因检测,评价治疗方案的疗效与安全性,避免不良反应。

案例 4-21　硝普钠快速静脉滴注致精神异常

【关键词】硝普钠,快速静脉滴注,精神异常

【案例简介】患者,女,75 岁,因感冒 2 天,发热 1 天,喘憋 4 小时就诊。既往病史:高血压 6 年,糖尿病 6 年,1 年前因"慢性肾衰竭"门诊规律透析。查体:双肺呼吸音粗,可闻及散在湿啰音;血压 208/118mmHg;肌钙蛋白<0.5,B 型脑钠肽 3 830pg/ml,心脏彩超示左心增大。

诊断:

慢性心力衰竭

慢性肾衰竭急性加重

高血压 3 级

2 型糖尿病

处方:

5% 葡萄糖注射液 50ml

注射用硝普钠 50mg ╱ 静脉滴注　微泵维持

硝普钠静脉滴注开始速度为 10μg/(kg·min),然后根据血压变化将其速度逐渐调至 4.5μg/(kg·min),约 18 小时后患者出现头晕、头痛、烦躁、兴奋、语无伦次、幻视幻听等症状,立即停用硝普钠改用硝酸甘油加氯化钠注射液静脉滴注,48 小时后患者精神症状缓解。

【药师点评】

1. 硝普钠一种强效扩血管药物,属铁氰化合物亚硝酸盐类,其亚硝基可与红细胞及组织中的硫基结合而释放氰化物。经肝内硫氰酸合成酶转化为硫氰酸盐,由肾脏排泄达最大效应,其毒性与滴注速度和浓度相关而与总剂量无关。

2. 根据硝普钠说明书滴速要求极量 10μg/(kg·min),但患者硝普钠用量调至 4.5μg/(kg·min)即出现头晕、头痛、烦躁、兴奋、语无伦次、幻视幻听等精神症状,停用硝普钠换为硝酸甘油,48 小时后精神症状完全缓解。硝普钠输注速度过快,肝内硫氰酸合成酶相对减少,致氰化物蓄积而损害影响中枢神经系统的调节功能,本案患者高龄且合并肾功能不全,硫氰酸盐排泄减慢,更易蓄积导致不良反应发生。

【特别提示】应用硝普钠必须采用输液泵严格控制输液速度,避光输液,密切监测血压、心率变化。对于肾功能不全患者尤应高度重视,需减少剂量、浓度及使用时间,以减少不良反应的发生。

案例 4-22 紫杉醇与顺铂、镇吐药物使用顺序错误致疗效降低

【关键词】紫杉醇,顺铂,托烷司琼,使用顺序

【案例简介】患者,女,50 岁,因胸壁包块伴右侧疼痛 3 个月就诊。CT 检查提示肺门占位伴纵隔淋巴结转移,进一步行气管镜检查及活检,结果考虑低分化腺癌,行 PET/CT 提示右肺上叶团块状,右锁骨上、纵隔及双侧肺门、右侧肾上腺结节状,腹膜后及全身多发骨骼结节状氟代脱氧葡萄糖(FDG)代谢增高。病程中患者有右侧臀部及下肢疼痛不适。近半个月患者饮食、二便正常,体重变化不明显。

诊断:

右肺癌伴多发转移

癌性疼痛(伤害感受性疼痛,NRS 2 分)

处方:

0.9% 氯化钠注射液 250ml 顺铂注射液 40mg	静脉滴注,一日 1 次,疗程 第 1~3 日

5% 葡萄糖注射液 100ml
紫杉醇注射液 240mg ╱ 静脉滴注,一日 1 次,疗程第 1 日
0.9% 氯化钠注射液 100ml
托烷司琼注射液 5mg ╱ 静脉滴注,一日 1 次,疗程
　　　　　　　　　　　　第 1~3 日

【药师点评】

1. 在联合化疗药物的实施上,合理地序贯应用化疗药物可在多个环节上杀灭肿瘤细胞。紫杉醇与顺铂分别属于周期特异性药物和周期非特异性药物,两类作用机制不同的药物联合化疗时,不但应考虑细胞增殖动力学的影响,还需考虑药动学的相互作用,以达到提高疗效、降低毒性的效果。

2. 医嘱中紫杉醇和顺铂用药顺序错误。紫杉醇是细胞周期特异性药物,先用紫杉醇可以使更多的肿瘤细胞阻滞在 G_2 期和 M 期,然后再使用周期非特异性抗肿瘤药物顺铂进行广泛打击,可以增强细胞毒性作用以提高疗效。反之,如果先用顺铂,会使阻滞在 G_2 和 M 期的肿瘤细胞减少 55%,降低疗效。此外,由于紫杉醇主要在肝脏代谢,顺铂对 CYP450 酶有调节作用,若先用顺铂后再给紫杉醇,可使本药的消除率降低约 30%,产生更为严重的骨髓抑制。因此两药联合使用时应先用紫杉醇,后用顺铂。

3. 化疗药物与镇吐药物给药顺序错误。托烷司琼是一种外周神经元及中枢神经系统 $5-HT_3$ 受体的高效、高选择性竞争拮抗剂,能选择性地阻断外周神经原突触前 $5-HT_3$ 受体而抑制呕吐反射,临床用于预防细胞毒性药物引起的恶心和呕吐。托烷司琼应在化疗前快速静脉滴注或缓慢静脉推注,如化疗后使用托烷司琼可导致镇吐药物疗效降低,从而导致患者化疗后消化道反应如恶心、呕吐等控制不佳。

给药方法:化疗前,将药物溶于 100ml 常用的输注液如 0.9% 氯化钠注射液、林格液或 5% 葡萄糖注射液中,缓慢静脉

滴注,不少于15分钟,或缓慢静脉注射(2mg/min,每安瓿约注射3分钟),也可缓慢加入已有的滴注液中。

【特别提示】抗肿瘤药物应根据药物的药理与药动学特点合理安排联用药物使用顺序,避免不合理的给药顺序导致药效降低或不良反应增加。

案例 4-23　依那普利拉溶媒量不足致降压速度过快

【关键词】过度降压,依那普利拉,溶媒量不足,高血压急症

【案例简介】患者,女,41岁,因头痛2年,加重伴头晕半个月就诊。既往病史:高血压2年,最高达160/110mmHg,平素间断服用马来酸依那普利片和培哚普利叔丁胺片,血压控制不好。1天前头痛、耳鸣、气短症状加重,约3小时前出现头痛,伴胸闷、后背痛、四肢麻木、耳鸣就诊,测血压183/123mmHg。查体:体温36.5℃,心率70次/min,呼吸18次/min。心电图:窦性心律,70次/min,Ⅱ、Ⅲ、avF、V2-6导联T波低平。心脏超声:左室壁增厚,二尖瓣轻度关闭不全。

诊断:

高血压急症

高血压3级(很高危)

处方:

0.9% 氯化钠注射液 10ml

依那普利拉注射液 1.25mg ／ 静脉推注>5分钟,临时1次

给予依那普利拉注射液静脉推注后约1.5小时,患者出现头晕、头疼,血压由183/123mmHg降至97/53mmHg,为防止主要脏器血流灌注不足,立即给予补液等措施,症状缓解,血压155/108mmHg。

【药师点评】

1. 高血压急症指血压短时间内严重升高[通常收缩压（SBP）>180mmHg 和 / 或舒张压（DBP）>120mmHg]并伴发进行性靶器官（心、脑、肾等）损害。高血压急症的临床表现共同的特征是短时间内血压急剧升高，同时出现明显的头晕、眩晕、恶心、呕吐、心悸和视物模糊等靶器官急性损害的临床表现。

2. 依那普利拉用法用量不适宜。依那普利拉的抑制作用可降低血管紧张素Ⅱ的含量，从而减少醛固酮分泌，造成全身血管舒张，引起降压。依那普利拉注射液的适应证为用于不宜口服降压药物的高血压急症的快速降压治疗。用法用量为静脉注射，1.25mg 与 20ml 0.9% 氯化钠注射液或 5% 葡萄糖注射液混合后使用，推注时间不应少于 5 分钟。若血压下降程度不够满意，可每 6 小时重复用药，一日最大剂量不宜超过 10mg。患者属于高血压急症，使用依那普利拉注射液降压选药适宜，但溶媒使用 0.9% 氯化钠注射液 10ml，低于说明书推荐的溶媒剂量，属于用法用量不适宜。

3. 降压速度过快。高血压急症的血压控制节奏和降压目标为①降压治疗的第一目标：在 30~60 分钟内将血压降至安全水平。建议第 1~2 小时内使平均动脉压迅速下降但不超过 25%。一般掌握在近期血压高值的 2/3 左右。②降压治疗的第二目标：在达到第一目标后，应放慢降压速度，加用口服降压药物，逐步减慢静脉给药速度，逐渐将血压降至第二目标。建议在后续的 2~6 小时内将血压降至 160/100~110mmHg，根据患者的具体病情适当调整。③降压治疗的第三目标：若第二目标的血压水平可耐受且临床情况稳定，在后续的 24~48 小时逐步使血压降至正常水平。患者静脉注射依那普利拉注射液后约 1.5 小时血压由 183/123mmHg 降至 97/53mmHg，收缩压降低 46.99%，舒张压降低 56.91%，高于高血压急症降压治疗的第一目标的要求，降压速度过快且血压降至过低水平，短时间血压急剧降低，缩小血管床的自身调节空间，有时可导致组织灌注不足和 / 或梗死。此次过度降压可能与依那普利拉注射液的不规范使用有关。

【特别提示】高血压急症的患者应及时给予紧急有效的降压治疗,以预防或减轻靶器官的进一步损害。降压应遵循迅速平稳降低血压、控制性降压、合理选择降压药物原则。已经存在靶器官损害的患者,过快或过度降压容易导致其组织灌注压下降,诱发缺血事件,应注意避免。

案例 4-24　吉西他滨溶媒量过大致毒性增加

【关键词】吉西他滨,溶媒量大,骨髓抑制

【案例简介】患者,男,50 岁,2 个月前因咳嗽、咳痰,伴有痰中带血就诊。查 CT 发现右肺下叶占位灶,后气管镜病理提示支气管黏膜鳞状上皮化生伴轻度异型增生。排除禁忌证后在气管内全麻下行右中下肺叶切除 + 纵隔淋巴结清扫术。术后病理提示符合低分化鳞状细胞癌,肿瘤大小约 6cm × 5cm。患者精神饮食尚可,偶有咳嗽,咳白黏痰,无胸闷、胸痛及呼吸困难,二便如常,睡眠可,近期体重无明显变化。血常规、肝肾功能未见明显异常。

诊断:

右肺鳞癌术后(pT2N0M0)

处方:

0.9% 氯化钠注射液 500ml
注射用盐酸吉西他滨 1.6g 　静脉滴注,一日 1 次,疗程第 1 日

0.9% 氯化钠注射液 250ml
注射用顺铂 40mg 　静脉滴注,一日 1 次,疗程第 1~3 日

化疗第 5 日复查患者血常规提示出现Ⅳ度骨髓抑制(中性粒细胞 0.4×10^9 个 /L),给予重组人粒细胞刺激因子升白治疗后骨髓抑制好转。

【药师点评】

1. 吉西他滨溶媒量过大。吉西他滨是细胞周期特异性抗肿瘤药物,临床常用于治疗肺癌、胰腺癌、乳腺癌、淋巴瘤等恶性肿瘤。吉西他滨具有骨髓抑制作用,因此应用吉西他滨后可出现贫血、白细胞降低和血小板减少。但其骨髓抑制时间短,通常并不影响以后的用药剂量。吉西他滨的毒性反应随滴注时间的延长和用药频次的增加而升高,因此说明书要求本品静脉滴注时间为 30 分钟。该案例中用 500ml 溶媒配制吉西他滨,液体量过大,使得药物滴注时间延长,从而导致组织分布更加广泛,半衰期延长,不良反应和毒性反应风险加大。临床用药时应注意溶媒体积,避免因溶媒体积过大而延长滴注时间,但吉西他滨配制时药物浓度不应大于 40mg/ml,以免药物溶解不完全,影响用药安全。

2. 骨髓抑制是化疗药物最常见的不良反应之一,吉西他滨和顺铂均可引起骨髓抑制。中性粒细胞的减少程度、持续时间与感染甚至死亡风险直接相关,严重影响化疗药物的相对剂量强度及既定周期,临床上不得不因此降低药物剂量、延长治疗时间或更改方案,否则最终难以达到预期的效果。本案患者首次化疗即出现Ⅳ度骨髓抑制,除考虑化疗药物正常的不良反应外,还可能与吉西他滨溶媒体积过大导致毒性增加有关。因此,临床应严格按照说明书要求配制和使用化疗药物。

【特别提示】吉西他滨推荐静脉滴注时间为 30 分钟,延长输液时间和增加给药频率都可能增加毒性,临床应严格按照说明书要求配制和使用化疗药物,保证用药安全。

案例 4-25 万古霉素用药前无须皮试

【关键词】感染性心内膜炎,万古霉素,皮试,过敏反应,抢救

【案例简介】患者,男,45 岁,因发热伴寒战 10 余天入感染

科治疗。查体:体温 38.9℃,心率 88 次 /min,呼吸 20 次 /min,血压 116/82mmHg;律齐,心音明显减弱,三尖瓣区可闻及舒张期隆隆样杂音。曾于院外应用头孢唑啉、左氧氟沙星治疗效果不佳,连续 2 次血培养示耐甲氧西林金黄色葡萄球菌(MRSA)。对青霉素、红霉素、磺胺等多种药物过敏。

诊断:

感染性心内膜炎

处方:

0.9% 氯化钠注射液 250ml
注射用盐酸万古霉素 1g ╱ 皮试(−)　静脉滴注,每 12 小
　　　　　　　　　　　　　　　　　时 1 次

【药师点评】

1. 感染性心内膜炎(infective endocarditis,IE)是指因细菌、真菌、病毒或衣原体等病原体侵入心内膜而引起的心瓣膜或心室壁内膜的炎症性疾病,各种类型 IE 的病死率高达 26.0%,对患者生命构成严重威胁。抗感染是治疗的重要组成部分,此病常进展较快,病情险恶,抗菌药物规范、足疗程使用尤为重要。

2. 连续 2 次血培养示 MRSA,考虑其为致病菌可能性较大,万古霉素是治疗 MRSA IE 首选用药。万古霉素为糖肽类抗菌药物,对 MRSA 引起的感染有较好的抗菌疗效,临床广泛应用,同时也存在许多用药不合理现象。患者对青霉素、红霉素、磺胺等多种药物过敏,可能为过敏体质,给予万古霉素前进行原液皮试。但万古霉素药品使用说明书、《中华人民共和国药典》(2020年版)、《中国国家处方集》及临床用药指导用书,对万古霉素是否需要皮试、皮试液浓度及皮试结果的判定均无规定或有效数据可参考,因此通过皮试来预测万古霉素过敏反应无权威依据。国外有学者研究认为万古霉素低浓度皮试或者斑贴试验,可能具有一定的预测价值,但因循证证据不足、存在假阳性、操作差异直接影响预测结果等,都没有在临床得到广泛应用,也没有能够有效预测过敏反应的实验室检测方法。因此万古霉素应

直接输注,注意药物浓度不可过高、输注速度不能过快,以减少不良反应的发生。

3. 万古霉素过敏是由 IgE 介导的免疫反应,患者一旦出现严重过敏反应如过敏性休克,首先应静脉注射大剂量肾上腺素(0.2μg/kg),然后小剂量输注血管活性药如去甲肾上腺素,滴定至收缩压≥90mmHg,对肾上腺素无即刻和持续反应的患者,应同时输注大剂量晶体液。抗组胺药和糖皮质激素因不能快速升压或减轻炎症,成为抗过敏治疗的次要方法。抗组胺药可用于预防或减轻血管性水肿或 IgE 介导的荨麻疹,应同时使用 H_1 和 H_2 受体拮抗剂。糖皮质激素在过敏反应急性期几乎没有价值,其用于抗过敏治疗主要是抗炎及预防迟发型过敏反应。

【特别提示】临床使用万古霉素静脉滴注前无须皮试,直接输注即可。输注时注意药物浓度不可过高、输注速度不能过快。慢滴过程中注意观察患者情况,如出现过敏反应,应及时对症处理。

案例 4-26　帕金森病患者停用多巴丝肼片致撤药恶性综合征

【关键词】左旋多巴撤药恶性综合征,多巴丝肼,帕金森病

【案例简介】患者,男,54 岁,因行动迟缓、反应迟钝 1 年半就诊。患者于 1 年半前无明显诱因出现行动迟缓、反应迟钝,走路缓慢,起步困难,行走时身体前倾,症状呈进行性加重。头颅CT 示:脑萎缩。头颅 MR 示:双额部皮层下脑白质多发缺血变性灶。

诊断:

帕金森病

处方:

多巴丝肼片 125mg　口服,一日 3 次

吡贝地尔缓释片 50mg　口服,一日 2 次

0.9% 氯化钠注射液 250ml

注射用奥拉西坦 5.0g ／静脉滴注，一日 1 次

吡贝地尔缓释片 50mg　口服，一日 3 次（7 天后）

治疗 7 天后，患者自觉症状有所好转，停用多巴丝肼片，给予吡贝地尔缓释片单药治疗。

停药 3 天后，患者出现发热、意识模糊、心跳加速、呼吸急促、全身出汗等症状，并伴有白细胞数量增加、血压不稳等，帕金森病症状不断加重。

【药师点评】

1. 帕金森病是一种常见于中老年的神经系统变性疾病，其治疗采取综合治疗方式，包括药物治疗、手术治疗、康复治疗、心理治疗等，其中药物治疗是首选且主要的治疗手段。药物治疗方案需要根据患者的病情特点、年龄、就业状况、经济承受能力等多种因素制定，坚持"剂量滴定、细水长流、不求全效"的用药原则。

2. 吡贝地尔为非麦角类多巴胺受体（DR）激动剂，多巴丝肼为左旋多巴和苄丝肼的复方制剂，即复方左旋多巴类其中的一种，两者均适用于帕金森病的治疗。多巴丝肼与吡贝地尔联合应用是目前值得提倡的一种治疗帕金森病的方案。临床研究显示联用吡贝地尔可减少左旋多巴的使用剂量，延长并优化左旋多巴的疗效，有效减少剂末症状波动及峰剂量运动障碍，显著改善帕金森病患者的临床症状，从而提高帕金森病患者的生活质量。

3.《中国帕金森病治疗指南》（第 3 版）中指出，早发型患者在不伴有智能减退的情况下，可选用非麦角类 DR 激动剂；若因特殊工作之需，力求显著改善运动症状，或出现认知功能减退时，应首选复方左旋多巴或复方左旋多巴 + 儿茶酚胺 - 氧位 - 甲基转移酶（COMT）抑制剂；也可应用小剂量非麦角类 DR 激动剂 / 单胺氧化酶 -B（MAO-B）抑制剂 / 金刚烷胺 + 小剂量复方左旋多巴。患者 54 岁，虽为早发型患者，但有改善行动迟

缓症状的需求;且 CT 示已出现脑萎缩,可能会逐渐伴随智能下降、认知减退,综合以上两点并结合指南要求,患者应坚持使用多巴丝肼 + 吡贝地尔的治疗方案,7 天后停用多巴丝肼单用吡贝地尔的调药方案不合理。另外,左旋多巴停药太过突然,易发生左旋多巴撤药恶性综合征。

【特别提示】早发型帕金森病患者若因特殊工作之需,力求显著改善运动症状,或出现认知功能减退时,应首选复方左旋多巴或复方左旋多巴 +COMT 抑制剂;也可应用小剂量非麦角类 DR 激动剂 / MAO-B 抑制剂 / 金刚烷胺 + 小剂量复方左旋多巴。左旋多巴一旦使用,不能突然停药,以免发生左旋多巴撤药恶性综合征。

案例 4-27　亚胺培南西司他丁药物配制浓度和输注时间不合理

【关键词】亚胺培南西司他丁,药物浓度,输注时间

【案例简介】患者,男,59 岁,因存在肺部感染、血流感染、腹腔感染就诊。多次血培养、腹腔引流液培养示多重耐药肺炎克雷伯菌,根据药敏试验结果给予亚胺培南西司他丁静脉持续泵点,并联合左氧氟沙星静脉滴注治疗。

诊断:

肺部感染

血流感染

腹腔感染

处方:

0.9% 氯化钠注射液 100ml	
注射用亚胺培南西司他丁钠（1:1）2g	持续静脉泵点 6 小 时, 每 6 小时 1 次
乳酸左氧氟沙星氯化钠注射液 0.5g	静脉滴注,一日 1 次

【药师点评】

1. 亚胺培南西司他丁为第一代碳青霉烯类药物,具有广谱、高效、耐酶、低毒等特点,临床常用于治疗多重耐药菌引起的严重感染。亚胺培南西司他丁等碳青霉烯类药物属于时间依赖性抗菌药物,评判其临床疗效的 PK/PD 指标是 %T>MIC,提高 %T>MIC 可增加临床疗效。为优化给药方案,一般推荐日剂量分多次给药和 / 或延长滴注时间。通过延长滴注时间的方法优化给药方案需要关注抗菌药物在输液中的稳定性,对于不稳定的时间依赖性抗菌药物可以考虑仅增加给药频次。

2. 亚胺培南西司他丁溶解稀释后的药液浓度(以亚胺培南计)一般不超过 5mg/ml,浓度过高会影响药物稳定性,出现混浊等肉眼可见的性状改变。本案中 2g 注射用亚胺培南西司他丁钠(1:1)中含有 1g 亚胺培南,溶于 0.9% 氯化钠注射液 100ml 中,浓度为 10mg/ml,超出了浓度要求上限,应增加溶媒量。

亚胺培南西司他丁输注时间不宜过长,0.9% 氯化钠注射液、5% 葡萄糖注射液、5% 葡萄糖和 0.9% 氯化钠注射液、10% 葡萄糖注射液等不同溶媒溶解的药液,在室温(25℃)下均可稳定保存 4 小时,即输注时限超过 4 小时可能出现药物分解、变质等输液风险。本案中每一剂持续静脉泵点 6 小时,每 6 小时给药 1 次,相当于一日 24 小时持续静脉泵点,这种输注方式可以通过提高 %T>MIC 来增加杀菌效果,但持续静脉泵点 6 小时不符合药物稳定性要求。

3. 治疗严重感染的患者,可将注射用亚胺培南西司他丁钠(1:1)1g 溶于 100ml 溶媒中,每 1g 静脉泵点或者缓慢静脉滴注 2~3 小时,每隔 3 小时重新配制药液后给药 1 次,一日总量为 8g(亚胺培南 4g)。既能满足药液浓度不超过 5mg/ml 的浓度要求,也满足每一剂滴注时间不超过 4 小时的稳定性要求,又可确保亚胺培南日剂量达到 4g 的治疗标准。

【特别提示】亚胺培南西司他丁既有药物配制浓度的要

求,也有放置或输注稳定性时限的要求,因此临床治疗重症感染患者时要制订合理的优化给药方案,对输液安全加以关注。

案例 4-28 多黏菌素 E 甲磺酸盐给药剂量错误

【关键词】肺部感染,耐碳青霉烯肺炎克雷伯菌,多黏菌素 E 甲磺酸盐,给药剂量

【案例简介】患者,男,62 岁,70kg,间断咳嗽、咳痰 1 个月余,先后应用左氧氟沙星、哌拉西林他唑巴坦、美罗培南等药物治疗效果欠佳。查体:体温 37.8℃,心率 72 次/min,呼吸 31 次/min,血压 135/73mmHg。辅助检查:血常规:WBC 17.3×10^9/L,NETU% 92.4%;降钙素原(PCT):36.9ng/ml。肺 CT 示:两肺散在炎性病变,右肺上叶前段间质性改变伴炎症,右肺中叶肺不张。

诊断:

重症肺炎

处方:

0.9% 氯化钠注射液 250ml
多黏菌素 E 甲磺酸钠
首剂 300mg,以后 175mg / 静脉滴注,一日 2 次

【药师点评】

1. 多黏菌素 E 甲磺酸盐(colistin methanesulfonate,CMS)是由黏菌素与甲磺酸钠形成的化合物,为无活性的前体药物,需经体内转化为活性物质多黏菌素才能发挥杀菌作用。近年来 CMS 在国外得到广泛应用,是耐碳青霉烯革兰氏阴性菌引起的复杂、重症感染的主要治疗药物,但该药尚未在我国上市,国内也无厂家生产,国内所用的 CMS 均为国外生产的药品。

2. 不同厂家生产的药品标示量存在差异,有的是万 IU/支,如 100 万 IU/支;有的以多黏菌素活性基质(colistin base

activity,CBA)计,如 150mg CBA/支,临床应用时要特别注意区别标示量。CMS 中存在无活性成分甲磺酸钠,说明书推荐给药剂量以 CBA 计,因此不同单位之间需要首先进行换算,换算关系为:100 万 IU CMS=80mg CMS=33mg CBA,1mg CBA=2.4mg CMS。

3. CMS 药品说明书的推荐负荷剂量:5mg/kg CBA,最大剂量不超过 300mg CBA,持续静脉输注 0.5~1 小时以上;维持剂量:应用负荷剂量 12~24 小时后给予 2.5~5mg/(kg·d) CBA,分 2~4 次给药。本案患者体重为 70kg,给药剂量应为首剂 5mg/kg × 70kg=350mg CBA,但最大不超过 300 CBA,300mg CBA 换算成 CMS 为 720mg;维持剂量为一日 175~350mg CBA,换算为 CMS 为 420~840mg,分 2~4 次给药。医师开具医嘱时,应注明按照 CBA 的剂量给予"首剂 300mg,以后 175mg,静脉滴注,一日 2 次",或者按照 CMS 的剂量给予"首剂 720mg,以后 420mg,静脉滴注,一日 2 次",切勿将 CBA 和 CMS 的剂量混淆导致给药剂量错误。

【特别提示】不同厂家生产的多黏菌素 E 甲磺酸盐存在"万 IU/支、mg CMS/支、mg CBA/支"等不同标示量,药品说明书推荐给药剂量均以 CBA 计,因此开具医嘱时要注明 CBA 或者 CMS,防止混淆而出现给药剂量错误。

案例 4-29　糖皮质激素治疗糖尿病性眼肌麻痹引起血压升高

【关键词】糖皮质激素,糖尿病性眼肌麻痹,血压升高

【案例简介】患者,男,64 岁,主因左眼睑下垂,视物成双 5 天,左颞部头痛 4 天半,以"眼肌麻痹待查"就诊。行视野、眼压等检查未见明显异常。发病前无明显感染、受凉史。既往间断头痛 20 余年,以左额颞部为著,未明确诊治,自行口服去痛片对症治疗。入院后血生化:Glu 6.62mmol/L↑。OGTT:空腹

血糖 6.06mmol/L,餐后 1 小时血糖 13.36mmol/L↑,餐后 2 小时血糖 11.95mmol/L↑,餐后 3 小时血糖 8.47mmol/L↑。血压 139/74mmHg。给予尼莫地平治疗偏头痛,甲钴胺、维生素 B_1 营养神经治疗,治疗 3 天后患者头痛症状好转,动眼神经麻痹症状无改善,经头颅 MRI、DSA 检查排除动脉瘤压迫引起的眼肌麻痹。继而考虑痛性眼肌麻痹,加用甲泼尼龙实验性治疗,治疗 4 天后症状无改善。通过血糖监测及 OGTT 试验,患者确诊为 2 型糖尿病、糖尿病性眼肌麻痹,给予阿卡波糖降低血糖,继续营养神经及激素治疗 8 天后,患者眼肌麻痹症状有所缓解,但未痊愈,左眼睑下垂减轻,左眼球活动仍受限。患者应用激素后出现血糖波动,餐后血糖 12.3~18.8mmol/L,血压升高至 166/92mmHg。

诊断:

入院诊断:动眼神经麻痹原因待查,后交通动脉瘤? 痛性眼肌麻痹?

出院诊断:糖尿病性眼肌麻痹　2 型糖尿病

处方:

尼莫地平片 30mg　口服,一日 3 次

甲钴胺片 0.5mg　口服,一日 3 次

维生素 B_1 片 10mg　口服,一日 3 次

注射用甲泼尼龙琥珀酸钠 40mg　静脉滴注,一日 1 次(第 1~4 日)

泼尼松片 30mg　口服,一日 1 次(第 5 日～出院)

【药师点评】

1. 患者入院后排除颅内动脉瘤引起的眼肌麻痹,高度怀疑痛性眼肌麻痹,给予甲泼尼龙 40mg(相当于泼尼松 50mg),静脉滴注,一日 1 次,抗炎治疗,治疗 4 天后,动眼神经麻痹症状无明显改善。通过血糖监测及 OGTT 试验,患者确诊为 2 型糖尿病、糖尿病性眼肌麻痹。经足量糖皮质激素治疗无效后,可基本排除痛性眼肌麻痹综合征,更倾向考虑糖尿病周围神经病变引起

的动眼神经麻痹,但医师未及时停用糖皮质激素,继续使用泼尼松片 30mg,一日 1 次,口服。

2. 换用泼尼松片,抗炎作用减低,水钠潴留作用增强(甲泼尼龙 / 泼尼松 =5/4,钠潴留作用:甲泼尼龙 / 泼尼松 =5/8)。对患者血糖(患者入院后确诊为 2 型糖尿病)、血压影响大。

3. 药师建议医师停用糖皮质激素,但医师认为首先应用糖皮质激素不能骤然停药,故采取换用口服制剂,缓慢减量,其次糖皮质激素有抗炎作用,对糖尿病性眼肌麻痹有辅助治疗作用,故未采纳药师建议。由于糖皮质激素的分泌受 HPA 轴控制,内源性或外源性糖皮质激素都对 HPA 轴产生负反馈抑制,单次口服泼尼松 50mg 或甲泼尼龙 40mg,5 天内就可出现 HPA 轴抑制现象。糖皮质激素疗程超过 7 天就需要先减量后撤药。此患者应用甲泼尼龙 40mg,一日 1 次,4 天,未对 HPA 轴产生严重负反馈抑制,且患者应用糖皮质激素 4 天后血压明显升高,血糖控制不佳,此时应及时停药,医师未抓住停药时机。

【特别提示】糖皮质激素是一类临床适应证较广的药物,在临床广泛使用,主要用于抗炎、抗毒、抗休克和免疫抑制,其应用涉及临床多个专科。但是,临床应用的随意性较大,未严格按照适应证给药的情况较为普遍,应用糖皮质激素要非常谨慎。正确、合理应用糖皮质激素是提高其疗效、减少不良反应的关键。老年患者用药时更应监测血钾、血糖及血压变化。

案例 4-30　两性霉素 B 静脉滴注速度过快引起心律失常

【关键词】新型隐球菌脑膜炎,两性霉素 B,心律失常,滴注速度

【案例简介】患者,男,28 岁,主因"间断头痛 1 个月余,头痛加重伴发热、恶心、呕吐 5 天"就诊。否认发病前有感冒、受凉病史。既往体健。发病后体温最高 38℃,查体:神清语利,颅

神经检查无异常,四肢肌力肌张力正常,颈强直,Kernig 征阳性。头颅 MRI 未见占位性病变。腰穿压力 320mmH$_2$O,脑脊液常规 WBC 450×10^9/L,蛋白高,糖、氯化物低,脑脊液涂片墨汁染色阳性。患者入院后治疗应用两性霉素 B 及氟康唑联合抗隐球菌治疗。在输注两性霉素 B 过程中由于滴注速度过快患者出现心慌,心动过速,心率 120 次/min。立即停药后并给予地塞米松 5mg,静脉滴注,患者不适症状逐渐消失。

诊断:

新型隐球菌脑膜炎

处方:

5% 葡萄糖注射液 250ml
注射用两性霉素 B 首次 5mg ｜ 静脉滴注,一日 1 次,每日增加 2mg,逐渐加量至一日 30mg

20% 甘露醇注射液 125ml　静脉滴注,每 8 小时 1 次
氟康唑氯化钠注射液 0.4g　静脉滴注,一日 1 次

输注两性霉素 B 后约 20 分钟,患者诉胸闷、头晕、心悸,心率 120~140 次/min,查看输液滴速约 40 滴/min,将低速调慢至 20 滴/min,同时给予吸氧等对症处理,症状好转。

【药师点评】

1. 新型隐球菌性脑膜炎是中枢神经系统最常见的真菌感染,病原菌为隐球菌,在我国以新型隐球菌感染为主。新型隐球菌脑膜炎治疗以抗真菌、对症及全身支持治疗为主。抗真菌治疗诱导期首选两性霉素 B [0.7~1.0mg/(kg·d)]联合氟胞嘧啶 [100mg/(kg·d)],治疗在 4 周以上,也可选择两性霉素 B 联合氟康唑。当诱导期治疗 4 周以上,且病情稳定后可进入巩固期,改用氟康唑治疗。

2. 两性霉素 B 开始静脉滴注时,可先以 1~5mg 或按体重一次 0.02~0.1mg/kg 给药,以后根据患者耐受情况每日或隔日增加 5mg,当增至一次 0.6~0.7mg/kg 时即可暂停增加剂量,此

为一般治疗量。成人最高一日剂量不超过 1mg/kg。累积总量 1.5~3.0g。对敏感真菌感染宜采用较小剂量,即成人一次 20~30mg,疗程仍宜长。

3. 两性霉素 B 静脉滴注过程中或静脉滴注后可能发生寒战、高热、严重头痛、食欲缺乏、恶心、呕吐,有时可出现血压下降、眩晕等。如静脉滴注过快时可引起心室颤动或心脏停搏。此外,注射用两性霉素 B 所致的电解质紊乱亦可导致心律失常的发生。两性霉素 B 宜缓慢避光滴注,每剂滴注时间至少 6 小时。

为减少两性霉素 B 输注过程中出现不良反应,给药前可给予解热镇痛药和抗组胺药,如吲哚美辛和异丙嗪等,同时给予琥珀酸氢化可的松 25~50mg 或地塞米松 2~5mg 一同静脉滴注,输液过程中应严格控制滴速。为减少不良反应的发生,必须从小剂量开始应用,逐渐增加剂量。治疗如中断 7 天以上者,需重新自小剂量(0.25mg/kg)开始逐渐增加至所需量。

【特别提示】两性霉素 B 滴速过快可引起心律失常,故每次滴注至少 6 小时以上。其不良反应相对较多,尤其是肾毒性,且其不良反应与累计剂量相关,为减少不良反应的发生,必须从小剂量开始应用,逐渐增加剂量。用药期间应密切监测血常规、肾功能、电解质。

案例 4-31 丙戊酸钠致药物慢代谢型患儿药源性肝损伤

【关键词】丙戊酸钠,CYP2C19,慢代谢型,药源性肝损伤

【案例简介】患儿,男,1 岁 2 个月,10kg,因无热抽搐发作 2 次就诊。患儿临床表现为类似于躯体或者肢体电击样抖动,有时可连续数次,多出现于觉醒后;脑电图示多棘慢波。

诊断:

癫痫,肌阵挛发作

处方：

丙戊酸钠口服溶液 100mg　口服，一日 2 次

抗癫痫治疗 20 天后，生化检查示：GPT 为 590U/L，GOT 为 230U/L，提示肝功能损伤。考虑为丙戊酸钠所致药源性肝损伤，给予患儿使用注射用还原型谷胱甘肽保护肝脏及对症治疗；将丙戊酸钠减量至 75mg，一日 2 次，并检查丙戊酸钠血药浓度及药物代谢基因型。结果显示，丙戊酸钠血药浓度 95μg/ml，药物代谢基因型为 *CYP2C9*3*3*，为慢代谢型，故将给药剂量减至 50mg，一日 2 次。之后，血药浓度控制在 60~85μg/ml，患儿肝功能指标回归正常，癫痫症状也得到良好控制。

【药师点评】

1. 丙戊酸钠为广谱抗癫痫药物，对多种原因引起的惊厥均有不同程度的对抗作用，对各型癫痫如癫痫小发作、肌阵挛性癫痫、局限性发作、大发作和混合型癫痫均有效。

2. 丙戊酸钠常见不良反应为肝损伤，其中风险最大的患者是婴儿，尤其是脑损伤、精神发育迟缓、先天性代谢性疾病或变性疾病患儿，3 岁以后以上情况发生明显减少，并随年龄增长逐渐降低。大多数病例中，肝损伤发生在治疗的前 6 个月，通常在第 2~12 周。

3. 患儿丙戊酸钠日剂量为 20mg/kg，符合推荐治疗剂量范围（20~30mg/kg），理论上血药浓度应在正常值范围，由于未进行血药浓度检测，考虑丙戊酸钠代谢基因型使丙戊酸钠在体内蓄积，导致肝损害。丙戊酸钠代谢基因检测结果显示，患儿为 *CYP2C9*3*3*，属于慢代谢型，药物代谢会明显减慢，给予推荐剂量的丙戊酸钠也会造成血药浓度过高和体内药物蓄积，导致药源性肝损伤的发生。根据药物代谢基因检测报告，将给药剂量降至正常剂量的 50% 后，临床疗效满意且无不良反应发生。

4. 丙戊酸钠的疗效还会受到与之合用的其他药物的影响。①圣约翰草：具有使血药浓度减低和抗惊厥疗效减低的风险，禁止合用；②氨曲南、亚胺培南、美罗培南：合用后会引起丙戊酸钠

血药浓度减低,导致痉挛性反应的发生,应进行临床药物监测、血药浓度监测并及时调整抗惊厥药物的剂量;③卡马西平:由于对肝代谢的诱导作用,可使丙戊酸钠血药浓度降低,建议进行临床药物监测并调整剂量;④苯巴比妥、扑米酮:由于对肝脏代谢的诱导作用,可使丙戊酸钠血药浓度降低,应进行血药浓度监测。

【特别提示】丙戊酸钠经 CYP2C9 代谢,药物代谢基因型为 *CYP2C9*3*3* 的患儿属于慢代谢型,药物代谢会明显减慢,易导致药源性肝损伤的发生,应根据药物代谢基因检测结果调整丙戊酸钠给药剂量。

案例 4-32　心脏射频消融术后抗凝药物用法不当增加血栓事件风险

【关键词】心房颤动,射频消融术,抗凝药物,华法林,低分子量肝素,桥接

【案例简介】患者,男,58 岁,70kg,因半年前体检时发现心房颤动,3 个月前活动后出现乏力伴大汗、胸闷气短、恶心、呕吐,经休息约 30 分钟后缓解就诊。查体:体温 36.7℃,心率 67 次 /min,呼吸 18 次 /min,血压 108/62mmHg。心电图示:心房颤动(心室率 67 次 /min)。D- 二聚体 0.57μg/ml(↑)。心脏超声:双房扩大;二尖瓣及主动脉瓣轻度关闭不全;三尖瓣重度关闭不全。LA(mm)42,RA(mm)54×62,LV(mm)49,RV(mm)23,EF(%)56.52。经食管超声:双房扩大;二尖瓣及主动脉瓣轻度关闭不全;三尖瓣重度关闭不全;左心耳排空功能减低;胸主动脉局部内中膜增厚,斑块形成;左房及左心耳内红细胞自显影。患者 CHA2DS2-VASc 评分为 1 分(年龄 65~74 岁),HAS-BLED 评分 1 分(年龄 >65 岁)。

诊断:

心房颤动(持续性)心律失常　冠心病

处方:

那屈肝素钙注射液 4 100IU　皮下注射,一日 2 次

给予那曲肝素钙注射液抗凝治疗 10 天后,行心脏射频消融术,术后继续给予那屈肝素钙抗凝治疗,同时开始口服华法林片抗凝治疗,一次 3mg,一日 1 次。术后第 4 天停用那屈肝素钙注射液,单独口服华法林片抗凝治疗。术后第 3 天 INR 为 1.3,第 7 天 INR 为 1.7。

【药师点评】

1. 房颤增加缺血性脑卒中及体循环动脉栓塞的风险,其发生率分别为 1.92% 和 0.24%。其缺血性脑卒中的风险是非房颤患者的 4~5 倍,将导致近 20% 的致死率及近 60% 的致残率。因此,预防房颤引起的血栓栓塞事件和脑卒中,是房颤治疗策略中的重要环节。在血栓栓塞危险较高的房颤患者中,应用抗凝药物可明显减少血栓栓塞事件和脑卒中的发生,并改善患者的预后。房颤常用的抗凝药物包括华法林、新型口服抗凝药物(NOAC)、普通肝素或低分子量肝素。

2. 抗凝药物用法用量不合理。本案患者入院前未进行正规抗凝治疗,入院后射频消融术前给予那曲肝素钙注射液抗凝符合指南推荐。那屈肝素钙注射液说明书明确规定,该药在血栓栓塞性疾病的用法为 0.1ml/10kg 皮下注射,一日 2 次(每 12 小时 1 次)。本案患者体重为 70kg,一次应使用 0.7ml 的4 100IU 的那屈肝素钙注射液(1.75 支),而医嘱仅一次使用 0.4ml(1 支)的 4 100IU 的那屈肝素钙注射液,存在药物应用不足的情况。

3. 术后抗凝药物桥接不适宜。心脏射频消融术后用华法林或 NOAC 抗凝治疗至少 2 个月。患者术后无出血事件发生,于术后第 2 天重启抗凝治疗。对于接受华法林治疗的房颤患者,由于华法林起效较慢,2~4 天起效,5~7 天作用达峰,且使用初期有短暂的促凝作用,需采用低分子量肝素进行桥接治疗,术后低分子量肝素桥接治疗的终点是华法林治疗达 INR 目标值(2~3)。患者术后仅同时应用那屈肝素钙注射液和华法林钠片 3 天,INR 未达目标值就停用那屈肝素钙注射液,此时华法林抗凝作用尚未完全发挥,且射频消融术后早期是血栓形成的高危期,过早停用低分子量肝素,易造成血栓事件的发生。

4. 华法林在开始治疗时应每周监测 INR 1~2 次,抗凝强度稳定后(连续 3 次 INR 在监测窗内),每月复查 1~2 次。华法林的药代动力学受多种食物、药物、酒精等因素影响,故华法林治疗需长期监测和随访。

【特别提示】低分子量肝素的使用剂量应根据患者体重个体化给药。华法林应用初期应与低分子量肝素同时使用,待华法林起效后(INR 达标后)再停用低分子量肝素,过早停用低分子量肝素易造成血栓事件的发生。

案例 4-33　他克莫司慢代谢型患者血药浓度过高引起毒性反应

【关键词】他克莫司,血药浓度监测,CYP3A5 基因,毒性反应

【案例简介】男,47 岁,55kg,因"慢性肾小球肾炎、慢性肾功能不全"行血液透析治疗,2 年后行肾移植术。

诊断:

慢性肾小球肾炎

慢性肾功能不全

处方:

他克莫司胶囊 0.15mg/kg　口服,一日 2 次

吗替麦考酚酯片 0.5g　口服,一日 2 次

醋酸泼尼松片 30mg　口服,一日 1 次

术后第 4 天肾功能恢复正常,他克莫司谷浓度为 21.5ng/ml。术后 1 周,患者出现食欲缺乏、胸闷、手颤不适,尿量减至平日 1/3。查体:心率 58 次 /min,血压 118/69mmHg,双下肢轻度浮肿;辅助检查:BUN 17.7mmol/L,Scr 159μmol/L,K^+ 6.8mmol/L;他克莫司谷浓度监测结果回报 28.7ng/ml;检测患者 CYP3A5 基因型,为 *CYP3A5*3/*3*,属于慢代谢型。

随即停用他克莫司 2 次,给予呋塞米注射液 60mg 静脉注射利尿排钾,5% 碳酸氢钠注射液静脉滴注纠正酸中毒,10% 葡萄糖酸钙加入 10% 葡萄糖中静脉注射保护心脏,限制患者进食高钾食物。2 天后,改为呋塞米片 20mg 口服,调整他克莫司日剂量为 0.15mg/kg,分 2 次服用,3 天后复查他克莫司谷浓度为13.5ng/ml。患者术后一年内多次复查,他克莫司谷浓度控制在6.1~10.6ng/ml,无不良反应发生。

【药师点评】

1. 他克莫司为钙调神经磷酸酶抑制剂,通过与细胞质基质蛋白(FKBP12)结合,特异性和竞争性与钙调神经磷酸酶结合并抑制钙调神经磷酸酶,导致 T 细胞内钙依赖性信号转导通路抑制,从而阻止一系列淋巴因子的基因转录。他克莫司是一种强效的免疫抑制剂,能抑制细胞毒淋巴细胞的形成,抑制 T 细胞的活化和 T 辅助细胞依赖型 B 细胞的增殖,并抑制淋巴因子(如白介素 -2、白介素 -3 及 γ- 干扰素)的形成和白介素 -2 受体的表达。

2. 用于肾移植抗排异,他克莫司的起始日剂量一般为 0.05~0.1mg/kg 持续静脉滴注,能口服时,改为胶囊剂0.15~0.3mg/kg,分 2 次口服;再逐渐减至维持剂量 0.1mg/kg,分2 次口服。他克莫司的不良反应较多,常见感染,电解质异常及其他代谢性疾病,肾功能损伤、肾衰竭、少尿症、肾小管坏死、泌尿器官异常、膀胱和尿道症状等。推荐进行他克莫司浓度监测,移植术后早期,肾移植患者全血谷浓度 10~20ng/ml,维持治疗期间 5~15ng/kg。

3. 他克莫司的主要代谢酶是 CYP3A4 和 CYP3A5,其中 CYP3A5 的表达差异对他克莫司的首过效应和代谢清除的影响更为敏感。CYP3A5 的 A>G 发生从 A 到 G 的基因突变后,酶活性缺失,*CYP3A5*3/*3* 的酶活性几乎完全丧失,建议降低剂量。因此临床药物基因组学实施联盟(CPIC)规定,他克莫司快代谢型患者(*CYP3A5*1/*1*)的起始剂量增加

1.5~2 倍,不超过每日 0.3mg/kg;慢代谢患者(*CYP3A5*3/*3*、*CYP3A5*6/*6*、*CYP3A5*7/*7*、*CYP3A5*3/*6*、*CYP3A5*3/*7*、*CYP3A5*6/*7*),起始剂量为每日 0.15mg/kg;中间代谢患者(*CYP3A5*1/*3*、*CYP3A5*1/*6*、*CYP3A5*1/*7*),起始剂量为每日 0.25mg/kg。

4. 他克莫司经肝脏 CYP3A4 和 CYP3A5 代谢,与其他能抑制或诱导 CYP3A4 的药物合用可能影响其代谢,从而增加或降低他克莫司的血药浓度。因此,推荐监测他克莫司的血药浓度,调整其剂量以维持所需的暴露量。与抗真菌药物氟康唑、伊曲康唑和伏立康唑,大环内酯类红霉素或 HIV 蛋白酶抑制剂可发生较强的相互作用,合用时需要降低他克莫司的剂量;相反,与利福平、苯妥英或贯叶连翘等肝药酶诱导剂合用,需要增加他克莫司的剂量。

5. 本案患者按常规初始剂量口服他克莫司,出现药物谷浓度超过推荐有效浓度范围,发生不良反应,经 CYP3A5 基因型检测,为 *CYP3A5*3/*3*,属于慢代谢型,说明患者酶活性减弱,他克莫司代谢减慢,体内药物浓度增高,导致药物在体内蓄积产生毒性。

【特别提示】肾移植患者术后应进行常规他克莫司浓度监测,出现他克莫司血药浓度过高或者过低的情况下,可行他克莫司基因检测,以提高他克莫司使用的安全应和有效性;在使用他克莫司时,应注意患者的肝肾功能及有无合并使用其他对肝药酶有抑制或诱导作用的药物。

案例 4-34 常规剂量氯吡格雷致 CYP2C19 超快代谢型患者出血事件

【关键词】氯吡格雷,CYP2C19 基因,超快代谢型,出血事件

【案例简介】患者,女,45 岁,以"间断心前区不适,加重 10 余天"就诊,自述发作性胸骨后闷痛,紧缩压榨感,伴出汗、呼吸

困难、窒息感。高血压病史 10 年,心电图运动试验提示阳性,冠状动脉造影示:左主干未见明显异常;前降支开口 50%、中段 60% 狭窄病变;第一对角支开口及近段 60% 狭窄病变;回旋支开口 30%,中段 60%,远段 50% 狭窄病变;第一钝缘支开口及近段 60% 狭窄病变。行经皮冠脉介入术(PCI)治疗。

诊断:

急性冠脉综合征

高血压 3 级(极高危)

处方:

硫酸氢氯吡格雷片 75mg(负荷剂量 300mg) 口服,一日 1 次

阿司匹林肠溶片 100mg 口服,一日 1 次

维生素 C 片 0.1g 口服,一日 3 次

术后第 3 天,大便常规示:潜血弱阳性;血常规、凝血六项无明显异常;患者左下肢可见一瘀斑约 2cm×3cm。停用阿司匹林肠溶片,继续给予氯吡格雷抗血小板治疗。出院后 3 个月,患者再次出现下肢皮下瘀斑,反复发生,服用脉血康胶囊数日。行氯吡格雷药物基因检测,结果回报:CYP2C19*1/*17,即超快代谢型。降低氯吡格雷给药剂量为 37.5~50mg/d,根据血栓弹力图或血小板聚集试验再行调整;暂时停用脉血康胶囊;常规口服维生素 C 片 0.1g,一日 2~3 次。

【药师点评】

1. 急性冠脉综合征(acute coronary syndrome,ACS)是以冠状动脉粥样硬化斑块破裂或侵袭,继发完全或不完全闭塞性血栓为病理基础的一组临床综合征,包括急性 ST 段抬高心肌梗死(STEMI)和非 ST 段抬高急性冠脉综合征(NSTE-ACS)。常见于老年、男性及绝经后女性、吸烟、高血压、糖尿病、高脂血症、腹型肥胖及有早发冠心病家族史的患者。ACS 患者常常表现为发作性胸痛、胸闷等症状,可导致心律失常、心力衰竭,甚至猝死,严重影响患者的生活质量和寿命。

2. ACS 治疗方法:药物治疗、手术治疗、介入治疗、其他治

疗。采用溶栓或 PCI 方式尽可能早地开通梗死相关动脉，可明显降低死亡率，减少并发症，改善患者的预后。PCI 术后常规抗血小板及抗凝治疗。抗血小板治疗：阿司匹林，100mg/d，长期维持；氯吡格雷，75mg/d，未置入支架患者至少连续使用 28 天，接受支架置入的患者至少用药 12 个月。对阿司匹林禁忌者，可长期服用氯吡格雷。

3. 氯吡格雷是前体药物，通过 CPY2C19 代谢，生成能抑制血小板聚集的活性代谢产物。氯吡格雷的疗效与 CYP2C19 基因多态性相关，其中 *CYP2C19*1/*17*、*CYP2C19*17/*17* 为超快代谢型，会使 CYP2C19 活性增强，增加氯吡格雷相关出血事件的风险。因此，CYP2C19 基因多态性检测对需服用氯吡格雷的患者有重要的临床意义。

4. 本案患者皮下瘀斑考虑为服用氯吡格雷引起，正常剂量应无淤血现象，考虑为氯吡格雷代谢增强所致。氯吡格雷药物基因检测结果显示 *CYP2C19*1/*17*，即超快代谢型，患者服用常规剂量的氯吡格雷后活性代谢产物会增加，药效增强，故应适当减量。

【特别提示】*CYP2C19*1/*17* 为氯吡格雷超快代谢型，CYP2C19 活性增强，服用常规剂量发生出血的风险较高，应降低给药剂量，并根据血栓弹力图或血小板聚集试验及时评估和调整剂量。

案例 4-35 *VKORC1*（GG）基因患者华法林剂量不当致 INR 不达标

【关键词】华法林，CYP2C9 基因，*VKORC1* 基因，INR

【案例简介】患者，女，72 岁，因"间断胸闷、胸痛 10 余年，伴喘气 2 个月，加重"就诊。近日，患者因情绪激动诱发心前区疼痛，有憋闷感。既往病史：高血压 10 年。查体：双下肢水肿，右手腕部红肿、发热；血压 150/90mmHg；心电图异常，心脏彩超示左心室扩大。

诊断：

冠状动脉硬化性心脏病

稳定型心绞痛

心功能 3 级

高血压 3 级（极高危）

甲状腺功能亢进

处方：

华法林片 1.5mg　口服，一日 1 次

酒石酸美托洛尔片 50mg　口服，一日 2 次

单硝酸异山梨酯片 20mg　口服，一日 2 次

普托伐他汀片 10mg　口服，一日 1 次

第 6 天，查凝血 INR 结果为 1.23，INR 未达标。行华法林相关基因分型检测，基因分型结果为：*VKORC1*（GG）、*CYP2C9*1/*1*（AA）。将华法林剂量调整为单数日 2.25mg，双数日 1.5mg（周剂量 13.5mg）。第 13 天，复查 INR 为 2.29，第 17 天，INR 为 2.63。

【药师点评】

1. 冠状动脉粥样硬化性心脏病简称冠心病，是冠状动脉血管发生动脉粥样硬化病变而引起血管腔狭窄或阻塞，造成心肌缺血、缺氧或坏死而导致的心脏病，可分为无症状心肌缺血（隐匿性冠心病）、心绞痛、心肌梗死、缺血性心力衰竭（缺血性心脏病）和猝死 5 种临床类型。药物治疗包括抗血栓（抗血小板、抗凝）、减轻心肌氧耗（β 受体拮抗剂）、缓解心绞痛（硝酸酯类）、调脂稳定斑块（他汀类调脂药物）等治疗。

2. 华法林是香豆素类口服抗凝血药，其狭窄的抗凝治疗窗口和抗凝不当所致的并发症是临床安全合理地进行抗凝治疗的巨大障碍。华法林与 *CYP2C9* 基因及维生素 K 环氧化物还原酶复合体 -1（*VKORC1*）基因位点多态性有关。其中，*CYP2C9* 基因 AA 型为野生型，应给予常规剂量华法林；*CYP2C9* 基因

AC 型为突变杂合子,CC 型为突变纯合子,均应降低给药剂量。相对于 *VKORC1* 基因 GA 型或 AA 型,*VKORC1* 基因 GG 型相对华法林的敏感性最低,需要增加剂量。

3. 根据患者华法林相关基因分型检测,基因分型结果为 *VKORC1*(GG),*CYP2C9*1/*1*(AA),根据公式计算华法林使用的剂量为日平均剂量 2.1mg。本案患者甲状腺功能亢进,由于甲状腺功能亢进患者的 T_3、T_4 水平比普通人高,甲状腺素的增多可能促进华法林与受体的结合而使 INR 增高,故建议将华法林使用剂量调整为单数日 2.25mg,双数日 1.5mg(周剂量 13.5mg),结果很快达到了治疗要求。

【特别提示】华法林剂量个体差异大,*VKORC1* 和 *CYP2C9* 基因多态性在华法林剂量的个体差异中起到关键作用。基因类型不同的患者达到相同的抗凝效果所需华法林剂量相差较大,临床药物治疗过程中,建议对患者个体基因型进行分型检测,同时综合考虑影响华法林使用剂量的其他因素,为患者制订个体化的治疗方案。

案例 4-36 长期服用补骨脂致药源性肝损伤

【关键词】补骨脂,药源性肝损伤,长期用药

【案例简介】患者,女,62 岁,因尿失禁就诊。临床症状:小便不尽,面色苍白,倦怠发力,四肢不温,舌淡胖苔薄白,脉沉细无力。

诊断:

肾气虚寒型尿失禁

处方:

龙骨 30g　盐补骨脂 9g　将龙骨、盐补骨脂加水适量,煎煮 30 分钟后去渣取汁,将鸡蛋 1 枚打入药汁中煮熟后服用,每晚睡前 1 剂。

患者连续服用 20 天后,逐渐出现食欲减退、体温升高等症

状,体温最高可至 39.6℃,伴全身乏力、发冷、寒战、尿频、恶心和呕吐(呕吐物为白色泡沫状,与进食无关),持续 2 天后入院治疗。

查体:神志清,全身皮肤黏膜无黄染,未见皮疹、出血点,全腹无压痛及反跳痛,腹水征阴性,双下肢无浮肿。呼吸 18 次 /min,心率 77 次 /min,血压 130/85mmHg。肝功能检查:GPT 1 175U/L,GOT 944U/L,碱性磷酸酶(ALP)173U/L,γ- 谷氨酰转肽酶(GGT)153U/L,总胆红素 19.1μmol/L,直接胆红素 9.3μmol/L,乳酸脱氢酶 900U/L。腹部超声显示:肝内脂肪浸润;肝囊肿。

诊断:药物性肝损伤。

给予还原型谷胱甘肽 1.2g、异甘草酸镁注射液 200mg 静脉滴注,一日 1 次,结合其他对症治疗。3 天后,患者恶心、呕吐症状消失,复查肝功能,各项指标有所下降;10 天复查肝功能,各项指标恢复正常,出院。

【药师点评】

1. 龙骨为古代大型哺乳动物东方剑齿象、犀牛等的骨骼化石,主要化学成分为碳酸钙、磷酸钙及微量元素等,具有镇静安神、平肝潜阳、收敛固涩、收湿敛疮之功效,常用剂量为 15~30g。

2. 补骨脂为豆科植物补骨脂的干燥成熟果实,是一味常用补阳药,按照炮制方法可分为生补骨脂和盐补骨脂。生补骨脂温补脾肾而止泻之功较强,外用治白癜风;盐补骨脂具有补肾助阳、固精缩尿功效,多用于阳痿、遗精、遗尿、尿频等,规定用量为 3~9g。

3. 患者用药包括盐补骨脂和龙骨两味中药,从药物功效主治看,两味中药用于治疗肾气虚寒型尿失禁并无不妥。患者既往无肝脏或胆道疾病史及嗜酒史,入院后完善各项检查,依据结果判断患者肝功能损伤与脂肪性肝病无关,应为药物性肝损伤,与所服中药有关。

4. 补骨脂是临床常用中药,但长期常规或超量服用可导致肝毒性,作用机制为降低胆汁酸转运体将胆汁酸排出肝细胞的能力,引起肝细胞中胆汁酸浓度水平升高而导致细胞损伤,因此患者肝损伤主要由补骨脂引起。

5. 传统观念认为中药安全无害,民间验方秘方普遍应用中药饮片,而应用过程中缺乏对疾病的中医辨证,加之药材使用剂量、炮制方法、个体遗传差异等因素,造成的药物性肝损伤等不良反应逐渐增多。

【特别提示】补骨脂长期服用或超剂量使用可致药源性肝损伤,治疗期间应注意检查肝功能,在医生或药师指导下合理使用,以减少药源性肝损伤的发生。

案例 4-37　白酒炮制乌头后口服致乌头碱中毒

【关键词】炙川乌,草乌,乌头碱中毒,中毒解救

【案例简介】患者,女 55 岁,既往冠心病病史 10 年。因患类风湿关节炎数年,近日病情加重就诊。临床症状:骨节疼痛,不得屈伸,近之则痛剧,汗出短气,小便不利,身微肿。

诊断:

类风湿性关节炎

【处方】

炙川乌 10g　草乌 10g　乌梅 10g　独活 15g　甘草 6g

加入 500g 白酒炮制,一日服用 25g

服药数天后,患者自觉症状未见减轻,将其用量加大到一日 50g,服药 30 分钟后出现胸闷、大汗、全身无力、呕吐、肢体冰冷,约 5 分钟后出现呼吸困难、四肢瘫软及意识障碍,送至医院急救。

查体:血压测不到,烦躁不安,双侧瞳孔等大,皮肤及口唇发绀,心率 180 次 /min,律不齐,双肺听诊正常。诊断为乌头碱中毒,心律失常。先后给予利多卡因 500mg 静脉注射,静脉补充钾镁离子,无明显好转;给予甲泼尼龙 300mg 静脉注射,反复给

予同步直流电除颤,给予静脉注射呼吸兴奋剂及辅助呼吸,抢救
3 小时后自主呼吸恢复,血压维持在 80/60mmHg 左右。因存在
乌头碱中毒,行血液灌流排除体内残留乌头碱,未再出现室性心
动过速,呕吐明显减轻,给予升压药维持,次日血压恢复正常。

【药师点评】

1. 川乌为毛茛科植物卡氏乌头的母根,晒干后称为川乌;
气微,味辛、麻舌。功能主治:祛风除湿,温经止痛。用于风寒湿
痹,关节疼痛,心腹冷痛,寒疝作痛,常用量 1.5~3g。

2. 草乌为毛茛科植物北乌头的干燥块根,味辛、苦,性热,
功效为祛风除湿,温经止痛;主要用于风寒湿痹,关节疼痛,心腹
冷痛,寒疝作痛及麻醉止痛,常用量 1.5~3g。

3. 川乌、草乌的主要成分均为乌头碱,因其分子结构中 8
位羟基的乙酰化和 14 位的羟基芳酰化,因而呈现强烈的毒性。
因此,一般中药配方里,川乌、草乌的用量多为 1.5~3g,因此宜炮
制后使用,入汤剂应先煎 30~60 分钟,可以有效降低毒性。

4. 乌头碱作用于神经系统可强烈兴奋迷走神经,使之先兴
奋后抑制,甚至产生麻痹作用,对感觉神经、横纹肌、血管运动中
枢及呼吸中枢抑制;乌头碱对心肌有直接刺激作用,导致各种异
位搏动或心律失常,可进一步发生心源性休克或心源性脑缺血
综合征。

5. 口服乌头碱 0.2mg 即可中毒,2~4mg 可致死,死亡原因
多为严重的室性心律失常。中毒者一般在服后数分钟至半小时
内出现中毒症状,如恶心、呕吐、全身麻木、胸闷、心悸等,如果
抢救不及时可在 4~6 小时内死亡。乌头碱对心血管有以下作
用:直接作用心肌,类似洋地黄正性异位兴奋性,产生高频异位
搏动,尤其是室性异位搏动,严重者可发生尖端扭转型室性心动
过速及心室纤颤;兴奋迷走神经,引起窦房结抑制,房室传导阻
滞;抑制血管运动中枢,引起血压下降。中毒剂量的乌头碱可引
起休克及心源性脑缺血综合征。

6. 乌头碱中毒的救治除一般治疗外,首选阿托品能解除迷

走神经对心脏的抑制,提高心脏正常起搏点的自律性,抑制异位起搏点;对于严重室性心律失常用阿托品不但无效,且常可致恶化;需用超常规剂量的利多卡因控制,且有较好的耐受性。由于补钾镁可调节细胞内外离子平衡,减少心律失常的发生,适当补充钾镁可获良好的效果。

7. 本案患者炮制药酒过程不正确,用白酒浸泡不能破坏乌头碱的毒性,相反,乙醇有扩张血管、加速血液循环、促进毒物吸收的作用。另外,患者有冠心病病史,易受乌头碱激惹而引起严重心律失常,故老年人乌头碱中毒病情更凶险。

【特别提示】乌头碱中毒可致严重心律失常,应严格控制川乌、草乌的用量;用酒炮制可促进毒物的吸收,加重乌头碱中毒症状。

案例 4-38　达托霉素用法不当致肾功能不全加重

【关键词】溶媒,剂量,肾功能不全,达托霉素,肌酸激酶升高

【案例简介】患者,男,67 岁,主因间断发热 8 天就诊。因长期留置尿管,8 天前出现发热,体温最高达 39℃,伴胃寒、寒战,伴尿浑浊。肾小球滤过率 24.55ml/min,CK 143.5IU/L。查体:体温 38.5℃,脉搏 100 次/min,呼吸 30 次/min,血压 150/90mmHg。

诊断:

血流感染

高血压 2 级(高危)

肾功能不全

处方:

0.9% 氯化钠注射液 100ml

注射用达托霉素 0.4g　｜　静脉滴注,一日 1 次,滴速 2ml/min

用药 3 天后,复查肾小球滤过率 21.4ml/min,CK 升至 2 178.6IU/L。患者就诊时肾小球滤过率 24.55ml/min,一日 1 次给药,用药剂量过大,可致药物蓄积。将医嘱更改为达托霉素一次 0.4g,溶于 0.9% 氯化钠注射液 50ml 中,48 小时给药一次,每次 30 分钟内滴完。

【药师点评】

1. 达托霉素静脉滴注给药时,必须首先溶解,然后 0.4g 达托霉素在含有 0.9% 氯化钠注射液的 50ml 静脉输液袋中采用无菌操作技术进一步稀释,30 分钟内滴完,滴速约 1.67ml/min。患者达托霉素使用溶媒量偏大,滴速也不适宜,药品不能在 30 分钟内滴注完成,影响疗效。

2. 成年患者的注射用达托霉素推荐剂量为肌酐清除率(Ccr)≥30ml/min 的患者,每 24 小时 6mg/kg。由于达托霉素主要通过肾脏消除,建议对 Ccr<30ml/min 的患者,包括接受血液透析或连续不卧床腹膜透析(CAPD)的患者应进行剂量调整。推荐的剂量方案为 Ccr≥30ml/min 的患者,每 24 小时给予 6mg/kg;对 Ccr<30ml/min 的患者,包括接受血液透析或 CAPD 的患者,推荐的给药方案为每 48 小时给予 6mg/kg。对肾功能不全的患者,应增加对肾功能和 CPK 进行监测的频率。如有可能,在血液透析日完成血液透析后再给予。

【特别提示】达托霉素是新型的环脂肽类抗菌药物,对革兰氏阳性菌有很强的抗菌活性,达托霉素给药时应注意其对溶媒量、滴速的要求,关注肾功能损害患者的用药剂量,以确保发挥最大的药效。

案例 4-39 糖皮质激素骤停致急性肾上腺皮质功能减退

【关键词】糖皮质激素,给药时辰,停药反应

【案例简介】患者,男,16 岁,因四肢无力,食欲下降,双下

肢水肿 10 天就诊。近 10 天逐渐出现四肢无力,食欲下降,同时伴双下肢水肿逐渐加重;尿量较少。查体:双上睑轻度水肿,双肺未闻及啰音,心率 85 次 /min,律齐。B 超双肾增大专科检查:尿蛋白(++++);尿蛋白明显升高:5.5g/24h,尿红细胞(-);血浆白蛋白低:21g/L;血脂升高。肾功能正常;抗核抗体(阴性)。经皮穿刺肾活检,发现为系膜增生性病变。

诊断:

肾病综合征

处方:

注射用甲泼尼龙琥珀酸钠 40mg　静脉滴注,一日 1 次

其他治疗有抗炎、利尿、抗凝、调脂等,2 周后患者水肿明显消退,尿蛋白定量明显好转。出院后给予泼尼松片 25mg 口服,一日 3 次序贯治疗,1 个月后患者无明显不适,因担心糖皮质激素不良反应自行停用。停药 3 天后患者出现发热、精神不振、浑身无力、恶心、呕吐、血压降低、关节肌肉疼痛肿胀。诊断为糖皮质激素骤停所致急性肾上腺皮质功能减退。

【药师点评】

1. 出院后给予泼尼松片 25mg 口服,一日 3 次,用法不适宜,应清晨 7:00~8:00 餐后一次性服用为宜,因为此时段服用对人体自身内源性的激素分泌影响最小,否则影响自身激素的分泌;因长期大量激素应用易导致消化性溃疡,故最好选取餐后服用以避免副作用的发生。

2. 肾病综合征需要长疗程使用糖皮质激素,病情稳定后逐渐减少剂量,不可骤停。如减量过快或突然停药时,由于皮质激素反馈性抑制脑垂体前叶对 ACTH 的分泌,可出现①停药反应:表现为肾上腺皮质功能减退样症状,轻者表现为精神萎靡、乏力、食欲减退、关节和肌肉疼痛,重者可出现发热、恶心、呕吐、低血压等,危重者甚至发生肾上腺皮质危象,需及时抢救;②反跳现象:可使原发病复发或加重,应恢复糖皮质激素治疗并常需加大剂量,稳定后再慢慢减量。

【特别提示】关注糖皮质激素正确用法,每日定时、定量服用,停药时应逐渐减量,不可骤停。

案例 4-40 ACEI 与沙库巴曲缬沙坦
不宜连续应用

【关键词】ACEI,ARB,沙库巴曲缬沙坦,用药间隔时间

【案例简介】患者,女,70 岁,因反复胸闷、憋气 10 年,加重伴喘息 1 周就诊。既往高血压病史 30 年。患者 10 年前因胸痛就诊,诊断为急性前间壁心肌梗死,治疗后好转。2 个月后因受凉出现咳嗽、咳少量白痰,伴轻度胸闷、气短。此后间断服用地高辛、利尿剂,10 年间反复出现胸闷、憋气,伴咳嗽、咳白黏痰,偶有双下肢水肿。

诊断:

冠心病

心力衰竭(心功能Ⅲ级)

处方:

培哚普利叔丁胺片 4mg 口服,一日 1 次

呋塞米片 20mg 口服,一日 1 次

酒石酸美托洛尔片 25mg 口服,一日 2 次

阿托伐他汀钙片 20mg 口服,一日 1 次

入院第 2 日停用培哚普利叔丁胺片,随即给予沙库巴曲缬沙坦片口服,一次 100mg,一日 2 次。

【药师点评】

1. 沙库巴曲缬沙坦为首个血管紧张素受体脑啡肽酶抑制剂(ARNI),由血管紧张素Ⅱ受体阻滞剂(ARB)缬沙坦和脑啡肽酶抑制剂(NEPI)沙库巴曲按照 1∶1 的摩尔比构成,具有双重抑制神经内分泌系统的作用。用于射血分数降低的慢性心力衰竭成人患者,以降低心血管死亡和心力衰竭住院风险。

2. 沙库巴曲缬沙坦与 ACEI 合用存在血管性水肿潜在风险,故禁止与 ACEI 合用。如果从 ACEI 转换成本品,必须在停止 ACEI 治疗至少 36 小时后才能开始应用本品。

3. 沙库巴曲缬沙坦具有抑制 OATP1B1 和 OATP1B3 转运蛋白的作用,故可能会增加 OATP1B1 和 OATP1B3 底物(如他汀类药物)的全身暴露量。合用本品时可使他汀类药物及其代谢产物峰浓度最高增加至 2 倍,AUC 最高增加至 1.3 倍。故合用他汀类药物时应谨慎。

【特别提示】沙库巴曲缬沙坦代替由 ACEI/ARB、β 受体拮抗剂和醛固酮受体拮抗剂共同组成的传统“金三角”治疗时,应注意用药禁忌、用法用量。与 ACEI 转换时须在停止 ACEI 治疗至少 36 小时后才能开始应用本品。注意沙库巴曲缬沙坦可导致的血管性水肿、低血压、肾功能损害、高钾血症等不良反应。

案例 4-41　停用叶酸致 *MTHFR* 基因突变患者同型半胱氨酸血症

【关键词】叶酸,*MTHFR* 基因,Hcy 升高,同型半胱氨酸血症

【案例简介】患者,男,51 岁,既往有脑梗死 4 年,未遗留明显后遗症;高血压病史 2 年,血压最高达 190/100mmHg;糖尿病病史 4 年;胃溃疡病史 3 年。患者长期口服硫酸氢氯吡格雷、硝苯地平缓释片、盐酸二甲双胍缓释片、阿托伐他汀钙片。近期因“间断头昏”就诊。查体:血压 125/80mmHg,心率 95 次 /min,体温 36.5℃。实验室检查:血清同型半胱氨酸(Hcy)43μmol/L,心肌酶谱、凝血四项、糖化血清蛋白、粪便检查均无异常。

诊断:

主动脉硬化

双侧颈动脉粥样斑块形成

处方:

氢氯吡格雷 75mg 口服,一日 1 次

硝苯地平缓释片 20mg 口服,一日 1 次

阿托伐他汀钙片 10mg 口服,一日 1 次

盐酸二甲双胍缓释片 500mg 口服,一日 1 次

叶酸片 5mg 口服,一日 3 次

4 周后,复查 Hcy 升至 165μmol/L,问询服药情况,患者自认为叶酸片与心血管疾病无关,因此未服用。行 *MTHFR* 检测,结果显示 *MTHFR*(667)*TT*,患者叶酸代谢异常。补充诊断:同型半胱氨酸血症。将叶酸片改为 10mg,一日 3 次;1 周后改为 5mg,一日 3 次,其他药物给药方案维持不变;患者 3 个月后复查,血清 Hcy 水平降至 24μmol/L。

【药师点评】

1. 同型半胱氨酸(homocysteine,Hcy)是一种人体内的含硫氨基酸,为蛋氨酸和半胱氨酸代谢过程中的重要中间产物,其本身并不参与蛋白质的合成。一般正常空腹血浆总 Hcy 水平为 5~15μmol/L。研究发现,血液 Hcy 含量升高是动脉粥样硬化等心血管疾病的独立危险因子,Hcy 每升高 5μmol/L,脑卒中风险升高 59%,缺血性心脏病风险升高 32%。

2. 引起 Hcy 升高的原因包括:膳食中 B 族维生素或叶酸缺乏;亚甲基四氢叶酸还原酶(*MTHFR*)基因突变;疾病和药物因素。与 Hcy 代谢有关的 *MTHFR* 基因的突变,引起酶活性下降,可引起高同型半胱氨酸血症。*MTHFR* 基因型有 3 种,即正常野生 CC 型,纯合子突变 TT 型,杂合子突变 TC 型,*MTHFR* 基因突变无论是纯合子还是杂合子突变基因型,其血浆 Hcy 水平均明显高于正常基因型,*MTHFR C667T* 基因多态性是高同型半胱氨酸血症的易感基因之一。

3. 叶酸在二氢叶酸还原酶的催化下,通过两步还原反应生成四氢叶酸,作为一碳单位转移酶的辅酶,参与体内多种物质的合成代谢,如 Hcy、蛋氨酸、嘌呤、胸腺嘧啶核苷酸等。如果体内

叶酸、维生素 B_{12} 缺乏,则 Hcy 代谢障碍,导致血浆同型半胱氨酸水平升高。

4. 患者携带 *MTHFR* 突变基因,导致 MTHFR 酶活性下降,Hcy 不能正常转化为甲硫氨酸,血中浓度升高;出现 Hcy 升高后,患者未遵医嘱服用叶酸,导致 Hcy 进一步升高,发生同型半胱氨酸血症。

【特别提示】Hcy 是心脑血管疾病的独立风险因素,是引起动脉粥样硬化的始动原因之一;MTHFR 是 Hcy 再甲基化过程的关键酶,*MTHFR C677T* 突变致该酶活性下降,Hcy 再甲基化障碍,因此判别患者 *MTHFR* 基因型对于临床控制 Hcy 升高具有重要意义。

案例 4-42　癫痫患者更换抗癫痫药物时应有过渡期

【关键词】癫痫发作,苯妥英钠,换药,过渡期

【案例简介】患者,女,35 岁,因嗓子发紧,右手不适 32 小时就诊。患者既往癫痫病史 20 年,一直服用苯妥英钠治疗,一日 3 次,早 100mg,午 50mg,晚 100mg。患者于 1 天前因生气突然嗓子发紧,右手不适,发紧并呈握拳状,同时伴头晕、双眼发胀,无意识丧失,无大、小便失禁,无牙关紧闭及舌咬伤。头颅磁共振(MR)示:小脑萎缩。脑电图示:广泛轻度异常。

诊断:

癫痫

处方:

奥卡西平片 0.3g　口服,一日 2 次

0.9% 氯化钠注射液 250ml

注射用奥拉西坦 5g ⟋ 静脉滴注,一日 1 次

　　患者入院前一直服用苯妥英钠抗癫痫治疗,但此次仍有癫痫发作,考虑单用苯妥英钠已不能有效控制癫痫发作;且患者头

颅 MR 示：小脑萎缩，可能与长期服用苯妥英钠有关，故停用苯妥英钠，改为奥卡西平抗癫痫治疗。

【药师点评】

1. 癫痫是多种原因导致的脑部神经元高度同步化异常放电的临床综合征，临床表现具有发作性、短暂性、重复性和刻板性的特点。治疗以药物治疗为主，应根据发作类型、癫痫及癫痫综合征类型选择用药。药物治疗应达到 3 个目的：控制发作或最大限度地减少发作次数；长期治疗无明显不良反应；使患者保持或恢复其原有的生理、心理和社会功能状态。

2. 本案患者癫痫发作时右手呈握拳状，无意识丧失，为单纯部分性发作，应首选卡马西平或苯妥英钠治疗。但患者既往癫痫病史 20 年，一直应用苯妥英钠抗癫痫治疗，现癫痫再次发作，考虑苯妥英钠已不能有效控制患者的癫痫发作；且可能由于长期服用苯妥英钠已引发患者小脑萎缩，故不应再使用苯妥英钠抗癫痫治疗，改用另一种首选药卡马西平。但卡马西平的不良反应大，药代动力学上有肝药酶诱导及自身诱导代谢作用，加速自身代谢，使半衰期缩短。鉴于以上缺点，选用卡马西平的衍生物奥卡西平，其适应证与卡马西平相同，但不良反应较卡马西平少，肝药酶诱导作用亦小于卡马西平，且无自身诱导代谢作用。

3. 患者换用奥卡西平控制癫痫发作，选药合理，但换药过程存在明显问题。根据癫痫治疗的换药原则，当一种一线药物已达到最大耐受剂量仍然不能控制发作，可加用另一种一线或二线药物，至发作控制或达到最大耐受剂量后逐渐减掉原有的药物，转换为单药，换药期间应有 5~7 天的过渡期。本案患者刚应用奥卡西平初始剂量，尚未达到有效剂量，就立即停用苯妥英钠，在此期间可能造成癫痫再次发作。

【特别提示】癫痫患者的换药过程应有 5~7 天的过渡期，当一种一线药物已达到最大耐受剂量仍不能控制发作，可加用另一种一线或二线药物,至发作控制或达到最大耐受剂量后逐渐减掉原有的药物,转换为单药治疗。

参 考 文 献

[1] 卫生部 . 卫生部办公厅关于印发《糖皮质激素类药物临床应用指导原则》的通知,2011. [2022-05-25].http://www.nhc.gov.cn.

[2] 中华人民共和国国家卫生健康委员会 . 癌症疼痛诊疗规范(2018 年版). 临床肿瘤学杂志,2018,23(10):937-944.

[3] 中华医学会临床药学分会《雾化吸入疗法合理用药专家共识》编写组 . 雾化吸入疗法合理用药专家共识(2019 年版). 医药导报,2019,38(2):135-146.

[4] 中华医学会神经病学分会帕金森病及运动障碍学组 . 中国帕金森病治疗指南(第四版). 中华神经科杂志,2020,53(12):973-986.

[5] 中国高血压防治指南修订委员会,高血压联盟(中国),中华医学会心血管病学分会,等 . 中国高血压防治指南(2018 年修订版). 中国心血管杂志,2019,24(1):24-56.

[6] 中国抗癌协会癌症康复与姑息治疗专业委员会,中国临床肿瘤学会抗肿瘤药物安全管理专家委员会 . 肿瘤治疗相关呕吐防治指南(2014版). 临床肿瘤学杂志,2014,19(3):263-273.

[7] 中国抗癌协会肿瘤临床化疗专业委员会,中国抗癌协会肿瘤支持治疗专业委员会 . 肿瘤化疗导致的中性粒细胞减少诊治专家共识(2019年版). 中国肿瘤临床,2019,46(17):876-882.

[8] 中国医师协会急诊医师分会,中国高血压联盟,北京高血压防治协会 . 中国急诊高血压诊疗专家共识(2017 修订版). 中国实用内科杂志,2018,38(5):421-433.

[9] 中国医药教育协会感染疾病专业委员会,中华医学会呼吸病学分会,中华医学会重症医学分会 . 中国多黏菌素类抗菌药物临床合理应用多学科专家共识 . 中华结核和呼吸杂志,2021,44(4):292-310.

[10] 达托霉素临床应用专家意见编写专家组,中国研究型医院学会感染性疾病循证与转化专业委员会 . 达托霉素临床应用专家意见 . 中国

感染控制杂志,2019,18(11):989-1003.

[11] 赵靖平,施慎逊. 中国精神分裂症防治指南(第二版). 北京:中华医学电子音像出版社,2015.

[12] 纪立农,陆菊明,朱大龙,等. 成人 2 型糖尿病基础胰岛素临床应用中国专家指导建议. 中国糖尿病杂志,2017,25(1):2-8.

[13] 纪立农,郭晓蕙,黄金,等. 中国糖尿病药物注射技术指南(2016 年版). 中华糖尿病杂志,2017,9(2):79-105

[14] 中华医学会. 临床诊疗指南 - 癫痫分册(2015 修订版). 北京:人民卫生出版社,2015.

[15] NCCN.NCCN Clinical Practice Guidelines in Oncology,Gastric Cancer,2021.[2022-05-25].http://www.nccn.org.

[16] NCCN.NCCN Clinical Practice Guidelines in Oncology,Antiemesis,2020.[2022-05-25].http://www.nccn.org.

[17] 贾建平. 神经病学 .8 版 . 北京:人民卫生出版社,2015.

[18] 张幸国,胡丽娜.临床药物治疗学各论(下册).北京:人民卫生出版社,2015.

[19] 张志清,刘宝良,张俊贞. 医院药师岗位技能考核辅导 . 北京:化学工业出版社 ,2015.

[20] BECKETT E L,MARTIN C,BOYD L,et al.Reduced plasma homocysteine levels in elderly Australians following mandatory folic acid fortification-A comparison of two cross-sectional cohorts.J Nutrit & Int Metabol,2017,8(3):14-20.

[21] CHO J H,YOON Y D,PARK J Y,et al.Impact of cytochrome Paso 3A and ATP- binding cassette subfamily Bmember 1 polymorphisms on tacrolimus dose-adjusted trough concentrations among Korean renal transplant recipients.Transplant Proc,2012,44(1):109-114.

[22] HO P C,ABBOTT F S,ZANGER U M,et al.Influence of CYP2C9 genotypes on the formation of a hepatotoxic metabolite of valproic acid in human liver microsomes.Pharmacogenomics J,2003,3(6):335-342.

[23] JOHNSON J A,CAUDLE K E,GONG L,et al.Clinical Pharmacogenetics

Implementation Consortium（CPIC）Guideline for Pharmacogenetics-Guided Warfarin Dosing：2017 Update.Clin Pharmacol Ther，2017，2（3）：397-404.

［24］LEE C R，GOLDSTEIN J A.Cytochrome P450 2C9 polymorphisms：a comprehensive review of the in-vitro and human data.Pharmacogenetics，2002，12：251-263.

［25］LUO X，ZHU L J，CAI N F，et al.Prediction of tacrolimus metabolism and dosage requirements based on CYP3A4 phenotype and CYP3A5*3 genotype in Chinese renal transplant recipients.Acta Pharmacol Sin，2016，37（4）：555-560.

［26］SCHMID M M，FREUDENMANN R W，KELLER F，et al.Non-fatal and fatal liver failure associated with valproic acid.Pharmacopsychiatry，2013，46（2）：63-68.

［27］SCOTT SA，SANGKUHL K，STEIN C M，et al.Clinical Pharmacogenetics Implementation Consortium Guidelines for CYP2C19 Genotype and Clopidogrel Therapy：2013 Update.Clin Pharmacol Ther，2013，95（3）：317-323.

［28］ZHANG J J，LIU S B，XUE L，et al.The genetic polymorphisms of POR*28 and CYP3A5*3 significantly influence the pharmacokinetics of tacrolimus in Chinese renal transplant recipients.Int J Clin Pharmacol Ther，2015，53（9）：728-736.

［29］蔡海霞，赵红卫，秦玉花，等.高血压危象患者使用硝普钠出现精神紊乱1例的用药分析.中国新药与临床杂志，2015（10）：810-812.

［30］蔡红，王怡鑫，程凯.使用紫杉醇注射液致过敏反应危险因素分析.中国药房，2014，25（32）：3012-3014.

［31］郭芷君，徐峰.化学治疗所致恶心呕吐分类与药物治疗的研究进展.中国药业，2020，29（22）：1-6.

［32］侯江龙，董力.基因多态性预测华法林维持剂量的研究进展.中国胸心血管外科临床杂志，2015，22（6）：585-590.

［33］胡海锦.两性霉素B制剂的发展及临床应用.中国合理用药探索杂

志,2020,17(7):5-9.

［34］黄从新,张澍,黄德嘉,等.心房颤动:目前的认识和治疗的建议2018.中国心脏起搏与心电生理杂志,2018,32(4):315-368.

［35］黄志伟,张菁.两性霉素B临床药理研究概述.中国真菌学杂志,2021,16(3):188-193.

［36］姜霄晖,张捷.糖尿病患者眼肌麻痹的治疗分析.中国实用眼科杂志,2014,32(9):1119-1120.

［37］李大寿,艾远征.中药致药物性肝损伤的原因与预防措施.中国实用医药,2011(28):251-253.

［38］李娜,洪婧如,王博龙,等.达托霉素在临床使用中的药物不良反应分析.中国临床药理学杂志,2018,34(5):581-583.

［39］李颖君,黄吟月.补骨脂致药物性肝损伤一例.上海医药,2016,37(24):41-42.

［40］舒宏,崔一民,侯曙光.肺部吸入给药制剂及临床应用.临床药物治疗杂志,2014,12(2):18-24.

［41］苏兆颖.门急诊糖皮质激素处方点评工作难点分析.中国医院药学杂志,2016(20):1804-1807.

［42］孙钟慧,姚鸿萍,孙利.临床药师参与万古霉素抗感染治疗的药学服务.药学服务与研究,2019,19(01):36-40.

［43］涂芳玲.急性乌头碱药酒中毒1例.医学信息,2013,26(5):589.

［44］王灿,马虹英,王方杰,等.丙戊酸肝毒性的早期预警及预防研究状况.中国临床药理学杂志,2015,31(2):150-154.

［45］王程程,彭媛,陈芙蓉,等.肿瘤联合化疗与用药顺序.中国药房,2013,24(26):2470-2472.

［46］王育珊,任连荣,刘忠良,等.急性乌头碱中毒导致的严重心律失常与休克(附四例报告).白求恩医科大学学报,1996(5):521-523.

［47］吴惠珍,邱学佳,刘洪涛.沙库巴曲/缬沙坦临床应用合理性分析.临床药物治疗杂志,2020,18(12):73-78.

［48］袁伟,王斌.硝普钠治疗急性左心衰竭致精神异常7例分析.中西医结合心脑血管病杂志,2013,11(004):506-507.

［49］云秀丽.急性乌头碱类药酒中毒的药物治疗体会.中国中医药咨讯,
2011,3(16):300.

［50］张富东,朱敏凤,陈曦,等.尖吻蝮蛇血凝酶临床应用合理性研究.海
峡药学杂志,2020,32(12):97-99.

［51］张宁,李心蕾,袁偲偲,等.注射用尖吻蝮蛇血凝酶不良反应报告分
析及文献汇总.临床药物治疗杂志,2017,15(7):40-43.

［52］赵建群,靳会欣,崔丽贤,等.风险管理在我院静脉用药调配中心配
置抗菌药物中的应用.中南药学,2019,17(6):973-976.

［53］周宏灏,陈小平,张伟,等.药物代谢酶和药物作用靶点基因检测技
术指南(试行)摘要.实用器官移植电子杂志,2015,(5):257-267.

第五章

联合用药不恰当案例分析

案例 5-1 维拉帕米与比索洛尔
联用致心动过缓

【关键词】维拉帕米,比索洛尔,联合用药,心动过缓

【案例简介】患者,男,53 岁,主因头晕、血压控制不佳就诊。既往高血压病史 4 年,心律失常、室性期前收缩病史 5 年。既往用药史:富马酸比索洛尔片 5mg,口服,一日 1 次;阿司匹林肠溶片 0.1g,口服,一日 1 次。查体:双肺呼吸音清,未闻及干湿性啰音,血压 145/95mmHg,心率 65 次/min,律齐,心音可,各瓣膜听诊区未闻及病理性杂音,双下肢无水肿。实验室检查:生化全项正常;心电图:窦性心律,室性期前收缩。心脏超声:舒张功能减低。

诊断:

心律失常,室性期前收缩,高血压

处方:

富马酸比索洛尔片 5mg　口服,一日 1 次

盐酸维拉帕米片 40mg　口服,一日 3 次

用药 7 天后,患者心率降至 55 次/min,血压 130/90mmHg。

【药师点评】

1. 比索洛尔是一种高选择性的 β_1 受体拮抗剂,对血管平滑肌上的 β_1 受体有高亲和力,对支气管和调节代谢的 β_2 受体仅有很低的亲和力。比索洛尔通过阻断心脏 β 受体而降低机体对交感肾上腺素能活性的反应,使心率减慢、心肌收缩力下降。

2. 维拉帕米为钙通道阻滞剂,通过调节心肌传导细胞、心肌收缩细胞以及动脉血管平滑肌细胞细胞膜上的钙离子内流,发挥其药理学作用。维拉帕米可减少钙离子内流,延长房室结的有效不应期,减慢传导,可导致房室结和窦房结传导阻滞。

3. 患者应用β受体拮抗剂比索洛尔治疗室性期前收缩,在此基础上联用维拉帕米治疗心律失常和高血压。两种药物均抑制窦房结自律性,减慢房室结传导,合用可导致显著的低血压、心动过缓、传导阻滞,甚至停搏,给患者带来风险。

4. 二氢吡啶类钙通道阻滞剂如硝苯地平、氨氯地平等不影响心率和传导,可选择二氢吡啶类降压药物联合降压治疗。

【特别提示】β受体拮抗剂比索洛尔和钙通道阻滞剂维拉帕米均可抑制窦房结自律性,减慢房室结传导,两药合用有导致显著低血压、心动过缓、传导阻滞甚至停搏的风险。

案例 5-2　上呼吸道感染患儿重复应用清热解毒药致脱水

【关键词】上呼吸道感染,重复用药,脱水,清热解毒药

【案例简介】患者,女,5 岁,20kg,因咳嗽、流涕 1 天就诊。患儿于 1 天前无明显诱因出现咳嗽,呈阵发性咳嗽,无咳痰,伴流涕、畏寒、发热,无恶心、呕吐,家长自行给患儿服用感冒药治疗,症状无缓解就诊,遂以"上呼吸道感染"收入住院。起病以来,患儿睡眠可,大小便正常。体温 39.1℃,心率 90 次 /min,呼吸 22 次 /min。

诊断：

上呼吸道感染发热

处方：

布洛芬颗粒 0.1 g　口服,一日 4 次

小儿感冒颗粒 12g　口服,一日 3 次

小儿清热宁颗粒 4g　口服,一日 3 次

用药后半小时,患儿开始出汗,体温下降至 36.5 ℃;之后大汗淋漓,精神萎靡,口干口渴,少尿,出现脱水症状。给予口服补液盐溶液,大量饮水,3 小时后脱水症状缓解。

【药师点评】

1. 小儿感冒颗粒主要成分:广藿香、菊花、连翘、大青叶、板蓝根、地黄、地骨皮、白薇、薄荷、石膏,具有疏风解表,清热解毒功能,用于小儿风热感冒,症见发热、头胀痛、咳嗽黏痰、咽喉肿痛。

2. 小儿清热宁颗粒主要成分:羚羊角粉、牛黄、金银花、黄芩、柴胡、板蓝根、水牛角浓缩粉、冰片。功能主治为清热解毒,用于外感温邪,脏腑实热引起的内热高烧,咽喉肿痛,咳嗽痰盛,大便干燥。

3. 布洛芬为非甾体抗炎药,能抑制前列腺素的合成,具有镇痛、解热和抗炎的作用。

4. 小儿感冒颗粒与小儿清热宁颗粒为中药复方制剂,均具有清热解毒功能,所含成分相似,功效基本一致,联合应用属重复用药。

5. 布洛芬颗粒、小儿感冒颗粒、小儿清热宁颗粒三种药均有退热作用,联合用药使退热作用加强,可致小儿大量出汗、脱水、电解质紊乱等不良反应。

【特别提示】中药、西药联合应用时,应注意每种药物的成分,成分相同或功能相似的药物不宜联合使用,避免不必要的重复用药,以防药效相加诱发严重不良反应。

案例 5-3　地尔硫䓬与辛伐他汀合用致横纹肌溶解

【关键词】地尔硫䓬,辛伐他汀,横纹肌溶解,代谢

【案例简介】患者,男,47 岁,高血压病史 5 年,反复心前区疼痛 1 年,加重 1 周就诊。查体:血压 170/98mmHg,心率 80 次 /

min,律齐,未闻及病理性杂音。心电图:V₁~V₆ ST-T 改变,左室高电压。

诊断:

高血压

冠心病,不稳定型心绞痛

处方:

单硝酸异山梨酯片 10mg 口服,一日 2 次

盐酸地尔硫䓬片 30mg 口服,一日 3 次

辛伐他汀片 40mg 口服,一日 1 次,睡前服

经以上药物治疗后,患者血压控制良好。1 个月后,患者自我感觉肌肉痛、无力,后出现血尿及少尿,入院治疗。血液生化学检查,血清肌酸激酶(CK)值 15 069IU/L(正常值 38~174U/L),血清肌酐 386μmol/L(正常值 53~97μmol/L)。诊断为横纹肌溶解症、肾功能不全,停止服用辛伐他汀。6 周后进行血液透析,血清肌酐下降为 196μmol/L。

【药师点评】

1. 辛伐他汀为他汀类调脂药物,能降低正常及升高的低密度脂蛋白胆固醇(LDL-C)浓度和载脂蛋白 B(Apo B)水平,升高高密度脂蛋白胆固醇(HDL-C)的浓度和降低血浆甘油三酯(TG)的浓度。辛伐他汀在不稳定型心绞痛的治疗中发挥着重要作用,不仅有调脂作用,还有抗炎、稳定斑块的作用。

2. 辛伐他汀偶尔能引起肌病,表现为肌肉痛、触痛或乏力,并伴随 CK 升高,超过正常上限的 10 倍。肌病有时形成横纹肌溶解,伴或不伴继发于肌红蛋白尿的急性肾衰竭,血浆中 HMG-CoA 还原酶抑制剂水平很高时肌病的危险增加。

3. 辛伐他汀经肝脏 CYP3A4 代谢,使用辛伐他汀时,要避免同时应用 CYP3A4 抑制剂(如伊曲康唑、红霉素、克拉霉素、HIV 蛋白酶抑制剂),合用时发生肌溶解的危险性升高。

4. 地尔硫䓬为钙通道阻滞剂,通过作用于心肌、冠脉血管、末梢血管的平滑肌以及房室结等部位的钙离子通道,抑制钙离

子由细胞外向细胞内的跨膜内流,减少细胞内钙离子浓度,缓解和预防心肌、血管平滑肌的收缩,具有扩张冠脉和末梢血管,改善心肌肥大及延长房室结传导时间等作用,可有效治疗高血压、心绞痛、心律失常。

5. 地尔硫䓬为 CYP3A4 抑制剂,可使辛伐他汀血药浓度上升,增加横纹肌溶解及肾功能不全的风险。研究显示,同时服用地尔硫䓬和辛伐他汀会导致肌病的发生风险增加。

6. HMG-CoA 还原酶抑制剂均有升高肌酸激酶作用,有引起横纹肌溶解的风险。如果地尔硫䓬需要与 HMG-CoA 还原酶抑制剂合并用药,应尽量选用不经 CYP3A4 代谢的药物如氟伐他汀等,并从小剂量开始,注意不良反应的发生。

【特别提示】辛伐他汀主要经 CYP3A4 代谢,主要副作用是肝病及肌病,尤其发生在联合用药患者中。因此,在联合用药时应避免与 CYP3A4 抑制剂合用,以防不良反应的发生。

案例 5-4　服用降压药物期间饮用葡萄柚汁致低血压反应

【关键词】葡萄柚汁,非洛地平,代谢,低血压

【案例简介】患者,男,65 岁,因血压升高 5 年,反复心前区疼痛 3 个月,胸痛、胸闷发作频繁伴加重 1 周就诊。查体:血压 165/108mmHg,心浊音界不大,心率 80 次 /min,律齐,未闻及病理性杂音。心电图示:ST 段压低;超声心动示:左室室壁短暂性节段活动下降。

诊断:

高血压 2 级

冠心病,不稳定型心绞痛

处方:

硝酸异山梨酯片 10mg　口服,一日 3 次

阿司匹林肠溶片 100mg　口服,每晚 1 次

酒石酸美托洛尔片 12.5mg　口服,一日 2 次

非洛地平缓释片 5mg　口服,一日 1 次

经上述药物治疗,患者住院期间无胸痛、胸闷再次发作;血压控制在 120~140mmHg/85~90mmHg。患者出院后继续应用上述药物。4 年来长期保持门诊随诊治疗,血压稳定。近日患者来诊,主诉近日时有心慌头晕、血压偏低。即测血压 100/56mmHg。经询问,患者严格遵照处方,未改变用药剂量,只是近 2 个月经常喝美国进口的保健饮料葡萄柚汁。遂嘱其停饮葡萄柚汁,1 个月后再次复诊时,患者血压恢复到 120~130mmHg/80~90mmHg。

【药师点评】

1. 非洛地平为选择性钙通道阻滞剂,主要抑制小动脉平滑肌细胞外钙的内流,选择性扩张小动脉,用于轻中度原发性高血压的治疗。

2. 非洛地平是 CYP3A4 的底物,抑制或诱导 CYP3A4 的药物对非洛地平血药浓度会产生明显影响:CYP3A4 诱导剂(如卡马西平、苯妥英、苯巴比妥、利福平和贯叶金丝桃)可增加非洛地平代谢,使非洛地平的 AUC 降低;强效 CYP3A4 抑制剂(如吡咯类抗真菌药物、大环内酯类抗菌药物和 HIV 蛋白酶抑制剂)可抑制非洛地平的代谢,使有效药物浓度升高。

3. 葡萄柚汁又称胡柚汁,可升高某些口服药物的血药浓度,这主要是由于其抑制了肠中 CYP3A4 介导的首过效应,葡萄柚汁所含的 2 个主要化合物 $6',7'$ - 二羟基香柠檬素(DHB)和香柠檬素(BG)是引起葡萄柚汁与药物相互作用的重要成分。

4. 研究显示葡萄柚汁通过抑制 CYP3A4 使非洛地平的 C_{max} 和 AUC 升高约 2 倍,降压效果明显增强,本案患者应用非洛地平期间饮用葡萄柚汁,致血药浓度升高,因此导致低血压反应。

5. 迄今已知葡萄柚汁可增加钙通道阻滞剂、环孢素和他汀类等 20 多种药物的生物利用度和血药浓度,导致不良反应。葡

萄柚汁可使尼索地平的 C_{max} 增加约 3 倍,AUC 增加约 4.5 倍,从而引起心率增快、血管扩张及血压显著下降。葡萄柚汁的半衰期约 12 小时,饮用一杯葡萄柚汁后其作用可维持 24 小时。即使在服药前几小时饮用葡萄柚汁,也会发生相互作用。因此在服用以上药物期间应避免饮用葡萄柚汁。

【特别提示】葡萄柚汁可抑制 CYP3A4,使非洛地平代谢减慢,降压作用增强,服药期间应避免饮用葡萄柚汁。另外,许多经 CYP3A4 代谢的药物均与葡萄柚汁存在相互作用,因此在服药期间亦避免饮用葡萄柚汁。

案例 5-5　西沙必利与克拉霉素合用致 Q-T 间期延长

【关键词】西沙必利,克拉霉素,Q-T 间期延长,相互作用

【案例简介】患者,男,63 岁,主因恶心、呕吐、胸骨后烧灼感 4 天就诊。患者慢性胃病病史 10 余年,未系统诊治。查体:血压 152/98mmHg。心电图检查示正常心电图;胃镜提示为反流性食管炎,胃炎;胃活检黏膜涂片:幽门螺杆菌。

诊断:

反流性食管炎

胃炎,幽门螺杆菌感染

高血压 1 级

处方:

西沙必利片 5mg　口服,一日 3 次

奥美拉唑镁肠溶片 20mg　口服,一日 2 次

甲硝唑片 400mg　口服,一日 2 次

克拉霉素胶囊 0.25g　口服,一日 2 次

马来酸左旋氨氯地平片 5mg　口服,一日 1 次

2 天后患者诉心悸,心电图发现 Q-T 间期延长。停止服用西沙必利后,复查心电图未见明显异常,心悸症状消失。

【药师点评】

1. 幽门螺杆菌进入人胃内低 pH 环境中并生长繁殖,在胃黏膜上定植和侵入宿主免疫防御系统,引起炎症反应。克拉霉素为大环内酯类抗菌药物,与奥美拉唑、替硝唑组成三联药物治疗幽门螺杆菌感染。

2. 西沙必利为促胃动力药,增强食管蠕动和下食管括约肌张力,防止胃内容物反流入食管,并改善食管的清除率,对反流性食管炎有治疗作用。

3. 西沙必利的主要代谢途径是通过 CYP3A4 酶进行代谢,与 CYP3A4 抑制剂同时服用,导致血浆西沙必利浓度升高,从而使 Q-T 间期延长,增加严重心律失常的危险性。克拉霉素为 CYP3A4 抑制剂,降低西沙必利的代谢,导致 Q-T 间期延长。

4. 其他一些抑制 CYP3A4 的药物,如三唑类抗真菌药物、大环内酯类抗菌药物或 HIV 蛋白酶抑制剂与西沙必利联用时,均可抑制西沙必利的代谢,导致其血药浓度增加,并可引起心脏毒性(如 Q-T 间期延长、尖端扭转型室性心动过速、心脏停搏等)。故使用西沙必利期间,应禁止同时应用这些药物。

【特别提示】药物相互作用是导致 Q-T 间期延长和尖端扭转型室性心动过速的重要原因,这些药物相互作用可分为两类:一类是导致 Q-T 间期延长的药物与 CYP450 同工酶抑制剂同时应用,导致前者的血浓度升高;另一类是同时用 2 种以上可导致 Q-T 间期延长的药物。以上情况均应避免。

案例 5-6　合用地尔硫䓬致环孢素肾毒性增加

【关键词】环孢素,地尔硫䓬,肾损害,相互作用

【案例简介】患者,男,41 岁,70kg,肾移植后,给予环孢素 9mg/(kg·d) 和小剂量的泼尼松。移植后 1 个月的血清环孢素

浓度(谷浓度)为 80ng/ml(RIA 法),血清肌酐为 123μmol/L,病情稳定。3 个月前因胸闷胸痛就诊。

诊断:

冠心病,不稳定型心绞痛

肾移植术后

处方:

盐酸地尔硫䓬缓释片 180mg 口服,一日 1 次

环孢素软胶囊 300mg 口服,一日 2 次

阿司匹林肠溶片 0.1g 口服,一日 1 次

硫酸氢氯吡格雷片 75mg 口服,一日 1 次

合并应用第 3 天,患者血清肌酐 141μmol/L(血清肌酐正常值 44~133μmol/L),出现肾功能损害;查血清环孢素浓度 210ng/ml。停止服用盐酸地尔硫䓬缓释片,4 天后血清肌酐和血清环孢素浓度恢复到正常水平。

患者出院 2 个月后,因心肌缺血加重再次服用地尔硫䓬(180mg/d),再度出现血清肌酐和血清环孢素浓度升高,停止服用地尔硫䓬后恢复到正常水平。

【药师点评】

1. 肾功能损害是环孢素常见的不良反应,约 1/3 用药患者出现肾功能损害,可出现血清肌酐、尿素氮增高、肾小球滤过率减低等,慢性、进行性肾中毒多于治疗后约 12 个月发生。环孢素引起肾损害的机制为:使肾小球输入小动脉收缩,引起肾血流量减少,肾小球滤过率下降,导致肾功能障碍。环孢素可致肾损害为剂量相关性,环孢素血药浓度升高可引起肾毒性增加。

2. 环孢素主要经肝 CYP3A4 代谢,多种药物通过抑制或诱导 CYP450 酶来增加或降低环孢素水平。

3. 可降低环孢素水平的药物包括巴比妥、卡马西平、奥卡西平、苯妥英钠、萘夫西林钠、磺胺二甲嘧啶、利福平、奥曲肽、普罗布考、奥利司他、噻氯匹定、磺吡酮、特比萘芬、波生坦等。

4. 可升高环孢素水平的药物包括大环内酯类抗菌药物(如红霉素、阿奇霉素、克拉霉素)、三唑类抗真菌药物(氟康唑、伊曲康唑、伏立康唑)、地尔硫䓬、尼卡地平、维拉帕米、甲氧氯普胺、口服避孕药、达那唑、甲泼尼龙、别嘌醇、胺碘酮、HIV 蛋白酶抑制剂、伊马替尼、秋水仙碱等。

5. 本案患者使用环孢素期间加用钙通道阻滞剂地尔硫䓬,由于地尔硫䓬抑制了 CYP450 酶的活性,使环孢素代谢减慢,血药浓度升高,导致肾损害发生。

6. 环孢素与钙通道阻滞剂等可能影响 CYP450 酶的药物合用时应监测环孢素药物浓度,必要时调整用量,使血药浓度维持在临床能起免疫抑制作用而不致有严重不良反应的范围内。同时还需经常进行肾功能检查。

【特别提示】环孢素主要经肝 CYP3A4 代谢,地尔硫䓬可抑制 CYP450 酶的活性使环孢素代谢减慢,使血药浓度升高,出现肾损害。因此,环孢素与钙通道阻滞剂等可影响 CYP450 酶的药物合用须慎重,应监测肾功能及环孢素的血药浓度。

案例 5-7 五酯胶囊与环孢素合用致环孢素血药浓度增高

【关键词】五酯胶囊,环孢素,血药浓度增高,相互作用

【案例简介】患者,女,65 岁,肾移植术后 5 年,长期服用环孢素软胶囊,一次 100mg,一日 2 次口服,血药浓度控制较理想。近期门诊复查肝肾功能提示肝功异常,血液生化检查示:GPT 242U/L,GOT 170U/L。

诊断:

肾移植术后

肝功能异常

处方:

五酯胶囊 2 粒　口服,一日 3 次

环孢素软胶囊 100mg　口服,一日 2 次

服药 2 周后复查环孢素血药浓度,较之前升高约 1 倍。

【药师点评】

1. 五酯胶囊为华中五味子的醇浸膏制成的胶囊,能降低血清谷丙转氨酶,可用于慢性、迁延性肝炎谷丙转氨酶升高者。

2. 环孢素为免疫抑制剂,主要经肝药酶 CYP3A4 代谢,且 P-糖蛋白参与环孢素的肠道转运,可与多种药物发生相互作用。五酯胶囊是肝药酶 CYP3A4 的强抑制剂,还对 P-糖蛋白介导的肠细胞转运过程有抑制作用。

3. 五酯胶囊和环孢素同时服用,环孢素的代谢及转运受到抑制,使环孢素血药浓度增加。故建议尽量避免两药同时应用,如不可避免合用时应适当减少环孢素用量,并定期进行血药浓度监测。

4. 环孢素血药浓度与疗效、毒性密切相关,影响环孢素血药浓度的因素很多,包括患者年龄、药物剂型、饮食、给药方案、移植器官种类以及药物之间的相互作用等,因此应重视环孢素与其他药物的相互作用,注意监测血药浓度,以免引起严重药物不良反应。

【特别提示】环孢素主要经肝药酶 CYP3A4 代谢,P-糖蛋白参与环孢素的肠道转运;五酯胶囊是肝药酶 CYP3A4 的强抑制剂,还对 P-糖蛋白介导的肠细胞转运过程有抑制作用,合用后可致环孢素血药浓度升高。

案例 5-8　布洛芬与卡托普利合用致血压控制不佳

【关键词】卡托普利,布洛芬,高血压,相互作用

【案例简介】患者,女,42 岁,因双膝关节疼痛 1 周就诊。既往高血压病史 5 年,常规服用卡托普利片,血压控制较稳定,目前血压 140/100mmHg。

诊断：

风湿性关节炎

高血压

处方：

卡托普利片 25mg　口服，一日 3 次

布洛芬缓释胶囊 300mg　口服，一日 2 次

治疗 3 天后，患者稍缓解的血压出现反弹，最高 170/115mmHg，血压控制不佳。

【药师点评】

1. 布洛芬为非甾体抗炎药，通过抑制前列腺素的合成，发挥镇痛作用。

2. 布洛芬与卡托普利（ACEI 类药物）合用，可使卡托普利的抗高血压及排钠作用减弱，从而削弱或完全消除卡托普利的降压作用。两药合用时肾毒性可能会增强，对于失水患者出现急性肾衰竭的风险增加，故合用时应谨慎。

3. 患者同时使用 ACEI 与非甾体抗炎药导致血压控制不良。

4. 其他降压药物如 β 受体拮抗剂、利尿药与非甾体抗炎药合用也会受到类似影响，而钙通道阻滞剂与非甾体抗炎药无此相互作用。此时可停用卡托普利，改用硝苯地平控释片 30mg，口服，一日 1 次。

【特别提示】非甾体抗炎药可拮抗 ACEI 的降压效果，导致血压控制不佳。故应尽量避免两药合用。

案例 5-9　贝尼地平与西咪替丁
合用致血压过低

【关键词】贝尼地平，西咪替丁，高血压，相互作用

【案例简介】患者，男，49 岁，血压增高 6 年，上腹部不适 1 周就诊。既往无冠心病、糖尿病病史。既往用药史：贝尼地

平 4mg，口服，一日 1 次。查体：血压 120/70mmHg，心率 70 次 /min。上消化道造影：十二指肠溃疡。

诊断：

高血压

十二指肠溃疡

处方：

盐酸贝尼地平片 4mg　口服，一日 1 次

西咪替丁片 400mg　口服，一日 3 次

用药 2 天后，患者感觉头晕，测量血压 100/56mmHg。

【药师点评】

1. 患者因高血压，服用贝尼地平治疗，血压控制较好；上消化道造影发现十二指肠溃疡，给予西咪替丁治疗，适应证明确。

2. 贝尼地平主要经肝 CYP3A4 代谢，该酶的抑制剂或诱导剂可增强或降低贝尼地平的血药浓度。

3. 西咪替丁为肝药酶抑制剂，可抑制 CYP3A4，使贝尼地平的代谢减少，血药浓度增加，导致血压过低。同时，西咪替丁还可降低胃酸分泌，增加贝尼地平的吸收，使患者血药浓度增加，血压进一步降低。

4. 患者应停用西咪替丁，换用奥美拉唑等药物治疗十二指肠溃疡。

【特别提示】西咪替丁可抑制肝 CYP3A4 的活性，减少贝尼地平的代谢，同时降低胃酸分泌，增加药物吸收，两者合用可能使血压过度降低，联用时应注意监测血压，保证患者用药安全。

案例 5-10　氨氯地平与二氢麦角碱联用致眩晕加重

【关键词】氨氯地平，二氢麦角碱，眩晕，不良反应

【案例简介】患者，男性，65 岁，高血压 10 余年，最高达

180/100mmHg,平素规律服用氨氯地平片,血压控制情况良好,最近因多次发作短暂性脑血管痉挛就诊。患者自述旋转性眩晕,头晕发作时不敢活动,卧床不起,有间断性头痛。

诊断:

短暂性脑缺血发作

高血压 3 级(极高危)

处方:

苯磺酸氨氯地平片 2.5mg　口服,一日 1 次

甲磺酸二氢麦角碱片 2.5mg　口服,一日 2 次

阿司匹林肠溶片 150mg　口服,一日 1 次

3 天后,患者出现眩晕加重,查血压 102/60mmHg。

【药师点评】

1. 二氢麦角碱通过降低无氧代谢和促进氧的利用改进脑组织的能量代谢,使功能性损伤神经细胞内代谢得以改进。二氢麦角碱也作用在多巴胺、5- 羟色胺、去甲肾上腺素等神经递质,其外周作用是阻断肾上腺素和通过 5- 羟色胺抑制多巴胺受体,导致血压下降。

2. 二氢麦角碱具有扩张脑血管及周围血管的作用,可出现直立性低血压、眩晕等不良反应。与降压药物合用,可能会使二氢麦角碱活性增强,加重其不良反应,建议避免两者联用或减量使用。

3. 二氢麦角碱用药初期偶有短暂恶心、胃部不适、呕吐和面部潮红;可出现直立性低血压,应注意监测血压。

4. 药代动力学研究发现,老年人的二氢麦角碱血药浓度偏高,老年人用药时建议调整服用剂量。

5. 老年患者往往合并多种疾病,合并用药较多,药物间相互作用发生机会增加,因此应调整药物的剂量。

【特别提示】二氢麦角碱具有扩张脑血管及周围血管的作用,可出现直立性低血压、眩晕等不良反应。与降压药物合用可使不良反应加重。

案例 5-11　头孢羟氨苄与藿香正气水合用致双硫仑样反应

【关键词】头孢羟氨苄,藿香正气水,双硫仑样反应,乙醇

【案例简介】患者,男,17 岁,因中暑,发热,伴咽痛 3 天就诊,既往无青霉素过敏史。查体:体温 38.9℃,咽部红肿充血,肺部呼吸音清。血常规:白细胞 12.5×10^9/L,中性粒细胞百分比 81.0%。

诊断:

急性上呼吸道感染

处方:

头孢氨苄胶囊 0.25g　口服,一日 3 次

藿香正气水 10ml　口服,一日 2 次

用药后半小时,患者出现面部潮红、头晕、冷汗、血压下降等不适。

【药师点评】

1. 藿香正气水为酊剂,辅料中含有乙醇 40%~50%;头孢氨苄属头孢菌素类药物,与含乙醇成分的食物或药物同服可发生双硫仑样反应。

2. 双硫仑样反应也称戒酒硫样反应,是指用药后若饮酒,会发生面部潮红、眼结膜充血、视物模糊、头颈部血管剧烈搏动或搏动性头痛、头晕、恶心、呕吐、出汗、口干、胸痛、心肌梗死、急性心力衰竭、呼吸困难、急性肝损伤、惊厥及死亡等症状。

3. 头孢菌素类药物中的头孢哌酮钠、头孢唑林、头孢拉啶、头孢美唑、头孢米诺、拉氧头孢、头孢甲肟、头孢孟多、头孢氨苄、头孢羟氨苄、头孢克洛等,与乙醇同服均可能出现双硫仑样反应,其中以头孢哌酮钠致双硫仑样反应的报告最多。

4. 多数头孢菌素类药物的化学结构,其母核 7- 氨基头孢烷酸(7-ACA)环的 3 位上有甲硫四氮唑(硫代甲基四唑)取代基,该取代基团与辅酶I竞争乙醛脱氢酶的活性中心,阻止乙醛继续氧化,导致乙醛蓄积,从而引起双硫仑样反应。

5. 使用头孢菌素类药物期间不能同用藿香正气水,可改服藿香正气软胶囊,也可将头孢菌素类药物换成大环内酯类药物。

【特别提示】藿香正气水含乙醇,与头孢菌素类药物合用,可竞争乙醛脱氢酶,使乙醛氧化受阻导致双硫仑样反应,因此两者不能合用。

案例 5-12　卡托普利与螺内酯合用致高钾血症

【关键词】卡托普利,保钾利尿药,高钾血症

【案例简介】患者,女,75 岁,因间断胸闷、心悸、气短 6 个月,水肿 10 天就诊。既往高血压病史 10 年。既往用药史:卡托普利、阿司匹林。查体:血压 140/90mmHg,双肺呼吸音粗,未闻及明显干湿性啰音,心率 80 次 /min,律齐,心音可,各瓣膜听诊区未闻及病理性杂音,双下肢水肿。实验室检查:生化全项无明显异常;心电图:窦性心律,符合陈旧性下壁心肌梗死。

诊断:

冠心病、陈旧性下壁心肌梗死合并心力衰竭

高血压 3 级(极高危)

处方:

卡托普利片 12.5mg　口服,一日 3 次

螺内酯片 20mg　口服,一日 1 次

硝酸异山梨酯片 10mg　口服,一日 3 次

阿司匹林肠溶片 0.1g　口服,一日 1 次

用药 10 天后,患者自感无力,出现心动缓慢,查血电解质:血钾 6.8mmol/L,诊断为高钾血症。

【药师点评】

1. 钾离子直接参加细胞内的代谢活动,适当的钾离子浓度及其在细胞膜两侧的比值对维持神经 - 肌肉组织静息电位的产生,以及电兴奋的产生和传导有重要作用;也直接影响酸碱平衡调节。钾离子紊乱是临床上常见的电解质紊乱之一,且常和其他电解质紊乱同时存在。血钾高于 5.5mmol/L 称为高钾血症,高于 7.0mmol/L 则为严重高钾血症。

2. 螺内酯为醛固酮的竞争性抑制剂,作用于远曲小管和集合管,阻断 Na^+-K^+ 和 Na^+-H^+ 交换,结果 Na^+、Cl^- 和水排泄增多,K^+、Mg^{2+} 和 H^+ 排泄减少,属于保钾利尿药。

3. 卡托普利为竞争性 ACEI,可抑制钾离子的排泄,与保钾利尿药如螺内酯、氨苯蝶啶、阿米洛利同用可导致血钾过高。

4. 本案患者同时应用卡托普利与螺内酯,两者均抑制钾离子的排泄,联合应用导致高钾血症,并增加恶性心律失常的风险。

5. 患者出现高钾血症后应及时停用上述两种药物,给予呋塞米、碳酸氢钠等药物治疗,并注意低钾饮食。

【特别提示】卡托普利具有保钾作用,使用时应与排钾利尿药配合使用,如与保钾利尿药(如螺内酯、氨苯蝶啶、阿米洛利等)同用可能导致血钾过高。

案例 5-13 辛伐他汀与苯扎贝特合用致肌痛

【关键词】辛伐他汀,苯扎贝特,肌痛,不良反应

【案例简介】患者,男,60 岁,家族性复合型高脂血症。血液生化学检查:LDL-C 5.23mmol/L,TG 2.85mmol/L,HDL-C

0.90mmol/L。

诊断：

高脂血症

处方：

辛伐他汀片 10mg　口服，每晚 1 次

苯扎贝特片 200mg　口服，一日 3 次

用药 2 天后，患者出现肌痛症状，血肌酸激酶 1 302U/L（正常值范围，男 25~200U/L；女 25~170U/L）。

【药师点评】

1. 辛伐他汀为 HMG-CoA 还原酶抑制剂，苯扎贝特片为贝特类调脂药物，贝特类与 HMG-CoA 还原酶抑制剂均经过 CYP3A4 代谢，两者联用可产生代谢性相互作用，使他汀类药物代谢减少，有增加肌病的危险，如肌痛、横纹肌溶解、血肌酸激酶增高等，不推荐两药合用。

2. 本案患者血脂 LDL-C 5.23mmol/L（<3.37mmol/L 为合适范围），HDL-C 0.90mmol/（≥1.04mmol/L 为合适范围），TG 2.85mmol/L（<1.70mmol/L 为合适范围），根据《甘油三酯增高的血脂异常防治中国专家共识》，TG 轻中度升高（2.26~5.64mmol/L）时 LDL-C 达标仍为主要目标。患者血清 TG 2.85mmol/L，故应将 LDL-C 达标作为主要目标。

3. 苯扎贝特为贝特类调脂药物，主要降低血浆 TG 和提高 HDL-C 水平。对降低 LDL-C 作用较弱；他汀类调脂药物主要降低 LDL-C，同时降低 TG。本案患者血脂以 LDL-C 升高为主，故建议单独给予他汀类调脂药物即可。

4. 如确实需要 HMG-CoA 还原酶抑制剂与贝特类联合应用时，可选择非诺贝特，发生相互作用的风险较小，并注意两药应分开早、晚服用。

【特别提示】辛伐他汀等他汀类调脂药物与苯扎贝特合用，可产生 CYP3A4 相关代谢等相互作用，使他汀类调脂药物代谢减少可致肌痛的危险增加，应避免两药合用。

案例 5-14　老年人合用庆大霉素与呋塞米致肾毒性

【关键词】庆大霉素,呋塞米,肾毒性,老年人

【案例简介】患者,男,68 岁,因患心力衰竭、肾功能不全、尿少,合并泌尿系统感染就诊。体检:患者呼吸困难,活动时加重,呼吸频率 30~40 次/min;听诊:心间部第一心音减弱,频率快,有奔马律;超声心动图示:心力衰竭;血常规:白细胞 19.2×10^9/L,血尿素氮 11.7mmol/L(正常值 3.2~7.1mmol/L)。

诊断:

心功能不全

肾功能不全

泌尿系统感染

处方:

0.9% 氯化钠注射液 150ml

注射用头孢哌酮钠舒巴坦钠 1.0g ╱ 静脉滴注,一日 3 次

硫酸庆大霉素注射液 8 万 IU　肌内注射,一日 2 次

0.9% 氯化钠注射液 500ml

呋塞米注射液 20mg ╱ 静脉滴注,一日 1 次

用药后第 2 天,患者出现少尿,血尿素氮 18.4mmol/L,肌酐清除率 21ml/min。

【药师点评】

1. 庆大霉素为氨基糖苷类抗菌药物,在体内不代谢,以原型经肾小球滤过随尿排出,给药后 24 小时内排出给药量的 50%~93%。有肾毒性,可能发生血尿、排尿次数显著减少或尿量减少、食欲减退、极度口渴等肾毒性反应,老年人及肾功能不全者应慎用。

2. 庆大霉素选药不当。患者为老年人,已存在肾功能不全,抗感染治疗应考虑选择对肾功能影响较小的抗菌药物。给予庆

大霉素治疗后出现严重肾功能不全,应立即停用庆大霉素。

3. 呋塞米为袢利尿药,具有耳毒性,庆大霉素等氨基糖苷类抗菌药物也具有耳毒性,两药禁止同时使用,否则会引起严重的听力障碍。

4. 患者应用氨基糖苷类抗菌药物时,用药前、用药过程中应定期进行尿常规和肾功能测定,以防止出现严重肾毒性反应。必要时做听力检查或听力图,尤其高频听力测定以及温度刺激试验,以检测前庭毒性。老年人、新生儿、婴幼儿及孕妇更应避免使用。

【特别提示】氨基糖苷类抗菌药物具有耳肾毒性,与袢利尿药呋塞米合用可引起肾毒性增加,老年人、新生儿、婴幼儿及孕妇应避免使用。

案例 5-15　环丙沙星与多索茶碱合用致茶碱中毒反应

【关键词】环丙沙星,多索茶碱,相互作用,中毒反应

【案例简介】患者,男,56 岁,因咳嗽、咳痰、胸闷气短 10 余年,加重伴发热 5 天就诊。查体:咳嗽、咳痰,为白色黏液性痰,气短,呼吸浅,频率快;体温 38.8 ℃。实验室检查:白细胞 16.5×10^9/L,中性粒细胞百分比 79.0%。肺功能检查示慢性阻塞性肺疾病。

诊断:

慢性阻塞性肺疾病合并感染

处方:

5% 葡萄糖注射液 250ml

多索茶碱注射液 0.2g　　静脉滴注,一日 2 次

乳酸环丙沙星氯化钠注射液 0.2g　静脉滴注,每 12 小时
　　　　　　　　　　　　　　　　　　　1 次

患者输注本组注射剂后出现恶心、呕吐、心悸、血压下降等

不适。

【药师点评】

1. 慢性阻塞性肺疾病（COPD）简称慢阻肺,是以不完全可逆的气流受限为特征的疾病,气流受限通常呈进行性发展并与肺对有害颗粒或气体的异常炎症反应有关,COPD 可使用茶碱类支气管扩张剂治疗。

2. 多索茶碱是甲基黄嘌呤的衍生物,是一种支气管扩张剂,可直接作用于支气管,松弛支气管平滑肌。多索茶碱通过抑制平滑肌细胞内的磷酸二酯酶,松弛平滑肌,从而达到抑制哮喘的作用。

3. 环丙沙星与茶碱类药物合用时,由于与 CYP450 酶结合部位的竞争性抑制,导致茶碱类的肝清除明显减少,血消除半衰期($t_{1/2\beta}$)延长,血药浓度升高,出现茶碱中毒症状,如恶心、呕吐、震颤、不安、激动、抽搐、心悸等。

4. 部分喹诺酮类药物可使茶碱血药浓度增高 10%~20%,同时延长半衰期而导致中毒,出现心律失常、血压骤降、恶心、呕吐等茶碱的不良反应,这些不良反应可导致极少的患者出现生命危险或死亡。

5. 多索茶碱等茶碱类药物与其他药物合用期间,应加强药物血浆浓度监测和临床监护,必要时适当降低茶碱类药物的剂量。

【特别提示】茶碱类药物个体差异较大,且与其他药物相互作用多,应根据个体情况选择最佳剂量和给药方法,并监测血药浓度。

案例 5-16　瑞格列奈与克拉霉素联用致低血糖

【关键词】瑞格列奈,克拉霉素,抑制代谢,低血糖反应

【案例简介】患者,男,80 岁,2 型糖尿病史 10 年,一直口服

瑞格列奈(0.5mg,一日 3 次),血糖控制理想。近日,患者出现腹痛、腹胀、晨起恶心、反酸、嗳气、饥饿感就诊。胃镜示:胃窦急性充血糜烂,组织学检查黏膜层有充血、水肿及中性粒细胞浸润;聚合酶链式反应(PCR)示:幽门螺杆菌感染。

诊断:

2 型糖尿病

胃炎幽门螺杆菌感染

处方:

瑞格列奈片 0.5mg　　口服,一日 3 次

克拉霉素分散片 500mg　　口服,一日 2 次

奥美拉唑镁肠溶片 20mg　　口服,一日 2 次

用药后 48 小时出现严重低血糖。静脉注射葡萄糖后患者血糖得以纠正。

【药师点评】

1. 幽门螺杆菌(Hp)进入胃内低 pH 环境中生长繁殖并引起组织损伤,其致病作用主要表现为:细菌在胃黏膜上定植,侵入宿主的免疫防御系统、毒素的直接作用及诱导的炎症反应和免疫反应。

2. 幽门螺杆菌感染的治疗为使用质子泵抑制剂联合抗菌药物,如奥美拉唑、兰索拉唑、埃索美拉唑等质子泵抑制剂,与克拉霉素、阿莫西林、甲硝唑等抗菌药物联合应用,可有效清除幽门螺杆菌。

3. 瑞格列奈是非磺脲类胰岛素促泌剂,主要经肝脏CYP3A4 和 CYP2C8 代谢;克拉霉素是强效 CYP3A4 抑制剂,以一日 2 次,一次 250mg 剂量与瑞格列奈(单剂量 0.25mg)同服,可使瑞格列奈的 AUC 增加 1.4 倍,C_{max} 增加 1.7 倍,血清胰岛素AUC 平均增值达到 1.5 倍,C_{max} 增加 1.6 倍。

4. 由于克拉霉素可抑制瑞格列奈代谢,升高其血药浓度,增加降糖作用,可诱发低血糖反应。因此应尽量避免两药同时使用。如同时使用,应调整给药剂量,并密切监测血糖水平,预

防低血糖的发生。

5. 吉非贝齐、克拉霉素、伊曲康唑、甲氧苄啶、单胺氧化酶抑制剂、非选择性 β 受体拮抗剂、ACEI、乙醇等也可增强瑞格列奈的降血糖作用,合用时亦应注意低血糖反应的发生。

【特别提示】克拉霉素为 CYP3A4 抑制剂,可抑制瑞格列奈的代谢,使其药理作用增强,导致严重低血糖反应。在接受瑞格列奈治疗的糖尿病患者中,尽量避免同时使用克拉霉素。

案例 5-17　合用碳酸氢钠致氨基糖苷类抗菌药物毒性增加

【关键词】庆大霉素,氨基糖苷类,碳酸氢钠,重吸收增强,毒性增强

【案例简介】患者,男,39 岁,因腹痛、腹泻,伴呕吐就诊,有食用街边快餐及饮用冷冻水等不洁饮食史。患者 1 天前排水样大便 6 次,伴恶心、呕吐 6~8 次,呕吐物为胃内容物及水样物,无呕血及黑便。伴头晕、全身无力,无头痛、出汗、发热,精神一般。患者既往体健。未发现药物、食物过敏史。体格检查:体温 37.1℃,心率 80 次/min,呼吸 20 次/min,血压 130/70mmHg。实验室检查:白细胞 17.8×10^9/L,中性粒细胞百分比 83.9%。

诊断:

急性胃肠炎

处方:

5% 葡萄糖注射液 250ml
庆大霉素注射液 8 万 IU ╱ 静脉滴注,一日 1 次
0.9% 氯化钠注射液 250ml
5% 碳酸氢钠注射液 1.0g ╱ 静脉滴注,一日 1 次
盐酸小檗碱片 0.3g　口服,一日 3 次

【药师点评】

1. 患者为急性胃肠炎,治疗以抗感染、补液治疗为主。庆大霉素为氨基糖苷类抗菌药物,对各种肠杆菌科细菌有良好抗菌作用,可用于细菌性胃肠炎的治疗。

2. 庆大霉素在体内不代谢,以原型经肾小球滤过随尿排出,给药后 24 小时内排出给药量的 50%~93%。庆大霉素注射液呈碱性,其经肾排泄速率与肾小管液的 pH 有关,碱化尿液可使庆大霉素解离减少,重吸收增加;相反酸化尿液可使其重吸收减少,排泄增加。

3. 碳酸氢钠可碱化尿液,使氨基糖苷类抗菌药物在肾小管重吸收增加,半衰期延长,毒性增加,因此两药不宜合用。如确需联合应用,庆大霉素等氨基糖苷类抗菌药物的剂量应适当减少,并监测血药浓度。

4. 患者为青年男性,建议换用喹诺酮类药物静脉滴注。

【特别提示】氨基糖苷类抗菌药物经肾脏排泄速率与肾小管液的 pH 有关,碱化药物可使其解离减少,重吸收增加,耳肾毒性增加。

案例 5-18　应用华法林患者合用西咪替丁致出血倾向

【关键词】华法林,西咪替丁,出血倾向,相互作用

【案例简介】患者,女,42 岁,因节律性上腹痛 2 周就诊,既往有风湿性心脏病并心房颤动病史 3 年,正在服用华法林。患者自述上腹部疼痛,位于剑突下,呈烧灼状、啮咬性或饥饿性钝痛、胀痛或隐痛;胃镜检查:十二指肠溃疡。

诊断:

十二指肠溃疡

风湿性心脏病

心房颤动

处方:

华法林片 2.5mg　口服,一日 1 次

西咪替丁片 0.2g　口服,一日 3 次,睡前加服 0.4 g

瑞巴派特片 0.1g　口服,一日 3 次

用药 3 天后,患者出现皮下散在出血点,刷牙时牙龈出血。查 INR 为 2.8。

【药师点评】

1. 华法林为香豆素类中效抗凝药物,化学结构与维生素 K 相似,能与维生素 K 竞争与肝脏有关酶蛋白的结合,从而抑制酶的活性,使酶催化凝血因子Ⅱ、Ⅶ、Ⅸ、Ⅹ的形成受到抑制而起抗凝血作用。

2. 西咪替丁可影响肝 CYPP450 氧化酶系统,并影响肾小管分泌,可延缓药物的排泄,从而增加了一些合并用药的血浆浓度。对于治疗剂量范围小的药物(如华法林、苯妥英、茶碱类、利多卡因、奎宁丁、普鲁卡因胺等),偶可发生毒性反应。

3. 西咪替丁可抑制肝药酶,从而降低华法林的代谢,延长华法林的半衰期,增加其血药浓度,增强其抗凝作用,引起出血倾向。应用华法林时应密切监测凝血酶原时间,与西咪替丁一起使用时应适当调整剂量。

4. 受西咪替丁影响的药物还包括 β 受体拮抗剂、钙通道阻滞剂、三环类抗抑郁药、苯二氮䓬类、二甲双胍等,尤其老人及肝、肾病患者应特别小心。

5. 其他 H_2 受体拮抗剂如雷尼替丁、法莫替丁与华法林不发生类似相互作用,建议将西咪替丁改为雷尼替丁或法莫替丁。

【特别提示】华法林的抗凝作用受食物、药物、自身疾病状况及遗传基因等因素影响,因此在应用华法林时,应特别注意药物与药物、药物与食物间的相互作用,并定期监测凝血酶原时间和 INR。

案例 5-19　替米沙坦与贝那普利联合降压不适宜

【关键词】替米沙坦,贝那普利,ACEI,ARB,联合用药,作用机制

【案例简介】患者,男,52岁,高血压病史5年。既往用药史:替米沙坦片 80mg,口服,一日 1 次。体检:血压 152/90mmHg,双肺呼吸音清,未闻及干湿性啰音,心率 78 次/min,律齐,心音有力,各瓣膜听诊区未闻及病理性杂音,双下肢水肿。实验室检查主要指标均未见异常。因血压控制不佳就诊。

诊断:

高血压 2 级

处方:

替米沙坦片 80mg　口服,一日 1 次

盐酸贝那普利片 10mg　口服,一日 1 次

【药师点评】

1. 患者高血压诊断明确,无靶器官损害的证据,服用替米沙坦治疗后血压控制欠佳,加服贝那普利治疗。两药联合应用不恰当。

2. 贝那普利为 ACEI,可抑制 ACE,阻止血管紧张素I转换成血管紧张素II,减少由于血管紧张素II引发的一系列症状,如血管收缩和醛固酮生成,从而降低血压。

3. 替米沙坦为 ARB,与血管紧张素II受体 AT_1 呈高亲和性结合,使血醛固酮水平下降。

4. ACEI 和 ARB 都是作用于肾素-血管紧张素-醛固酮系统的降压药物,作用机制相似,因此不宜将这两类药物联合使用。

5. 应选择 ACEI 或 ARB,与利尿剂、钙通道阻滞剂或 β 受体拮抗剂等联合降压治疗。

【特别提示】高血压患者通常需要联合使用两种以上的降

压药物进行治疗。应选择作用机制不同的降压药物联合使用，不但可以取得良好的降压效果，保护靶器官不受损伤，还能有效减少各种降压药物的用量及副作用。

案例 5-20　应用普萘洛尔期间
给予肾上腺素致脑出血

【关键词】普萘洛尔，肾上腺素，脑出血

【案例简介】患者，男，76 岁，主因牙疼 3 天就诊。既往高血压病史 30 余年，日常口服普萘洛尔 10mg，一日 3 次，发病以来未服用其他药物。体格检查：右上第二磨牙有蛀洞，其余未见异常。

诊断：

龋齿

高血压

入院后行患牙拔除，术中局部给予利多卡因及肾上腺素麻醉，给药 5 分钟后患者出现严重剧烈头痛，随后昏迷，急诊 CT 提示：脑出血。

【药师点评】

1. 患者一直口服普萘洛尔治疗高血压，患牙拔除前在注射麻醉药时加入了肾上腺素。普萘洛尔为 β 受体拮抗药，通过中枢和肾上腺素能神经元阻滞、抗肾素活性、扩血管、减低心排血量等作用降低血压。

2. 肾上腺素兼有 α 受体和 β 受体激动作用。α 受体激动引起皮肤、黏膜、内脏血管收缩。β 受体激动引起冠状血管扩张、骨骼肌、心肌兴奋、心率增快、支气管平滑肌、胃肠道平滑肌松弛。

3. 普萘洛尔与肾上腺素合用时，由于阻断肾上腺素 β 受体的作用，α 受体的作用突出，血管收缩，短时间内导致血压显著增高，从而引起脑出血。

【特别提示】肾上腺素与β受体拮抗剂合用,其β受体激动作用被抑制,α受体激动作用明显,引起血管收缩,短时间内血压显著增高可引起脑出血,老年患者用药尤其应谨慎。

案例 5-21 去甲肾上腺素与缩宫素合用致心脏停搏

【关键词】去甲肾上腺素,缩宫素,心脏停搏,不良反应

【案例简介】患者,女,26岁,待产入院。查体未见异常。进入第一产程后持续静脉滴注缩宫素,产妇出现剧烈腹痛,阴道大量出血,滞产。查体:血压 70/50mmHg,面色苍白,四肢冰凉,心肺未见异常,可见病理性缩复环,胎头上浮,宫口开全,阴道出血。

诊断:

先兆子痫

低血容量性休克

处方:

0.5% 葡萄糖注射液 250ml

重酒石酸去甲肾上腺素 2mg / 静脉滴注,滴速 8μg/min

0.9% 氯化钠注射液 500ml

缩宫素注射液 5IU / 静脉滴注,滴速 0.002IU/min

给予患者迅速补液,去甲肾上腺素升压,准备紧急剖宫产术,患者突然心悸、胸闷,急查心电图示:室性心动过缓,几分钟后心脏停搏。

【药师点评】

1. 去甲肾上腺素为肾上腺素受体激动药,是强烈的 α 受体激动药,同时也激动 β 受体。通过 α 受体激动,可引起血管极度收缩,使血压升高,冠状动脉血流增加;通过 β 受体的激动,使心肌收缩加强,心排血量增加。

2. 缩宫素为多肽类激素子宫收缩药,大剂量应用时可引起

高血压或水滞留。

3. 去甲肾上腺素与缩宫素同用,可促使血管收缩作用加强,引起严重高血压,心动过缓。

4. 本案患者应用去甲肾上腺素升压的同时,没有停用缩宫素,两药同用时使子宫持续性收缩,进一步诱发子宫破裂;又使血管收缩作用加强,引起严重高血压、心动过缓甚至心脏停搏。

5. 应用缩宫素时必须明确指征并在密切监测下进行,以免产妇和胎儿发生危险。

【特别提示】去甲肾上腺素与麦角制剂如麦角胺、麦角新碱或缩宫素合用,可促使血管收缩作用加强,引起严重高血压、心动过缓甚至心脏停搏,两者不可同时使用。

案例 5-22　异丙肾上腺素与蛤蚧定喘丸合用致高血压危象

【关键词】异丙肾上腺素,蛤蚧定喘丸,高血压危象

【案例简介】患者,男,49 岁,主因胸闷、气短、咳嗽、咳痰 4 个月余就诊。既往史:支气管哮喘史,无高血压、糖尿病等病史。发病以来口服蛤蚧定喘丸。近日因天气变化气喘加重,喘息,咳嗽,呼吸频率 28 次 /min,脉搏 110 次 /min。肺功能检测:中心气道阻力升高,周边气道阻力重度升高。

诊断:

支气管哮喘急性发作

处方:

0.9% 氯化钠注射液 500ml

盐酸左氧氟沙星注射液 0.5g ／ 静脉滴注,一日 1 次

蛤蚧定喘丸 5~6g　口服,一日 2 次

0.25% 异丙肾上腺素气雾剂 1~2 揿　喷雾吸入,一日 4 次

入院 2 天后,患者剧烈头痛,伴有恶心、呕吐、视力障碍。急查血压:210/110mmHg,诊断为高血压危象。

【药师点评】

1. 异丙肾上腺素为 β 受体激动剂,对 $β_1$ 和 $β_2$ 受体均有强大的激动作用,对 α 受体几无作用。可作用于支气管平滑肌 $β_2$ 受体,使支气管平滑肌松弛。作用于心脏 $β_1$ 受体,使心收缩力增强,心率加快,血压升高。

2. 蛤蚧定喘丸中含有麻黄,麻黄碱通过直接作用于 α、β 受体发挥拟肾上腺素作用,亦能促使肾上腺素能神经末梢释出递质,间接发挥拟肾上腺素作用。

3. 两药合用对受体的兴奋作用显著增强,易引起心悸,缺氧时更易引起心律失常,两药升压作用相加,致高血压危象。建议停用蛤蚧定喘丸。

4. 异丙肾上腺素喷吸间隔时间不得少于 2 小时。喷吸时应深吸气,喷完后闭口 8 秒,而后徐缓地呼气。

【特别提示】异丙肾上腺素为 β 受体激动剂,麻黄碱也有 α、β 受体激动作用,因此异丙肾上腺素不宜与麻黄碱及含麻黄的中药合用,以免药理作用相加,出现高血压危象等严重不良反应。

案例 5-23 两种含麻黄碱复方制剂合用致血压升高

【关键词】复方盐酸伪麻黄碱缓释胶囊,克咳胶囊,麻黄碱,伪麻黄碱,甘草,血压升高

【案例简介】患者,男,71 岁,高血压病史 10 年,一直用卡托普利 25mg,口服,一日 3 次;吲达帕胺 2.5mg,口服,一日 1 次。用药能平稳控制血压。此次因鼻塞、流涕、咳嗽就诊。查体:体温 38.6℃,血压 155/100mmHg;血常规:白细胞 8.6×10^9/L,中性粒细胞百分比 68%。

诊断:

高血压

上呼吸道感染

处方：

复方盐酸伪麻黄碱缓释胶囊 1 粒　口服,一日 2 次

克咳胶囊 0.6g　口服,一日 3 次

卡托普利片 25mg　口服,一日 3 次

吲达帕胺片 2.5mg　口服,一日 1 次

用药后,患者出现头昏头痛,测血压为 180/105mmHg。

【药师点评】

1. 克咳胶囊主要成分含麻黄、苦杏仁、罂粟壳、甘草、桔梗、莱菔子,具有止咳、定喘、祛痰作用,用于咳嗽、喘急气短。

2. 复方盐酸伪麻黄碱缓释胶囊为复方制剂,每粒含盐酸伪麻黄碱 90mg,马来酸氯苯那敏 4mg,可减轻由于普通感冒、流行性感冒引起的上呼吸道症状和鼻窦炎、花粉症所致的各种症状,特别适用于缓解上述疾病的早期临床症状,如打喷嚏、流鼻涕、鼻塞等症状。

3. 克咳胶囊含麻黄和甘草,复方盐酸伪麻黄碱缓释胶囊含伪麻黄碱,麻黄、伪麻黄碱具拟肾上腺作用,甘草具类固醇激素样作用,两药联用使肾上腺素内分泌活性增强、血管收缩,导致血压升高。

4. 大多数感冒药为复方制剂,常由相似的药物成分组成,用药前应仔细查看,以防药物作用累加,发生药物中毒。

【特别提示】感冒药通常为复方制剂,使用不当或配伍不当会出现相同或相似药理作用成分的重复使用,导致严重的不良反应。

案例 5-24　辛伐他汀与伊曲康唑合用致横纹肌溶解

【关键词】辛伐他汀,伊曲康唑,横纹肌溶解,代谢

【案例简介】患者,男,74 岁,既往高血压病史 10 年,最

高达 160/100mmHg,体检时发现血脂异常,常规服用降压药物及调脂药物治疗。近日发现足部奇痒,脱落组织真菌检查阳性。

诊断:

高血压 2 级(极高危)

血脂异常

足部真菌感染

处方:

赖诺普利片 5mg　口服,一日 1 次

辛伐他汀片 40mg　口服,一日 1 次

伊曲康唑胶囊 200mg　口服,一日 1 次

服药开始 3 周后,患者出现下肢疼痛,进而扩展到上肢和颈部,怀疑是辛伐他汀不良反应而停止服药。停服辛伐他汀后,疼痛缓解但出现褐色尿。血液生化学检查:肌酐(CREA)93.60μmol/L,尿素氮(BUN)29.67mmol/L,肌酸激酶(CK)554U/L(CK 指标异常)。停止服用伊曲康唑和辛伐他汀后,CK 上升到 1 400U/L,停止服用伊曲康唑 10 天后,CK 恢复到正常范围,2 周后可以行走。

【药师点评】

1. 辛伐他汀片为 HMG-CoA 还原酶抑制剂,可引起横纹肌溶解症,且与血药浓度呈正相关。应用辛伐他汀治疗的患者普遍有 CK 一过性升高,对于有弥漫性肌痛、肌软弱、CK 显著升高(大于正常值 10 倍以上)的情况应考虑为肌病,应立即停止服用辛伐他汀。

2. 与辛伐他汀代谢有关的酶类为 CYP3A4。伊曲康唑能抑制 CYP3A4 代谢,因此与辛伐他汀合用时,可抑制辛伐他汀的代谢,使血中药物浓度上升,可使横纹肌溶解症的危险性升高。因此,应尽量避免辛伐他汀和伊曲康唑联合应用,可换用不经 CYP3A4 代谢的药物如氟伐他汀代替辛伐他汀。

3. 当辛伐他汀与其他在治疗剂量下对 CYP3A4 有明显抑

制作用的药物(如环孢素、伊曲康唑、红霉素、克拉霉素等)或纤维酸类衍生物或烟酸合用时,导致横纹肌溶解症的危险性增高,因此应尽量避免与这些药物合用。

4. 葡萄柚汁中含有一种或多种抑制 CYP3A4 成分,能增加经 CYP3A4 代谢药物的血药水平,在辛伐他汀治疗期间,大量饮用(一日超过 1L)可显著增加血浆 HMG-CoA 还原酶抑制剂的活性,应尽量避免。

5. 给患者应用他汀类药物之前及随诊期间,应仔细询问患者服药后是否有肌肉疼痛、触痛及肌张力的改变,并注意监测患者的 CK 及其同工酶,尤其是联合应用其他药物时更应加强监测。

【特别提示】辛伐他汀片为 HMG-CoA 还原酶抑制剂,不良反应为引起横纹肌溶解症,且与血药浓度呈正相关。辛伐他汀经 CYP3A4 代谢,伊曲康唑能抑制 CYP3A4 活性,可抑制辛伐他汀的代谢,使血中药物浓度上升,引起横纹肌溶解症危险增加。

案例 5-25 辛伐他汀与胺碘酮合用致肌酸激酶升高

【关键词】辛伐他汀,胺碘酮,肌酸激酶升高

【案例简介】患者,男,78 岁,阵发性房颤病史 1 年、冠心病病史 7 年。7 年前因不稳定型心绞痛行"冠脉支架术",此后症状间断发作,多于劳累、受凉、饱食、焦虑等情况下发作,期间患者规律口服阿司匹林肠溶片、酒石酸美托洛尔片、瑞舒伐他汀钙片等药物。6 小时前患者静息状态下出现胸痛胸闷伴后背疼痛,且发作较前频繁,程度有所加重,持续时间较前延长而就诊。查体:血压 130/80mmHg,心率 70 次/min。实验室检查:总胆固醇(TC)6.51mmol/L,低密度脂蛋白胆固醇(LDL-C)4.95mmol/L,高密度脂蛋白胆固醇(HDL-C)1.04mmol/L,甘油三酯(TG)

2.02mmol/L。查心电图示心房颤动。

诊断:

冠心病,不稳定型心绞痛

阵发性房颤

处方:

辛伐他汀片 40mg 口服,一日 1 次

盐酸胺碘酮片 0.2g 口服,一日 3 次

阿司匹林肠溶片 0.1g 口服,一日 1 次

酒石酸美托洛尔片 12.5mg 口服,一日 2 次

用药期间,患者发生肌无力,走路不稳,测 CK 明显升高(6 926U/L)。停辛伐他汀及胺碘酮后 CK 逐渐降低,3 周后 CK 恢复正常。

【药师点评】

1. 辛伐他汀为 HMG-CoA 还原酶抑制剂,具有调脂、抗炎及稳定斑块的作用,可用于高胆固醇血症及冠心病二级预防。

2. 辛伐他汀的主要不良反应为引起 CK 一过性升高,并导致横纹肌溶解症,且与血药浓度呈正相关。

3. 辛伐他汀经肝脏 CYP3A4 代谢;胺碘酮是多种酶(CYP3A4、CYP2D6、CYP2C9、CYP2C19 及 CYP1A2)的抑制剂,且主要是 CYP3A4 的抑制剂。辛伐他汀与胺碘酮合用,可使辛伐他汀代谢受到抑制,使药物浓度升高,从而导致 CK 升高。

4. 由于胺碘酮半衰期长,终末血浆清除半衰期可达 40~55 天,导致其酶抑相互作用还能维持较长时间。停用具有长半衰期的酶抑作用药物后再接受目标药物治疗,仍可能发生药物相互作用所致的不良反应。

【特别提示】胺碘酮可抑制辛伐他汀的代谢,导致 CK 升高,应尽量避免他汀类药物与胺碘酮合用,如不可避免合用,应加强肝功能及 CK 的监测。

案例 5-26　两种成分相似的中药制剂联用致毒性增加

【关键词】艾迪注射液,复方斑蝥胶囊,重复用药

【案例简介】患者,女,58 岁,因"胃部不适"行上呼吸道钡剂造影检查,发现右肺上叶块状影,4.0cm×2.5cm 球形病灶。入院后 CT 检查诊断为肺癌。手术切除右上肺叶,病理示:细支气管肺泡癌。

诊断:

右肺上叶周围型肺癌

处方:

环磷酰胺片 200mg　　口服,一日 1 次

复方斑蝥胶囊 3 粒　　口服,一日 2 次

0.9% 氯化钠注射液 500ml

艾迪注射液 80ml　　　／ 静脉滴注,一日 1 次

【药师点评】

1. 艾迪注射液主要成分为斑蝥、人参、黄芪、刺五加等,具有清热解毒、消瘀散结功能,可用于原发性肝癌、肺癌、直肠癌、恶性淋巴瘤、妇科恶性肿瘤等的治疗。

2. 本案为肺癌患者,使用环磷酰胺的同时应用具有抗肿瘤作用的中成药,有协同增效作用,可使白细胞和血小板保持在正常范围。

3. 复方斑蝥胶囊主要成分为斑蝥、人参、黄芪、刺五加、三棱、半枝莲、莪术、山茱萸、女贞子、熊胆粉、甘草,可破血消瘀,攻毒蚀疮,用途与艾迪注射液相同。

4. 复方斑蝥胶囊与艾迪注射液成分相似,作用相同,联合使用属于重复用药。重复用药等于加大药物剂量,会使药物的毒副作用显著增强,所以并不适宜。建议停用复方斑蝥胶囊。

【特别提示】艾迪注射液与复方斑蝥胶囊成分相似,作用相同,联合使用属于重复用药,导致药物剂量累加,会使药物的毒副作用显著加强。

案例 5-27 复方苦参注射液与康艾注射液重复用药

【关键词】复方苦参注射液,康艾注射液,苦参素,重复用药

【案例简介】患者,男,53 岁,患者 2 年前发现在颈部有一蚕豆大小淋巴结肿大,继而发现腋下淋巴结及腹股沟淋巴结肿大,淋巴质硬,无压痛。

诊断:

恶性淋巴瘤

处方:

5% 葡萄糖注射液 200ml	
注射用盐酸米托蒽醌 10mg	静脉滴注,一日 1 次
0.9% 氯化钠注射液 250ml	
康艾注射液 50ml	静脉滴注,一日 1 次
0.9% 氯化钠注射液 200ml	
复方苦参注射液 12ml	静脉滴注,一日 1 次

【药师点评】

1. 康艾注射液主要成分为黄芪、人参、苦参素,具有益气扶正、增强机体免疫功能的作用,可用于原发性肝癌、肺癌、直肠癌、恶性淋巴瘤、妇科恶性肿瘤,康艾注射液含苦参以及各种原因引起的白细胞减少症和慢性乙型肝炎的治疗。

2. 复方苦参注射液主要成分为苦参、白土苓,具有清热利湿、凉血解毒、散结止痛作用,可用于癌肿疼痛、出血。

3. 复方苦参注射液主要成分含苦参素,康艾注射液含苦参,两者主要成分相似,适应证相近,同时使用等于重复用药。

4. 中药注射剂成分复杂,较易出现不良反应,因此,应认真了解每种药物的组成、功效和适应证,避免不必要的重复用药,以减少药物不良反应的发生。

【特别提示】复方苦参注射液和康艾注射液的主要成分相似,两种或两种以上主要成分相似、适应证相近的中药注射剂同时使用属于重复用药。

案例 5-28 美托洛尔与氢氯噻嗪合用致血糖血脂异常

【关键词】美托洛尔,氢氯噻嗪,血糖血脂异常

【案例简介】患者,男,65 岁,就诊时血压 180/115mmHg,心电图示左心室肥厚,空腹血糖 5.8mmol/L,尿常规蛋白(+),尿酸 410μmol/L,低密度脂蛋白胆固醇 3.1mmol/L。患者嗜烟酒,体重指数(BMI)29.50kg/m²。

诊断:

高血压 3 级(极高危)

处方:

酒石酸美托洛尔片 25mg 口服,一日 2 次

氢氯噻嗪片 25mg 口服,一日 2 次

用药后患者血压控制不理想,仍在 150/100mmHg 左右;1 周后查空腹血糖 6.8mmol/L,尿酸 460mmol/L,低密度脂蛋白胆固醇 3.40mmol/L,均有升高。

【药师点评】

1. β 受体拮抗剂美托洛尔、利尿剂氢氯噻嗪均为一线降压药物,两者均能影响糖、脂代谢以及诱发高尿酸血症,联用后会引起血糖、血脂升高及高尿酸血症、肾脏病变,而且降低人体对胰岛素的敏感性,使体重增加。尤其老年人应慎用 β 受体拮抗剂与利尿剂。

2. 老年高血压患者应用噻嗪类利尿剂可以大幅降低心血管事件的发生率与病死率,但应严格把握使用剂量。此病例氢氯噻嗪应改用小剂量,12.5mg/d,对糖脂代谢影响较小。可与长效钙通道阻滞剂如氨氯地平、硝苯地平控释片等合用,将血压控制在目标值 130/80mmHg。

3. 对于本案患者,建议应用耐受性较好的长效 ACEI 或 ARB 类药物,疗效可维持 24 小时。既可减轻左心室肥厚,保护

心、肾和减少蛋白尿,不影响糖、脂代谢,又能改善胰岛素敏感性,延缓糖耐量异常向糖尿病发展。

4. 常用的降压药物各有其作用特点,高血压患者须长期服药,用药时应根据降压药物的特点及副作用进行个体化用药。并在应用降压药物的同时,注意生活方式的改变,如戒烟限酒、减轻体重等。

【特别提示】β受体拮抗剂美托洛尔、利尿剂氢氯噻嗪均能影响糖、脂代谢,诱发高尿酸血症,联用会引起血糖、血脂升高及高尿酸血症、肾脏病变,老年人以及合并上述症状时应慎用。

案例 5-29 硝苯地平与地高辛合用致洋地黄中毒

【关键词】硝苯地平,地高辛,洋地黄中毒,排泄减少

【案例简介】患者,女,68 岁,因头晕、心慌、下肢水肿就诊。既往高血压病史 20 年,常规服用硝苯地平治疗。体格检查:血压 140/95mmHg,心率 65 次 /min,律齐,双肺呼吸音清,未闻及干湿性啰音,双下肢水肿。心脏超声:舒张功能减低。

诊断:

高血压

慢性心功能不全

处方:

硝苯地平缓释片 20mg　　口服,一日 2 次

地高辛片 0.25mg　　口服,一日 1 次

【药师点评】

1. 地高辛为洋地黄类强心药,用于高血压、瓣膜性心脏病、先天性心脏病等急慢性心功能不全。洋地黄类药物治疗窗较窄,用量不当出现不良反应,血药浓度超过 1.8µg/L 就有 10% 的患者可能出现心律失常等中毒症状。心律失常是洋地黄中毒的重要表现,最常见者为室性期前收缩,其次为房室传导阻滞,阵发

性或加速性交界性心动过速,阵发性房性心动过速伴房室传导阻滞,室性心动过速,窦性停搏,心室颤动等。

2. 地高辛在体内转化代谢很少,主要以原型由肾脏排出,尿中排出量为用量的 50%~70%。硝苯地平能改变肾小管对地高辛的分泌及重吸收,使地高辛的血药浓度升高 25%~45%,合用时出现中毒反应的危险性增加。两药合用时应监测地高辛的血药浓度,一旦接近中毒浓度时应立即减量或停药。

3. 硝苯地平为短效制剂,降压不平稳,可致心率加快,对心力衰竭不利,可停用硝苯地平,改用 ACEI 或者 ARB 控制高血压。

【特别提示】地高辛主要以原型由肾脏排出,硝苯地平能改变肾小管对地高辛的分泌及重吸收,使地高辛血药浓度升高,合用时出现中毒反应的危险性增加,应慎用。

案例 5-30　红霉素与地高辛合用致洋地黄中毒

【关键词】洋地黄中毒,地高辛,红霉素,肝微粒体酶

【案例简介】患者,男,65 岁,因心慌气短、手腕剧痛就诊。既往病史:高血压 10 年。查体:双下肢水肿,右手腕部红肿、发热;血压 150/90mmHg;心电图异常,心脏彩超示左心室扩大。

诊断:

充血性心力衰竭

高血压 1 级

右手腕部蜂窝织炎

处方:

地高辛片 0.25mg　口服,一日 1 次

苯磺酸氨氯地平片 5mg　口服,一日 1 次

5% 葡萄糖注射液 250ml

注射用乳糖酸红霉素 1.0g　⟋　静脉滴注,一日 2~3 次

4 天后,患者发生严重心律失常。经治疗药物浓度监测,地

高辛血药浓度为 5.1ng/ml,确定为洋地黄中毒。

【药师点评】

1. 地高辛为洋地黄类药物,是治疗心功能不全的有效药物。由于地高辛治疗指数窄,用药个体差异大,容易发生过量中毒或剂量不足。地高辛的有效治疗浓度范围是 0.8~2.2ng/ml,研究显示,服用地高辛的日剂量为 0.25mg 或 0.125mg 时,均有一定比例患者出现血药浓度超出有效治疗浓度范围。因此,在为患者调整剂量时,应从小剂量(日剂量为 0.125mg)开始,在用药期间应对地高辛血药浓度进行监测,并及时根据监测结果及临床症状调整剂量,保证患者用药安全、有效。

2. 红霉素与地高辛存在药物相互作用。红霉素为肝微粒体酶抑制剂,可抑制地高辛代谢,使地高辛血药浓度升高,引发胃肠道和神经方面的毒性症状及心律失常;如两药确需合用,可适当减少地高辛剂量为常用量的 50% 或进行血药浓度监测,指导用药剂量调整。

3. 红霉素溶媒选择错误。红霉素有内酯环和苷键结构,水溶液 pH 4 以下苷键水解,pH 8 以上内酯环开裂,酸碱水解产物均失去活性。葡萄糖注射液 pH 为 3.5~5.5,红霉素在葡萄糖溶液中易降解,疗效降低。因此,应选择 0.9% 氯化钠注射液或其他电解质溶液;如果用葡萄糖注射液,必须每 100ml 溶液中加入 4% 碳酸氢钠 1ml,以纠正其酸性。

【特别提示】地高辛治疗指数窄,应进行常规治疗药物浓度监测;红霉素为肝微粒体酶抑制剂,可抑制地高辛的代谢,使地高辛血药浓度升高,引起洋地黄中毒,应尽量避免合用。

案例 5-31 美罗培南致丙戊酸钠
抗癫痫治疗失败

【关键词】美罗培南,丙戊酸钠,相互作用

【案例简介】患者,女,8 岁,因发热、头痛 2 天,意识模糊 1

天,呕吐 1 小时就诊。患儿于 3 天前出现发热、头痛,最高体温达 39.5℃,1 天前出现全身抽搐,头后仰,四肢抖动,嘴角牵拉,双眼上翻,意识不清,持续 3 分钟后抽搐停止,呕吐物为胃内容物。此后多次出现双侧肢体、面部和全身抽搐伴意识不清。心律齐,心率 96 次 /min。

诊断:

病毒性脑炎

继发性癫痫

处方:

0.9% 氯化钠注射液 200ml

注射用美罗培南 1.0g ╱ 静脉滴注,每 8 小时 1 次

0.9% 氯化钠注射液 250ml

注射用更昔洛韦 125mg ╱ 静脉滴注,一日 1 次

5% 葡萄糖注射液 100ml

脑苷肌肽注射液 10ml ╱ 静脉滴注,一日 1 次

丙戊酸钠缓释片 500mg　口服,一日 1 次

以上药物治疗 10 天后,患者癫痫频发。

【药师点评】

1. 患者诊断为病毒性脑炎、继发性癫痫,美罗培南为碳青霉烯类抗菌药物,在此无用药指征,应停用美罗培南。

2. 美罗培南与丙戊酸钠存在相互作用,美罗培南可能使丙戊酸钠的血药浓度及药理作用降低,引起丙戊酸钠控制良好的癫痫患者再发作,是患者近期癫痫频发的重要原因,故不推荐合用。

3. 其他碳青霉烯类药物(帕尼培南、美罗培南等)也有类似作用,可使丙戊酸钠血浆浓度降低。其作用机制为:乙酰肽水解酶(APEH)在丙戊酸钠水解中起关键作用,碳青霉烯类药物通过抑制乙酰肽水解酶减少游离丙戊酸钠的再形成,导致其血清浓度急剧降低。美罗培南还可抑制丙戊酸钠的吸收,使丙戊酸钠向红细胞转运加强,抑制葡糖醛酸丙戊酸分解为游离型丙戊

酸。而且这两种药物的相互作用是不能通过改变丙戊酸钠的剂量而缓解的。因此,在临床上要尽量避免美罗培南等碳青霉烯类药物与丙戊酸钠联合使用。

4. 如果遇到癫痫合并严重革兰氏阴性菌感染临床病例,需要使用美罗培南,可选卡马西平或苯妥英钠等抗癫痫药物,而不宜合用丙戊酸钠。

【特别提示】美罗培南可能使丙戊酸钠的血药浓度降低,引起丙戊酸钠抗癫痫治疗失败,因此两药应避免合用。

案例 5-32　含抗组胺药成分复方制剂联用致口干、咽痛

【关键词】口干、咽痛、复方磷酸可待因、复方甲氧那明、酮替芬、重复用药

【案例简介】患者,女,19 岁,主因反复气喘 1 年,发作 10 天就诊。患者 1 年前搬入新家后出现胸闷、气喘症状,此后时有发生。支气管激发试验阳性。近 10 天来气喘发作频繁且伴咳嗽、咳白色黏痰,不易咳出。查体:双肺闻及散在呼气相为主的哮鸣音。肺功能示:FEV1 为预计值的 95%。既往无烟酒等不良嗜好,无其他基础疾病。

诊断:

哮喘慢性持续期 II 级(轻度持续)

处方:

丙酸倍氯米松气雾剂 250μg　　吸入,一日 2 次

沙丁胺醇气雾剂 100μg　　吸入,必要时

复方甲氧那明胶囊 2 粒　　口服,一日 3 次

复方磷酸可待因溶液 10ml　　口服,一日 3 次

富马酸酮替芬片 1mg　　口服,一日 2 次

3 天后患者复诊,诉咳嗽、气喘有所好转,但口干明显,痰黏不易咳出,且明显咽痛。

【药师点评】

1. 止咳药选用不当。复方甲氧那明胶囊为复方制剂,其组分为:氨茶碱25mg,盐酸甲氧那明12.5mg,那可丁7mg,马来酸氯苯那敏2mg;复方磷酸可待因溶液也为复方制剂,其组分为(每5ml含):马来酸溴苯那敏2mg,磷酸可待因4.5mg,盐酸麻黄碱5mg,愈创甘油醚100mg。患者有黏痰不易咳出,应当用祛痰药,而复方甲氧那明中的那可丁,复方磷酸可待因中的可待因均为中枢镇咳药,两者合用使止咳作用加强,影响痰液排出。

2. 复方磷酸可待因、复方甲氧那明与酮替芬重复用药。复方磷酸可待因含马来酸溴苯那敏,复方甲氧那明含有马来酸氯苯那敏,均含有第一代抗组胺药。第一代抗组胺药多见镇静、嗜睡、乏力等中枢抑制现象和口干、厌食、咽痛等不良反应。酮替芬属于致敏活性细胞肥大细胞或嗜碱性粒细胞的过敏介质释放抑制剂,是肥大细胞膜保护剂,也有一定的中枢抑制和抗组胺作用。三种药物合用可导致嗜睡、乏力等中枢抑制和口干舌燥、痰干不易咳出、咽痛等不良反应。

【特别提示】复方磷酸可待因与复方甲氧那明均含有抗组胺药,酮替芬也有一定抗组胺作用,三种药物合用属于重复用药,可导致口干、咽痛等不良反应。

案例5-33　环丙沙星与布洛芬联用
诱发强直性痉挛

【关键词】强直性痉挛、环丙沙星、布洛芬、GABA受体

【案例简介】患者,女,55岁,受凉后出现鼻塞、流涕、关节痛,伴发热,体温最高达38℃。查体:神清,咽部充血,听诊心肺无异常。查血常规示:白细胞12.1×10^9/L,中性粒细胞百分比75%,淋巴细胞百分比40%。

诊断:

上呼吸道感染

处方：

盐酸环丙沙星胶囊 500mg　口服，一日 2 次

布洛芬缓释胶囊 300mg　口服，一日 2 次

患者第 2 次服药后 6 小时，面色苍白，对呼唤没有反应，送至医院急救。入院时，眼球上翻，认为是强直性痉挛，随后意识消失。入院后 3 小时，对呼唤产生反应，睁眼。次日，意识水平正常。

【药师点评】

1. 环丙沙星为喹诺酮类抗菌药物，喹诺酮类抗菌药物可竞争性抑制 γ- 氨基丁酸（GABA）与突触后膜的受体结合，引起中枢神经系统兴奋，有诱发痉挛的作用。非甾体抗炎药（NSAID）可增强喹诺酮类抗菌药物对 GABA 受体的抑制作用。动物研究表明，同时应用高剂量的喹诺酮类药物和某些 NSAID（阿司匹林除外）可诱发痉挛。

2. 布洛芬的活性代谢产物为 4- 联苯乙酸，自身并不影响 GABA 受体，但可以增强喹诺酮类抗菌药物对 GABA 受体的抑制作用，容易诱发痉挛。

3. 既往有中枢神经系统疾病患者不应合用上述药物。一旦发生痉挛，除立即停药，保持呼吸道通畅外，应给予巴比妥类镇静药。

【特别提示】非甾体抗炎药可增强喹诺酮类抗菌药物对 GABA 受体的抑制作用，容易诱发痉挛，应谨慎两药联合使用。

案例 5-34　那格列奈与苯扎贝特联用致低血糖

【关键词】低血糖，那格列奈，苯扎贝特，CYP3A4

【案例简介】患者，男，70 岁，既往 2 型糖尿病病史 3 年，平素口服那格列奈片 60mg，一日 3 次。入院空腹血糖 7.3mmol/L，糖化血红蛋白（HbA$_1$c）波动于 7.1%~7.3%，血清肌酐 1.4mg/dl。血脂：总胆固醇 5.33mmol/L，甘油三酯 3.6mmol/L，低密度脂蛋

白胆固醇 2.8mmol/L,高密度脂蛋白胆固醇 1.25mmol/L。

诊断:

2 型糖尿病

高脂血症

处方:

那格列奈片 60mg　口服,一日 3 次

苯扎贝特片 200mg　口服,一日 3 次

患者服药后第 2 天,出现头晕、心慌,面色苍白,出汗,急查空腹血糖 3.5mmol/L,考虑患者发生低血糖。

【药师点评】

1. 氯贝丁酯类调血脂药物苯扎贝特,血浆蛋白结合率为 95%,那格列奈蛋白结合率也较高,为 98%,两药合用时可引起置换反应,导致那格列奈血中游离型药物浓度上升,不良反应增加,出现低血糖症状。

2. 由于苯扎贝特经由肝脏药物代谢酶 CYP3A4 代谢,那格列奈体外研究也表明其主要通过 CYP2C9 和 CYP3A4 代谢,两者合用会产生竞争性抑制,从而引起血中药物浓度上升,诱发低血糖。另外,苯扎贝特本身也具有降糖作用。

因此苯扎贝特和那格列奈合用时,会增强后者降血糖作用,容易诱发低血糖,故苯扎贝特应从小剂量开始给药,并密切观察血糖的变化情况。

【特别提示】苯扎贝特和那格列奈由于其血浆蛋白结合率都很高,都经过 CYP3A4 代谢,两药合用会增加血中药物浓度,增强降血糖作用,容易诱发低血糖。

案例 5-35　幼儿复方感冒镇咳药 联用致重复用药

【关键词】中枢神经系统兴奋,心血管系统不良反应,重复用药,幼儿

【案例简介】患儿,女,3 岁,因间断发热 4 天就诊。查体:咽充血,双肺呼吸音粗,未闻及干湿性啰音,心率 122 次 /min,心音有力,心律规整,未闻及杂音。血常规:白细胞 4.3×10^9/L,中性粒细胞百分比 52.6%,淋巴细胞百分比 55.2%。

诊断:

上呼吸道感染

处方:

氨酚麻美干混悬剂 1 袋　口服,一日 3 次

复方福尔可定口服溶液 5ml　口服,一日 3 次

【药师点评】

1.①氨酚麻美干混悬剂主要成分:对乙酰氨基酚、盐酸伪麻黄碱、氢溴酸右美沙芬;②复方福尔可定口服溶液主要成分:福尔可定、盐酸曲普利啶、盐酸伪麻黄碱和愈创甘油醚。两种药品均为复方制剂,含有相同和相似成分,适应证亦有相同之处,均用于减轻感冒引起的咳嗽、流涕、鼻塞和咽喉痛等症状,存在重复用药现象。

2. 所含相同和相似成分及不合理用药的危害如下。①盐酸伪麻黄碱:伪麻黄碱是一种肾上腺素受体激动剂,可通过激动 α 受体收缩鼻腔黏膜血管,减少鼻黏膜充血,从而减轻患者鼻塞症状。但过量使用,对于成人可能导致头痛、血压升高、中枢神经系统兴奋及其他心血管系统兴奋症状;对于幼儿所导致的后果更加严重,由于婴幼儿神经抑制机制尚未健全,过量使用极有可能导致婴幼儿产生中枢神经兴奋症状,如焦躁、不能入睡,甚至诱发高热惊厥;亦可引起幼儿的心血管系统伤害。②氢溴酸右美沙芬和福尔可定:两者均为中枢性镇咳药,能选择性抑制延髓咳嗽中枢而产生镇咳作用,作用机制相同。联合应用在增加治疗效果的同时,可明显增加幼儿中枢神经系统和呼吸系统不良反应的发生。

3. 国际上发布的药物限制令涉及的儿童感冒药成分主要有:伪麻黄碱、麻黄碱、去氧肾上腺素、苯海拉明、氯苯那敏、

曲普利啶、右美沙芬、福尔可定和愈创甘油醚等。证据表明,这些成分对于幼儿感冒不仅治疗效果甚微,而且与神经系统、心血管系统、呼吸系统等严重不良事件有关,甚至与死亡的发生相关。本案处方开具的两种复方药的主要成分大部分属于上述限制成分,联合应用可明显增加幼儿严重不良反应的发生。

【特别提示】给 6 岁以下儿童开具感冒药或镇咳药时应谨慎,要清楚药品的成分组成、适应证、用法用量和毒副作用,尤其是复方制剂,避免重复用药所致的药源性疾病的发生。

案例 5-36　幼儿抗癫痫药物不合理联用致皮疹

【关键词】皮疹,癫痫,拉莫三嗪,丙戊酸钠,联合用药

【案例简介】患儿,男,2 岁,体重 10kg,因间断抽搐 2 年就诊。2 年前患儿出现抽搐,表现为右侧肢体抖动或头前倾,四肢内聚屈曲,有时连续发作。给予左乙拉西坦控制症状效果欠佳,仍有间断发作。半年前改用托吡酯、丙戊酸钠抗癫痫治疗,患儿仍间断发作,以"癫痫"收入院。查体:精神反应欠佳,四肢肌张力低,余未见明显异常。

诊断:

癫痫

处方:

托吡酯胶囊　口服,一日 2 次(早 37.5mg,晚 50mg)

丙戊酸钠口服液 4ml　口服,一日 2 次

拉莫三嗪片 5mg　口服,一日 1 次;10 天后增加剂量至 10mg
　　　　　　　　　口服,一日 1 次

入院后,加用拉莫三嗪 5mg/d 抗癫痫治疗,10 天后加量至 10mg/d。拉莫三嗪加量后患儿出现发热,肢体出现散在皮疹,给予退热药物后体温可降至正常,但皮疹逐渐加重。怀疑为拉

莫三嗪的不良反应,停用拉莫三嗪,并给予相应的抗过敏治疗,1周后患儿皮疹痊愈,确诊为药物皮疹。

【药师点评】

1. 癫痫是多种原因导致的脑部神经元高度同步化异常放电的临床综合征,目前其治疗仍以药物治疗为主,控制发作或最大限度地减少发作次数,使患者保持或恢复其原有的生理、心理和社会功能状态。癫痫尽可能采取单药治疗,若单药治疗不能有效控制发作,则需两药或多药联用,常选用不同作用机制的药物,以减少药物间的相互作用并增加疗效。

2. 本案患儿抽搐发作形式多样,联合应用托吡酯、丙戊酸钠抗癫痫治疗仍不能有效控制发作,故需继续调整抗癫痫药物治疗方案。丙戊酸钠与拉莫三嗪联合应用对各种类型的癫痫发作均有效,是目前认为较为合理的联合用药方案。但由于丙戊酸钠能抑制拉莫三嗪的代谢,降低其血浆清除率,延长其近两倍的平均半衰期,明显增加其血药浓度,加大了拉莫三嗪不良反应的发生风险,故本案患儿加用拉莫三嗪时,拉莫三嗪的初始剂量要偏小,剂量递增速度要慢。

3. 对于 2~12 岁儿童,在服用丙戊酸钠时,加用拉莫三嗪,推荐初始剂量为 0.15mg/(kg·d),一日服用 1 次,连服 2 周;随后 2 周一日 1 次,一次 0.3mg/(kg·d)。此后,日剂量应每 1~2 周增加,最大增加量为 0.3mg/(kg·d),直至达到最佳疗效。本患儿体重 10kg,按照拉莫三嗪的推荐初始剂量应为 1.5mg/d,但其实际初始剂量为 5mg/d,明显高于推荐剂量。初始剂量应连服 2 周后加量,本案患儿 10 天后拉莫三嗪的剂量即增加 1 倍,递增速度快,故可能导致拉莫三嗪的血药浓度过高,易引发不良反应。

【特别提示】抗癫痫药物的联合应用要注意药物间的相互作用。根据癫痫发作类型,结合各抗癫痫药物的化学结构、作用机制、药代动力学、适应证等方面合理配伍使用,做到"在最小程度增加不良反应的前提下,最大程度地控制其发作"。

案例 5-37　复方氨基酸与 50% 葡萄糖注射液联用致静脉炎

【关键词】静脉炎,复方氨基酸,高糖,氯化钾

【案例简介】患者,男,85 岁,因脑梗死卧床 3 余年,2 天前出现间断恶心、呕吐、发热就诊。体温最高 41℃,胸腹部 CT 示:两肺下叶炎症。入院后给予抗感染、祛痰、营养等治疗 8 天,患者仍有发热,肺部症状未见明显好转,同时伴有低蛋白血症。血常规:白细胞 29.4×10^9/L,中性粒细胞百分比 97.9%,血小板 52×10^9/L;降钙素原 50ng/ml,C 反应蛋白 104.5mg/L;血白蛋白 26.5g/L;痰培养 2 次示产气肠杆菌,血培养 2 次示产气肠杆菌及粪肠球菌。

诊断:

肺炎

菌血症

电解质代谢紊乱

低蛋白血症

急性胆囊炎

处方:

复方氨基酸注射液 (18AA)400ml

50% 葡萄糖注射液 100ml

10% 氯化钾注射液 15ml

注射用脂溶性维生素 1 支 　　　静脉滴注,一日 1 次

20% 脂肪乳注射液 ($C_{14~24}$)250ml　静脉滴注,一日 1 次

0.9% 氯化钠注射液 100ml

注射用头孢哌酮钠舒巴坦钠 3.0g　静脉滴注,每 12 小时 1 次

盐酸溴己新葡萄糖注射液 4mg　静脉滴注,一日 1 次

人血白蛋白 10g　静脉滴注,一日 1 次

患者于足背部静脉滴注复方氨基酸联合高糖、氯化钾、脂溶

性维生素,滴速约 40 滴 /min。静脉滴注约 300ml 时,患者输液血管出现红肿、疼痛,扎针处周围皮肤红肿、起水疱。停上述液体,未做特殊处理,2 天后水疱破溃,皮肤颜色较深,常规消毒护理 20 余天后好转。

【药师点评】

1. 复方氨基酸、50% 葡萄糖两者均为高渗液体,当加入葡萄糖注射液而呈高渗状态并由外周静脉滴注时,增加了出现血栓性静脉炎的风险;本案患者高龄,生理功能通常减退,有必要对这些患者予以特殊关照,如小剂量或减慢给药速度,高渗液体一般以 20~30 滴 /min 的滴速滴注,本案滴注速度 40 滴 /min,滴速较快。

2. 中心静脉滴注适用于需要补充大量高浓度高渗氨基酸注射液、高浓度葡萄糖注射液的重症患者或长期营养支持患者。本案使用了复方氨基酸注射液(18AA)、50% 葡萄糖注射液、10% 氯化钾注射液、注射用脂溶性维生素、20% 脂肪乳注射液($C_{14~24}$)等药物,应按照肠外营养液(TPN)处方原则,遵照 TPN 配制操作规程配成肠外营养液,通过中心静脉滴注,或经外周静脉置入中心静脉导管(PICC)给药,为规范的肠外营养治疗,可有效降低静脉炎的发生率。

3. 如果复方氨基酸注射液中不加入葡萄糖,则可以和脂肪乳注射液通过 Y 型管混合后输入体内,两种输液通过同一输液管输入静脉时,可降低复方氨基酸的渗透压,从而减少经周围静脉滴注而可能发生的血栓性静脉炎,同时应根据需要调整各溶液的滴速。

【特别提示】患者通过外周静脉滴注高渗液体时,应以较慢的滴速给药;复方氨基酸加入高渗葡萄糖注射液可使液体呈高渗状态,如经外周静脉滴注可增加发生血栓性静脉炎的风险,建议通过中心静脉滴注。

案例 5-38　呋塞米联合万古霉素静脉 滴注致肾功能损害

【关键词】肾功能损害,呋塞米,万古霉素

【案例简介】患者,男,78 岁,3 天前无明显诱因出现咳嗽、咳痰,为黄白色黏痰,同时伴有胸闷、发热,最高体温 38.8℃,静脉滴注"多索茶碱、氨曲南"等药物治疗效果不佳就诊。既往高血压病史 10 余年,冠心病病史 7 年。入院化验血常规:白细胞 $10.2 \times 10^9/L$,中性粒细胞百分比 75.5%,肺 CT 示:双肺多发炎症,左肺尖陈旧性结核。

诊断:

社区获得性肺炎

冠状动脉硬化性心脏病

高血压

处方:

5% 葡萄糖注射液 250ml

注射用盐酸万古霉素 1.0g　静脉滴注,每 12 小时 1 次

0.9% 氯化钠注射液 100ml

注射用头孢哌酮钠舒巴坦钠 2.0g　静脉滴注,每 8 小时 1 次

盐酸莫西沙星氯化钠注射液 0.4g　静脉滴注,一日 1 次

呋塞米注射液 20mg　静脉推注,一日 2 次

患者自诉有"青霉素、头孢菌素"过敏史,故选用克林霉素联合左氧氟沙星静脉滴注抗感染治疗,治疗第 5 天患者出现呼吸困难、心率加快、指脉氧下降,考虑感染加重,经会诊后改用上述药物治疗,当时患者肾功能正常,应用万古霉素等第 6 天患者肾功能指标血尿素氮、肌酐较前明显升高(尿素氮 15.61mmol/L,肌酐 338μmol/L),停用万古霉素、头孢哌酮钠舒巴坦钠,继续给予呋塞米 20mg 静脉推注(一日 2 次,共 3 天),200mg 静脉滴注(一日 1 次,共 2 天)后化验血尿素氮 50.34mmol/L、肌酐 765μmol/L,

后患者因严重感染、肾衰竭而死亡。

【药师点评】

1. 患者入院时自诉有"青霉素、头孢菌素"过敏史,因而选用克林霉素抗感染治疗,用药后患者感染加重,给予头孢哌酮钠舒巴坦钠且皮试结果为阴性。因此对于有抗菌药物过敏史的患者,应详细询问其过敏的药物、过敏发生时间及过敏的症状,必要时可再次行"青霉素、头孢菌素"皮试,以避免选药受限。

2. 患者感染严重,致病菌不明,会诊后改用"万古霉素、头孢哌酮钠舒巴坦钠、莫西沙星"抗感染治疗,同时联合呋塞米注射液静脉推注利尿,多种因素联合导致患者出现肾功能损伤。停用上述三种抗菌药物,继续应用呋塞米 5 天,患者肾功能继续恶化,因此,呋塞米与万古霉素等肾毒性药物联用导致肾功能损伤的可能性较大。

3. 给予患者静脉推注呋塞米,一次 20mg,一日 2 次,利尿效果不佳,同时出现肾功能不全、尿量少、全身水肿,增加呋塞米用量不适宜,应及时停用呋塞米,改用肾毒性相对较小的利尿剂如布美他尼。

【特别提示】严重感染患者在应用肾毒性较大的抗菌药物,如万古霉素、氨基糖苷类时,若同时需要应用强效利尿剂,应尽可能避免选用肾毒性相对较大的呋塞米,同时应密切监测肾功能,以便及时调整用药。

案例 5-39 胺碘酮与地高辛合用致洋地黄中毒

【关键词】冠状动脉粥样硬化性心脏病,胺碘酮,地高辛,洋地黄中毒

【案例简介】患者,男,68 岁,因"反复胸闷、气喘 10 余年,加重 8 个月"就诊。既往有高血压病史 7 年。6 年前行"冠脉造影 +PTCA+ 支架植入术",3 年前行"CRT-D 植入术"。既往服用 ACEI、利尿剂及地高辛等药物。查体:体温 35.7℃,脉搏 107

次 /min, 呼吸 18 次 /min, 血压 110/84mmHg, 心率 109 次 /min, 房颤律, 双肺呼吸音粗, 未闻及明显干湿性啰音, 心尖部闻及 2/6 级收缩期杂音, 双下肢无水肿。实验室检查:脑利钠肽前体 6 217pg/ml、血浆 D- 二聚体 0.96μg/ml。心电图:心房颤动;超声心动图:左室射血分数 24%,节段性室壁运动障碍(下壁),全心扩大,主肺动脉增宽,二尖瓣重度反流。心脏彩超示左心室扩大。

诊断:

冠状动脉粥样硬化性心脏病

　　PCI 术后

缺血性心肌病

　　CRT-D 术后(心功能 3 级)

心律失常

　　心房颤动

高血压 3 级(极高危)

处方:

地高辛片 0.125mg　口服,一日 1 次

苯磺酸氨氯地平片 5mg　口服,一日 3 次

贝那普利片 10mg　　口服,一日 1 次

胺碘酮片 0.2g　口服,一日 3 次

患者入院第 4 日出现恶心、呕吐症状,并诉味觉丧失。急查地高辛血药浓度>4ng/ml,因地高辛入院前已应用近 2 个月,且未出现不良症状,加用胺碘酮 4 天后即出现恶心、呕吐、味觉丧失,考虑为胺碘酮引起地高辛中毒,故立即停用地高辛、胺碘酮,并观察患者病情变化,监测地高辛血药浓度。停药第 5 日,患者地高辛血药浓度为 1.41ng/ml,且患者自停药后恶心、呕吐症状减轻,味觉逐渐恢复,精神好转。

【药师点评】

1. 地高辛可增强心肌收缩力,增加心排血量,而胺碘酮可抑制房室传导、控制心室率、转复心房纤颤,两者联用对心房纤颤的复律及降低心室率有协同作用。同时可改善冠脉循环,降

低外周血管阻力,减轻后负荷,有利于心功能改善。既可使心肌收缩力增强,又可减慢心率、延长舒张期,使心室充盈压增加,心排血量增强,舒张功能得以改善。患者入院时考虑为终末期心力衰竭,心功能差,心肌收缩力差,射血分数24%,且入院前已长期应用强心苷类药,故入院后继续给予地高辛治疗;同时患者心电图示心房颤动,心室率快,根据《胺碘酮抗心律失常治疗应用指南》加用胺碘酮抗心律失常,故入院后给予两药合用的治疗方案。

2. 地高辛是中效强心苷类药物,药物吸收不规则,个体差异大,安全范围小,且治疗量与中毒量接近。《中华人民共和国药典——临床用药须知》(2010年版)中规定地高辛血清治疗窗浓度范围为0.5~2.0ng/ml,血清地高辛浓度>2.0ng/ml即为超出安全范围,但即使洋地黄血药浓度在规定范围内也不能排除中毒可能。地高辛中毒可引起心律失常、食欲缺乏或恶心、呕吐,视物模糊或"色视",以及嗜睡、头痛等症状,本案患者胺碘酮与地高辛合用后监测地高辛血药浓度>4.0ng/ml,出现了恶心、呕吐及味觉丧失的症状,分析患者联用药物及疾病、饮食情况,考虑与胺碘酮合用有关。胺碘酮与地高辛合用时,可将地高辛从组织中置换出来,并且使地高辛在肾脏及肾外排泄减少,使地高辛血药浓度增加。

3. 患者诊断为心力衰竭,入院时心功能差,当心功能Ⅲ~Ⅳ级时,心脏泵血不足,自主神经系统和肾素-血管紧张素系统被激活,血中去甲肾上腺素水平升高,使肾血流量和外周血流量减少,地高辛表观分布容积变小,血中浓度不断蓄积升高,容易引发中毒。同时,患者入院检查肾功能异常,肌酐、尿素均有升高,当肾功能异常时,也会对地高辛血药浓度产生影响。地高辛服用后有85%经肾脏排出,大部分通过肾小球滤过,少数经肾小管分泌入管腔排出,因而肾功能不全时可影响地高辛的排泄,引起地高辛血药浓度升高而中毒。

【特别提示】地高辛治疗指数窄,应进行常规治疗药物浓度监测,特别是老年人、心力衰竭及肾功能不全患者;胺碘酮与地高辛合用时,可使后者血药浓度增加,故合用时应加强监测,防止地高辛中毒。

案例 5-40 格列齐特与复方磺胺甲噁唑片合用致低血糖

【关键词】2 型糖尿病,格列齐特,复方磺胺甲噁唑,低血糖

【案例简介】患者,男,52 岁,2 年前出现口干、多饮、多尿,一日饮水量 3 000ml,尿量与饮水量相当,体重下降 10kg,无明显多食,无尿频、尿急、尿痛,尿中无泡沫,无手足发凉、发麻,无肌肉疼痛、视物模糊。1 个月前查空腹血糖 9.1mmol/L,餐后 2 小时血糖未监测,诊断为"2 型糖尿病",给予"口服盐酸二甲双胍片 0.25g,一日 2 次"控制血糖,上述症状无明显好转,未规律监测血糖。半个月前发现尿中泡沫增多,色发白,伴有尿急、尿痛、腰痛就诊。入院随机血糖 13.2mmol/L,血酮 0.2mmol/L。实验室检查:糖化血红蛋白 10.9%,尿白蛋白排泄率 4.2μg/min,尿蛋白定量 0.33g/24h。尿常规:白细胞 3+,葡萄糖 3+。

诊断:

2 型糖尿病

糖尿病性周围血管病变

泌尿系感染

处方:

门冬胰岛素注射液早 14IU、午 10IU、晚 12IU 餐时皮下注射

地特胰岛素注射液 16IU 皮下注射,22:00

格列齐特片 40mg 口服,一日 3 次

乳酸左氧氟沙星注射液 0.3g 静脉滴注,一日 2 次

复方磺胺甲噁唑片 2 片 口服,一日 2 次

患者经多次调整胰岛素给药剂量后,最终应用皮下注射门

冬胰岛素、地特胰岛素联合口服格列齐特片降糖,血糖控制基本达标且较平稳。给予左氧氟沙星治疗泌尿系感染 2 周后效果较好,更换为口服复方磺胺甲噁唑片巩固治疗。用药第 4 天,患者突然出现头晕、乏力、心慌、恶心、四肢酸软无力、肌肉颤抖等症状,查血糖 1.2mmol/L,立即静脉注射 50% 葡萄糖注射液 50ml后逐渐恢复正常,血糖逐渐升至 12.5mmol/L。

【药师点评】

1. 格列齐特为第二代磺酰脲类口服降血糖药物,能与胰岛 β 细胞表面磺酰脲受体结合,从而促进释放胰岛素,另外还能增强胰岛素在肝脏、骨骼肌和脂肪组织的作用,降低胰岛素在肝脏的清除率,增加靶细胞上胰岛素受体的数目和亲和力。磺酰脲类对正常人与糖尿病患者均有降血糖作用。

2. 复方磺胺甲噁唑片为磺胺甲噁唑与磺胺增效剂甲氧苄啶的复方制剂,通过竞争性抑制二氢叶酸合成酶和四氢叶酸还原酶,双重阻断细菌核酸合成发挥抗菌作用。抗菌谱广,对革兰氏阳性菌和阴性菌均有抗菌作用,且在尿中浓度高,可治疗敏感大肠埃希菌、肺炎克雷伯菌等肠杆菌科细菌引起的反复发作、复杂性尿路感染。

3. 格列齐特与磺胺甲噁唑都具有磺胺结构,可竞争代谢酶,经肝脏代谢减少而引起血药浓度升高。同时还均属于高血浆蛋白结合率(>70%)的药物,血浆蛋白与药物结合是非特异的,血浆蛋白结合药物的位点数量又是相对固定的,在使用格列齐特的基础上并用磺胺类药物,两者在血浆蛋白的结合位点上发生竞争,可使格列齐特的一部分与血浆蛋白分离,使血浆中游离的格列齐特药物浓度增加,释放胰岛素明显增多,降血糖作用增强,从而导致低血糖性昏迷。

【特别提示】格列齐特等磺酰脲类降血糖药物与磺胺类药物可竞争代谢酶和血浆蛋白结合位点,使血浆中游离的磺酰脲类降血糖药物浓度升高,降血糖作用增强,导致低血糖发生,因此应避免合用。

案例 5-41　奥美拉唑与西咪替丁不宜联用

【关键词】奥美拉唑,西咪替丁,抑酸过度,溶媒

【案例简介】患者,女,35 岁,2 小时前因进食不洁食物后出现中上腹、脐周持续性绞痛,排黄色稀水样大便,伴恶心、呕吐,粪便内有少量未消化食物,便后疼痛有所缓解。查体:体温 36.7℃,心率 80 次 /min,呼吸 18 次 /min,血压 102/74mmHg,上腹部及脐周压痛,无反跳痛,肠鸣音亢进,其余未见明显异常。血常规、尿常规均未见明显异常,大便普通培养 + 药物敏感试验:未分离出志贺菌、沙门菌。

诊断:

急性胃肠炎

处方:

5% 葡萄糖注射液 250ml

注射用奥美拉唑钠 40mg ╱ 静脉滴注,一日 1 次

0.9% 氯化钠注射液 100ml

西咪替丁注射液 400mg ╱ 静脉滴注,一日 1 次

诺氟沙星胶囊 400mg　口服,一日 2 次

【药师点评】

1. 医嘱中同时使用抑酸药质子泵抑制剂和 H_2 受体拮抗剂,导致重复给药。质子泵抑制剂和 H_2 受体拮抗剂都是抑制胃酸分泌的有效药物,前者的作用更强,理论上它抑制胃酸分泌的最后环节质子泵 H^+-K^+-ATP 酶,因而不需和其他抑酸药配伍使用,不然会造成抑酸过度。另外,西咪替丁与抑酸药合用,西咪替丁的吸收可能减少,故一般不提倡,如必须与抑酸药合用,两者应至少相隔 1 小时使用。

2. 奥美拉唑溶媒选择不适宜及用量偏大。奥美拉唑为强碱性(pH>10)药物,在 pH<9 的环境中极易分解,多出现变色现象,故此类药物的溶媒建议用 0.9% 氯化钠注射液,且溶媒量不宜过

大,推荐溶媒量为 100ml,并且应在 12 小时内使用。如使用葡萄糖注射液(pH 3.12~5.15)易使其稳定性降低,应在 6 小时内使用。

【特别提示】质子泵抑制剂和 H_2 受体拮抗剂都是抑制胃酸分泌的有效药物,两药联合使用会造成抑酸过度。为保证奥美拉唑的稳定性,推荐溶媒为 0.9% 氯化钠注射液 100ml,并且应在 12 小时内使用。

案例 5-42 氨茶碱与左氧氟沙星合用致茶碱血药浓度升高

【关键词】氨茶碱,左氧氟沙星,相互作用

【案例简介】患者,女,58 岁,半个月前受凉后出现咳嗽、咳痰,痰为黄脓痰,偶有发热,体温最高 37.6℃,伴有咽喉疼痛、乏力、四肢酸痛、出汗多、流泪症状,于当地医院治疗(具体不详)3 天后无明显好转。既往有骨质疏松病史,现仍腰背部疼痛。查体:体温 37.3℃,心率 82 次 /min,呼吸 20 次 /min,血压 108/68mmHg,听诊双肺呼吸音稍粗,偶可闻及哮鸣音及湿性啰音,其余未见明显异常。实验室检查:白细胞 10.4×10^9/L,中性粒细胞百分比 75.7%,超敏 C 反应蛋白(hsCRP)18.3mg/L。胸部 X 光射线检查:肺部感染。

诊断:

支气管哮喘

肺部感染

骨质疏松

处方:

氨茶碱片 0.2g   口服,一日 3 次

乳酸左氧氟沙星片 0.4g   口服,一日 2 次

骨化三醇胶丸 0.25μg   口服,一日 2 次

碳酸钙 D_3 片 0.6g   口服,一日 2 次

用药 3 天后,患者出现恶心、呕吐、头痛、不安、失眠症状,查

茶碱血药浓度 24.5μg/ml。

【药师点评】

1. 喹诺酮类药物可影响茶碱类药物的血药浓度,两者联用时应监测茶碱类药物的血药浓度并调整剂量。喹诺酮类药物与茶碱类药物合用时可能由于与 CYP450 结合部位的竞争性抑制,导致茶碱类药物的肝消除明显减少,血消除半衰期($t_{1/2β}$)延长,血药浓度升高,出现茶碱中毒症状,如恶心、呕吐、震颤、不安、激动、抽搐、心悸等。左氧氟沙星对茶碱的代谢虽影响较小,但合用时仍应监测茶碱类药物血药浓度并根据监测结果调整剂量。

2. 左氧氟沙星不宜与钙剂同时服用。左氧氟沙星可与多价金属离子螯合而减少本药吸收,故不宜与含铝、镁药物及铁、钙、锌剂合用。如必须合用,两者服药应间隔 2 小时。

3. 骨化三醇是 1,25- 二羟基维生素 D_3,是维生素 D_3 在体内的最重要的活性代谢产物之一,故不需其他维生素 D 制剂与其合用,从而避免高维生素 D 血症。碳酸钙 D_3 片亦含有维生素 D_3,两者联合使用属于重复用药,应选用一种补钙制剂即可。

【特别提示】茶碱类药物治疗窗比较窄,容易发生不良反应,而喹诺酮类药物可降低茶碱类药物清除率,升高其血药浓度,故两者合用时,应注意监测茶碱类药物血药浓度并根据监测结果调整给药剂量。左氧氟沙星可与多价金属例子螯合而减少自身吸收,因此不宜与此类药物合用。

案例 5-43　左氧氟沙星与克拉霉素联用致心律失常

【关键词】软骨损伤,左氧氟沙星,克拉霉素缓释片,心律失常

【案例简介】患者,女,10 岁,4 天前反复出现咳嗽咳痰,痰为黄色脓痰,伴间断性发热,体温最高为 39.3℃,后自服退烧药等,症状未能缓解。查体:体温 38.3℃,心率 84 次 /min,呼吸 20 次 /min,听诊双肺呼吸音粗,可闻及少量湿性啰音,其余未见

明显异常。实验室检查:白细胞 12.9×10^9/L,中性粒细胞百分比 78.7%,超敏 C 反应蛋白(hsCRP)26.3mg/L。胸部 X 光射线检查:肺部感染。

诊断:

社区获得性肺炎

处方:

0.9% 氯化钠注射液 100ml

盐酸左氧氟沙星注射液 0.2g / 静脉滴注,一日 1 次

克拉霉素缓释片 0.5g 口服,一日 1 次

第 3 天患者出现胸闷、头晕、心慌、呼吸困难、大汗淋漓。心电图检查:窦性心动过速。

【药师点评】

1. 左氧氟沙星属于喹诺酮类药物,因其可致关节软骨病变,18 岁以下未成年人禁用。实验结果表明,喹诺酮类药物对幼龄动物负重关节有损伤作用,其损伤程度与动物的年龄和药物浓度有关,年龄越小浓度越大,关节软骨损伤就越严重。

2. 克拉霉素缓释片适用于 12 岁以上儿童及成人,不可压碎或咀嚼服用。12 岁以下儿童建议使用克拉霉素其他适宜剂型如克拉霉素分散片等。

3. 某些氟喹诺酮类药物如左氧氟沙星可以使心电图的 Q-T 间期延长,少数患者可以出现心律失常,而大环内酯类药物单药使用也可导致 Q-T 间期延长,两种药物联用增加 Q-T 间期延长和发生致命性心律失常的风险,故不推荐联合使用。

【特别提示】由于喹诺酮类药物可引起关节软骨病变,因此 18 岁以下未成年人禁用,并且为了减少患者 Q-T 间期延长和发生致命性心律失常的风险,喹诺酮类药物不宜与大环内酯类药物联用。

案例 5-44 丁咯地尔与硝苯地平合用致低血压

【关键词】丁咯地尔,硝苯地平,低血压

【案例简介】患者,男,64 岁,因头晕、视物旋转伴恶心、呕吐 2 小时就诊。患者于就诊前 2 小时无明显诱因出现头晕、视物旋转,约持续 10 分钟后视物旋转症状缓解,但仍有头晕,病程中伴恶心、呕吐多次,呈非喷射性,呕吐物为胃内容物,无头痛及无视物双影,无耳鸣、耳聋、神志不清及抽搐发作,无尿便障碍。既往高血压病史 7 年,最高血压达 170/110mmHg,规律服用硝苯地平片,平时血压控制在 130/80mmHg。查体:体温 36.5℃,心率 72 次 /min,呼吸 18 次 /min,血压 130/80mmHg(左 = 右),心肺腹无显著异常,意识清楚,言语流利,双眼水平眼震(+),四肢肌力 5 级,肌张力、腱反射、感觉正常,Romberg 征睁闭眼均不稳,脑膜刺激征(-),病理反射未引出。辅助检查:头 CT 示右侧基底节区斑片状低密度影。

诊断:

后循环缺血

高血压 3 级(极高危)

处方:

0.9% 氯化钠注射液 250ml ⎫
注射用盐酸丁咯地尔 0.2g ⎬ 静脉滴注,一日 1 次
硝苯地平片 20mg　口服,一日 2 次

患者用药 2 天后,心电监护仪显示血压为 80/50mmHg,追溯患者的饮食习惯及服用的药物后,考虑为丁咯地尔与硝苯地平合用致低血压。

【药师点评】

1. 丁咯地尔为 α 受体拮抗剂,并具有较弱的非特异性钙离子拮抗作用。通过抑制毛细血管前括约肌痉挛而改善大脑及四肢微循环血流。临床用于慢性脑血管供血不足引起的症状:眩晕、耳鸣、智力减退、记忆力或注意力消退、定向障碍等。丁咯地尔偶可致低血压,正在服用降压药物的患者应慎用。

2. 硝苯地平片通过阻碍心肌及血管平滑肌钙离子的膜转运,抑制钙离子向细胞内流入,引起心肌的收缩性降低和血管扩

张,用于抗高血压的治疗。

3. 丁咯地尔与钙通道阻滞剂等降压药物合用,降压作用增强,导致低血压,正在服用降压药物者应慎用丁咯地尔,同时密切监测心率和血压。

【特别提示】丁咯地尔与钙通道阻滞剂等降压药物合用,降压作用增强,导致低血压,正在服用降压药物者应慎用丁咯地尔。

案例 5-45　苯妥英钠致喹硫平药效减弱

【关键词】喹硫平,苯妥英钠,药效减弱

【案例简介】患者,男,40 岁,因胡说、行为异常就诊。既往体健,平素性格开朗,否认精神病家族史。查体:无阳性体征。精神检查:意识清楚,接触被动,问话不答,有时喊叫,违拗,情感反应不协调,行为反常,社会功能受损,无自知力。辅助检查:脑电地形图检查结果棘 - 慢波。

诊断:

癫痫性精神障碍

处方:

苯妥英钠片 0.2g　口服,一日 2 次

富马酸喹硫平片 200mg　口服,一日 2 次

4 天后,患者精神症状并未得到缓解,考虑为喹硫平与苯妥英钠合用致药效减弱,应加大喹硫平的剂量。遂调整富马酸喹硫平片剂量,一次 300mg,一日 2 次。3 天后患者精神症状缓解。

【药师点评】

1. 富马酸喹硫平是非经典抗精神病药物,临床用于各型精神分裂症。本品不仅对精神分裂症阳性症状有效,对阴性症状也有一定效果,也可以减轻与精神分裂症有关的情感症状如抑郁、焦虑及认知缺陷症状。主要通过 CYP3A4 催化代谢,对多种神经递质受体有相互作用,其本身对肝药酶无抑制或诱导作

用。在脑中喹硫平对五羟色胺受体具有高度亲和力,且大于对脑中多巴胺 D_1 和多巴胺 D_2 受体的亲和力。

2. 苯妥英钠与喹硫平存在相互作用。苯妥英钠为 CYP3A4 诱导剂,能增加喹硫平清除率。而 CYP3A4 是喹硫平的主要代谢途径,苯妥英钠可加速喹硫平的代谢,降低喹硫平血药浓度,使药效减弱。如果将喹硫平与苯妥英钠或其他肝酶诱导剂(如巴比妥类、利福平)合用,为保持抗精神病症状的效果,应增加喹硫平的剂量。如果停用苯妥英钠或卡马西平或其他肝酶诱导剂并换用一种非诱导剂(如丙戊酸钠),则喹硫平的剂量需要减少。

【特别提示】苯妥英钠可增加喹硫平清除率,降低喹硫平的药效,两者联用时应增加喹硫平的剂量。

案例 5-46 脑蛋白水解物与抗抑郁药合用致精神紧张

【关键词】脑蛋白水解物,帕罗西汀,精神紧张

【案例简介】患者,男,52 岁,因情绪不好、少言少动,悲观想死 1 年就诊。既往脑萎缩、陈旧性脑梗死,平素性格内向,无精神病家族史。精神检查:意识清晰,问话对答切题,情绪低落、乐趣和愉快感丧失,兴趣缺乏,意志减退,焦虑,伴有诸多躯体不适感,睡眠障碍,早醒,食欲减退,体重下降,存在自杀观念,自觉痛苦,主动求治,社会功能受损。

诊断:

重度抑郁发作,不伴精神病性症状

处方:

帕罗西汀片 20mg　口服,一日 1 次

0.9% 氯化钠注射液 250ml

注射用脑蛋白水解物 180mg ╱ 静脉滴注,一日 1 次

4 天后,患者自觉情绪急躁易怒,时有血压上升,精神紧张。考虑可能为帕罗西汀与脑蛋白水解物合用所致,遂停用脑蛋白

水解物。2 天后血压正常,精神紧张症状消失。

【药师点评】

1. 帕罗西汀为抗抑郁药,用于治疗各种类型的抑郁症,包括伴有焦虑的抑郁症及反应性抑郁症。本品是强效、高选择性 5-HT 再摄取抑制剂,可选择性地抑制 5-HT 转运体,阻断突触前膜对 5-HT 的再摄取,延长和增加 5-HT 的作用,从而产生抗抑郁作用。

2. 脑蛋白水解物是一种大脑所特有的肽能神经营养药物,能以多种方式作用于中枢神经,调节和改善神经元的代谢,促进突触的形成,诱导神经元的分化,并进一步保护神经细胞免受各种缺血和神经毒素的损害。本品可通过血脑屏障,促进脑内蛋白质的合成,影响呼吸链,具有抗缺氧的保护能力,改善脑内能量代谢,激活腺苷酸环化酶和催化其他激素系统,提供神经递质、肽类激素及辅酶前体。

3. 帕罗西汀主要通过 CYP2D6 代谢,代谢中又与 CYP2D6 辅酶基结合可抑制 CYP2D6 活性;而脑蛋白水解物的代谢可能与 CYP2D6 有关,帕罗西汀导致其体内蓄积,发生不良反应,可致精神紧张,合用时应减少抗抑郁药剂量。

【特别提示】脑蛋白水解物与抗抑郁药合用,可致精神紧张,合用时应减少抗抑郁药剂量。

案例 5-47 左氧氟沙星与口服降血糖药物合用致低血糖

【关键词】左氧氟沙星,口服降血糖药物,低血糖

【案例简介】患者,女,63 岁,因头晕、双下肢无力、行走不稳 3 天就诊。既往病史:2 型糖尿病病史 2 年,平时除糖尿病饮食控制外,口服阿卡波糖片,一次 100mg,一日 3 次,空腹血糖控制在 5.0~7.0mmol/L。查体:发热,体温 38.0℃,咽部充血,红肿,双肺听诊呼吸音粗,双肺可闻及痰鸣音。辅助检查:肺 CT 示双

肺炎性改变。

诊断：

肺炎

2 型糖尿病

处方：

0.9% 氯化钠注射液 250ml ╲
注射用盐酸左氧氟沙星 0.4g ╱ 静脉滴注，一日 1 次

阿卡波糖片 100mg　口服，一日 3 次

静脉滴注左氧氟沙星后约 3 小时患者出现出汗、手足颤抖、自述饥饿，急查末梢血血糖及静脉血糖，分别为 1.5mmol/L 和 1.3mmol/L。立即给予 50% 葡萄糖注射液 40ml 静脉推注、10% 葡萄糖注射液 500ml 静脉滴注，后测血糖恢复至 3.9mmol/L，未再出现低血糖反应。

【药师点评】

1. 左氧氟沙星为氧氟沙星的左旋体，其抗菌活性约为氧氟沙星的两倍，主要作用机制为抑制细菌 DNA 旋转酶（细菌拓扑异构酶 II）的活性，阻碍细菌 DNA 复制，具有抗菌谱广、抗菌作用强、安全性高、不良反应少且价格适宜的特点。

2. 阿卡波糖为一种生物合成的口服降血糖药物，其降糖作用的机制是抑制小肠壁细胞 α- 葡萄糖苷酶的活性，可使蔗糖分解为果糖和葡萄糖的速度更加缓慢，从而延缓碳水化合物的降解，降低餐后血糖的升高。本药口服后很少被吸收，避免了吸收所致的不良反应，血浆蛋白结合率低，主要在肠道降解或以原型随粪便排出，长期服用未见积蓄。

3. 左氧氟沙星等氟喹诺酮类药物可引起血糖异常。氟喹诺酮类药物中有与奎宁及氟奎宁的相似结构，可能通过阻断 ATP 敏感的 K^+ 通道来增加胰岛素释放，从而导致血糖下降。氟喹诺酮类药物以剂量依赖性的方式刺激胰岛素分泌，阻断 K^+-ATP 通道，通道的关闭使 β 细胞膜去极化，打开电压依赖性的钙通道，允许钙内流。由此产生的胞内 Ca^{2+} 增加可触发胰岛素颗

粒的胞吐作用,与磺酰脲类促泌剂作用机制相似。氟喹诺酮类药物阻断 K^+-ATP 通道后,γ- 氨基丁酸(GABA)生物活性物质和单胺生物活性物质释放,导致迷走神经兴奋,使胰岛 β 细胞释放胰岛素增多,导致血糖降低。

4. 左氧氟沙星等氟喹诺酮类药物与口服降血糖药物合用可能引起低血糖。在接受口服降血糖药物治疗的老年 2 型糖尿病患者中,给予氟喹诺酮类药物治疗者更易发生低血糖反应。年龄在 60 岁以上的老年患者、糖尿病患者及肾功能不全的糖尿病患者、肝功能中重度损害的患者,氟喹诺酮类药物引起血糖异常的发生率较高,需谨慎用药,若病情需要,在用药过程中应注意监测血糖,一旦发生低血糖应立即停用,并给予适当处理。

【特别提示】左氧氟沙星等氟喹诺酮类药物可引起血糖异常,与口服降血糖药物合用可能引起低血糖,两者合用时应注意监测血糖,一旦发生低血糖应立即停用氟喹诺酮类药物,并给予适当处理。

案例 5-48　尤瑞克林与依那普利联用致严重低血压

【关键词】低血压,尤瑞克林,马来酸依那普利

【案例简介】患者,女,62 岁,因左侧肢体活动不便且进行性加重就诊。患者 1 天前无明显诱因出现左侧活动不便,无头晕、头昏,无视物旋转,无饮水呛咳,无抽搐发作,无尿便失禁,无头痛,无恶心、呕吐,今晨后肢体瘫痪加重。既往高血压病史 7 年,血压最高达 180/110mmHg,服用马来酸依那普利片一次 5mg,一日 2 次,平时血压控制在 135/85mmHg。查体:体温 36.5℃,心率 94 次 /min,呼吸 16 次 /min,血压 135/85mmHg,神志清晰,不完全运动性失语,左侧中枢性面舌瘫,左上下肢肌力 3 级,肌张力正常,腱反射对称,病理征(−),左侧偏身痛觉减退。辅助检查:头 CT 示右侧额叶、基底节区、丘脑、双侧放射冠多发

性脑梗死。

诊断：

脑梗死

高血压 3 级（极高危）

处方：

阿司匹林肠溶片 100mg　口服，一日 1 次

0.9% 氯化钠注射液 100ml

注射用尤瑞克林 0.15PNA 单位　／　静脉滴注，一日 1 次

0.9% 氯化钠注射液 250ml

苦碟子注射液 20ml　／　静脉滴注，一日 1 次

马来酸依那普利片 5mg　口服，一日 2 次

静脉滴注尤瑞克林后约 10 分钟，患者出现意识障碍，心电监护仪显示血压突然下降，最低为 70/45mmHg，立即停药并给予升压药后，血压很快恢复，分析考虑可能为尤瑞克林与马来酸依那普利片合用所致低血压。遂停用尤瑞克林，其他治疗未变，其后患者血压正常，未再出现低血压。

【药师点评】

1. 尤瑞克林是自人尿液中提取得到的蛋白水解酶，能将激肽原转化为激肽（kinin）和血管舒张素（kallidin），临床用于轻中度血栓性脑梗死急性期，应在起病 48 小时内开始用药。偶有病例可能对尤瑞克林反应特别敏感，发生血压急剧下降。故在应用本品时需密切观察血压，药物滴注速度不能过快，特别在开始注射的 15 分钟内应缓慢，整个滴注应控制在 30 分钟左右滴完。如果患者在用药过程中出现血压明显下降，应立即停止用药，并进行升压处理。

2. 尤瑞克林与 ACEI 如卡托普利、赖诺普利等药物存在协同降压作用，两药合用导致血压急剧下降，应禁止联合使用。

【特别提示】有个别患者可能对尤瑞克林反应特别敏感，发生血压急剧下降。故在应用期间需密切观察血压，药物滴注速度不能过快，特别在开始注射的 15 分钟内应缓慢，整个滴注应

控制在 30 分钟左右滴完。如果患者在用药过程中出现血压明显下降,应立即停止用药,进行升压处理。尤瑞克林与 ACEI 有协同降血压作用,应禁止联合使用。

案例 5-49　左旋多巴与利培酮合用加重帕金森症状

【关键词】左旋多巴,利培酮,帕金森综合征

【案例简介】患者,男,45 岁,因习惯性饮酒 20 年,嗜酒 10 年,疑心被害 10 天就诊。既往健康,平素性格开朗,无精神病家族史。查体:患者表情呆滞,四肢及头部均有不自主颤动,以右上肢为著,右侧指鼻试验欠稳准。精神检查:意识清晰,问话对答切题,存在言语性幻听,被害妄想,恐惧、紧张不安,到处躲藏,行为紊乱,情感反应不协调,无自知力,社会功能受损。

诊断:

使用酒精所致的精神和行为障碍

帕金森综合征

处方:

利培酮分散片 0.5mg　口服,一日 2 次

左旋多巴片 250mg　口服,一日 3 次

15 天后,患者帕金森症状加重,四肢及头部不自主颤动频率增加,考虑为左旋多巴片与利培酮合用加重帕金森症状,遂停用左旋多巴片,改服吡贝地尔缓释片,一次 50mg,一日 3 次,1 周后患者帕金森症状减轻。

【药师点评】

1. 利培酮是一种选择性的单胺拮抗剂,与 5-HT$_2$ 受体和多巴胺 D$_2$ 受体有很高的亲和力,与 α$_1$ 受体、H$_1$ 受体和 α$_2$ 受体亲和力较低,不与胆碱能受体结合。利培酮为强效 D$_2$ 受体拮抗剂,可以改善精神分裂症的阳性症状,用于治疗急性和慢性精神分裂症以及其他各种精神病性状态的明显的阳性症状(如幻觉、

妄想、思维紊乱、敌视、怀疑)和明显的阴性症状(如反应迟钝、情绪淡漠及社交淡漠、少语)。也可减轻与精神分裂症有关的情感症状(如抑郁、负罪感、焦虑)。

2. 左旋多巴为拟多巴胺类抗帕金森病药,左旋多巴为体内合成多巴胺的前体物质,本身并无药理活性,通过血脑屏障进入中枢,经多巴脱羧酶作用转化成多巴胺而发挥药理作用,改善帕金森病症状。

3. 利培酮能拮抗左旋多巴和其他多巴胺促效药的作用,拮抗脑中多巴胺受体,可引起锥体外系症状,加重帕金森症状,并对抗左旋多巴的疗效,两者应避免合用。

【特别提示】左旋多巴与利培酮等抗精神病药合用,能阻滞脑中多巴胺受体,可引起锥体外系症状,加重帕金森症状,应尽量避免合用。

案例 5-50　齐拉西酮与降压药物合用致患者低血压

【关键词】低血压,齐拉西酮,苯磺酸左旋氨氯地平

【案例简介】患者,女,49 岁,因反复猜疑、言行异常 2 个月就诊,既往高血压病史 5 年,平素性格内向,无精神病家族史。查体:心肺腹以及神经系统未见异常,血压 160/90mmHg。精神检查:意识清晰,问话对答基本切题,烦躁不安,存在关系妄想,行为冲动,易激惹,情感反应不协调,无自知力,社会功能受损。辅助检查:心电图示窦性心动过速,Ⅱ、Ⅲ、aVF、V 5、T 波低平。

诊断:

精神分裂症

高血压 3 级(极高危)

处方:

盐酸齐拉西酮胶囊 20mg　口服,一日 2 次

苯磺酸左旋氨氯地平 5mg　口服,一日 4 次

患者入院次日晨起服药约 6 小时后,自述头晕,测血压为 80/50mmHg,考虑为齐拉西酮与苯磺酸左旋氨氯地平片合用致患者低血压。

【药师点评】

1. 齐拉西酮是一种非典型抗精神病药,对多巴胺 D_2 受体、多巴胺 D_3 受体、5- 羟色胺($5-HT_{2A}$、$5-HT_{2C}$、$5-HT_{1A}$、$5-HT_{1D}$)受体、α_1 受体具有较高的亲和力,对组胺 H_1 受体具有中等亲和力,对包括 M 胆碱受体在内的其他受试受体 / 结合位点未见亲和力。齐拉西酮对 D_2 受体、$5-HT_{2A}$ 受体、$5-HT_{1D}$ 受体具有拮抗作用,对 $5-HT_{1A}$ 受体具有激动作用。齐拉西酮能抑制突触对 5- 羟色胺和去甲肾上腺素的再摄取。与其他抗精神分裂症药物一致,齐拉西酮的作用机制不明确。认为其抗精神分裂症作用可能是通过对 D_2 和 $5-HT_2$ 受体的拮抗作用来发挥的。齐拉西酮除对多巴胺及 $5-HT_2$ 受体有拮抗作用外,对其他受体有相似的拮抗作用,可能是导致其他治疗作用和副作用的原因。

2. 齐拉西酮可能引起一些患者发生直立性低血压,出现头晕、心动过速、昏厥等,特别是在用药初期和剂量调整期。齐拉西酮对 α_1 受体的拮抗作用可能是产生直立性低血压的原因。齐拉西酮可能会增强降压药物的疗效,对具有易出现低血压的躯体疾病病史(脱水、血容量不足和服用抗高血压药)的患者应慎用齐拉西酮。

【特别提示】齐拉西酮与降压药物合用,可增强降压效果,诱发低血压,特别是在用药初期和剂量调整期,应予以注意。

案例 5-51　氯吡格雷与瑞格列奈联用致低血糖

【关键词】低血糖,氯吡格雷,瑞格列奈,肝 CYP450 酶

【案例简介】患者,男,45 岁,主因胸痛、胸闷 5 小时就诊。既往糖尿病病史 5 年,平素口服瑞格列奈片(一次 2mg,一日 3 次)

控制血糖,否认药品不良反应史。

诊断:

不稳定型心绞痛

2 型糖尿病

处方:

阿司匹林肠溶片 100mg　口服,一日 1 次

硫酸氢氯吡格雷片 75mg　口服,一日 1 次

阿托伐他汀钙片 10mg　口服,一日 1 次,睡前服用

瑞格列奈片 2mg　口服,一日 3 次,进餐时服用

用药后第 3 日,患者出现头晕、心悸伴出汗,查血糖示: 3.1mmol/L,明显低于日常,考虑低血糖反应,立即给予 50% 葡萄糖注射液静脉注射,继以 5% 葡萄糖注射液静脉滴注后好转。

【药师点评】

1. 患者糖尿病病史 5 年,既往应用瑞格列奈未出现低血糖,入院后饮食、服药规律,考虑低血糖反应与联合用药相关。

2. 瑞格列奈在体内主要通过肝 CYP450 酶进行代谢,是 CYP2C8 和 CYP3A4 的底物,其中 CYP2C8 是其主要代谢酶。氯吡格雷是一种前体药物,人体吸收后,其 15% 的药物通过多种肝药酶经两步氧化代谢成为活性代谢产物,另 85% 的药物在肠道被酯酶水解为无活性的羧酸衍生物,其中 25% 进一步经葡糖醛酸化生成氯吡格雷酰基 -β 葡糖醛酸代谢产物,并能够与 CYP2C8 结合成为 CYP2C8 的强时间依赖性抑制剂。

3. 氯吡格雷和瑞格列奈联合应用时,能使瑞格列奈的 AUC 显著增加,半衰期延长,氯吡格雷能够抑制 CYP2C8 60%~85% 的活性,增加瑞格列奈的血药浓度和降血糖时间,导致低血糖的发生。

【特别提示】冠心病合并糖尿病患者服用氯吡格雷期间,如选择瑞格列奈降糖,应严密监测患者血糖变化,及时调整用药剂量,避免低血糖的发生。

案例 5-52 头孢哌酮舒巴坦与
华法林联用致血便

【关键词】血便,头孢哌酮舒巴坦,华法林

【案例简介】患者,女,83 岁,体重 43kg,因发热 39.3℃,咳嗽、咳黄脓痰,伴畏冷、食欲缺乏、乏力、嗜睡等症状就诊。查体:呼吸 28 次 /min,双肺闻及散在痰鸣音及湿性啰音,吸氧条件下指脉氧 88%,血常规示白细胞 $16.8 \times 10^9/L$,中性粒细胞百分比 90.4%,PCT 1.52ng/ml;肺部 CT 示:双肺呈多肺叶小片状、斑片状模糊阴影的感染性病变,双上肺尖后段纤维条索状与钙化灶。患者 1 年前因房颤,长期口服华法林抗凝治疗。

诊断:

肺部感染

心律失常 心房颤动

处方:

0.9% 氯化钠注射液 100ml

注射用头孢哌酮舒巴坦 3.0g 静脉滴注,每 8 小时 1 次

华法林片 2.5mg 口服,一日 1 次

入院时查 INR 2.1,6 天后患者诉大便带血,查 INR 4.3,调整华法林片用量为 1.25mg,一日 1 次,3 天后复查 INR 1.9,患者大便未再出血,复查便常规正常。

【药师点评】

1. 头孢哌酮结构中具有 N- 甲基硫代四唑基团,该基团的代谢会消耗维生素 K。头孢哌酮还可抑制维生素 K 环氧化物还原酶,导致维生素 K 合成减少。

2. 抗菌药物的应用会抑制肠道正常菌群,从而影响维生素 K 的生成,而头孢哌酮主要经胆道排泄,其在胆汁中的浓度比较高,相对于其他抗菌药物而言对维生素 K 的影响更加明显。

3. 说明书推荐头孢哌酮舒巴坦剂量为一次 3.0g,每 12 小时

1 次。本案患者高龄、低体重,给药剂量应相应调整,使用一次
3.0g,每 8 小时 1 次,剂量过大,使头孢哌酮在体内蓄积。同时患
者消瘦,长期饮食不佳,营养不良,也会导致维生素 K 摄入不足。

【特别提示】华法林可与多种食物、药物相互作用影响
INR,尤其对于老年、低体重患者,与其他药物合用时需注意
INR 的监测,及时调整用药剂量,避免出血事件发生。

案例 5-53　阿托伐他汀与克拉霉素 联用致肌毒性

【关键词】肌毒性,阿托伐他汀,克拉霉素,肝 CYP450 酶

【案例简介】患者,男,55 岁,主因"胃痛、反酸"就诊。胃镜
检查:十二指肠球部溃疡,Hp(+)。患者 2 年前诊断"急性心肌
梗死"后长期服用阿司匹林肠溶片,一次 100mg,一日 1 次;硫酸
氢氯吡格雷片,一次 75mg,一日 1 次;酒石酸美托洛尔缓释片,
一次 47.5mg,一日 1 次;阿托伐他汀钙片,一次 20mg,一日 1 次。

诊断:

胃溃疡

冠心病　不稳定型心绞痛

处方:

阿莫西林胶囊 1.0mg　　口服,一日 2 次

克拉霉素片 0.5mg　　口服,一日 2 次

奥美拉唑片 20mg　　口服,一日 2 次

枸橼酸铋钾颗粒 240mg　　口服,一日 2 次

阿司匹林肠溶片 100mg　　口服,一日 1 次

硫酸氢氯吡格雷片 75mg　　口服,一日 1 次

酒石酸美托洛尔缓释片 47.5mg　　口服,一日 1 次

阿托伐他汀钙片 20mg　　口服,一日 1 次

服药 7 天后患者逐渐出现四肢肌肉疼痛、酸软、无力,症状
逐渐加重,肌酸激酶(CK)759IU/L;肌酸激酶同工酶(CK-MB)

31U/L,考虑他汀类药物引起的肌毒性的不良反应,立即停用阿托伐他汀及阿莫西林、克拉霉素、奥美拉唑、枸橼酸铋钾,治疗 7天后,CK 检验无异常,疲乏及肢体酸软较前明显好转,无肌肉疼痛。将阿托伐他汀更换为普伐他汀继续降脂治疗,未再出现肌病的不良反应。

【药师点评】

1. 他汀类药物偶可引起肌病,表现为肌肉疼痛或肌肉无力,同时伴有 CK 升高(超过正常值上限 10 倍以上)。阿托伐他汀降脂作用强,半衰期长,其主要通过 CYP3A4 代谢,易与其他药物或食物产生相互作用。高剂量阿托伐他汀与某些特定药物,如环孢素或 CYP3A4 强抑制剂(如克拉霉素、伊曲康唑和 HIV 蛋白酶抑制剂)联合用药可增加肌病或横纹肌溶解症的风险。

2. 患者长期服用阿托伐他汀降脂治疗,未出现肌痛、无力等症状,此次治疗过程中未改变他汀类药物的种类和用药剂量,停用阿托伐他汀及相关药物后症状有所改善,考虑为联合用药不当造成。

3. 克拉霉素为 CYP3A4 强抑制剂,可抑制阿托伐他汀代谢,导致阿托伐他汀药物血浆浓度升高,增加肌病的发生率。

4. 普伐他汀不经过 CYP450 肝药酶代谢,与其他药物的相互作用小,且肌毒性较小。患者如使用环孢素或 CYP3A4强抑制剂(如克拉霉素、伊曲康唑和 HIV 蛋白酶抑制剂)治疗时,可考虑选用普伐他汀降脂治疗。联合用药期间应严密观察临床症状并定期监测肝肾功能、血脂、磷酸肌酸激酶等各项指标。

【特别提示】阿托伐他汀通过 CYP3A4 代谢,当与 CYP3A4强抑制剂联用时会抑制阿托伐他汀代谢,导致药物血浆浓度增高,可增加不良反应的发生。临床联合用药时需注意药物之间的相互作用,可选用不同代谢途径的药物合用,加强监测,避免不良反应的发生。

案例 5-54 达比加群酯与塞来昔布联用致消化道出血

【关键词】消化道出血,达比加群酯,塞来昔布

【案例简介】患者,女,73 岁,因腿关节疼痛就诊。既往心房颤动病史 1 年,规律口服达比加群酯胶囊 110mg,一日 2 次。查体:体温 36.2℃,呼吸 20 次 /min,血压 122/76mmHg,心率 110次 /min,心律不齐。

诊断:

骨关节炎

阵发性心房颤动

处方:

达比加群酯胶囊 110mg 口服,一日 2 次

塞来昔布胶囊 200mg 口服,一日 1 次

规律用药 1 个月后患者出现黑便,伴头晕、乏力。实验室检查:血红蛋白 44g/L,红细胞计数 1.43×10^9/L,网织红细胞计数 261.1×10^9/L;便潜血:阳性。考虑上消化道出血,立即停用上述两种药物,同时给予禁食、埃索美拉唑静脉泵入抑制胃酸分泌等治疗。治疗后患者病情逐渐稳定,7 天后大便隐血阴性。复查血常规:血红蛋白 83g/L,红细胞计数 3.12×10^9/L。

【药师点评】

1. 达比加群酯是一种新型口服抗凝血物(NOAC),属于非肽类凝血酶抑制剂,临床用于心房颤动患者脑卒中的预防。本品为前药,在体内转化为有活性的达比加群,后者通过直接抑制凝血酶而发挥抗凝血效应。用于抗凝治疗过程中不可避免会出现出血现象,尤其在高剂量应用时。达比加群酯的过高出血风险主要是胃肠道出血导致,一般出现在达比加群酯治疗开始后3~6 个月,胃肠道出血发生率与剂量呈正相关。

2. NSAID 的药理作用机制主要是通过抑制 COX-2,减

少炎性介质前列腺素的生成,产生抗炎、镇痛、解热的作用。NSAID 可抑制胃肠道的 COX-1,从而产生胃肠道不良反应,主要表现为胃肠道溃疡、出血及穿孔等。

3. 塞来昔布胃肠道的安全性比传统的 NSAID 高,但有研究表明塞来昔布与阿司匹林联用后复杂性和症状性溃疡的发生率显著增加,塞来昔布与华法林联用后出血风险也会增加。患者为老年人,且长期服用达比加群酯,两者联用后可导致相关出血风险大大增加。因此,患者消化道出血除与服用达比加群酯有关外,还与联用塞来昔布有关。

【特别提示】对于需要长期应用 NOAC 抗凝的患者,需综合考虑出血风险,尤其是胃肠道出血的风险,对于出血风险高危的患者应严密监测,制订适宜的抗凝治疗方案。避免与可能有出血风险的药物(如 NSAID)联用。

案例 5-55　莫西沙星与胺碘酮合用致尖端扭转型室性心动过速

【关键词】Q-T 间期延长,尖端扭转型室性心动过速,莫西沙星,胺碘酮,高龄

【案例简介】患者,女,83 岁,因反复咳嗽、咳痰 10 余年,加重伴气促、意识模糊 6 小时就诊。既往病史:冠心病、高血压 3 级(很高危)30 年。查体:体温 38.7℃,心率 108 次 /min,血压 106/60mmHg,意识模糊,桶状胸,双肺叩诊呈过清音,双肺呼吸音低,双肺可闻及大量湿啰音。动脉血气:pH 6.83,PaO_2 61mmHg,$PaCO_2$ 123.4mmHg,SO_2 80%;ECG 示完全性左束支阻滞,Q-T 间期 390ms。

诊断:

慢性阻塞性肺疾病(急性加重期)

　　Ⅱ型呼吸衰竭

　　肺性脑病

冠状动脉粥样硬化性心脏病

高血压 3 级（很高危）

处方：

盐酸莫西沙星氯化钠注射液 0.4g　　静脉滴注，一日 1 次

5% 葡萄糖注射液 20ml

注射用胺碘酮 150mg　　／　缓慢静脉推注，立即

5% 葡萄糖注射液 250ml

注射用胺碘酮 300mg　／　以 1mg/min 持续静脉滴注

患者入院后给予美罗培南抗感染，氨溴索祛痰，阿司匹林肠溶片抗血小板聚集，阿托伐他汀钙片调脂稳定斑块，苯磺酸左旋氨氯地平片降压等综合治疗，患者仍有发热，咳大量黄脓痰，肺部闻及大量湿啰音。加用莫西沙星氯化钠注射液联合抗感染后，心电监护示频发室性早搏，短阵室性心动过速；心电图示 Q-T 间期 470ms。急查血钾 3.84mmol/L，给予 5% 葡萄糖注射液 20ml+ 胺碘酮 150mg 缓慢静脉推注，5% 葡萄糖注射液 250ml+ 胺碘酮 300mg 以 1mg/min 持续静脉滴注。5 天后患者反复发作晕厥，心电监护示：尖端扭转型室性心动过速（TdP）（持续 4~12s/ 次）；ECG 示 Q-T 间期 690ms。考虑为莫西沙星与胺碘酮联用引起的 Q-T 间期显著延长、反复发作 Tdp。立即停用莫西沙星、胺碘酮，给予 0.9% 氯化钠注射液 40ml+ 硫酸镁注射液 8ml 缓慢静脉推注，0.9% 氯化钠注射液 30ml+ 硫酸镁注射液 20ml 以 4.8ml/h 持续静脉泵入。治疗后尖端扭转型室性心动过速发作次数逐渐减少并消失，患者未再发作晕厥。

【药师点评】

1. 莫西沙星引起 Q-T 间期延长可能是阻断了心室肌细胞膜上快速激活的延迟整流钾电流（Ikr），使心肌复极时间和动作电位时程延长，心电图表现为 Q-T 间期延长。有研究表明，每日给予莫西沙星常规剂量 400mg，可使健康受试者 Q-T 间期延长约 15ms，这种轻微的延长对大多数人是安全的。本例患者入院时心电图示完全性左束支阻滞，Q-T 间期 390ms，使用莫西沙

星 400mg 后 Q-T 间期延长至 470ms,并诱发了室性心动过速,提示莫西沙星对有心脏基础疾病者有诱发室性心律失常的风险。

2. 胺碘酮主要通过抑制 Ikr、Iks、Ik1、Ito、Ik.Na 等外向电流,延长动作电位时程,心电图亦表现为 Q-T 间期延长及 T 波改变。Q-T 间期延长是静脉用胺碘酮的不良反应之一。Q-T 间期延长增加心血管事件的发生率,是全因死亡的独立危险因素,可能导致致命性 Tdp 的发生。据文献报道,应用胺碘酮时 Q-T 间期延长不超过治疗前的 25%~30%,相对比较安全。若合并应用其他致 Q-T 间期延长药物时,Q-T 间期过度延长致尖端扭转型室性心动过速的风险明显增加。患者发作短阵室性心动过速时给予胺碘酮抗心律失常,当总剂量 510mg 时使 Q-T 间期延长至 690ms,并诱发了尖端扭转型室性心动过速,提示上述两种药物合用使 Q-T 间期显著延长,增加了药物的不安全性,在临床工作中应避免联合使用。

3. 目前认识到心血管药物是最常引起 Q-T 间期延长和尖端扭转型室性心动过速的药物,但其他多类药物也可引起 Q-T 间期延长和 TdP,主要有:①心血管药物,如奎尼丁、丙吡胺、普鲁卡因胺、多非利特、伊布利特、索他洛尔、胺碘酮等。②消化系统药物,如西沙必利。③抗菌药物,如红霉素、克拉霉素、阿奇霉素、环丙沙星、左氧氟沙星、司帕沙星;抗真菌药物,如氟康唑、伊曲康唑。④抗疟药,如氯喹。⑤抗精神病药物,如硫利达嗪、氯丙嗪、美索达嗪、氟哌利多、氟哌啶醇、匹莫齐特。⑥抗过敏药物,如特非那定、阿司咪唑。⑦其他,如三氧化二砷、阿片类药物左醋美沙多和美沙酮、普罗布考、含铯制剂等。

4. 对于高龄且有心脏基础疾病患者,应用致 Q-T 间期延长药物时,应密切监测心电图、电解质,尤其应注意监测 Q-T 间期。联合使用致 Q-T 间期延长药物可能大大增加心脏药物不良反应的发生率,应引起临床的高度重视。一旦因药物导致 Q-T 间期延长而诱发尖端扭转型室性心动过速时,应立即停用致 Q-T 间期延长的药物,静脉给予硫酸镁,并注意维持电解质平衡。

【特别提示】同时使用两个延长 Q-T 间期的药物可使 Q-T 间期延长和尖端扭转型室性心动过速的发生率增高,应尽量避免。对于药物引起的尖端扭转型室性心动过速患者,应立即停用延长 Q-T 间期的药物,并停用影响这些药物代谢的药物,补钾和补镁是最基本的治疗,超速抑制可有效缩短 Q-T 间期。

案例 5-56　二甲双胍与含碘造影剂合用致乳酸酸中毒

【关键词】二甲双胍,含碘造影剂,肾衰竭,乳酸酸中毒

【案例简介】患者,男,74 岁,因排尿困难,伴尿频、尿急、夜尿增多就诊。既往 2 型糖尿病病史 5 年,长期服用盐酸二甲双胍片,血糖控制可。患者自发病以来,一般情况可,入院后查体未见明显异常体征,生化检查无异常。

诊断:

前列腺增生

2 型糖尿病

处方:

非那雄胺片 1mg　　口服,一日 1 次

盐酸特拉唑嗪片 1mg　　口服,一日 1 次

盐酸二甲双胍缓释片 1.0g　口服,一日 1 次

复方泛影葡胺注射液 20ml　　静脉推注,即刻

患者因前列腺增生需行静脉尿路造影,期间未停用二甲双胍,给予含碘造影剂复方泛影葡胺注射液后 2 天,患者出现恶心、呕吐、腹痛、腹泻、尿量减少。急查肾功能:肌酐 509.8μmol/L,尿素氮 32.66mmol/L,尿酸 651μmol/L。血气分析:pH 7.19,乳酸 16mmol/L,二氧化碳分压 39mmHg,碳酸氢根 14.5mmol/L,标准碳酸氢盐 14.7mmol/L。考虑为急性肾衰竭,乳酸酸中毒,给予葡萄糖氯化钠、葡萄糖、胰岛素等补液,并进行血液透析治疗后好转。

【药师点评】

1. 二甲双胍为双胍类降血糖药物,通过增加外周组织对葡萄糖的摄取和利用而起到控制血糖的作用。在体内不经过代谢,大约 80%~100% 经肾小管主动分泌。代谢酶的抑制剂或诱导剂与二甲双胍不存在相互作用。本品最严重的不良反应是乳酸酸中毒,这是一种非常罕见但严重的代谢性并发症,发生率为 0.01‰~0.67‰,死亡率高达 50%,因二甲双胍在体内蓄积而诱发。在肾功能不全患者中应用时,或与其他竞争或抑制肾小管主动排泌过程的药物同用时,可能会导致二甲双胍的蓄积,进而诱发乳酸酸中毒。在二甲双胍治疗的患者中,报告发生乳酸酸中毒的病例主要为肾衰竭或引起肾功能急性恶化的糖尿病患者。

2. 放射性研究中发现向血管内注射碘化造影剂会导致肾衰竭,这可能引起二甲双胍蓄积和增加乳酸酸中毒的风险。本案患者在行静脉尿路造影使用含碘造影剂时未停用二甲双胍,出现急性肾衰竭,导致二甲双胍蓄积而诱发乳酸酸中毒。对于 eGFR>60ml/(min·1.73m^2) 的患者,在检查前或检查时必须停止服用二甲双胍,在检查完成至少 48 小时后且仅在再次检查肾功能无恶化的情况下才可以恢复服用。对于中度肾功能不全 [eGFR 在 45~60ml/(min·1.73m^2) 之间] 的患者,在注射碘化造影剂 48 小时前必须停止服用二甲双胍,在检查完成至少 48 小时后且仅在再次检查肾功能无恶化的情况下才可以恢复服用。

【特别提示】含碘造影剂会导致肾衰竭,引起二甲双胍蓄积造成乳酸酸中毒,服用二甲双胍的糖尿病患者必须使用含碘造影剂时,需根据肾功能情况,在造影前后 48 小时停用二甲双胍。

案例 5-57 卡维地洛与美托洛尔、特拉唑嗪联合降压不适宜

【关键词】高血压,联合用药,重复用药,降压

【案例简介】患者,男,53 岁,因近 1 个月血压波动于 140~160/100mmHg 就诊。既往病史:发现高血压 17 年,血压最高达 170/110mmHg,先后应用"降压零号、厄贝沙坦片、替米沙坦片、硝苯地平控释片"控制血压,效果欠佳。查体:体温 36.5℃,心率 72 次/min,呼吸 16 次/min,血压 160/110mmHg。心电图示:窦性心律(72 次/min),左室高电压。心脏超声:LA 37mm、RA 35×49、RV 20mm、LV 45mm、LVPW 14mm、EF(%) 61.7,升主动脉增宽、左室壁增厚、主动脉轻度关闭不全、左室舒张功能减低(Ⅰ度)。

诊断:

高血压 3 级(很高危)

处方:

硝苯地平控释片 30mg　口服,一日 1 次

酒石酸美托洛尔片 25mg　口服,一日 2 次

盐酸特拉唑嗪片 2mg　口服,一日 1 次

卡维地洛片 10mg　口服,一日 1 次

厄贝沙坦片 150mg　口服,一日 1 次

【药师点评】

1.《高血压合理用药指南(第 2 版)》指出,难治性高血压是指在改善生活方式的基础上,使用足够剂量且合理搭配的 3 种或 3 种以上降压药物(包括利尿剂),血压仍不能控制为 <140/90mmHg,或服用 4 种或 4 种以上降压药物血压才能有效控制。联合使用多种不同机制的降压药物可有效控制血压。《中国高血压防治指南(2018 年修订版)》指出对于难治性高血压的治疗,ARB/AECI 可使血钾水平略有上升,能拮抗噻嗪类利尿剂长期应用所致的低血钾等不良反应。ARB/ACEI+ 噻嗪类利尿剂合用有协同作用,有利于改善降压效果。二氢吡啶类 CCB+ARB:CCB 具有直接扩张动脉的作用,ARB/ACEI 既扩张动脉、又扩张静脉,故两药合用有协同降压作用。二氢吡啶类 CCB 常见的不良反应为踝部水肿,可被 ACEI 或 ARB 减轻

或抵消。CHIEF 研究表明,小剂量长效二氢吡啶类 CCB+ARB/ACEI用于初始治疗高血压患者,可明显提高血压控制率。此外,ARB/ACEI 也可部分阻断 CCB 所致反射性交感神经张力增加和心率加快的不良反应。FEVER 研究证实,二氢吡啶类 CCB+噻嗪类利尿剂治疗,可降低高血压患者脑卒中发生的风险。故对于难治性高血压的治疗常规推荐 ACEI/ARB+CCB+ 利尿剂的基础联合降压治疗。

2. 本案患者的联合用药中,酒石酸美托洛尔片属于 β 受体拮抗剂,盐酸特拉唑嗪片属于 α_1 受体拮抗剂,卡维地洛片属于 α、β 受体拮抗剂,虽然也用于高血压的治疗,但鉴于患者已使用酒石酸美托洛尔片与盐酸特拉唑嗪片,降压机制存在重复的情况,故建议患者可使用酒石酸美托洛尔片和盐酸特拉唑嗪片与 CCB 和 ARB 联合降压;也可使用卡维地洛片与 ARB 和 CCB 联合降压,但不建议将酒石酸美托洛尔片、盐酸特拉唑嗪片和卡维地洛片等作用机制相同的的药物联合降压。

【特别提示】对于难治性高血压的基本药物治疗应以 ARB/ACEI联合钙通道阻滞剂再联合噻嗪类利尿剂的三联治疗为主,在此基础上如血压仍不达标,可依据患者的临床特点联合其他降压药物(包括 β 受体拮抗剂,α、β 受体拮抗剂或 α 受体拮抗剂以及醛固酮拮抗剂等)。各个指南推荐≥3 种不同降压机制的药物联合使用,不建议相同降压机制的药物重复使用。在多药联合治疗的方案中,建议寻求疗效叠加、不良反应少、依从性高的方案。

案例 5-58　阿卡波糖与地高辛合用致心房纤颤复发

【关键词】阿卡波糖,地高辛,血药浓度,心房纤颤

【案例简介】患者,男,70 岁,2 型糖尿病病史 8 年,常规应用长效胰岛素控制血糖,近 1 个月患者血糖控制欠佳,空腹血糖

波动于 8~10mmol/L,餐后 2 小时血糖波动于 14~18mmol/L 就诊。患者既往有心房颤动病史 2 年,长期服用地高辛片控制心率,改善心功能,自诉控制可。查体:体温 36℃,呼吸 20 次 /min,血压 132/88mmHg。心率 92 次 /min,律齐,各瓣膜听诊未闻及杂音。心电图未见异常。

诊断:

2 型糖尿病

心房纤颤

处方:

阿卡波糖片 50mg　口服,一日 3 次,与第一口饭同时嚼服

地高辛片 0.125mg　口服,一日 1 次

患者因单独应用长效胰岛素治疗对餐后高血糖难以控制,故加用阿卡波糖片用以控制餐后血糖,出院后患者继续规律服用。3 个月后,患者突发心悸、心慌、胸闷、气短,诊断为心房纤颤复发。经查,患者血浆中地高辛浓度仅为 0.35ng/ml,低于有效浓度(0.8~2.0ng/ml)。后停用阿卡波糖,地高辛血药浓升至 1.8ng/ml,考虑阿卡波糖与地高辛存在相互作用,未再服用阿卡波糖。

【药师点评】

1. 阿卡波糖为口服降血糖药物,其降糖机制是抑制小肠壁细胞活性,并与 α- 葡萄糖苷酶可逆性结合,抑制酶的活性,从而延缓碳水化合物的降解,造成肠道葡萄糖的吸收缓慢,降低餐后血糖水平。α- 葡萄糖苷酶抑制剂大部分不被吸收,与其他药物合用时在消化道内不仅存在药效学相互作用,也存在药代动力学相互作用,会不同程度地影响其他药物的吸收。

2. 阿卡波糖与地高辛配伍使用后因小肠壁细胞活性被抑制,使地高辛吸收减少,并且阿卡波糖口服后很少被吸收,主要在肠道降解或以原型随粪便排出,地高辛会同时被阿卡波糖吸附而排出体外,这也会影响地高辛的血药浓度,使地高辛的药效减低,导致心率控制欠佳,发生心房纤颤。

3. 在停止服用阿卡波糖之后,地高辛血药浓度将会上升,有时甚至会出现地高辛中毒症状。若地高辛与阿卡波糖必须同时应用时,阿卡波糖应在每餐第一口饭时服用,而地高辛可于每晚 9 时后再服用,同时应尽可能监测地高辛血药浓度和心电图,通过地高辛血药浓度来设计和调整给药方案。

【特别提示】阿卡波糖对地高辛的影响存在较大的个体差异,因可能出现严重危害,应告知患者使用地高辛的同时,不要自行随意服用阿卡波糖。

案例 5-59　阿司匹林与苯溴马隆联合使用致痛风发作

【关键词】阿司匹林,苯溴马隆,尿酸升高,痛风

【案例简介】患者,男,61 岁,主因阵发性胸痛 4 个月余就诊。胸痛多发生在劳累、上楼梯、快步走及情绪变化时,每次胸痛发作持续时间约 3~5 分钟,2~3 分钟后可自行缓解。既往有痛风病史 8 年,未规律服药。查体:体温 36.2℃,呼吸 12 次 /min,血压 120/80mmHg,心界叩诊不大,心率 72 次 /min,律齐,各瓣膜听诊未闻及杂音。腹软未见异常,双下肢无水肿。辅助检查示:血尿酸 320μmol/L,血常规、电解质、血脂、心肌酶谱等均未见异常。心电图示:窦性心律,胸导联 ST 段下降,T 波倒置。

诊断:

冠心病

稳定型心绞痛

痛风

处方:

美托洛尔缓释片 47.5mg　口服,一日 1 次

单硝酸异山梨酯缓释片 50mg　口服,一日 1 次

阿托伐他汀钙片 20mg　口服,每晚 1 次

卡托普利片 25mg　口服,一日 3 次

阿司匹林肠溶片 100mg　口服,一日 1 次

苯溴马隆片 50mg　口服,一日 1 次

住院期间复查血尿酸水平分别为 440μmol/L 和 626μmol/L,持续升高,且患者出现关节疼痛。停用阿司匹林,改为口服硫酸氢氯吡格雷片 50mg,一日 1 次。3 天后复查血尿酸水平降至正常,痛风症状缓解。

【药师点评】

1. 阿司匹林是水杨酸类解热镇痛抗炎药,同时还能通过抑制血小板血栓素 A_2 的生成,从而抑制血小板聚集,产生抗凝作用。苯溴马隆为临床常用促尿酸排泄药物,主要通过抑制肾小管对尿酸的重吸收,从而降低血中尿酸浓度。

2. 阿司匹林可影响苯溴马隆的促尿酸排泄作用。患者治疗后痛风症状加重,血尿酸水平持续升高,是因为同时应用阿司匹林和苯溴马隆,前者减弱了后者促进尿酸排泄的作用。阿司匹林可影响肾小管的分泌,竞争肾小管对尿酸的排泄,使尿酸排泄降低。小剂量时可致尿酸潴留,故痛风患者慎用。对伴痛风或有痛风病史的患者进行抗血小板治疗时,可将阿司匹林更换为其他抗血小板药物。

【特别提示】水杨酸类药物对苯溴马隆促尿酸排泄作用的影响可能很轻微,但高尿酸血症患者应避免这种联合用药,合用可能会危及生命,必须要同时使用时需要医疗干预来减少或避免严重不良反应的发生。

案例 5-60　维生素 B_6 与左旋多巴合用致帕金森症状未控制

【关键词】维生素 B_6,左旋多巴,帕金森综合征

【案例简介】患者,男,63 岁,左手不自主震颤 2 年,右手不自主震颤半年,伴双上肢活动笨拙,以右上肢为著。体检:神志清楚,语言欠清晰,下颌轻微震颤,面部表情发呆,颅神经正常。

双手静止性震颤,左手似"搓丸样动作",双上肢呈"齿轮样"肌张力增高,站立时躯干前倾,行走时碎步、前倾,左下肢拖步。头颅 CT:轻度脑萎缩。

诊断:

帕金森综合征

处方:

多巴丝肼片一次 1/2 片　口服,一日 3 次,饭后 1.5~2 小时,
嘱 1 周后复诊

维生素 B_6 片 2 片　口服,一日 3 次

服药 1 周后,患者肢体震颤和运动障碍症状未见好转。

【药师点评】

1. 帕金森综合征又称震颤麻痹,是发生于中老年人群中的进展性神经系统变性疾病。帕金森综合征的主要病理改变是中脑的黑质神经元变性,使患者纹状体内神经递质多巴胺含量减少所致。

2. 多巴丝肼是左旋多巴和苄丝肼组成的复方制剂。左旋多巴是多巴胺生物合成的中间产物,是多巴胺的前体,在芳香族 L- 氨基酸脱羧酶的作用下生成多巴胺。由于多巴胺不易通过血脑屏障进入脑内,一般临床常应用左旋多巴,使其进入组织,经脑内多巴脱羧酶及磷酸吡哆醛酶的作用,转变为多巴胺,发挥作用。

3. 左旋多巴易通过血脑屏障,但口服可引起恶心、呕吐,服用维生素 B_6 可以缓解。但由于维生素 B_6 在体内与三磷酸腺苷能形成有生物活性的磷酸吡哆醛,后者为多巴脱羧酶的辅基,能增强外周多巴脱羧酶的活性而使体内的左旋多巴在脑外转变为多巴胺,从而减少了血浆中的左旋多巴。实验证明:两药合用,血浆中左旋多巴含量可下降 67%,最后导致进入脑内的左旋多巴含量减少,从而降低了其抗震颤麻痹的临床疗效,使帕金森症状未能控制。

【特别提示】建议帕金森综合征患者应避免将含左旋多巴

成分的药物与维生素 B_6 合用,为减轻服用左旋多巴时引的胃肠道反应,可与食物同服,或分多次服用。

案例 5-61　头孢哌酮舒巴坦、复方磺胺甲噁唑与华法林合用致出血倾向

【关键词】华法林,头孢哌酮舒巴坦,复方磺胺甲噁唑,牙龈出血

【案例简介】患者,女,82 岁,主因"肺内占位 2 余年,间断头晕 1 周"就诊。既往有房颤病史 20 余年,未规律诊治,现服用华法林 3mg,一日 1 次。1 周后患者出现发热伴寒战,咳嗽、咳黄白痰。体温最高 38.2℃,听诊左下肺湿啰音。血常规示:白细胞计数 $13.5 \times 10^9/L$,中性粒细胞百分比 88%。肺 CT 示:左肺上叶团片状高密度影,边缘可见片状磨玻璃密度影,考虑炎症。痰培养 + 药敏试验结果为耐碳青霉烯鲍曼不动杆菌,仅对替加环素、黏菌素、磺胺甲噁唑敏感。

诊断:
肺内占位待查
医院获得性肺炎
房颤

处方:
0.9% 氯化钠注射液 100ml
注射用头孢哌酮钠舒巴坦钠 3.0g　　静脉滴注,一日 3 次
0.9% 氯化钠注射液 100ml
注射用替加环素　首剂 100mg,
然后每 12 小时 50mg　　静脉滴注
复方磺胺甲噁唑片 2 片　口服,一日 2 次
华法林 3mg　口服,一日 1 次

患者入院时查 INR 为 2.88,继续应用华法林 3mg 治疗,住院 2 周后患者病情加重,血氧饱和度下降,气管插管时吸痰为血

性分泌物,考虑出血,急查 INR 为 7.28,停用华法林并给予冰冻血浆、维生素 K_1 注射液后,次日 INR 降至 2.60。

【药师点评】

1. 患者医院获得性肺炎诊断明确,根据痰培养 + 药敏试验结果选用头孢哌酮舒巴坦联合替加环素的方案治疗,考虑为耐药鲍曼不动杆菌,同时联合体外药敏试验显示敏感的复方磺胺甲噁唑口服辅助抗感染治疗,患者抗感染治疗方案选择合理。患者治疗后 INR 升高,呈现出血倾向,考虑为头孢哌酮舒巴坦和复方磺胺甲噁唑与华法林合用抗凝作用增强,引起出血。

2. 华法林为双香豆素类中效抗凝血药,其作用机制为竞争性对抗维生素 K 的作用,抑制肝细胞中凝血因子的合成,还具有降低凝血酶诱导的血小板聚集反应的作用,因而具有抗凝和抗血小板聚集功能。

3. 头孢哌酮舒巴坦临床有严重出血的案例报告,患者使用头孢哌酮舒巴坦治疗后出现了导致凝血障碍的维生素 K 缺乏,其机制可能与合成维生素的肠道菌群受到抑制有关,包括营养不良、吸收不良(如肺囊性纤维化患者)和长期静脉输注高营养制剂在内的患者存在上述危险。维生素 K 缺乏会引起出血倾向。同时,复方磺胺甲噁唑也能抑制肠道菌群的发育,使维生素 K 的生物合成减少,造成肝脏内凝血酶原的产生受到抑制。

4. 华法林口服从肠道吸收后大部分(98%~99%)与血浆蛋白结合,无药理作用,有药理作用的游离型很少(1%~2%),当合用磺胺类药物后,由于其与蛋白结合力强,竞争华法林与血浆蛋白的结合,导致游离型华法林血药浓度急剧增加,使肝凝血酶原生成受到抑制。两药合用使抗凝血作用增强,呈现出血倾向。

【特别提示】临床同时应用头孢哌酮舒巴坦、复方磺胺甲噁唑和华法林时,必须注意调整物剂量,同时应监测 INR、抗凝血酶原时间及血尿情况。需要时应另外补充维生素 K,如果有不明原因的持续性出血,应立即停药。

案例 5-62 糖皮质激素与抗血小板药物 联用致消化道出血

【关键词】消化道出血,糖皮质激素,双嘧达莫,阿司匹林

【案例简介】患者,女,62 岁,因多关节肿痛 1 余年,加重半个月就诊。患者缘于 1 年前着凉后出现双腕及双手近端指间关节、掌指关节肿痛,伴晨僵 1 小时,活动后减轻,无口干、眼干,无面部红斑,双手遇冷变白变紫,后关节肿痛数目逐渐加重,累及双肩、双肘、双膝、双踝及双足跖趾关节。类风湿因子(RF)(-),血沉(ESR)41mm/h;C 反应蛋白(CRP)17.17mg/L。既往冠心病病史 1 年,规律服药治疗。

诊断:

类风湿性关节炎

冠心病

处方:

5% 葡萄糖注射液 500ml

氢化泼尼松注射液 30mg ⎱ 静脉滴注,一日 1 次

醋酸泼尼松片 25mg 口服,一日 1 次

双嘧达莫片 25mg 口服,一日 3 次

阿司匹林肠溶片 100mg 口服,一日 1 次

静脉应用糖皮质激素氢化泼尼松 7 天后,患者病情好转,改为口服醋酸泼尼松治疗,余治疗未变。患者出院后继续服用药物治疗,2 周后因出现血便再次就诊,诊断为消化道出血。

【药师点评】

1. 糖皮质激素能抑制和阻碍消化道黏膜细胞分裂,促进蛋白质分解与抑制蛋白质合成,刺激胃酸和胃蛋白酶的分泌,阻碍组织修复,延缓组织愈合,减少胃黏液分泌,降低胃肠黏膜的抵抗力,诱发或加剧胃与十二指肠溃疡,造成消化道出血或穿孔。糖皮质激素所引起的消化性溃疡,不仅局限于胃、十二指肠,还

可以发生于食管与大肠。

2. 双嘧达莫能对抗二磷酸腺苷引起的血小板聚集,故可减少血小板的黏聚性,久用可致出血倾向。阿司匹林所含水杨酸离子在胃黏膜吸收后能产生局部刺激,同时阿司匹林还能抑制血小板凝集素 TXA_2,降低血小板黏聚性,从而干扰凝血过程,当黏膜受损后可产生阴性出血。阿司匹林还可减少胃壁黏液形成,使胃壁失去屏障作用。还有报道阿司匹林可侵入黏膜血管引起糜烂性出血,其死亡率较高。

3. 患者患类风湿性关节炎,疼痛剧烈,给予糖皮质激素治疗。因冠心病病史长期服用阿司匹林肠溶片和双嘧达莫联合抗血小板治疗。阿司匹林与激素长期同用,尤其是大量应用时,有增加胃肠溃疡和出血的危险性。三种药物联用后加重了对消化道的不良反应,增加了出血风险。

【特别提示】糖皮质激素类药物应避免与抗血小板药物如双嘧达莫、阿司匹林长期联用,特别是有消化性溃疡病史的患者。

案例 5-63 依诺沙星与氟比洛芬酯合用致癫痫

【关键词】癫痫,依诺沙星,氟比洛芬酯

【案例简介】患者,男,47 岁,12 小时前无明显诱因出现右下腹痛,呈持续性钝痛,间断加重,伴恶心、呕吐,无疼痛向腰、背部放射,无发热寒战,无明显腹泻腹胀,无呕血、黑便。既往体健,无食物、药物过敏史。查体:腹软,右下腹轻压痛、无反跳痛、无肌紧张,肝脾肋下未触及,未触及包块,叩诊鼓音,移动浊音阴性,可闻及肠鸣音,闭孔内肌试验及腰大肌试验均阴性。血常规:WBC $12.2 \times 10^9/L$,NETU(%)84%。腹部 CT 示:阑尾增粗,最宽 1.1cm,考虑阑尾炎可能性大。

诊断:

急性阑尾炎

处方：

5% 葡萄糖注射液 100ml

依诺沙星注射液 0.2g ╱ 静脉滴注, 一日 2 次, 滴注时间 50 分钟

0.9% 氯化钠注射液 100ml ╱

氟比洛芬酯注射液 100mg ╱ 泵点

滴注过程中, 患者即出现眼球上翻, 牙齿紧闭, 全身抽搐痉挛, 发作持续 5 分钟, 随后意识消失。给予静脉注射地西泮 10mg, 痉挛消失。30 分钟后再次发作, 经对症治疗和支持治疗后症状消失。

【药师点评】

1. 患者出现癫痫样发作, 考虑为喹诺酮类药物依诺沙星与非甾体抗炎药氟比洛芬酯合用导致的中枢神经系统不良反应。

2. 喹诺酮类药物引起神经系统不良反应的机制较为复杂, 可能是由于喹诺酮类药物与中枢抑制性神经递质 GABA 竞争性结合 GABA 受体, 使中枢神经兴奋性增加, 进而导致惊厥和癫痫的发生。另外, 喹诺酮类药物的不良反应与其分子结构密切相关, 母核 1 位控制着喹诺酮类药物与茶碱的相互作用和生殖毒性, 3 位羧基和 4 位羰基与喹诺酮类药物和金属离子的螯合相关, 5、8 位取代基决定喹诺酮类药物的光毒性, 7 位决定着喹诺酮类药物的中枢神经系统不良反应, 此外, 7 位也涉及喹诺酮类药物与茶碱、非甾体抗炎药的相互作用。

喹诺酮类药物致中枢神经系统不良反应的发生与患者年龄、肾功能情况、既往是否有神经系统疾病以及给药剂量、途径、速度等都有相关性。高龄、肾功能不全患者, 喹诺酮类药物清除率下降, 容易发生不良反应。既往有神经系统疾病如癫痫、帕金森综合征等患者, 因血浆蛋白含量降低, 药物与血浆蛋白结合能力下降, 血脑屏障遭受破坏而使进入脑组织的药物浓度升高, 中枢神经系统不良反应增加。反应程度与给药剂量和输注时间呈正相关, 静脉用药比口服及局部用药更容易引起神经系统不良反应。

3. 氟比洛芬酯是以脂微球为药物载体的非甾体抗炎药,与喹诺酮类药物联用时,能增强中枢神经系统的兴奋性,产生致惊厥和癫痫的作用。说明书中明确规定:氟比洛芬酯禁用于正在使用依诺沙星、洛美沙星和诺氟沙星的患者。

【特别提示】为减少喹诺酮类药物的不良反应,应严格控制给药剂量和药物滴注速度,特别是高龄、肾功能不全者及既往有神经系统疾病如癫痫、帕金森综合征等患者,应用时注意监护,同时应尽量避免与非甾体抗炎药联用。

案例 5-64 H$_1$ 受体拮抗药联用治疗过敏性鼻炎致中枢抑制

【关键词】H$_1$ 受体拮抗药,重复用药,中枢抑制,

【案例简介】患者,女,18 岁,2 年前无明显诱因出现阵发性喷嚏、清涕、交替性鼻塞,左侧鼻塞较重,不伴流脓涕,不伴涕中带血,不伴头痛,不伴鼻腔异味,不伴嗅觉减退,不伴眼部胀痛。查体:外鼻无畸形,鼻黏膜慢性充血,鼻前庭无疖肿,鼻道欠畅,双侧可见少量黏性分泌物,鼻中隔左偏,双下甲稍大。

诊断:

过敏性鼻炎

鼻中隔偏曲

处方:

曲尼司特胶囊 0.1g　口服,一日 2 次

盐酸赛庚啶片 2mg　口服,一日 2 次

马来酸氯苯那敏片 4mg　口服,一日 2 次

曲安奈德鼻喷剂(每个鼻孔各 2 喷)喷鼻,一日 1 次

治疗后患者过敏性鼻炎症状好转,但出现中枢神经系统抑制表现,注意力不集中,嗜睡。

【药师点评】

1. 本案患者诊断为过敏性鼻炎,医嘱中抗过敏反应药物的

使用存在不合理问题,包括重复应用抗组胺药、滥用糖皮质激素和联合用药不适宜。

2. 过敏反应是由于机体受到过敏原刺激,肥大细胞释放组胺,激动邻近组胺受体(H_1受体),使血管扩张、通透性增加,进而产生一系列鼻部、皮肤和支气管症状。马来酸氯苯那敏和盐酸赛庚啶都是H_1受体拮抗药,可与组胺竞争性拮抗H_1受体,从而抑制组胺介导的过敏反应,由于两者的抗变态反应机制相同,彼此间无协同作用,还会产生竞争性拮抗,故不宜联合应用。

3. 曲安奈德是一种局部用强效糖皮质激素,通过增强内皮细胞、平滑肌细胞和溶酶体膜的稳定性,抑制免疫反应和降低抗体合成,从而使组胺等过敏性介质释放减少、活性降低。对细菌、病毒或过敏介质引起的炎症都有抗炎作用,作用范围广,尤其在鼻腔内抗炎作用较强。鼻喷剂可以直接作用于病灶,起效快,单用即可。

4. 曲尼司特的抗变态反应机制是稳定肥大细胞和嗜碱性粒细胞膜,抑制其脱颗粒,从而阻滞多种过敏介质的释放,但是对组胺、乙酰胆碱、5-羟色胺无直接拮抗作用。曲尼司特和抗组胺药有协同作用,可以联合使用。

5. 建议合理的用药方案为曲尼司特胶囊与马来酸氯苯那敏合用或者单用曲安奈德鼻喷剂。

【特别提示】临床应结合药物作用机制,合理制订治疗方案,避免同类药物的联合应用和过度用药,保证用药安全。

案例 5-65 奥美拉唑与氯吡格雷联用增加血栓发生风险

【关键词】血栓,CYP2C19,氯吡格雷,奥美拉唑

【案例简介】患者,女,67岁,3年前诊断为冠心病,行 PCI 术。平素规律服用"阿司匹林、美托洛尔、阿托伐他汀"治疗,半年前无明显诱因出现胸痛,为心前区,无肩背部放射痛,无胸

闷、气短,无头晕,无恶心、呕吐,约 10~30 分钟可缓解。既往慢性胃炎病史,否认高血压、糖尿病病史。查体未见明显异常。辅助检查:心肌酶、BNP 均未见异常。总蛋白 58.8g/L,白蛋白 38.8g/L、总胆固醇 2.69mmol/L、低密度脂蛋白胆固醇 1.15mmol/L、载脂蛋白 B 0.50g/L、载脂蛋白 A 114.97mg/L;部分凝血活酶时间 38.9 秒、APTT 比率 1.31。心电图示:窦性心律,正常心电图。超声心动示:二、三尖瓣及主动脉瓣轻度关闭不全,腹主动脉斑块形成。冠状动脉造影未见明显狭窄。

诊断:

冠心病

PCI 术后

心绞痛

高脂血症

慢性胃炎

处方:

阿司匹林肠溶片 100mg   口服,一日 1 次

硫酸氢氯吡格雷片 75mg   口服,一日 1 次

阿托伐他汀钙片 10mg   口服,每晚 1 次

单硝酸异山梨酯片 20mg   口服,一日 2 次

富马酸比索洛尔片 2.5mg   口服,一日 1 次

奥美拉唑肠溶片 20mg   口服,一日 1 次

【药师点评】

1. PCI 术后需进行双重抗血小板治疗。双重抗血小板治疗是指在 PCI 术后不仅使用阿司匹林而且还联合应用 P2Y12 血小板受体拮抗剂如氯吡格雷、普拉格雷等,目的在于减少支架内血栓形成,以及冠脉内除支架覆盖处以外的部位发生血栓性事件。DAPT(阿司匹林 +P2Y12 抑制剂)已应用于支架血栓的一级预防和缺血性血栓事件的二级预防。

2. 氯吡格雷与奥美拉唑联用存在药物相互作用。研究表明氯吡格雷与奥美拉唑联用可能会导致心血管事件的增加。因

为氯吡格雷为无活性的前体药物,需在肝脏中经 CYP2C19 代谢成活性代谢产物发挥抗血小板的药理作用。由于奥美拉唑是 CYP2C19 的底物,又是 CYP2C19 的强抑制剂,其代谢大部分依赖于 CYP2C19,同时会竞争性抑制 CYP2C19 的活性,使得氯吡格雷的活化受到影响,降低其药理作用,增加患者发生血栓的风险。国家药品监督管理局《药物警戒质量管理规范》提示:在氯吡格雷和奥美拉唑联合用药组的患者中,氯吡格雷对血小板的抑制效应降低大于 47%。无论 2 种药物同时服用或间隔 12 小时服用均是如此。

3. 建议在权衡获益与风险后,对患者实行个体化治疗,避免 2 种药品联用,可选择较少或不经 CYP2C19 代谢的 PPI 制剂如泮托拉唑,也可选择 H_2 受体拮抗剂如西咪替丁或雷尼替丁代替奥美拉唑治疗。

【特别提示】临床经 CYP450 酶代谢或对该酶存在抑制或诱导作用的药物较多,使用这些药物时需特别注意联合用药时是否会因此造成药物相互作用,避免联合使用。

案例 5-66　新康泰克与克咳胶囊联用致血压升高

【关键词】血压升高,拟肾上腺素作用,类固醇作用,麻黄碱,甘草

【案例简介】患者,女,52 岁,高血压病史 5 年,平素口服尼群地平,血压控制可。1 个月前患者无明显诱因出现头痛、头晕、出汗,伴双下肢发麻、乏力,呈阵发性,发作时测血压最高达 180/120mmHg,此症状间断出现,持续时间不一。查体可见双下肢轻度凹陷性水肿,余未见明显异常。动态血压监测:血压平均值增高;夜间收缩压负荷轻度异常;日间收缩压、舒张压和夜间舒张压正常。给予降压治疗后,患者头晕症状缓解,血压控制可。住院期间患者因受凉后出现感冒,鼻塞、咳嗽,无痰,遂加用感冒

药新康泰克［氨酚美敏片（Ⅱ）］、克咳胶囊治疗，服药后患者出现头昏头痛，查血压 160/105mmHg。

诊断：

高血压 3 级（很高危）

陈旧性脑梗死

处方：

盐酸维拉帕米片 20mg　口服，一日 3 次

氨酚美敏片（Ⅱ）1 片　口服，一日 3 次

克咳胶囊 3 粒　口服，一日 3 次

【药师点评】

1. 克咳胶囊是中成药制剂，成方中包括麻黄、甘草、苦杏仁、莱菔子、桔梗、石膏成分。新康泰克为西药复方制剂，含有伪麻黄碱、对乙酰氨基酚、氢溴酸右美沙芬、马来酸氯苯那敏等成分。麻黄和麻黄碱具有拟肾上腺素作用，可直接激动肾上腺素受体，也可通过促进肾上腺素能神经末梢释放去甲肾上腺素而间接激动肾上腺素受体，对 α 和 β 受体均有激动作用，从而引起血管收缩，血压升高，其升压作用缓慢而持久，可维持数小时，收缩压升高比舒张压显著，脉压增加。甘草具有内固醇激素样作用，能抑制尿中钠离子的排出，促进钾离子排出，使血钠升高，血钙降低，进而出现水肿、血压升高等类似醛固醇的作用。本案患者两药联用，作用重叠，能进一步收缩血管，造成患者血压升高。

2. 治疗感冒的药物种类繁多，包括中成药、汤剂、西药、冲剂等，由于感冒症状复杂多样，至今没有一种药物能解决所有问题，因此，目前大多数感冒药都采用复方制剂。患者在同时服用多种感冒药时需要注意复方制剂中是否含有相同成分，避免重复用药。尤其对老年人或有高血压、糖尿病等基础疾病的患者，更需注意各成分是否会对自身基础疾病产生不良作用。

【特别提示】感冒药成分复杂，应结合自身病情和基础疾病情况合理应用感冒药，个体化用药，避免感冒药重复使用。高血

压患者应注意避免服用含有麻黄碱、甘草制剂的感冒药。

案例5-67　别嘌醇与氨茶碱合用致氨茶碱中毒

【关键词】氨茶碱中毒,黄嘌呤氧化酶,血药浓度,别嘌醇

【案例简介】患者,女,54岁,因反复发作性气喘1年,再发20天就诊。患者气喘夜间多发,伴有胸闷、干咳,最初可以自行缓解,曾按支气管哮喘治疗也能缓解,但未规律治疗。近20天发作频繁,除胸闷、喘息、咳嗽外,伴少量白色黏痰。既往痛风病史5年,服用别嘌醇治疗。血常规示:WBC 10.2×10^9/L,NE% 90.1%。肺部CT示:右肺上叶小斑片影,考虑炎症。考虑患者此次为哮喘急性发作,给予相关抗炎、止咳、平喘、化痰治疗。

诊断:

支气管哮喘

痛风

处方:

头孢地尼胶囊 0.1g　口服,一日3次

孟鲁司特钠片 10mg　口服,每晚1次

盐酸西替利嗪片 10mg　口服,一日1次

氨茶碱片 0.2g　口服,一日3次

布地奈德福莫特罗粉　吸入给药,一日2次

　吸入剂(4.5μg:160μg)1吸

患者在用药期间出现恶心、呕吐,间断伴有心慌,再次就诊,查氨茶碱血药浓度为29μg/ml,考虑为氨茶碱中毒所致。患者治疗期间氨茶碱用法用量正确,但患者在服用氨茶碱期间为控制痛风仍坚持服用别嘌醇片,一次1片,一日3次,造成氨茶碱中毒。

【药师点评】

1. 患者氨茶碱中毒是因为别嘌醇与氨茶碱同时使用,可使氨茶碱的清除减少,造成氨茶碱血药浓度升高,出现恶心、呕

吐、心慌等氨茶碱中毒症状。

2. 别嘌醇是抑制尿酸合成药物,化学结构类似次黄嘌呤,别嘌醇及其代谢产物氧嘌呤醇均能抑制黄嘌呤氧化酶及次黄嘌呤氧化酶等酶系统,阻止次黄嘌呤和黄嘌呤代谢为尿酸,从而减少尿酸的生成,使血和尿中的尿酸含量降低到溶解度以下水平,防止尿酸形成结晶沉积在骨、关节及肾脏等部位,故用于痛风的治疗。氨茶碱从体内排出 90% 以代谢产物的形式通过肾脏排出体外,而黄嘌呤氧化酶又是催化氨茶碱中间代谢产物 1-甲基黄嘌呤转变成 1-甲基尿酸的功能酶,故该酶被别嘌醇抑制后,使氨茶碱清除率降低,体内血药浓度升高,从而引发氨茶碱中毒。

3. 临床两药联用时,应注意监测氨茶碱血药浓度,根据血药浓度调整给药剂量。氨茶碱有效血药浓度按茶碱计算为 10~20μg/ml,大于 20μg/ml 可出现毒性症状,如大于 40μg/ml 可出现心动过速、心律不齐、谵妄、精神失常、惊厥、昏迷,甚至呼吸及心跳停止,两者联用时应注意。

【特别提示】别嘌醇可通过抑制黄嘌呤氧化酶使氨茶碱清除率降低,而易引发氨茶碱中毒,两药联用时应根据氨茶碱血药浓度调整其给药剂量,保证治疗的有效性和安全性。

案例 5-68　依替米星与克林霉素联用致神经肌肉阻滞

【关键词】神经肌肉阻滞,依替米星,克林霉素

【案例简介】患者,男,39 岁,因挤伤左拇指,伤后即感伤处疼痛,流血,不敢活动就诊。无恶心、呕吐,无胸痛、胸闷,无腹痛、腹胀,无大小便失禁。查体:体温 36.6℃,心率 80 次/min,呼吸 20 次/min,血压 130/90mmHg。一般情况好,神志清,痛苦貌,查体合作。头肺心腹查体未见异常。左拇指指甲脱落,甲床自甲根部撕脱,有约 1/2 甲床逆行剥脱,创面有大量污物,剥脱甲床

挫伤,部分缺失。入院后给予抗感染、消炎、止痛治疗,行必要术前准备,急症左拇指清创缝合。

诊断:

左拇指挤压伤

左拇指甲床挫裂剥脱伤并指甲缺失

处方:

0.9% 氯化钠注射液 250ml

注射用盐酸克林霉素 0.6g　静脉滴注,每 12 小时 1 次

0.9% 氯化钠注射液 250ml

硫酸依替米星注射液 0.2g　静脉滴注,每 12 小时 1 次

患者输液后出现四肢及颜面部麻木、呼吸急促、精神紧张、十指僵直、双膝关节无力、腿软无力不能行走、尚能言语,立即停用克林霉素和依替米星,给予吸氧、10% 葡萄糖酸钙注射液 10ml 静脉注射,经数分钟紧急救治,患者症状缓解,未再出现上述情况,考虑为依替米星和克林霉素联用导致神经肌肉阻滞的副作用。

【药师点评】

1. 依替米星为广谱半合成氨基糖苷类抗菌药物,为静止期杀菌剂,通过抑制蛋白质的合成起到杀菌作用,对肠杆菌科细菌及葡萄球菌等均有较好的抗菌活性,对非发酵菌也具有一定的抗菌活性,是临床治疗感染的常用抗菌药物。不良反应主要包括耳毒性、肾毒性、周围神经毒性和神经肌肉阻滞等。氨基糖苷类药物可与体液内的钙离子络合,降低组织内钙离子浓度,抑制节前神经末梢乙酰胆碱(ACh)的释放并降低突触后膜对乙酰胆碱的敏感性,造成神经肌肉接头处传递阻断,由此可发生心肌抑制、血压下降、肢体瘫痪,甚至呼吸肌麻痹而窒息死亡。本类药物的毒副作用与血药浓度密切相关。根据药效学研究,氨基糖苷类应选择一日 1 次的给药方案,这种方案可以提高疗效并且减少毒性,其静脉滴注方法是将一日用量加入 100~200ml 溶媒中,约 60 分钟滴完,如给药速度过快,在短时间内血药浓度升高过快,有增加毒副作用的可能。

2. 克林霉素为林可酰胺类抗菌药物,通过抑制细菌早期蛋白质合成而杀灭细菌,主要作用于葡萄球菌等革兰氏阳性球菌和厌氧菌。克林霉素对突触前、受体及神经肌肉均有阻断作用,可增强神经肌肉阻滞的作用,导致骨骼肌软弱和呼吸肌抑制或麻痹。

3. 患者同时使用有神经肌肉阻滞作用的依替米星和克林霉素,会增加不良反应的发生,严重会引起呼吸肌麻痹,甚至死亡,故不推荐两药合用。一旦出现此类症状应予以停药,立即静脉补充葡萄糖酸钙。

【特别提示】氨基糖苷类抗菌药物和克林霉素均有神经肌肉阻滞作用,临床使用时应尽量避免这两类药物合用,以减少不良反应的发生。

案例 5-69　复方氯唑沙宗与洛索洛芬钠联用致恶心呕吐

【关键词】胃肠道反应,非甾体抗炎药,联合用药

【案例简介】患者,男,35 岁,腰部胀痛 3 年,加重 1 天就诊。患者 3 年前久坐办公室受凉后自觉腰部疼痛,此后每次受凉后出现腰背部胀痛,肌肉僵直,经按摩、拔罐、贴膏药后可缓解。1 天前劳动后突发腰部疼痛,休息后未减轻。查体时脊柱外观一般正常,俯仰活动无障碍,两侧骶棘肌处、髂骨嵴后部或骶骨后面腰背肌止点处有压痛。直腿抬高试验阴性。

诊断:

腰肌劳损

处方:

复方氯唑沙宗片 450mg　口服,一日 3 次

洛索洛芬钠片 60mg　口服,一日 3 次

患者在就诊当天饭后服用药物,当晚出现腹部不适、恶心、呕吐。坚持服药 3 天后因呕吐加重,前来复诊,考虑为药物引起

的胃肠道不良反应。

【药师点评】

1. 复方氯唑沙宗片每片含氯唑沙宗 125mg 和对乙酰氨基酚 150mg,乙酰氨基酚与洛索洛芬钠片与对乙酰氨基酚皆属非甾体抗炎药,均可引起消化道刺激症状,联合用药可能使不良反应增加。

2. 胃肠道反应是非甾体抗炎药在临床使用中较为常见的不良反应,发生率较高,一般经停药或相关对症治疗后可好转,有时也可危及生命。尤其对有活动性消化性溃疡和 / 或出血,或者既往曾复发溃疡和 / 或出血的患者,因其抑制前列腺素的生物合成,减少胃血流量,会使消化性溃疡恶化。此外,非甾体抗炎药除有胃肠道刺激外,还有加重肾脏负担的不良反应,尤其对存在肾损害或有其既往史的患者,会引起浮肿、蛋白尿、血清肌酐升高、高钾血症等不良反应。

3. 非甾体抗炎药尽管化学成分有所不同,但作用机制相同,所以两种及以上非甾体抗炎药联用不但使药效竞争性抑制,同时还由于非甾体抗炎药具有"天花板效应"(即当药物达到一定剂量后,其镇痛效果不会随着剂量增加而增加,只有药物不良反应的增加),更为严重的后果是易增加患者胃肠反应、出血风险和肾脏损害。临床常用药物萘普生、对乙酰氨基酚、布洛芬、吲哚美辛、双氯芬酸、尼美舒利、塞来昔布、阿司匹林等均属于此类药物,临床广泛用于退热、止痛、抗炎、抗风湿、抗凝等作用。服用此类药物时应注意餐后服用,多喝水,并避免长期使用和同时应用两种非甾体抗炎药。

【特别提示】非甾体抗炎药常引起消化道刺激症状,两种此类药物联合使用可增加胃肠道不良反应的发生,应避免同用。

案例 5-70　西咪替丁与胺碘酮合用致 Q-T 间期延长

【关键词】胺碘酮蓄积,Q-T 间期延长,CYP450 酶,西咪

替丁

【案例简介】患者,女,66 岁,1 周前无明显诱因突然出现心慌、心悸,不伴胸闷,无胸痛及放射痛,无气短,无恶心呕吐,无头晕、黑矇,症状持续约 20 分钟。查体:体温 36.7℃,呼吸 23 次/min,心率 88 次/min,血压 123/80mmHg。听诊心律不齐,可闻及早搏,各瓣膜听诊区未闻及杂音。辅助检查:心电图示室性早搏,心室率 102 次/min,Q-T、Q-R 间期正常。超声心动图示:左心肥厚。患者住院期间并发胃酸、胃胀,给予西咪替丁抑酸治疗。

诊断:

室性早搏

心律失常

冠心病　稳定型心绞痛

处方:

5% 葡萄糖注射液 250ml
盐酸胺碘酮注射液 200mg ╱ 静脉注射,继以 1mg/min
　　　　　　　　　　　　　　　静脉泵入

0.9% 氯化钠注射液 250ml
注射用西咪替丁 1.2g ╱ 静脉滴注,一日 1 次
阿司匹林肠溶片 100mg　口服,一日 1 次
硫酸氢氯吡格雷片 75mg　口服,一日 1 次
酒石酸美托洛尔片 50mg　口服,一日 2 次
阿托伐他汀钙片 10mg　口服,每晚 1 次

患者用药第 3 日出现呕吐、震颤、近端肌无力、运动障碍,查心电图示 Q-T、Q-R 间期延长,考虑为胺碘酮蓄积引起的不良反应。

【药师点评】

1. 患者突发 Q-T 间期延长,是由于西咪替丁可抑制胺碘酮的代谢和排泄,并升高其血药浓度导致胺碘酮在体内蓄积而产生的不良反应。

2. 胺碘酮为Ⅰ类抗心律失常药,体内主要经肾脏排泄,临

床使用时不良反应较多,对多组织器官均可产生影响,常见不良反应有恶心呕吐等胃肠道反应,心动过缓、心律失常发作,甚至诱发尖端扭转型室性心动过速,还可以引起甲状腺功能的异常,对神经系统和肌肉骨骼也可产生不良反应。

3. 西咪替丁是一种抑酸药,通过阻断胃壁细胞上的 H_2 受体而起到抑制胃酸分泌的作用。本药主要经肾排泄,约75%以原型自肾排出。可竞争性抑制 I 类抗心律失常药(如胺碘酮、普罗帕酮、氟卡尼)自肾小管排泄,使其血药浓度升高,进而产生蓄积,使不良反应发生增加。此外,西咪替丁分子结构中有咪唑结构,可与 CYP450 酶中的铁结合,从而使酶失去活性,抑制 CYP450。而胺碘酮在体内是经 CYP3A4、CYP2D6 和 CYP2C19 代谢,CYP450 酶被西咪替丁抑制后,胺碘酮代谢减少,血药浓度增加,不良反应作用也相应增强。

4. 胺碘酮本身具有 CYP1A2、CYP3A4、CYP2D6、CYP2C9、CYP2C19 抑制作用,与西咪替丁联用时,对 CYP450 酶的抑制作用加倍,更易造成胺碘酮蓄积,引发不良反应。说明书规定对 II 度以上房室传导阻滞或双束支传导阻滞、Q-T 间期延长综合征、窦性心动过缓、病窦综合征者禁用。用药期间应定期监测心率和心电图。

【特别提示】抑酸药西咪替丁与胺碘酮合用可导致胺碘酮蓄积,使不良反应发生增加,两药应避免联用。

案例 5-71　两种活血化瘀中成药联用致患者出血

【关键词】活血化瘀中成药,重复用药,出血

【案例简介】患者,男,48 岁,主因"车祸致伤,胸部及肢体多处伴疼痛 3 小时"就诊。查体:左胸部、左胸背部局部压痛,未及明显骨擦感及骨擦音。右前臂、右小腿见局部皮肤擦挫伤皮损,稍红,无明显渗血。辅助检查:胸部正斜位 + 右手正斜位 +

右胫腓骨＋头部 CT 均未见明显异常。入院时既往史无特殊。

诊断：

闭合性胸部外伤、胸部软组织挫伤、肋骨骨折待排

右前臂、右小腿擦挫伤

中医诊断：

胸部外伤，辨证：气滞血瘀

处方：

伤科跌打胶囊 4 粒　　口服，一日 3 次

5% 葡萄糖注射液 500ml

注射用血塞通 0.4g　　　静脉滴注，一日 1 次

入院第 3 日，患者诉既往有痔疮病史，入院后反复大便有鲜血，量较多，出血呈喷射状。肛肠科医师会诊后加用地奥司明片0.9g，口服，一日 2 次；裸花紫珠片 2 片，口服，一日 3 次；复方角菜酸酯栓 1 枚，塞肛，一日 2 次。入院第 5 天，患者出血略有减少，但仍较平时量多。临床药师建议暂停伤科跌打胶囊及注射用血塞通，待患者出血停止后再继续使用本类药物。次日患者诉出血明显减少，入院第 8 天患者已无明显出血。

【药师点评】

1. 含有同一种或同一类成分的中成药联用属重复用药。患者入院时中医诊断胸部外伤，辨证：气滞血瘀，且未知既往有痔疮病史，入院后予以患者活血化瘀药物指征明确，与患者的主要中医诊断和辨证也是相符的。伤科跌打胶囊含有三七、红花等活血化瘀类的成分，具有"活血散瘀，消肿止痛"的功效，而血塞通粉针的主要成分为三七总皂苷，具有"活血祛瘀，通脉活络"的功效，两者均有活血化瘀的作用，且有重复的成分，联合使用使出血的风险增加。

2. 超说明书用药。血塞通虽有活血祛瘀的作用，但说明书明确指出：用于中风偏瘫、瘀血阻络及脑血管疾病后遗症、胸痹心痛，视网膜中央静脉阻塞属瘀血阻滞证者。本案患者为外伤所致气滞血瘀，不属于血塞通的适应证。

3. 伤科跌打胶囊用法用量不合理。伤科跌打胶囊用量(一次4粒,一日3次)偏大,本药一般的推荐剂量为一次4粒,一日2次。超过说明书推荐剂量使用可能是导致患者出血的原因之一。

4. 停药不及时。患者用药后出现明显的出血,补充痔疮的既往史后宜及时停用可能引起患者出血风险的药物,却并未及时停药。

5. 联合用药不适宜。患者予以活血化瘀类的伤科跌打胶囊及注射用血塞通同时,加用了针对痔疮的具有抗炎止血作用的裸花紫珠片,两类药物的作用是相互拮抗的,不宜同时使用。

【特别提示】临床治疗时,具有相似作用或成分基本类似的中成药不应联用,且不宜联用具有相互拮抗作用的药物。中成药的使用一样需要监控其适应证及用法用量的合理性,在无循证医学证据的情况下,不宜随意加大用量或超适应证用药。此外,宜根据患者的病情及时调整用药。中成药的使用除了根据辨证施治选用以外,还应充分考虑患者的个体化情况(包括既往史、并发症等)以及病情变化,才能保证患者用药的安全性和有效性。

案例 5-72　克拉霉素与硝苯地平联用致肾功能损害

【关键词】硝苯地平,克拉霉素,相互作用,低血压,肾功能损害

【案例简介】患者,男,70岁,因持续乏力、恶心、腹痛就诊。胃镜检查提示:胃溃疡;^{13}C 尿素呼气试验:阳性。既往冠心病病史10年,平日口服阿司匹林肠溶片100mg,一日1次,普伐他汀钠片20mg,一日1次。高血压病史15年,平日口服硝苯地平缓释片20mg,一日2次,血压控制在130~140/90~100mmHg。

诊断:

胃溃疡

幽门螺杆菌感染

处方：

奥美拉唑镁肠溶片 20mg 口服，一日 2 次

阿莫西林胶囊 1g 口服，一日 2 次

克拉霉素分散片 0.5g 口服，一日 2 次

2 天后患者出现头晕、无力的症状。查体：血压 85/55mmHg，心率 100 次 /min。血生化：尿素 12.5mmol/L，肌酐 335μmol/L，血钾 4.8mmol/L。考虑硝苯地平与克拉霉素之间的药物相互作用是患者低血压及肾衰竭最可能的原因。

【药师点评】

1. 硝苯地平主要通过位于肠黏膜和肝脏的 CYP3A4 代谢，代谢产物无活性。而克拉霉素为 CYP3A4 的强抑制剂。在本案中，克拉霉素通过抑制 CYP3A4 从而抑制了硝苯地平的代谢，使其代谢减慢，血药浓度升高，作用增强导致低血压。

2. 有研究显示，克拉霉素与钙通道阻滞剂联用可能发生药物相互作用而引起急性肾功能损伤。该研究是在加拿大安大略省进行的回顾性队列研究，研究人群为 2003—2012 年处方克拉霉素（n=96,226）或阿奇霉素（n=94,083），同时服用钙通道阻滞剂（氨氯地平、非洛地平、硝苯地平、地尔硫䓬或维拉帕米）的老年人（平均年龄为 76 岁）。研究对共同处方 30 天内发生的不良事件进行评估，主要评估因急性肾功能损伤导致住院、因低血压导致住院以及全因死亡率的差异。研究结果表明，同时服用克拉霉素的患者因急性肾功能损伤导致住院的发生率为 0.44%；同时服用阿奇霉素的患者因急性肾功能损伤导致住院的发生率为 0.22%；相对于阿奇霉素，同时服用克拉霉素与钙通道阻滞剂的患者因急性肾功能损伤导致住院的发生率更高。在亚组分析中，与使用地尔硫䓬和维拉帕米的患者相比，使用二氢吡啶类钙通道阻滞剂的患者风险最高，硝苯地平尤其具有高风险。

3. 美国 FDA 于 2015 年 1 月 9 日批准辉瑞公司的硝苯地

平胶囊/缓释片说明书修订。在【注意事项】的药物相互作用中增加:本药与CYP3A抑制剂(如氟康唑、伊曲康唑、克拉霉素、红霉素、奈法唑酮、氟西汀、沙奎那韦、茚地那韦、奈非那韦)合用可能增加本药暴露量。须密切监测并调整剂量。若合用,应考虑使用本药的最低有效剂量。

　　【特别提示】克拉霉素为CYP3A4强抑制剂,与多种药物存在相互作用,应用之前要仔细询问患者的基础疾病及合并用药,并了解每种药物的代谢途径及不良反应,确保患者用药安全。

案例 5-73　双氯芬酸钠与阿司匹林联用致上消化道出血

　　【关键词】阿司匹林,双氯芬酸钠,上消化道出血
　　【案例简介】患者,男,53岁,因右侧肢体乏力4个月,伴左肩疼痛3天就诊。患者约4个月前无明显诱因出现右侧肢体乏力,活动障碍,伴言语不清,头颅CT示:脑梗死。经护脑、降压、改善循环等治疗后,病情稳定。现仍感右侧肢体乏力,伴左肩疼痛,难以入睡。患者既往有高血压、肩周炎、白细胞减少症病史。查体:神清,头颅五官正形,伸舌右偏,颈软,右上肢肌力4$^-$级,右下肢肌力4$^+$级,右巴氏征(+),右侧肢体浅感觉减退。右偏瘫步态,站位平衡功能3级。

　　诊断:
　　脑梗死
　　高血压3级(极高危)
　　肩周炎
　　处方:
　　阿司匹林肠溶片 0.1g　　口服,一日1次
　　阿托伐他汀钙片 20mg　　口服,一日1次
　　硝苯地平缓释片 20mg　　口服,一日2次

双氯芬酸钠栓 50mg　　塞肛,一日 2 次

入院第 7 天,患者突发意识丧失,予以心肺复苏、吸氧,约 2 分钟意识恢复,后出现黑便、呕血,为鲜红色,查血常规血红蛋白明显下降,考虑急性上消化道出血。予以止血、输血、护胃、抑酸、补液、升白及对症支持治疗。行胃镜检查示:糜烂性胃体胃窦炎(Ⅲ级),十二指肠球部溃疡(H1 期),十二指肠球部隆起性变;查幽门螺杆菌(Hp)(+)。追问病史,患者诉近两年常有胃痛、反酸、胃灼热等症状,自服一些中成药后好转,未予重视。予以护胃、抗 Hp 及对症支持治疗后,患者病情好转出院。

【药师点评】

1. 阿司匹林系非甾体抗炎药(NSAID),最常见的不良反应是胃肠道症状,易诱发上消化道出血,与服药剂量和服药时间有关。其引起胃肠道黏膜损伤和溃疡出血的机制包括对黏膜表面的直接的损害,抑制有胃黏膜保护作用的前列腺素的合成,以及抗血小板凝集效应导致消化道黏膜下血小板聚集能力降低。从普通型阿司匹林到肠溶型阿司匹林,所致胃肠道不良反应发生率降低约 60%,但剂型的改变仅避免了阿司匹林对黏膜的直接刺激作用,药物经体循环及肝肠循环到达胃肠道黏膜的作用仍然存在,因此长期口服小剂量肠溶阿司匹林对消化道出血的影响是客观存在的。

2. 双氯芬酸钠亦为 NSAID,其最常见的不良反应也是胃肠道症状,其中少数可出现溃疡、出血、穿孔。与阿司匹林或其他水杨酸类药物同用时,药效不增强,而胃肠道不良反应及出血发生率增高。

3. 阿司匹林说明书指出,胃十二指肠溃疡史,包括慢性溃疡、复发性溃疡、胃肠道出血史者慎用。双氯芬酸钠说明书中明确指出,既往有胃肠道病史者应慎用,避免与其他非甾体抗炎药联用。患者未诉胃肠道病史,但此次胃镜检结果以及追问病史说明患者以前就有胃肠道疾病。当双氯芬酸钠与小剂量阿司匹林合用时,加重了胃肠道不良反应,引起消化道出血。

【**特别提示**】在使用非甾体抗炎药时应仔细询问病史,对于有胃肠道病史者,更应特别注意,避免两种非甾体抗炎药合用。

案例 5-74 华法林合用脂溶性维生素致 INR 不达标

【**关键词**】华法林,脂溶性维生素,维生素 K,INR

【**案例简介**】患者,男,48 岁,1 年前诊断为"扩张型心肌病、心房纤颤、心功能 3 级",经过治疗后症状缓解。平素服用抗心力衰竭药物和华法林抗凝治疗(4mg/d)。3 天前因"右侧肢体无力"就诊。脑 CT 检查示:左侧基底节腔隙性脑梗死,未见出血灶。心电图示:快室率心房颤动。查凝血功能:凝血酶原时间(PT)16.5 秒,国际标准化比值(INR)1.30。

诊断:

扩张型心肌病 心房纤颤 心功能 2 级

脑梗死

处方:

华法林钠片 5mg 口服,一日 1 次

地高辛片 0.125mg 口服,一日 1 次

0.9% 氯化钠注射液 250ml

注射用脑蛋白水解物(Ⅰ)150mg / 静脉滴注,一日 1 次

0.9% 氯化钠注射液 250ml

注射用脂溶性维生素(Ⅱ)1 支 / 静脉滴注,一日 1 次

3 天后复查患者 INR 为 1.29,后逐渐调整患者华法林钠剂量至 8mg,复查 INR 为 1.32,继续调整患者华法林钠剂量为 10mg,INR 仍未见明显变化。药师建议停用注射用脂溶性维生素(Ⅱ),3 天后复查 INR 为 2.8。

【**药师点评**】

1. 华法林是双香豆素衍生物,在体内有对抗维生素 K 的作

用,主要在肝脏微粒体内抑制维生素 K 依赖性凝血因子 Ⅱ、Ⅶ、Ⅸ、Ⅹ 的合成。维生素 K 能促使维生素 K 依赖性凝血因子 Ⅱ、Ⅶ、Ⅸ、Ⅹ 的氨基末端谷氨酸羧基化转变成 γ- 羧基谷氨酸,羧基化能够促进维生素 K 依赖性凝血因子结合到磷脂表面,因此可以加速血液凝固。γ- 羧基化需要还原型维生素 K(维生素 KH_2)的参与。双香豆素通过抑制维生素 K 环氧化物还原酶的活性从而阻断维生素 KH_2 的生成。

2. 华法林是一种间接物,体外无抗凝作用,仅在体内起效。抗凝作用容易受到病理生理状况及食物、药物等因素的影响,从而增加出血或血栓风险,其抗凝效应能被小剂量维生素 K_1(植物甲萘醌)所拮抗。虽然医嘱未开具维生素 K 注射液,但在注射用脂溶性维生素(Ⅱ)中每支含有 150mg 维生素 K_1,可以拮抗华法林的抗凝作用,导致虽增加了华法林剂量,但患者 INR 水平持续不达标。因此应及时停用脂溶性维生素(Ⅱ),可改为不含维生素 K 的复方维生素制剂,并密切监测患者凝血功能。

【特别提示】许多食物和药物均会影响华法林的抗凝作用。用药过程中除避免与说明书中提到的具有相互作用的药物一起使用外,还需注意许多复方维生素制剂中也含有维生素 K,也会影响华法林的凝血作用。

案例 5-75　别嘌醇与硫唑嘌呤合用致骨髓抑制

【关键词】别嘌醇,硫唑嘌呤,骨髓抑制

【案例简介】患者,男,35 岁。肾移植术后(环孢素过敏),术前手足指(趾)关节处有多个淀粉样变结节,移植术后淀粉样结节逐渐消退。术后 1.5 个月时足趾关节出现疼痛,自行服用止痛药后缓解。近期足趾疼痛加重就诊。查关节超声:双足痛风石、双轨征。白细胞计数 7.9×10^9/L、红细胞计数 5.1×10^{12}/L、血小板计数 146×10^9/L,血尿酸 480μmol/L,尿蛋白 175mg/24h,CREA156.8μmol/L。

诊断：

痛风石

高尿酸血症

肾功能不全

肾移植术后

处方：

别嘌醇片 50mg 口服，一日 2 次

硫唑嘌呤片 75mg 口服，一日 2 次

3 周后患者症状未见明显好转，血尿酸升高 580μmol/L，CREA 178.9μmol/L，白细胞计数 2.9×10^9/L，红细胞计数 3.7×10^{12}/L，血小板计数 110×10^9/L，急性期炎性浸润加重。

【药师点评】

1. 硫唑嘌呤为前体药物，在体内与谷胱甘肽反应转化为 6-巯基嘌呤(6-MP)，6-MP 再代谢为具有免疫作用的 6-硫代鸟嘌呤核苷酸(6-TGN)和 6-甲基巯基嘌呤(6-MMP)，两者均具有骨髓抑制作用。红细胞中的 6-TGN 浓度与血浆的中性粒细胞和白细胞计数呈负相关。因此，6-TGN 浓度升高可引起骨髓抑制加重。除此之外，6-MP 可渗入 DNA 内引起细胞障碍，释放氮化合物尿酸至血液中，导致血尿酸水平上升。因此硫唑嘌呤常见的不良反应为骨髓抑制和血尿酸水平升高。

2. 6-MP 的灭活通过下列方式：酶的 S-甲基化，与酶无关的氧化或是被黄嘌呤氧化酶转变成硫尿酸盐等。别嘌醇与其代谢产物可抑制黄嘌呤氧化酶，抑制硫唑嘌呤和 6-TGN 的失活，使硫唑嘌呤免疫作用和不良反应增强，使血浆 6-MP 和红细胞 6-TGN 的浓度分别增加 5 倍和 2 倍。因此，本案患者出现的白细胞、红细胞、血小板计数减少以及血尿酸升高均是由于两药联合使用不当引起的。当硫唑嘌呤和别嘌醇必须同时服用时，硫唑嘌呤的剂量应该大大地减低，一般要减少 1/4~1/3。

【特别提示】 别嘌醇可抑制硫唑嘌呤的活性代谢产物巯基嘌呤代谢成无活性产物，使硫唑嘌呤的毒性增加，两药联用时应

减少硫唑嘌呤使用剂量。

案例 5-76　顺铂与呋塞米联用致肾毒性增加

【关键词】顺铂,呋塞米,肾毒性增加

【案例简介】患者,男,62 岁,1 个月前因咳嗽、咯血半个月余就诊。肺 CT 检查提示右肺占位,全身 PET-CT 提示右肺中叶结节灶代谢增高,考虑右肺中叶周围型肺癌,行右中肺癌切除术 + 淋巴结清扫术。术后病理:腺鳞癌,最大径 3cm 大小,术后患者恢复良好。此次入院行术后辅助化疗。入院血常规及生化检查未见明显异常。

诊断:

肺癌术后

处方:

0.9% 氯化钠注射液 500ml
注射用顺铂120mg ╱静脉滴注,一日 1 次,疗程第 1 日
0.9% 氯化钠注射液 50ml
长春瑞滨注射液 40mg ╱静脉滴注,一日 1 次,疗程第 1 日
呋塞米注射液 20mg 　静脉注射,一日 1 次,疗程第 1 日
甘露醇注射液 100ml 　静脉滴注,一日 1 次,疗程第 1 日

化疗后第 4 天,复查患者肾功能,CREA 102μmol/L,BUN 4.48mmol/L,CyC 1.35mg/L,提示出现肾功能损伤。

【药师点评】

1. 顺铂的积累性及剂量相关性肾功能不全是其主要限量性毒性。单次中、大剂量使用顺铂后,患者偶会出现轻微、可逆的肾功能障碍,可出现微量血尿。多次高剂量和短期内重复用药,会出现不可逆的肾功能障碍,严重时肾小管坏死,导致无尿和尿毒症。肾功能最常见的改变是肾小球滤过率下降,这点可通过血清肌酐上升反映。如反复多疗程用药,肾毒性会变得更严重。

2. 静脉水化及利尿可用于减轻顺铂肾毒性的发生率与严重程度,但利尿剂推荐使用甘露醇,禁止使用呋塞米增加尿量。这是由于甘露醇具有渗透性利尿作用,使血管内渗透压升高、液体量增加,即循环血量增加从而使顺铂在血液循环中的浓度相对降低。而呋塞米会使循环血量减少从而导致单位组织内铂类含量增加而加剧其肾毒性。因此,顺铂的药品说明书明确指出,顺铂化疗期间禁用诸如呋塞米等利尿剂以增加尿量。除此之外,由于甘露醇和呋塞米作用机制相反,联合使用药理作用拮抗,因此两药不宜联用。患者首次使用顺铂化疗即出现肾功能损伤,主要考虑由于利尿剂选药不当引起。

3. 为了减轻顺铂的肾毒性,顺铂说明书要求给药前 2~16 小时和给药后至少 6 小时之内,必须进行充分的水化治疗,而医嘱中补液量达不到水化要求,也是患者发生肾功能损伤的原因之一。即使是严格按要求进行水化、利尿,患者仍有发生肾功能损伤的风险,因此,在顺铂化疗过程中还需密切监测患者肾功能。

【特别提示】为预防顺铂化疗过程中的肾毒性,用药前后需大量补液进行水化,增加顺铂肾脏清除率,推荐使用甘露醇以加快肾脏的排泄,减少药物在肾小管中的聚集,但禁止使用呋塞米增加尿量。

案例 5-77 西咪替丁与氨茶碱合用致氨茶碱中毒

【关键词】西咪替丁,氨茶碱,相互作用,中毒

【案例简介】患者,男,80 岁,5 年前开始出现咳嗽,咳白黏痰,无大量黄脓痰及咯血,并伴有气喘,活动后明显,多于受凉或天冷时发作。每次发作时给予抗炎平喘治疗,症状可缓解,5 年来症状反复发作,3 天前受凉后再次出现咳嗽、咳痰就诊。查体:咳嗽,咳黄脓痰,并伴有气喘症状,稍动即喘,无胸痛咯血,无头

晕、头痛,无胸痛、腹痛,无恶心、呕吐。

诊断:

慢性阻塞性肺疾病急性加重期

慢性胃炎

处方:

0.9% 氯化钠注射液 500ml

注射用哌拉西林钠他唑巴坦钠 4.5g ╱ 静脉滴注,一日 3 次

氨茶碱片 0.1g 　口服,一日 3 次

西咪替丁片 0.2g 　口服,一日 2 次

4 天后,患者出现头痛、恶心、呕吐等症状,增加西咪替丁的用量至一次 300mg,一日 2 次。2 天后,患者出现恶心、呕吐、房颤、室性心动过速,考虑为氨茶碱中毒反应,查血清氨茶碱浓度为 35μg/ml。

【药师点评】

1. 氨茶碱是一种支气管平滑肌松弛药,治疗窗比较窄,氨茶碱的毒性常出现在血清浓度为 15~20μg/ml,特别是在治疗开始时,早期多见恶心、呕吐、易激动、失眠等症状,当血清浓度超过 20μg/ml 时,可出现心动过速、心律失常,血清中氨茶碱超过 40μg/ml 时,可出现发热、失水、惊厥等症状,严重的甚至呼吸、心跳停止致死。因此应定期监测血清氨茶碱浓度,以保证最大的疗效而不发生中毒的风险。氨茶碱主要经由 CYP450 代谢,因此经该酶代谢的药物均可能影响氨茶碱的代谢,从而影响氨茶碱在体内的药物浓度,引起氨茶碱疗效降低或中毒。

2. 西咪替丁的结构中有咪唑环,咪唑环可与 CYP450 的亚铁配位结合,引起 CYP450 抑制。由于所有的 CYP450 都含有亚铁,因此,西咪替丁可以非特异性地抑制所有的 CYP450,特别是对 CYP3A4 的抑制作用最强。氨茶碱主要经由 CYP450 代谢,与西咪替丁合并使用,会使氨茶碱代谢受到抑制,导致血药浓度升高,出现中毒症状(消化系统症状、心动过速、痉挛等)。因此,应避免同时应用西咪替丁和氨茶碱。

3. 与西咪替丁同类的 H_2 受体拮抗剂雷尼替丁、法莫替丁等,因其没有咪唑环,对 CYP450 影响甚微。所以在临床中当氨茶碱必须与 H_2 受体拮抗剂合并使用时,最好选择法莫替丁。即便如此,用药过程中仍需进行氨茶碱的血药浓度监测。

【特别提示】氨茶碱治疗窗比较窄,容易发生中毒症状,并且氨茶碱主要经由 CYP450 代谢,因此经该酶代谢的药物均可能影响氨茶碱在体内的药物浓度,引起氨茶碱疗效降低或中毒。西咪替丁可以非特异性地抑制所有的 CYP450,与氨茶碱合并使用,会使氨茶碱血药浓度升高,出现中毒症状。

案例 5-78 美西律与氨茶碱合用致氨茶碱
血药浓度升高

【关键词】美西律,氨茶碱,血药浓度升高

【案例简介】患者,男,73 岁,2 年前诊断为支气管哮喘,开始服用氨茶碱(450mg/d),血中氨茶碱浓度为 8.4μg/ml(给药前 2 小时),比较稳定。3 天前劳累后出现心慌,无明显胸痛、胸闷,无黑矇、晕厥,未予以重视,至晚间仍间断出现心慌就诊。心电图提示室性心动过速,给予酒石酸美托洛尔片口服后,症状不缓解再次就诊。经检测,患者血中氨茶碱浓度为 8.7μg/ml。

诊断:

室性心动过速

支气管哮喘

处方:

盐酸美西律片 200mg 口服,一日 2 次

氨茶碱片 0.15g 口服,一日 3 次

数天后,患者诉有呕吐和食欲缺乏,查血中氨茶碱浓度为 22.6μg/ml,美西律的浓度为 0.53μg/ml(治疗浓度范围 0.5~2.0μg/ml)。将氨茶碱减量为 400mg/d,3 周后氨茶碱和美西律的血

中浓度分别为 17.00μg/ml 和 0.50μg/ml,呕吐和食欲缺乏症状消失。

【药师点评】

1. 心律失常是氨茶碱常见的中毒症状之一,患者服用氨茶碱期间出现室性心动过速需分析是否因氨茶碱引起,经检测,患者血中氨茶碱浓度 8.7μg/ml,因此可以排除为氨茶碱中毒引起的心律失常,此时患者无须调整氨茶碱使用剂量。

2. 氨茶碱主要经由 CYP450 酶代谢,因此经该酶代谢的药物均可能影响氨茶碱的代谢,从而影响氨茶碱在体内的药物浓度,引起氨茶碱疗效降低或中毒,出现恶心、呕吐、心律失常、心动过速等中毒症状。美西律与氨茶碱联合应用时,治疗浓度的美西律即可减弱肝微粒体 CYP450 酶的活性,对氨茶碱的 *N-* 去甲基化有显著的抑制作用,使氨茶碱的血药浓度升高约 2~3 倍,因此,两药联合时需进行血药浓度监测,谨慎用药,应根据血药浓度监测结果调整给药剂量,保证治疗的有效性和安全性。

【特别提示】 治疗浓度的美西律即可减弱肝微粒体 CYP450 酶的活性,对茶碱的 *N-* 去甲基化有显著的抑制作用。因此,两药联合时需要进行血药浓度监测,谨慎用药。

案例 5-79 与伏立康唑联用致环孢素 血药浓度升高

【关键词】 环孢素,伏立康唑,血药浓度升高

【案例简介】 患者,女,50 岁,2 个月前因皮肤瘀斑就诊,确诊为免疫性血小板减少症,经甲泼尼龙 1g 冲击治疗 3 天治疗后血小板恢复至正常,期间有肺部感染,给予伏立康唑抗感染治疗后好转出院,出院期间继续给予泼尼松和伏立康唑治疗,肝肾功能正常。现再次出现血小板下降入院治疗。入院时血常规检查提示白细胞计数 13.9×10^9/L,红细胞计数 4.4×10^{12}/L,血红蛋白 153g/L,血小板 16.0×10^9/L,中性粒细胞绝对值 12.8×10^9/L。

诊断：

免疫性血小板减少症

肺部感染

处方：

重组人血小板生成素注射液 15 000U 皮下注射,一日 1 次

醋酸泼尼松片 50mg 口服,一日 1 次

环孢素软胶囊 125mg 口服,一日 2 次

0.9% 氯化钠注射液 250ml

注射用伏立康唑 0.2g ／ 静脉滴注,一日 2 次

0.9% 氯化钠注射液 100ml

注射用头孢他啶 2g ／ 静脉滴注,一日 2 次

6 天后监测患者环孢素血药谷浓度为 1 473.6ng/ml,远远超过免疫推荐的环孢素血药谷浓度(100~400ng/ml),同时生化检查提示肝功能受损(GPT 287U/L,GOT 127U/L,DBIL 9.9μmol/L)。停用伏立康唑并给予护肝治疗后,环孢素血药浓度降为 146.8ng/ml,肝功能逐渐恢复正常。

【药师点评】

1. 伏立康唑是三唑类抗真菌药物,具有抗菌谱广、抗菌效力强的特点,尤其对于侵袭性曲霉菌所致感染疗效好。它主要通过 CYP450 同工酶代谢,并能抑制 CYP450 同工酶的活性,包括 CYP2C19、CYP2C9 和 CYP3A4 等。因此,伏立康唑既是肝脏 CYP450 酶的底物,同时也是抑制剂。

2. 环孢素是一种高效免疫抑制剂,主要经肝脏 CYP3A 代谢。因此,影响肝脏 CYP3A 代谢酶活性的因素均可引起环孢素体内代谢变化继而影响环孢素血药浓度。引起环孢素代谢异常的主要因素为食物因素、药物间相互作用及编码肝脏 CYP3A 代谢酶基因多态性。针对本案患者用药情况,考虑患者环孢素浓度升高的主要因素为药物引起。伏立康唑可抑制 CYP3A 酶活性,导致环孢素在体内代谢减慢,血药浓度升高,从而增加患者发生药品不良反应的可能性。患者停用伏立康唑后环孢素浓

度降至正常更加说明了其对环孢素血药浓度的影响。

3. 当已经接受环孢素治疗的患者开始应用伏立康唑时,建议将环孢素的剂量减半,并严密监测环孢素的血药浓度,或者换用不经肝脏 CYP450 酶系代谢,也不抑制 CYP450 酶系中的任何一种酶的棘白菌素类抗真菌药物。

【特别提示】伏立康唑既是肝脏 CYP450 酶的底物,同时也是抑制剂。与环孢素合用可抑制 CYP3A 酶活性,导致环孢素在体内代谢减慢,血药浓度升高,两者联用时,应严密监测环孢素的血药浓度,根据监测结果调整环孢素剂量。

案例 5-80　华法林与奥美拉唑合用 增加出血风险

【关键词】华法林,奥美拉唑,相互作用,INR,出血风险

【案例简介】患者,女,62 岁,高血压病史 10 年,平时规律服用厄贝沙坦片 150mg,一日 1 次,美托洛尔缓释片 23.75mg,一日 1 次,血压控制可。2 年前行"二尖瓣机械瓣置换术",平素规律服用华法林钠片 1.25mg,一日 1 次,每 2 个月左右复查一次凝血功能,INR 维持在 2.0 左右,无口腔黏膜、皮下出血,无尿血便血。3 天前患者因出现胃部不适,反酸、烧灼感就诊。

诊断:

慢性胃炎

二尖瓣机械瓣置换术后

高血压

处方:

华法林钠片 1.25mg　口服,一日 1 次

奥美拉唑肠溶胶囊 20mg　口服,一日 2 次

奥美拉唑治疗 7 天后凝血功能检查表现出血倾向(INR 8.5,PT 140.6 秒),便潜血阴性,无显性出血发现。停用奥美拉唑,INR 指标逐渐恢复。

【药师点评】

1. 华法林是双香豆素类口服抗凝血药物,通过干扰维生素 K 依赖性凝血因子Ⅱ、Ⅶ、Ⅸ和Ⅹ的合成,从而达到抑制血液凝固,预防血栓形成的目的。华法林在肝内主要经 CYP3A4、CYP2C9、CYP2C19 及 CYP1A2 代谢,能够抑制上述 CYPP450 酶系的药物或同为底物的药物均可影响华法林的代谢,导致半衰期延长,抗凝作用增强。

2. 奥美拉唑主要经 CYP2C19 代谢,是一种中等强度的 CYP2C19 抑制剂。因此,合并使用同样经该酶代谢的活性物质如华法林,会降低这些物质的代谢,进而使其全身暴露量升高。

3. 目前已有合用质子泵抑制剂(包括奥美拉唑)及华法林的患者报告 INR 和凝血酶原时间升高。INR 和凝血酶原时间升高可能会导致异常出血,甚至死亡。因此,对于正在接受这些药物治疗的患者,开始或停用奥美拉唑时应进行凝血功能监测,根据 INR 调整华法林给药剂量。

【特别提示】奥美拉唑主要经 CYP2C19 代谢,也是一种中等强度的 CYP2C19 抑制剂,合并使用同样经该酶代谢的活性物质如华法林,会降低这些物质的代谢,导致半衰期延长,抗凝作用增强。两者联用时应进行凝血功能监测,根据 INR 调整华法林给药剂量。

案例 5-81　利福平与硝苯地平合用
致血压升高

【关键词】利福平,硝苯地平,血压升高

【案例简介】患者,男,60 岁,5 年前无明显诱因出现阵发性咳嗽,咳白色黏痰,诊断为肺结核,予以抗结核(具体不详)治疗 6 个月后停药。3 年前诊断为高血压,口服硝苯地平控释片一次 30mg ,一日 1 次,降压治疗至今,血压维持在 135/70mmHg 左

右,无特殊不适。2 个月前患者无明显诱因出现气促,活动后明显,胸部 CT 检查提示右肺浸润性肺结核并空洞形成,考虑肺结核复发入院。查体:体温 37.2℃,呼吸 18 次 /min,脉搏 85 次 /min,血压 138/72mmHg,痰及支气管冲洗液均检测到结核分枝杆菌,对利福平敏感。

诊断:

继发性肺结核复治

结核性支气管扩张并感染

高血压

处方:

0.9% 氯化钠注射液 100ml

异烟肼注射液 0.3g ╱ 静脉滴注,一日 1 次

0.9% 氯化钠注射液 500ml

利福平注射液 0.45g ╱ 静脉滴注,一日 1 次

乙胺丁醇片 0.75g　口服,一日 1 次

吡嗪酰胺片 1.5g　口服,一日 1 次

链霉素注射液 0.75g　肌内注射,一日 1 次

硝苯地平控释片 30mg　口服,一日 1 次

治疗第 6 天,患者血压最高升至 145/79mmHg,考虑患者并无相应症状,未予以特殊处理。治疗第 10 天,患者血压最高升至 152/82mmHg,患者无明显不适,给予硝苯地平片 5mg 舌下含服,血压无明显下降,继续予以观察。治疗第 15 天,患者诉头晕,血压 193/98mmHg,立即给予硝苯地平片 10mg 舌下含服,2 小时后患者血压升至 201/107mmHg,予以心电监护和积极降压治疗。调整降压药物为氢氯噻嗪片 12.5mg,口服,一日 1 次;厄贝沙坦片 0.15g,口服,一日 1 次。数日后患者血压逐渐降至正常。

【药师点评】

1. 患者入院经治疗后 1 周左右血压开始出现波动,并持续控制不佳,一度升至 201/107mmHg。根据药品说明书和文献报道,异烟肼、利福平、乙胺丁醇、吡嗪酰胺、链霉素本身均无血压升高

的不良反应,但利福平对 CYP3A4、CYP2C9、CYP2C19、CYP2B6 等均有诱导作用,其中对 CYP3A4 的诱导作用尤为突出。而异烟肼虽然对 CYP2C19、CYP3A4 有抑制作用,但利福平所产生的诱导作用更为突出,两药联合时,对肝药酶总体表现出诱导作用。

2. 硝苯地平属于二氢吡啶类钙通道阻滞剂,主要在肝脏被 CYP3A4 代谢,其代谢产物没有降压活性。与利福平联用,可使硝苯地平在体内的代谢速度加快,血药浓度下降,降压效果减弱,从而导致患者血压控制不佳,加上 CYP3A4 的底物本身对诱导剂的敏感性高,会较大幅度加快 CYP3A4 底物的代谢速度,进而导致底物的血药浓度下降,降低治疗效果。硝苯地平控释片的说明书也明确提出,利福平对 CYP3A4 有很强的诱导作用,如与之合用,硝苯地平的生物利用度会降低而影响其疗效,因此两药禁止合用。

3. 厄贝沙坦主要经 CYP2C9 代谢,理论上利福平也会诱导 CYP2C9,但其诱导 CYP2C9 的作用较 CYP3A4 弱,因此,利福平对厄贝沙坦的降压效果影响较小。氢氯噻嗪在应用过程中大部分经肾脏排出体外,受肝药酶的影响较小。因此,将降压药物调整为氢氯噻嗪与厄贝沙坦后,患者血压控制良好。

【特别提示】硝苯地平属于二氢吡啶类钙通道阻滞剂,主要在肝脏被 CYP3A4 代谢。利福平对 CYP3A4 有很强的诱导作用,两药联用,可使硝苯地平在体内的代谢速度加快,血药浓度下降,降压效果减弱,从而导致患者血压控制不佳。

案例 5-82　甲氨蝶呤与阿司匹林联用致毒性增加

【关键词】甲氨蝶呤,阿司匹林,毒性增加,禁忌

【案例简介】患者,男,78 岁,因"银屑病复发"就诊。患者既往有高血压病史 30 余年,口服硝苯地平控释片 30mg,一日 1 次,厄贝沙坦氢氯噻嗪片 75mg,一日 1 次,血压控制可;脑梗死

病史 20 余年,长期口服阿司匹林治疗。

诊断:

银屑病

高血压

陈旧性脑梗死

处方:

甲氨蝶呤片 2.5mg　口服,一日 2 次

复方丙酸氯倍他索软膏　适量　涂患处,一日 2 次

2 天后出现口腔黏膜疼痛,未予以重视。疼痛逐渐加重,红肿溃疡形成、出血,伴咽痛,进食水加重,伴肛门溃疡,口腔、肛门疼痛明显,严重影响睡眠进食。给予聚维酮碘漱口,牛碱性成纤维细胞生长因子局部涂抹,自服阿莫西林,一次 0.25g,一日 2 次,并停甲氨蝶呤(MTX),病情无好转。查血常规示:白细胞计数 $2.9 \times 10^9/L$,血小板计数 $80 \times 10^9/L$,遂住院治疗。给予升白、抗感染、修复黏膜等治疗,并停用阿司匹林,1 周后患者口腔黏膜红肿溃疡减轻,诉疼痛减轻,皮肤黏膜无黄染及出血点。血常规逐渐恢复正常。

【药师点评】

1. MTX 初始剂量过大,患者黏膜溃疡和骨髓抑制为 MTX 的毒性反应。MTX 为系统治疗银屑病的一线药物,具有疗效佳和成本低的特点。中国银屑病治疗专家共识指出:老年人初始剂量每周 2.5~5mg(总量≤30mg)。给药剂量必须根据个体来决定,必须进行血液学监测,每周应用 1 次 MTX,24 小时后服用叶酸 5mg,之后一日 1 次,在不影响疗效的情况下可降低 MTX 的不良反应。患者为老年人,口服 MTX,一次 2.5mg,一日 2 次,剂量偏大。患者连续用药 2 天后出现口腔黏膜疼痛,未予以重视,仍继续口服药物。后疼痛逐渐加重,溃疡进一步加重,遂停服 MTX,此时 MTX 累计给药量达 35mg。MTX 常见不良反应有胃肠道刺激、黏膜溃疡、口腔炎等。短期应用有可能发生骨髓抑制,再生障碍性贫血;长期应用对肝功能可造成损伤。

2. 患者脑梗死病史 20 余年,长期服用阿司匹林治疗脑梗死。阿司匹林可使血小板的 COX 乙酰化,减少血栓素 A_2 的生成,对血栓素 A_2 诱导的血小板聚集产生不可逆的抑制作用。阿司匹林与 MTX 同用时,可竞争性与血浆蛋白结合,使 MTX 从血浆蛋白结合部位游离出来,导致 MTX 血药浓度升高而增加不良反应。因此,患者阿司匹林与 MTX 同服,也是此次不良事件的重要因素之一。患者服药过程中出现骨髓抑制,尤以血小板降低明显,若继续服用阿司匹林,为数不多的血小板聚集作用更弱,黏膜出血、甚至颅内出血发生风险增高。患者应暂停服用阿司匹林,待症状恢复后再重新开始服用。

【特别提示】小剂量 MTX 治疗银屑病应采用每周单次或分 3 次的给药方法,区别于传统的每日给药。医生和患者误用的风险较高,可致严重不良反应。MTX 与阿司匹林联用时,阿司匹林可竞争性与血浆蛋白结合,使 MTX 从血浆蛋白结合部位游离出来,导致 MTX 血药浓度升高而增加不良反应。

案例 5-83 复方甘草口服液、复方甲氧那明胶囊联用致嗜睡

【关键词】复方甘草口服液,复方甲氧那明胶囊,中枢神经抑制,重复用药

【案例简介】患者,男,78 岁,因咳嗽、咳痰伴呼吸困难就诊。既往病史:慢性阻塞性肺疾病 30 余年。查体:双肺呼吸音粗,可闻及少量湿啰音;呼吸 25 次/min;咳嗽,咳黄黏痰,痰多不易咳出。

诊断:

慢性阻塞性肺疾病急性加重期(AECOPD)

处方:

沙美特罗替卡松粉吸入剂(50μg/250μg) 1 吸,吸入,一日 2 次

乙酰半胱氨酸片 0.2mg 口服,一日 3 次

复方甲氧那明胶囊 2 粒　口服，一日 3 次

复方甘草口服溶液 10ml　口服，一日 3 次

用药 3 天后，患者嗜睡，呼之可睁眼，精神差。

【药师点评】

1. 复方甘草口服溶液的主要成分是甘草流浸膏、复方樟脑酊、愈创甘油醚，用于上呼吸道感染、支气管炎和感冒时所产生的咳嗽及咳痰不爽。流浸膏、酊的制剂中均添加乙醇作为提取剂或防腐剂，老年人器官代谢缓慢，乙醇体内清除变缓，通过体循环进入脑组织，起到抑制中枢神经的作用。

2. 复方甲氧那明胶囊的主要成分为盐酸甲氧那明、那可丁、氨茶碱、马来酸氯苯那敏，其中氯苯那敏为 H_1 受体拮抗剂，可穿过血脑屏障，与中枢神经系统中的 H_1 受体结合，起镇静催眠作用，导致困倦、困惑、谵妄、昏迷、呼吸减缓。

3. 同时服用乙醇和氯苯那敏两种中枢神经抑制剂可能引起困倦、精神不振、眩晕等症状，老年患者肝肾功能减退，体内药物代谢、消除减慢可使血药浓度升高，进一步加重神经抑制，从而出现嗜睡、昏迷、呼吸减缓等严重副作用，应避免合用。

4. 乙酰半胱氨酸片为黏液稀化剂，通过降低痰黏度使黏痰容易咳出；复方甘草口服溶液中的甘草流浸膏为保护性祛痰药，复方樟脑酊为镇咳药，愈创甘油醚为祛痰止咳药；复方甲氧那明胶囊中的甲氧那明和氨茶碱可缓解哮喘发作时的咳嗽，那可丁为外周性止咳药，氯苯那敏能抑制上呼吸道炎症引起的咳嗽。三种具有镇咳、化痰作用的药物重复用药易增加药物不良反应，且 AFCOPD 患者肺功能差，咳嗽、咳痰能力较弱，重复服用镇咳药易导致稀化的痰液无法咳出而堵塞气道，进一步影响患者的呼吸功能，因此 COPD 患者慎用镇咳药。

【特别提示】复方甘草口服溶液、复方甲氧那明胶囊因含有乙醇、氯苯那敏等中枢神经抑制剂，两者联用会产生困倦、嗜

睡、昏迷等副作用;慢性阻塞性肺疾病患者慎用镇咳药,尤其是多种镇咳药合用。

案例 5-84 血脂康胶囊与他汀类药物合用致横纹肌溶解

【关键词】高脂血症,血脂康胶囊,他汀类药物,横纹肌溶解,重复用药

【案例简介】患者,男,45 岁,因体检时发现血脂高就诊。查体:体温 36.3℃,心率 85 次/min,呼吸 19 次/min,血压 152/98mmHg。辅助检查:总胆固醇(TC)5.12mmol/L,甘油三酯(TG)2.10mmol/L,高密度脂蛋白胆固醇(HDL-C)1.02mmol/L,低密度脂蛋白胆固醇(LDL-C)3.87mmol/L。

诊断:

高脂血症

高血压

处方:

阿托伐他汀钙片 20mg 口服,每晚 1 次

苯磺酸氨氯地平片 5mg 口服,一日 1 次

血脂康胶囊 0.6g 口服,一日 2 次

患者服药 1 周后出现全身酸痛、乏力伴尿量减少。辅助检查:尿蛋白(++),潜血(+++)。GPT 115U/L,GOT 276U/L,CK 3 258U/L,CK-MB 240U/L,LDH 675U/L,BUN 10.1mmol/L,ALP 167U/L,GGT 21U/L。诊断为横纹肌溶解。停用阿托伐他汀和血脂康胶囊,并给予利尿、碱化尿液、止痛等对症支持治疗。15 天后症状、体征消失,实验室指标正常。

【药师点评】

1. 血脂康是一种纯天然的调脂药物,具有活血化瘀、除湿化痰、健脾消食等功效,可用于治疗由血脂异常及动脉粥样硬化所致的心血管疾病。血脂康是由粳米接种的特殊红曲菌

发酵、精制而成的,含有 13 种天然莫纳可林,是洛伐他汀的同系物,可降低 TC、LDL-C、TG 和升高 HDL-C 水平等,综合调节脂质谱,并可能存在调脂外的保护作用。每粒血脂康胶囊中他汀同系物约 6mg,起调脂作用。血脂康胶囊以洛伐他汀为质控标准,每粒胶囊中洛伐他汀含量 2.5mg,一日治疗剂量(1 200mg)的血脂康胶囊中含有 10mg 的洛伐他汀。洛伐他汀在人体内的溶出度较高,在肝脏中的生物利用度较高,可抑制内源性胆固醇的合成和 HMG-CoA 还原酶的活性,从而可发挥调节血脂水平的作用。血脂康胶囊中还含有 8% 的不饱和脂肪酸、甾醇和少量黄酮类物质等活性成分,这些成分具有软化、疏通心脑血管及调节心率等作用。血脂康胶囊(1 200mg)比洛伐他汀(20mg)口服达峰时间快、血浆峰浓度高,生物利用度优于洛伐他汀。《血脂康胶囊临床应用中国专家共识》中提到,临床上观察到血脂康胶囊优于洛伐他汀,可能与血脂康胶囊中的他汀成分以及其他成分共同促进其调脂疗效有关。有研究显示使用血脂康 1.2g/d 的降低胆固醇效果与中等强度的阿托伐他汀相当。

2. 血脂康胶囊与他汀类药物联用,可一定程度改善血脂代谢,降低血液黏稠度,恢复心肌供血,对高血压合并冠状动脉粥样硬化性心脏病能起到增加治疗效果的作用。但对于单纯的高脂血症,单用血脂康或者他汀类药物即可起到较好的疗效,联合使用将增加毒副作用,尤其是肝功能损伤及横纹肌溶解等。无论是单用还是联合使用血脂康胶囊,均建议首次服用血脂康胶囊后 4~8 周复查肝功能及肌酶,以后根据检测结果延长监测时间,若肝功能及肌酶正常可每半年复查 1 次。

【特别提示】血脂康胶囊中含有洛伐他汀及其多种同系物,单药治疗高脂血症即可有效,与他汀类药物合用属于重复用药,增加药物不良反应的发生风险。

案例 5-85 沙丁胺醇与特布他林联用治疗 支气管哮喘致心悸

【关键词】支气管哮喘,沙丁胺醇,特布他林,β_2 肾上腺素受体激动剂,心悸

【案例简介】患者,女,72 岁,因咳嗽、咳痰、喘憋加重 2 天就诊。近 5 年来反复咳嗽、气喘,1 个月前症状较前加重,2 周前查肺功能 FEV_1 为预计值 90%。既往过敏性皮炎病史 40 余年。

诊断:

支气管哮喘

处方:

硫酸沙丁胺醇缓释片 8mg　口服,一日 2 次

特布他林片 2.5mg　口服,一日 3 次

患者服药 1 周后出现心率加快、心悸等不适。心电图示:室上性心动过速。遂停药,更换为沙丁胺醇气雾剂,吸入给药,一次 2 揿,一日 4 次。经对症治疗后上述症状逐渐改善,心电图恢复正常。

【药师点评】

1. 沙丁胺醇为选择性 β_2 肾上腺素受体激动剂,能选择性激动支气管平滑肌的 β_2 受体,通过激活腺苷酸环化酶,增加细胞内 cAMP 的合成来松弛平滑肌,同时还能抑制肥大细胞等释放炎症介质,从而缓解支气管平滑肌痉挛。特布他林也是选择性 β_2 肾上腺素受体激动剂,通过抑制内源性致痉挛物质的释放及内源性介质引起的水肿,提高支气管黏膜纤毛上皮细胞的廓清能力,从而松弛支气管平滑肌,但其支气管扩张作用比沙丁胺醇弱。两药不良反应相似,都有恶心、头痛、头晕、心悸、心跳加快、手指震颤等副作用,处方中两种 β_2 肾上腺素受体激动剂合用,摄入剂量过大导致不适症状加重,尤其老年患者体内药物代谢、消除减慢,药物副作用更加明显。

2. β_2 肾上腺素受体激动剂首选吸入给药途径,吸入给药能

直接作用于呼吸道,起效快,局部扩张支气管作用强,所需剂量较小。通过消化道和呼吸道进入血液的药物大部分被肝脏灭活,因此较全身用药不良反应较少。而口服给药起效较慢,且不良反应比吸入给药明显。处方中的硫酸沙丁胺醇缓释片可更换为沙丁胺醇气雾剂,特布他林片可更换为硫酸特布他林气雾剂,选用其中一种吸入即可,同时应用会加大药物不良反应。

【特别提示】沙丁胺醇与特布他林都是 β_2 肾上腺素受体激动剂,合用时会增加药物不良反应,出现恶心、头痛、头晕、心悸、心跳加快、肢体震颤等。

案例 5-86　伏立康唑与他克莫司合用致他克莫司血药浓度升高

【关键词】肾移植术后,他克莫司,伏立康唑,CYP450 酶,血药浓度

【案例简介】患者,男,56 岁,体重 61kg,主因发热,呼吸困难伴咳嗽、咳痰 3 天就诊。查体:体温 38.5℃,心率 82 次 /min,呼吸 23 次 /min,血压 104/64mmHg。听诊两肺呼吸音稍弱,右下肺可闻及散在湿性啰音。右侧腹可见手术疤痕,双肾区平坦,无压痛及叩击痛,双下肢无水肿。外院胸部 CT 提示:两肺炎性病变伴双侧胸腔少量积液。

诊断:

肺部感染

肾移植术后

处方:

他克莫司胶囊 1mg　口服,一日 2 次

吗替麦考酚酯片 250mg　口服,一日 2 次

醋酸泼尼松片 5mg　口服,一日 1 次

0.9% 氯化钠注射液 100ml

注射用头孢曲松钠 2g　／静脉滴注,一日 1 次

入院治疗第 6 天,患者咳嗽、咳痰未见明显好转,复查胸部 CT 提示:右肺上叶结节影,真菌 1-3-β-D- 葡聚糖检测（G 试验）阳性。结合患者疾病史及用药史,考虑肺部真菌感染可能性大,加用伏立康唑 200mg,静脉滴注,一日 2 次。修正诊断:肺部真菌感染。

未应用伏立康唑前测他克莫司血药谷浓度（C_0）为 4.95ng/ml（目标谷浓度为 3~8ng/ml）,应用伏立康唑 4 天后测他克莫司 C_0 为 18.3ng/ml,7 天后复查为 27.0ng/ml,C_0/D（剂量）为 13.5ng/(mg·ml),比未用伏立康唑前升高了 445.5%。

【药师点评】

1. 伏立康唑是第二代三唑类抗真菌药物,具有抗真菌谱广,生物利用度高,安全且可通过血脑屏障等特点,在真菌感染防治中发挥重要作用。伏立康唑体内代谢呈非线性药动学特征,主要通过 CYP450 同工酶代谢,是 CYP2C19、CYP2C9 和 CYP3A 的底物和抑制剂,故伏立康唑可能通过抑制相关代谢酶与多种药物（如特非那定、阿司咪唑、西沙必利、西罗莫司、环孢素、他克莫司等）发生药物相互作用。

2. 他克莫司是预防和治疗肾移植术后排斥反应的首选药,在药动学和毒理学方面存在明显的个体差异,且治疗窗窄,用药不当极易引起排斥反应或肾毒性等不良反应。他克莫司是 CYP3A4 和 CYP3A5 的底物,即他克莫司与伏立康唑具有相同的代谢酶。

3. 静脉滴注伏立康唑时,其通过抑制肝脏中的 CYP3A4、CYP3A5,影响他克莫司的代谢,使他克莫司的血药浓度显著增高而出现毒性反应。有体外研究表明,在一定浓度范围内,伏立康唑浓度与抑制他克莫司代谢的程度成正相关。伏立康唑说明书中提到,当已经接受他克莫司治疗的患者开始使用本品治疗时,建议他克莫司的剂量减少为原来剂量的 1/3,但由于肾移植术后患者两药相互作用的个体差异较大,给药剂量仍需根据具体情况个体化用药,有条件的应监测他克莫司血药浓度,根据检测结果及时调整剂量,保证用药安全。

【特别提示】伏立康唑和他克莫司具有相同的代谢酶

CYP3A4、CYP3A5,合用时伏立康唑可抑制他克莫司的体内代谢使其血药浓度升高,增加不良反应的发生风险,两者联用时应密切监测他克莫司的血药浓度,根据监测结果调整给药剂量。

案例 5-87 坦索罗辛与特拉唑嗪合用致低血压

【关键词】高血压,前列腺增生,坦索罗辛,特拉唑嗪,重复用药,血压下降

【案例简介】患者,男,78 岁,因咳嗽、咳痰加重 5 天就诊。既往慢性阻塞性肺疾病病史 20 余年,规律使用"沙美特罗替卡松吸入剂"治疗;前列腺增生病史 10 余年,未规律治疗,偶尔自行口服"盐酸坦索罗辛胶囊"。

诊断:

慢性阻塞性肺疾病急性加重

前列腺增生

处方:

吸入用异丙托溴铵溶液 500μg　雾化吸入,一日 3 次

吸入用硫酸沙丁胺醇溶液 2.5ml　雾化吸入,一日 3 次

0.9% 氯化钠注射液 100ml

盐酸氨溴索注射液 30mg ╱ 静脉滴注,一日 3 次

0.9% 氯化钠注射液 100ml

注射用头孢呋辛钠 1.5g ╱ 静脉滴注,一日 3 次

治疗第 5 天,患者血压有所升高,最高 153/125mmHg,且自诉稍感排尿不畅,医嘱给予盐酸特拉唑嗪片 2mg,口服,每晚 1 次,降血压的同时可缓解前列腺增生所致的排尿困难。患者服药 3 天后出现头晕、乏力、嗜睡,无意识不清,测血压 85/68mmHg。近几日患者因排尿困难自行口服盐酸坦索罗辛胶囊,因此考虑为特拉唑嗪与坦索罗辛同时服用导致的血压下降,停用两药后患者血压逐渐恢复正常,不适症状缓解。

【药师点评】

1. 治疗前列腺增生的药物主要包括 α_1 受体拮抗剂、5α 还原酶抑制剂、M 受体拮抗剂等。α_1 受体拮抗剂包括选择性 α_1 受体拮抗剂,如多沙唑嗪、特拉唑嗪、阿夫唑嗪特拉唑嗪对突触后 α 肾上腺素受体起竞争拮抗作用从而松弛外周血管,主要用于治疗高血压,这种作用也有益于改善良性前列腺增生的尿道功能。另外,还包括高选择性 α_1 受体拮抗剂,如坦索罗辛、赛洛多辛等。坦索罗辛能选择性地阻断前列腺中的 α_{1A} 肾上腺素受体,松弛前列腺平滑肌,主要用于改善良性前列腺增生引起的排尿障碍。

2. 患者出现血压升高,可能跟雾化吸入硫酸沙丁胺醇有关,沙丁胺醇是选择性 β_2 受体激动剂,具有明显的松弛支气管平滑肌作用,可缓解支气管痉挛,虽对心脏 β_1 受体作用较弱,但也有升高血压、加快心率的副作用。尤其是老年患者体内药物代谢消除减慢,更易出现药物不良反应。患者按照医嘱服用盐酸特拉唑嗪降压时,又自行口服盐酸坦索罗辛胶囊治疗前列腺增生,存在两种 α_1 受体拮抗剂的重复用药。α_1 受体拮抗剂常见的不良反应为直立性低血压,虽然高选择性 α_1 受体拮抗剂比选择性 α_1 受体拮抗剂对血压的影响轻微,但合用时降压效果增强,导致患者出现血压下降、头晕乏力等不适症状,停药后逐渐恢复正常。

【特别提示】坦索罗辛用于治疗前列腺增生,特拉唑嗪用于治疗高血压及前列腺增生,两药都是 α_1 受体拮抗剂,合用时降压作用增强,增加低血压风险,应避免合用。

案例 5-88　利奈唑胺与度洛西汀合用致 5- 羟色胺综合征

【关键词】利奈唑胺,度洛西汀,5- 羟色胺综合征

【案例简介】患者,女,58 岁,因发热、咳嗽、咳痰伴呼吸困难就诊。查体:体温 37.2℃,心率 106 次 /min,呼吸 21 次 /min,血压 132/83mmHg。神清,精神可,口唇无发绀,两肺呼吸音清,

两肺可闻及湿啰音。既往抑郁症 10 余年,长期口服度洛西汀肠溶胶囊,一次 60mg,一日 1 次。

诊断:

社区获得性肺炎

抑郁症

处方:

利奈唑胺葡萄糖注射液 600mg　　静脉滴注,每 12 小时 1 次

度洛西汀肠溶胶囊 60mg　　口服,一日 1 次

　　入院后给予哌拉西林他唑巴坦、左氧氟沙星等药物治疗,感染控制欠佳,入院第 8 天 2 次痰细菌培养回报耐甲氧西林金黄色葡萄球菌(MRSA)3+,万古霉素 MIC=2μg/ml,根据药敏试验结果加用利奈唑胺葡萄糖注射液治疗。

【药师点评】

　　1. 利奈唑胺为噁唑烷酮类抗革兰氏阳性菌药物,可用于 MRSA 的治疗,尤其是万古霉素 MIC≥2μg/ml 的菌株。利奈唑胺为可逆的单胺氧化酶抑制剂,能够抑制单胺氧化酶 A 的活性,从而抑制体内 5-HT 的分解,当与 5- 羟色胺能类药物合用时,体内 5-HT 浓度堆积导致毒性,临床主要表现为精神状况改变,如精神紊乱、焦虑、失眠;自主神经功能异常,如高血压、多汗、窦性心动过速和神经肌肉功能异常(如肌阵挛、肌强直、震颤等)。度洛西汀为 5- 羟色胺和去甲肾上腺素再摄取抑制剂,与利奈唑胺合用时容易导致 5- 羟色胺综合征,出现自主神经系统改变、神经肌肉功能异常以及精神状况改变等。

　　2. 单胺氧化酶被抑制后通常需 2 周左右才能恢复活性,故在停用单胺氧化酶抑制剂后 2 周内使用度洛西汀也可能出现 5-羟色胺综合征,因此度洛西汀说明书明确指出,单胺氧化酶抑制剂停用 14 天内不可使用度洛西汀。由于大部分 5- 羟色胺能类药物及其活性代谢产物半衰期较长,停用后在体内仍保持一定的浓度,因此停用度洛西汀 5 天后才能使用利奈唑胺等单胺氧化酶抑制剂。若治疗严重感染且无替代药物时,应酌情停用或

更换 5- 羟色胺能类药物。本案患者在长期口服度洛西汀的情况下又静脉给予利奈唑胺,两药联用易导致 5- 羟色胺综合征而出现中枢神经系统症状,即使停用度洛西汀短时间内也不可应用利奈唑胺。

【特别提示】利奈唑胺为单胺氧化酶抑制剂,与度洛西汀等 5- 羟色胺能药物合用或者短时间内接续使用会产生药物相互作用,导致 5- 羟色胺综合征而出现自主神经系统改变、神经肌肉功能异常以及精神状况改变等。

案例 5-89 特布他林雾化液与氨溴特罗口服溶液联用致双手抖动

【关键词】双手抖动,硫酸特布他林雾化液,氨溴特罗口服溶液,β_2 受体激动剂

【案例简介】患儿,女,4 岁 2 个月,16kg,因咳嗽、喘息 3 天,加重 2 天就诊。查体:双肺呼吸音粗,可闻及喘鸣音和痰鸣音。血常规:WBC 13.3×10^9/L,NEUT% 75.6%,LY 20.7%,CRP 32mg/L。胸片:双肺纹理增多。

诊断:

支气管哮喘合并支气管炎

处方:

0.9% 氯化钠注射液 100ml
注射用头孢硫脒 1.0g ╱ 皮试(–) 静脉滴注,一日 2 次
0.9% 氯化钠注射液 2ml
硫酸特布他林雾化液 2.5mg ╱ 雾化吸入,一日 3 次
氨溴特罗口服溶液 10ml 口服,一日 2 次

患儿早上服用氨溴特罗口服溶液约 1 小时后开始雾化吸入硫酸特布他林,雾化吸入过程中患儿出现双手抖动,不能握物,怀疑为特布他林的不良反应,立即停止雾化吸入,未做其他处理,密切观察患儿情况。约 1 小时后患儿双手抖动症状自行

缓解。

　　【药师点评】

　　1. 支气管哮喘是儿童最常见的慢性呼吸道疾病,由多种细胞(如嗜酸性粒细胞、肥大细胞、T 淋巴细胞、中性粒细胞及气道上皮细胞等)和细胞组分共同参与的气道慢性炎症性疾病,常在夜间或清晨发作或加剧,多数患儿可经治疗缓解。患儿目前处于哮喘急性发作期,根据《儿童支气管哮喘诊断与防治指南(2016 年版)》,吸入型速效 β_2 受体激动剂是目前最有效的缓解药物,是所有年龄儿童急性哮喘的首选治疗药物,故予以患儿雾化吸入硫酸特布他林平喘。由于患儿有痰,故选用氨溴特罗口服溶液止咳化痰。

　　2. 特布他林是 β_2 受体激动剂,通过选择性兴奋支气管平滑肌和肥大细胞膜表面的 β_2 受体,从而扩张支气管平滑肌,减少炎性介质的释放,降低微血管的通透性和增加气道上皮纤毛的摆动等环节,缓解哮喘症状。氨溴特罗口服溶液是由盐酸氨溴索和盐酸克仑特罗组成的复方制剂,其中氨溴索为黏液溶解剂,能增加呼吸道黏膜浆液腺的分泌,减少黏液腺分泌,降低痰液黏度,促进肺表面活性物质的分泌,增加支气管纤毛运动,使痰液易于咳出。克仑特罗为选择性 β_2 受体激动剂,可松弛支气管平滑肌,增强纤毛运动,溶解黏液,促进痰液排出。患儿应用硫酸特布他林平喘和氨溴特罗止咳化痰的同时,由于两种 β_2 受体激动药的联用,增加了 β_2 受体激动剂不良反应(骨骼肌震颤)的发生概率,故患儿出现双手抖动症状。因此,应停用氨溴特罗口服溶液,改用其他非 β_2 受体激动剂的化痰药治疗。

　　【特别提示】支气管哮喘的治疗方案中应避免 β_2 受体激动剂的联合应用,以免增加 β_2 受体激动剂不良反应的发生风险,保证治疗的安全性和有效性。

案例 5-90　头孢曲松与盐酸溴己新葡萄糖注射液联用致双硫仑样反应

【关键词】双硫仑样反应,注射用头孢曲松,盐酸溴己新葡萄糖注射液

【案例简介】患儿,女,2 岁 8 月,15kg,因发热 4 天、咳嗽 2 天就诊。查体:体温 38.7℃,咽充血,双肺呼吸音粗,可闻及痰鸣音。血常规:WBC 15.3×10^9/L,NEUT% 78.6%,LY 20.7%,CRP 52mg/L。胸片:双肺纹理增粗、增多。

诊断:

支气管肺炎

处方:

0.9% 氯化钠注射液 100ml

注射用头孢曲松 0.5g ╱ 皮试(−) 静脉滴注,一日 1 次

盐酸溴己新葡萄糖注射液 50ml 　静脉滴注,一日 2 次

患儿首先静脉滴注头孢曲松,完毕后静脉滴注盐酸溴己新葡萄糖注射液,滴注约 30ml 时,患儿出现面部潮红、口唇发绀、恶心、呕吐、呼吸加快症状,考虑为药物双硫仑样反应,立即停止输液,给予吸氧和对症处理,约 2 小时后患儿不适症状逐渐缓解。

【药师点评】

1. 双硫仑样反应指应用能引起双硫仑样反应的药物后,一段时间内饮酒或接触乙醇,轻者出现颜面潮红、心悸、胸闷、头痛、恶心,重者除上述症状外,还可能出现呼吸困难、心动过速、血压下降、烦躁不安、心电图 ST-T 段改变,甚至死亡的一组临床综合征。其发生机制主要是特定药物因分子结构中含特殊基团与乙醇相互作用而抑制乙醇的代谢,导致乙醛蓄积、儿茶酚胺类物质减少,导致人体出现乙醛增多的毒性作用和儿茶酚胺类物质减少引起的临床症状。一般来说,双硫仑样反应一般发生在用药与接

触乙醇后 15~30 分钟,严重程度与应用药物的剂量、乙醇量成正比,老年人、儿童、心脑血管病及对乙醇敏感者更为严重。

2. 头孢曲松是第三代头孢菌素,临床广泛用于敏感致病菌引起的呼吸道感染、肾脏及泌尿道感染、腹部感染等。因其分子结构含甲硫四氮唑侧链,故可与乙醇发生相互作用出现双硫仑样反应。本患儿所输注的盐酸溴己新葡萄糖注射液说明书注明辅料为乙醇,故患儿先后静脉输注两药出现双硫仑样反应。临床应用头孢菌素类药物时应注意避免与含乙醇的药物或食物联用,以免发生双硫仑样反应。

【特别提示】头孢曲松分子结构含甲硫四氮唑侧链,盐酸溴己新葡萄糖注射液辅料含乙醇,两者联用,可发生双硫仑样反应,应避免联用。

案例 5-91 司来吉兰与舍曲林联用致 5- 羟色胺综合征

【关键词】司来吉兰,舍曲林,药物相互作用,5- 羟色胺综合征

【案例简介】患者,男,68 岁,双手不自主震颤 5 年,伴双上肢活动笨拙,起步困难,走路小碎步步态,身体微前倾,面部表情发呆 3 年。5 年前诊断为"帕金森病",服用左旋多巴 / 卡比多巴已 4 年。近 3 个月感觉药物作用时间缩短,未到下次服药时间即出现身体发僵,起步活动困难再次就诊。查体:神志清楚,言语欠流利,面部表情发呆,双手静止性震颤,左手搓丸样动作,双上肢齿轮样肌张力增高,四肢肌力正常,肌张力增高。站立时身体前倾,起步困难,慌张步态。因患者出现"剂末现象",加用司来吉兰改善帕金森症状。近 2 个月患者出现记忆力下降,情绪低落,食欲下降,入睡困难,再次就诊。

诊断:

帕金森病

抑郁状态

处方:

盐酸司来吉兰片 5mg　口服,一日 1 次,晨起服用

左旋多巴 / 卡比多巴 62.5mg　口服,一日 2 次

盐酸舍曲林片 50mg　口服,一日 1 次,晨起服用

【药师点评】

1. 患者帕金森病病史 5 年,服用左旋多巴 / 卡比多巴 4 年,出现剂末现象及"开-关"现象,为改善症状加用司来吉兰。当患者长期服用左旋多巴制剂出现剂末现象和症状波动时,加用司来吉兰可延长左旋多巴的作用时间,延长"开"状态,改善剂末现象,两药合用还可降低左旋多巴的用量,减少其不良反应。

2. 司来吉兰适用于原发性帕金森病,可单用于治疗早期帕金森病,也可与左旋多巴或与左旋多巴及外周多巴脱羧酶抑制剂合用。开始剂量为早晨 5mg,剂量可增至一日 10mg,早晨一次服用或分早、中 2 次服用。由于司来吉兰能增加左旋多巴疗效,但同时不良反应也会增加,加入司来吉兰后可适当减少左旋多巴用量。司来吉兰为 B 型单胺氧化酶(MAO-B)不可逆性抑制剂。单胺氧化酶(MAO)可使多种儿茶酚胺类化合物和 5-羟色胺(5-HT)氧化脱胺而降解,司来吉兰作为左旋多巴 / 卡比多巴的辅助用药,通过抑制脑内MAO-B,阻断多巴胺的降解,相对增加多巴胺含量,补充神经元合成多巴胺能力的不足。司来吉兰还可通过其他机制增强多巴胺能神经的功能,如干扰突触对多巴胺的再摄取,增强递质(去甲肾上腺素、多巴胺、5-HT)的释放来加强多巴胺能神经的功能。

3. 给予患者盐酸舍曲林片改善抑郁症状。舍曲林是一种强效的选择性 5-羟色胺再摄取抑制剂(SSRI),可抑制中枢神经元 5-羟色胺再摄取,产生 5-羟色胺样作用,可用于治疗抑郁症的相关症状,包括伴随焦虑、有或无躁狂史的抑

郁症。

4. 司来吉兰与 SSRI 同时服用时,由于 SSRI 与单胺氧化酶抑制剂(MAOI)均具有 5- 羟色胺活性,可能发生严重 5- 羟色胺综合征,如意识模糊、肌阵挛、反射亢进、共济失调、震颤、惊厥、心悸、出汗、腹泻、发热、高血压、面部潮红、眩晕及精神变化(激越、错乱及幻觉)演变至谵妄及昏迷。因此,不得同时使用司来吉兰和 SSRI。

5. 应用 MAOI 司来吉兰治疗的患者停药后 14 天内不得使用舍曲林、氟西汀、帕罗西汀等 SSRI,司来吉兰停药 2 周后即可开始服用以上药物。同样在开始给予 MAOI 治疗前,至少停用舍曲林 14 天,但由于氟西汀及其代谢产物的消除半衰期较长,氟西汀停药最少 5 周后才可开始服用司来吉兰。

【特别提示】

1. 由于司来吉兰会增强左旋多巴的作用,因此在合并用药期间,如果患者出现左旋多巴样不良反应,如躁动、运动机能亢进、运动异常、激动、意识模糊、幻觉、直立性低血压、心律失常等,应降低左旋多巴剂量。

2. 司来吉兰不应与选择性 5- 羟色胺再摄取抑制剂(SSRI)、5- 羟色胺去甲肾上腺素再摄取抑制剂(SNRI)(文拉法辛)、三环类抗抑郁药、拟交感神经药、单胺氧化酶抑制剂(MAOI)(如利奈唑胺)或阿片类药物(哌替啶)同时使用。晚期帕金森病患者多合并抑郁状态,如应用司来吉兰等 MAOI 应避免选择SSRI。

3. 同时服用大剂量盐酸司来吉兰片及高酪胺食品可能引发理论上的高血压症危险,服药期间应避免食用酪胺类物质,如发酵的干酪、红葡萄酒、芝士、香肠、腌肉类、野味、动物肝脏、咸鱼、豆类及豌豆、德国腌菜及酵母制品等。

案例 5-92 结核性脑膜炎患者服用利福平 致口服避孕药避孕失败

【关键词】利福平,口服避孕药,避孕失败,结核性脑膜炎

【案例简介】患者,女,27 岁,主因"低热伴头痛 2 周,恶心呕吐 2 天"入院。查体:神清语利,颅神经检查无异常,四肢肌力肌张力正常,颈抵抗(+),脑膜刺激征(+)。查头颅 CT 未见异常。脑脊液检查示:脑脊液外观微黄色透明,压力 240mmH$_2$O;总细胞 580×10^6/L,白细胞 470×10^6/L,单核细胞比率 85%,氯 102.3mmol/L,蛋白 1.29g/L,葡萄糖 2.9mmol/L。诊断:结核性脑膜炎。给予异烟肼、利福平、吡嗪酰胺、乙胺丁醇抗结核治疗 1 周后患者症状明显减轻。无头痛、发热,脑脊液检查示:外观无色,总细胞 105×10^6/L,白细胞 96×10^6/L,氯 107.4mmol/L,蛋白 0.88g/L,遂出院继续口服药物治疗。

诊断:

结核性脑膜炎

处方:

异烟肼片 300mg 口服,一日 1 次

利福平 450mg 口服,一日 1 次

吡嗪酰胺 250mg 口服,一日 3 次

乙胺丁醇 250mg 口服,一日 3 次

出院后,患者为避免治疗期间妊娠,口服避孕药去氧孕烯/炔雌醇片(0.15mg/30μg),一日 1 片,连服 21 天,停药 7 天,停药第 8 天开始下一个周期。2 个月后,患者意外妊娠。

【药师点评】

1. 抗结核治疗必须遵循早期、联合、适量、规律、全程用药的治疗原则。WHO 建议对结核性脑膜炎的抗结核治疗方案至少应包括异烟肼、利福平和吡嗪酰胺三种药物,视情况决定加用乙胺丁醇或链霉素,联合用药要持续 9~12 个月。

2. 利福平妊娠前 3 个月禁用,异烟肼、乙胺丁醇均可透过胎盘,胎儿血药浓度均高于母体,异烟肼动物实验中可引起死胎,乙胺丁醇动物实验中可见胎儿畸形,吡嗪酰胺 FDA 妊娠期用药分级为 C 类。患者为育龄期妇女,有生育计划,服用以上药物期间如发生妊娠有造成胎儿畸形的可能,故抗结核治疗期间应避免妊娠。

3. 利福平为 CYP2C9、CYP2C19、CYP3A4、CYP2D6 诱导剂,可促进雌激素的代谢或减少其肝肠循环,降低口服避孕药的作用。利福平与口服避孕药同时使用易导致避孕失败、计划外妊娠,所以患者服用利福平期间应改用其他避孕方法。

【特别提示】 结核性脑膜炎抗结核治疗时间长,抗结核药物与多种药物存在药物相互作用,利福平为肝药酶诱导剂,可加速多种药物代谢,如口服避孕药、糖皮质激素、氨茶碱、环孢素、维拉帕米、口服降血糖药物、左甲状腺素、苯妥英等药物。如与以上药物合用应注意调整剂量或监测相关药物浓度。如育龄期妇女在应用含利福平方案抗结核治疗期间应采取非雌激素避孕法,以免意外怀孕。

案例 5-93 尼莫地平注射液与头孢哌酮舒巴坦联用致双硫仑样反应

【关键词】 尼莫地平注射液,头孢哌酮舒巴坦,双硫仑样反应

【案例简介】 患者,女,58 岁,因突发剧烈头痛 1 天就诊。查体:体温 36.5℃,血压 200/105mmHg,神清语利,双瞳孔正大等圆,对光反射灵敏。颅神经检查未见异常。四肢肌力、肌张力正常。病理反射未引出。颈强直,颌下 4 横指,Kernig 征阳性。头部 CT 示蛛网膜下腔出血。入院 5 天后患者出现发热,体温 38.3℃,伴咳嗽、咳痰。血常规:白细胞 12.4×10^9/L,中性粒细胞百分比 83%,胸部 X 线检查示双下肺斑片状影。诊断:肺部感染。加用头孢哌酮钠舒巴坦钠抗感染治疗。

诊断:

蛛网膜下腔出血

肺部感染

处方：

20%甘露醇注射液 125ml　静脉滴注,每8小时1次

尼莫地平注射液 1mg/h　静脉持续24h泵点

0.9%氯化钠注射液 100ml

注射用头孢哌酮钠舒巴坦钠 2.0g　静脉滴注,一日2次

　　静脉注射头孢哌酮钠舒巴坦钠后,患者出现面部潮红、头痛、眩晕、心慌、气促、呼吸困难、烦躁不安、恶心症状。遂停药,给予对症处理后症状减轻。

【药师点评】

1. 蛛网膜下腔出血通常为脑底部或脑表面的病变血管破裂,血液直接流入蛛网膜下腔引起的一种临床综合征。蛛网膜下腔内的血液成分刺激脑动脉,可继发脑动脉痉挛。尼莫地平是一种钙通道阻滞剂,可以通过有效阻止 Ca^{2+} 进入细胞内,抑制平滑肌收缩,达到解除血管痉挛的目的。预防性用药应在出血4天内开始静脉泵入尼莫地平,并在血管痉挛最大危险期连续给药10~14天。

2. 患者入院5天后出现发热、咳嗽、咳痰,诊断为“肺部感染”。入院大于5天后发生的肺炎为晚发性医院获得性肺炎,可能的病原体主要为肺炎克雷伯菌等肠杆菌科细菌、铜绿假单胞菌、不动杆菌等。宜选择头孢他啶、头孢哌酮舒巴坦、哌拉西林他唑巴坦、亚胺培南或美罗培南等抗菌药物治疗。

3. 患者在应用头孢哌酮期间饮酒或停药后1周内饮酒(包括白酒、啤酒、含乙醇的饮料及糖果),口服、静脉应用含乙醇的药品或用乙醇进行皮肤消毒或擦洗降温,均可产生双硫仑样反应,症状在接触乙醇后5~40分钟出现。患者可出现面部潮红、头痛、眩晕、心慌、气促、呼吸困难、烦躁不安、恶心、呕吐、心绞痛等症状。尼莫地平注射液辅料中含有乙醇,如与头孢哌酮舒巴坦同时应用极有可能出现双硫仑样反应。双硫仑样反应又称双硫醒样反应或酒醉貌反应,系指双硫仑抑制乙醛脱氢酶,阻挠乙醇的正常代谢,致使饮用少量乙醇也可引起乙醛中毒的反应。

对于一般较轻的反应,不需治疗可自行恢复。若出现剧烈反应,如呼吸抑制、虚脱、惊厥、心功能失常时应采取相应救治措施。为避免双硫仑样反应发生,应用尼莫地平期间应避免使用头孢哌酮舒巴坦。

4. 除头孢哌酮外,头孢孟多、头孢美唑、头孢甲肟、头孢尼西、头孢西丁、头孢呋辛、头孢他啶、头孢曲松、头孢匹胺、头孢米诺、拉氧头孢等头孢类药物应用期间,如患者饮酒或同时应用含乙醇药物也可引起双硫仑样反应。这些抗菌药物在化学结构上共同的特点是在其母核 7- 氨基头孢烷酸上有甲硫四氮唑取代基,可与辅酶 I 竞争乙醛脱氢酶活性中心,可阻止乙醛继续氧化,导致乙醛蓄积,从而引起双硫仑样反应。

【特别提示】多种药物在应用中可抑制乙醇代谢,引起乙醛蓄积中毒,产生双硫仑样反应。临床对应用抗菌药物过程中的双硫仑样反应有足够的认识和重视,应提醒患者在应用这些抗菌药物的过程中或停药后 1 周内不得饮酒,不得应用含乙醇的药品(包括当患者需要鼻饲或输注营养液时,流质或营养液中也应避免含乙醇成分)或用乙醇进行皮肤消毒或擦拭降温,尤其是老年人和心血管疾病患者。常见可引起双硫仑样反应的药物有硝基咪唑类、硝基呋喃类、妥拉唑林、磺酰脲类、双胍类降血糖药物、部分头孢菌素类。

案例 5-94　卡马西平与非洛地平合用引起血压升高

【关键词】卡马西平,非洛地平,血压升高

【案例简介】患者,女,57 岁,左侧面部发作性刀割样疼痛 1 年就诊。1 年前,患者无任何诱因出现左侧面颊部疼痛,呈刀割样,开始时几个月发作一次,逐渐发作频繁,数分钟发作一次,刷牙、洗脸、吃饭均可诱发发作。服用中药无效,口腔科检查除外牙龈以及牙齿疾病,遂就诊于神经内科。神经系统检查,未见明显阳性体征,头颅核磁未见异常。诊断:三叉神经痛,给予卡马西平控制疼痛发作。患者既往高血压病史 10 年,近两年规律口服非洛地平,血压控制良好,血压 140/90mmHg以下。

诊断:

三叉神经痛

高血压

处方:

卡马西平片 0.1g　口服,一日 3 次

非洛地平缓释片 10mg　口服,一日 1 次

应用卡马西平治疗 2 周后,患者诉血压控制不佳,血压最高达 180/110mmHg。

【药师点评】

1. 三叉神经痛首选药物治疗,而卡马西平为治疗三叉神经痛的首选药物。卡马西平是一种抗惊厥药和特异性三叉神经痛镇痛药,其化学结构上与其他抗惊厥和治疗三叉神经痛药物无相关性,作用机制尚不明确。治疗三叉神经痛的初始剂量为 200~400mg/d,逐渐增加至疼痛缓解(通常一次 200mg,一日 3~4次),然后剂量逐渐减小至最低可维持剂量。推荐老年患者的初始剂量为一次 100mg,一日 2 次。

2. 患者既往高血压病史,规律口服非洛地平,血压控制良好,因加用卡马西平后血压升高。非洛地平是 CYP3A4 的底物。抑制或诱导 CYP3A4 的药物对非洛地平血药浓度会产生明显影响。同时服用 CYP3A4 诱导剂可剧烈降低非洛地平血药水平,有导致非洛地平作用缺失的危险。卡马西平是 CYP3A4 和肝脏其他Ⅰ相、Ⅱ相酶系统的强效诱导剂,因此可降低主要通过 CYP3A4 代谢的药物的血浆浓度。卡马西平与非洛地平合用,可使非洛地平代谢加快,血药浓度减低,造成降压效果下降,血压升高。故应避免两种药物联用。

【特别提示】正在服用非洛地平的高血压患者如联合应用CYP3A4诱导剂可造成血压升高,而联合应用强效CYP3A4抑制剂可能会造成血压过度降低。常见CYP3A4诱导剂:卡马西平、苯妥英、苯巴比妥、利福平和圣约翰草;常见强效CYP3A4抑制剂:吡咯类抗真菌药物(伊曲康唑)、大环内酯类抗菌药物(红霉素)和HIV蛋白酶抑制剂、葡萄柚汁等。服用非洛地平期间应避免使用以上药物或食物。

案例 5-95　瑞格列奈与氟康唑联用致糖尿病患者低血糖

【关键词】瑞格列奈,氟康唑,药物相互作用,低血糖

【案例简介】患者,男,80岁,患有2型糖尿病。糖尿病病史20年,近2年来服用二甲双胍联合瑞格列奈降血糖治疗,血糖控制理想,空腹血糖5.4~6.2mmol/L,餐后2小时血糖6.4~8.2mmol/L。近1个月反复尿频、尿急,小便后尿道口有烧灼感,近一周出现低热,体温波动于37.4~37.7℃。查尿常规示:WBC 2+;尿培养:白念珠菌。

诊断:

2型糖尿病

泌尿系感染

处方:

盐酸二甲双胍缓释片 1.0g　口服,一日1次

瑞格列奈片 0.5mg　口服,一日3次

氟康唑胶囊 200mg(首次400mg)　口服,一日1次

2天后,患者出现心慌、出汗、颤抖、面色苍白,急查血糖1.9mmol/L,静脉注射葡萄糖注射液后好转。

【药师点评】

1. 瑞格列奈为短效口服降血糖药物,通过促进胰腺β细胞的胰岛素分泌,降低血糖水平。用于饮食控制、降低体重及运动

锻炼不能有效控制的 2 型糖尿病(非胰岛素依赖型)患者。瑞格列奈片可与二甲双胍合用,与各自单独使用相比,两者合用对控制血糖有协同作用。瑞格列奈应在主餐前 15 分钟内服用,在服药后 30 分钟内即可出现促胰岛素分泌反应。剂量因人而异,以个人血糖而定。推荐起始剂量为 0.5mg,一日 3 次,以后如需要可每周或每两周作调整。

2. 氟康唑为三唑类抗真菌药物,对大多数种类的临床常见念珠菌(包括白念珠菌、近平滑念珠菌、热带念珠菌)有抗真菌活性。应根据真菌感染的性质和严重程度确定用药剂量。患者因念珠菌引起尿路感染,选择氟康唑抗真菌治疗。

3. 瑞格列奈主要经 CYP2C8 和 CYP3A4 代谢,酶抑制剂或诱导剂能影响药物的疗效,导致低血糖反应或血糖控制不佳。氟康唑为 CYP2C9 和 CYP2C19 的强效抑制剂和 CYP3A4 的中效抑制剂,可抑制瑞格列奈的代谢,使体内药物浓度升高,导致低血糖反应。患者同时应用瑞格列奈和氟康唑,导致瑞格列奈降糖作用增加,从而发生低血糖。

4. 氟康唑为 CYP2C9、CYP2C19 和 CYP3A4 的抑制剂,使用氟康唑治疗的患者,如同时使用经 CYP2C9、CYP2C19 及 CYP3A4 代谢且治疗窗较窄的药物时需密切监测;服用氟康唑期间,禁止同时服用可延长 Q-T 间期和经过 CYP3A4 代谢的药物,如西沙比利、阿斯咪唑、匹莫齐特、奎尼丁、红霉素等。氟康唑半衰期较长,停药后氟康唑的酶抑制作用可持续4~5 天。

【**特别提示**】瑞格列奈通过 CYP2C8 和 CYP3A4 代谢,氟康唑为 CYP2C9、CYP2C19 和 CYP3A4 的抑制剂,可使瑞格列奈代谢减慢,降糖作用增加,患者发生低血糖。使用氟康唑治疗的患者,如同时使用经 CYP2C9、CYP2C19及 CYP3A4 代谢且治疗窗较窄的药物,亦应密切监测临床反应。

案例 5-96 氯吡格雷与奥美拉唑联用致抗血栓效果降低

【关键词】氯吡格雷,质子泵抑制剂,CYP2C19,抗血栓效果降低,脑梗死

【案例简介】患者,男,67 岁,因"上腹部疼痛,胃部烧灼感一日"就诊。既往病史:冠心病 1 年,慢性胃炎数年。患者近日出现上腹部疼痛,呈隐痛、烧灼样痛,餐后加重。查体:体温 36.2℃,血压 134/82mmHg;心电图检查未见异常;无痛胃镜检查:胃溃疡,溃疡基底部蒙有白色或黄白色厚苔,周围黏膜充血、水肿,四周出现再生上皮所形成的红晕。

诊断:

冠心病

胃溃疡,活动期

处方:

硫酸氢氯吡格雷片 75mg　口服,一日 1 次

奥美拉唑镁肠溶片 20mg　口服,一日 2 次

克拉霉素缓释片 500mg　口服,一日 1 次

铝镁加混悬液 15ml　口服,一日 3 次,餐后服用

用药 2 周后,患者临床症状明显减轻,但突然出现左侧肢体无力,入院做头部 CT 检查,结果示:后循环缺血,腔隙性脑梗死。立即进行溶栓治疗,并送氯吡格雷基因检测,结果提示 *CYP2C19*1/*1*,说明患者氯吡格雷代谢基因未发生突变;考虑为奥美拉唑与氯吡格雷药物相互作用,停用奥美拉唑,改用雷贝拉唑继续治疗。

【药师点评】

1. 胃溃疡是指发生在胃角、胃窦、贲门和裂孔疝等部位的溃疡,是消化性溃疡的一种。幽门螺杆菌感染是消化性溃疡的主要原因。治疗方案包括应用抑酸药、胃黏膜保护剂、根治幽门螺杆菌的药物。给予患者奥美拉唑抑制胃酸,克拉霉素抑制幽

门螺杆菌,铝镁加混悬液保护胃黏膜,药物选择适宜。

2. 患者因 1 年前确诊冠心病,医生建议口服氯吡格雷作为冠心病二级预防,患者依从性较好。本次治疗期间发生脑梗死,经氯吡格雷基因检测证实患者为 CYP2C19 正常代谢型,未发生代谢基因突变,因此考虑为药物相互作用所致。

3. 奥美拉唑为质子泵抑制剂,可抑制 CYP2C19,从而抑制其他通过该酶代谢药物的代谢,如使氯吡格雷代谢减慢,导致其有效活性代谢产物减少,药效降低;而克拉霉素可抑制奥美拉唑的代谢,使其血药浓度增加,合用后使奥美拉唑的 CYP2C19 抑制作用进一步增强,最后导致患者脑梗死的发生。

4. 同为质子泵抑制剂,奥美拉唑、艾司奥美拉唑、兰索拉唑、泮托拉唑、雷贝拉唑等对 CYP2C19 的抑制作用有很大差别,其中奥美拉唑作用最强,雷贝拉唑作用很弱,因此,将奥美拉唑替换为雷贝拉唑。

【特别提示】不同的质子泵抑制剂对 CYP2C19 的抑制作用有很大差别,其中奥美拉唑作用最强,合用时可引起氯吡格雷代谢减慢,活性代谢产物生成减少,导致抗血栓药效降低。因此,应避免氯吡格雷与奥美拉唑同时使用,如确需使用,可考虑选择雷贝拉唑或 H$_2$ 受体拮抗剂雷尼替丁等,以避免因药物相互作用而降低氯吡格雷的抗血栓效果。

案例 5-97 新癀片与牛黄解毒片合用致恶心呕吐

【关键词】新癀片,牛黄解毒片,消化道不良反应,毒性

【案例简介】患者,女,16 岁,3 天前因风吹受凉致发热头痛、咽喉肿痛就诊。查体:体温 38.7℃,口咽部黏膜充血,扁桃体 Ⅱ 度肿大,无其他不适。

诊断:

咽炎

处方：

新癀片 3 粒　口服，一日 3 次

牛黄解毒片 4 粒　口服，一日 3 次

患者首次服药 30 分钟后出现上腹疼痛，伴恶心、呕吐等胃部不适症状，休息后稍有缓解。第二次服药 30 分钟后又出现上述不适症状，并伴呕吐及轻度腹泻，且进食后自觉胸骨后隐痛，咽喉部位疼痛加剧。患者考虑和用药有关，自行停药未就诊。次日自觉头痛减轻，消化道症状仍有，咽喉肿痛加剧并出现口舌溃疡。又来医院门诊就诊，查体：体温 37.5℃，口咽部黏膜充血，扁桃体 II 度肿大。口舌部多发性溃疡，胃部不适有所缓解，不思饮食，大便溏。

【药师点评】

1. 新癀片是在传统古方仔癀片的基础上研制生产的中西药复方制剂，含中药肿节风、三七、人工牛黄、猪胆汁膏、肖梵天花、珍珠层粉、水牛角浓缩粉、红曲等；西药成分为吲哚美辛，为非甾体抗炎药，对消化道有刺激作用，超剂量用药或者既往患有消化性溃疡病史的患者，易引起消化道黏膜损伤，诱发溃疡甚至消化道出血。

2. 牛黄解毒片成分：人工牛黄、雄黄、石膏、大黄、黄芩、桔梗、冰片、甘草等。主要有毒物质雄黄含量较大，其主要成分为三硫化二砷，遇热易分解氧化为有剧毒的三氧化二砷，可影响到消化系统、神经系统、血液系统功能；所含肿节风有小毒，含氰苷，在胃肠内水解为氢氰酸，毒性增加，导致患者咽喉肿痛加剧并出现口舌溃疡。

3. 新癀片、牛黄解毒片组方相似，均为含有人工牛黄，具有清热解毒、化痰定惊的作用。两药合用时，功效相加，两药组方中的成分均有清热、泻火、通便作用，合用使泻下作用增强，故患者服用后出现一系列胃肠道反应。因此两药联用时，应根据患者实际年龄、病症对剂量作适当调整。

【特别提示】新癀片、牛黄解毒片中药物成分相似、功效相近,联合应用药理作用相加;两药均含有毒性成分,联合应用会增强其毒副作用。

案例 5-98 参松养心胶囊与华法林联用致抗凝作用降低

【关键词】参松养心胶囊,人参,华法林,INR,药物相互作用

【案例简介】患者,女,66 岁,因非瓣膜病房颤合并糖尿病、高血压、血脂异常等代谢综合征,服用华法林片抗凝治疗,应用降压药物治疗使血压控制在 110/70mmHg。

诊断:

非瓣膜病房颤

处方:

生物合成人胰岛素 30R 注射液 4IU 皮下注射,一日 3 次

苯磺酸左氯地平片 2.5mg 口服,一日 1 次

阿托伐他汀钙片 10mg 口服,一日 1 次

华法林片 3mg 口服,一日 1 次

参松养心胶囊 0.8g 口服,一日 3 次

患者首日服用华法林片 1.5mg,3 天后逐渐调整至一日 3mg,1 周后查 INR 为 2.1,达到目标范围。开始加用参松养心胶囊 7 天后,查 INR 降至 1.5,停用参松养心胶囊,5 天后查 INR 升至 2.5。

【药师点评】

1. 参松养心胶囊由人参、麦冬、山茱萸、炒酸枣仁等 12 味中药组成,具有益气养阴、活血通络、清心安神的作用,用于治疗冠心病室性早搏属气阴两虚,心络瘀阻证,症见心悸不安、气短乏力、动则加剧、胸部闷痛、失眠多梦盗汗、神倦懒言等。

2. 参松养心胶囊中含有人参,人参可能降低华法林的作用,包括人参与含有人参的中成药(参松养心胶囊、益心舒胶囊、

389

芪苈强心胶囊、芪参胶囊),中草药也可能与华法林有相互作用。

3. 华法林为香豆素类抗凝血药,通过抑制维生素 K 依赖的凝血因子 Ⅱ、Ⅶ、Ⅸ 及 Ⅹ 的合成发挥抗凝作用。华法林为消旋体,所含两种旋光物质分别为 S- 华法林和 R- 华法林,其中 S- 华法林的抗凝作用约比 R- 华法林强 5 倍。华法林的作用受多种因素影响,其中 CYP450 酶活性及 VKORCI 的基因多态性可影响其抗凝效果。华法林被肝代谢清除,通过肝微粒体酶 CYP2C9 (S- 华法林)、CYP1A2 与 CYP3A(R- 华法林)代谢成无活性代谢产物在尿液中排出。研究显示,人参所含人参皂苷等成分可诱导 CYP3A、CYP2C9,使华法林的代谢加快,抗凝作用减弱。

4. 服用华法林的患者应尽可能避免使用中药。理论上服用华法林的患者应避免使用任何人参制品,因此有必要提醒患者;如果服用华法林的患者坚持服用人参制剂,应建议患者不要随便更换人参制剂的品牌,也不要随便调整人参的剂量,虽然这种处理方法不一定能保证 INR 的绝对稳定,因为相同的品牌和制剂之间也有很大差异,这只是一种相对安全的预防措施;如果服用华法林患者的人参摄入量有任何变动(例如:开始服用,停止服用,调整剂量,改变品牌),应谨慎监测华法林凝血指标的变化。

5. 人参总皂苷与华法林联用,能明显降低华法林的药理效果,人参总皂苷用量越大对华法林药效的下调越大。人参总皂苷通过提高肝药酶 CYP2C9、CYP3A4 的表达加快华法林的体内代谢降低其抗凝 / 抗血栓效果。

【特别提示】患者在服用华法林期间应尽可能避免服用人参及含人参的制剂,如果坚持使用必须持续监测 INR,并根据 INR 调整华法林的剂量。

案例 5-99 丹参多酚酸盐与华法林合用致眼结膜出血

【关键词】丹参多酚酸盐,华法林,眼结膜出血,INR

【案例简介】患者,男,66 岁,主因"间断胸闷憋气加重伴心悸"就诊。患者曾于 10 年前因风湿性心脏病行"二尖瓣、三尖瓣换瓣术",术后规律服药治疗。现华法林剂量 4.5mg,一日 1 次,INR 控制在 1.5~2.5。入院前 1 天查凝血酶原时间(PT)23.9 秒,INR 2.19。

诊断:

冠心病

处方:

呋塞米片 40mg 口服,一日 1 次

单硝酸异山梨酯片 20mg 口服,一日 2 次

缬沙坦片 80mg 口服,一日 1 次

华法林片 4.5mg 口服,一日 1 次

5% 葡萄糖注射液 250ml

注射用丹参多酚酸盐 100mg } 静脉滴注,一日 1 次,共 7 天

入院第 7 天,停用注射用丹参多酚盐。入院后第 10 天,患者出现右侧结膜充血,查凝血功能 INR 3.49,PT 39.2 秒,纤维蛋白原(FIB)2.42g/L,凝血酶时间(TT)15.7 秒,活化部分凝血活酶时间(APTT)56.2 秒。将华法林剂量减至 3mg/d,并请眼科会诊后予以对症治疗。第 13 天,患者症状好转出院。出院后 7 天结膜充血症状自行消退,复查 INR 1.58。

【药师点评】

1. 注射用丹参多酚酸盐具有活血、通脉、化瘀功效,临床用于冠心病稳定型心绞痛,中医辨证为心血瘀阻证者,症见胸痛、胸闷、心悸。由于其活血化瘀作用,临床使用该药物时常见头晕、头痛等不良反应,且有出血倾向患者应慎用此药物。

2. 华法林为双香豆素类抗凝血药,临床上常用于预防和治疗瓣膜病和瓣膜置换、非瓣膜性房颤、电复律、冠心病和心肌梗死等引起的血栓形成以及肺栓塞和深静脉血栓的形成,临床应用过程中应密切监测患者 INR,以避免出血风险。此外,由于华法林主要经 CYP450 酶系代谢,且血浆蛋白结合率高达

98%~99%，因此与很多药物都有相互作用，应密切监测患者的 INR，并根据检测结果及时调整治疗方案。

3. 研究显示，丹参所含有效成分隐丹参酮、丹参酮 I、原儿茶醛、丹参素等可抑制 CYP3A4 蛋白和 mRNA 表达，丹参素可抑制 CYP2C9 mRNA 的表达，提示在临床连续大剂量使用丹参制剂时，需要关注丹参制剂与 CYP3A4 底物药物之间可能的相互作用。

4. 注射用丹参多酚酸盐的主要成分为中药丹参中提取的丹参乙酸镁，丹参提取液与华法林存在药代动力学相互作用，可以明显增加华法林的血药浓度，延长其凝血作用时间，进而增加华法林出血的风险。因此，当患者应用华法林抗凝治疗期间，在应用丹参类药物时应密切监测 INR。

【特别提示】华法林与很多药物都有相互作用，注射用丹参多酚酸盐可增加华法林出血的风险，两药合用时应密切监测 INR。

案例 5-100　达托霉素与阿托伐他汀合用致肌痛

【关键词】肌痛，不良反应，达托霉素，HMG-CoA 还原酶抑制剂，阿托伐他汀

【案例简介】患者，男，62 岁，主因间断胸部不适伴双上肢无力半年，加重 1 周就诊。患者半年前劳动后出现胸部不适，伴胸闷，伴双上肢无力，此症状间断出现，曾自行口服"复方丹参片"后上述症状仍间断出现，程度无加重，患者可从事轻体力劳动。1 周前因上述症状较前加重，持续约 1 小时就诊。查体：体温 36.9℃，心率 112 次 /min，呼吸 19 次 /min，血压 146/84mmHg。血常规：白细胞 53.5×10^9/L，红细胞 2.74×10^9/L，血红蛋白 92g/L，血小板 81×10^9/L。

诊断：

急性髓系白血病

血流感染

颈动脉粥样硬化

处方：

0.9% 氯化钠注射液 100ml

注射用达托霉素 0.5g ⎱ 静脉滴注，一日 1 次，滴速 3ml/min

阿托伐他汀钙片 20mg 口服，每晚 1 次

连用 5 天后，复查肌酸磷酸肌酶升高，患者未出现肌痛、肌无力症状，后将达托霉素更换为万古霉素。1 周后复查肌酸磷酸肌酶恢复正常。

【药师点评】

1. 达托霉素和 HMG-CoA 还原酶抑制剂可能引起肌病，表现为与 CPK 水平升高相关的肌痛和肌无力。他汀类药物与达托霉素联用与肌病和横纹肌溶解症独立相关。在Ⅲ期金黄色葡萄球菌菌血症 / 心内膜炎试验中，之前或伴随使用 HMG-CoA 还原酶抑制剂的患者接受达托霉素治疗时可引起 CPK 水平升高。因此对于正暂时接受达托霉素治疗的患者，应考虑停止使用 HMG-CoA 还原酶抑制剂。

2. 在达托霉素治疗期间，2%~14% 的患者可发生达托霉素相关肌病。在临床前研究中，达托霉素表现出的骨骼肌毒性在治疗感染性心内膜炎时更加频发，CPK 增高是被迫停用达托霉素的最常见原因。在使用达托霉素时，应监测肌病的临床表现及 CPK 水平。当出现不能解释的肌病伴 CPK>正常上限的 5 倍或虽无症状，但 CPK 高于正常上限 10 倍时，均应停用达托霉素。

3. 对于正接受达托霉素治疗的患者，应考虑暂时停止使用 HMG-CoA 还原酶抑制剂。在继续两药联用的患者中，应考虑比建议的每周 1 次更频繁地检测 CPK 水平，同时也应监测患者是否出现肌病症状，包括肌肉疼痛或无力。另外，在肾功能不全或出现不能解释的 CPK 升高的患者中，也应更频繁地检测 CPK 水平。出现肌病症状和 CPK 升高大于 1 000U/L

的患者,或 CPK 升高大于 2 000U/L 但没有症状的患者应停用达托霉素。

【特别提示】建议接受达托霉素治疗的患者应考虑停止使用 HMG-CoA 还原酶抑制剂。在使用达托霉素时,应监测肌病的临床表现及 CPK 水平。当出现不能解释的肌病伴 CPK>正常上限的 5 倍或虽无症状,但 CPK 高于正常上限 10 倍时,均应停用达托霉素。

案例 5-101　胺碘酮与地高辛联用致地高辛中毒

【关键词】剂量不适宜,相互作用,房颤,地高辛,胺碘酮

【案例简介】患者,女,71 岁,因阵发性心悸 8 年,再发 1 天就诊。患者 6 年前出现心悸,心电图检查示"阵发性心房颤动",给予胺碘酮治疗 1 个月后好转停药。3 年后再发心悸,使用美托洛尔治疗后出现 Q-T 间期延长,最长 7 秒。于 1 年前行射频消融术后症状好转,后长期口服阿司匹林肠溶片(100mg 口服,一日 1 次)及盐酸普罗帕酮片(150mg 口服,一日 3 次)。既往有高血压、糖尿病、高脂血症、肺间质纤维化病史。查体:血压 105/60mmHg,房颤律,双下肢轻至中度可凹性水肿。入院后查 N 末端 B 型利钠肽原(NT-proBNP)为 7 061ng/L。左心室射血分数 58%。

诊断:

心力衰竭

阵发性心房颤动

处方:

胺碘酮片 150mg　口服,一日 3 次

地高辛片 0.25mg　口服,一日 1 次

比索洛尔片 5mg　口服,一日 1 次

服药 3 天后,患者出现恶性、呕吐、腹泻、头晕、头昏、失眠、

耳鸣症状,查地高辛血药浓度为 2.4ng/ml。考虑为地高辛中毒,遂减少地高辛剂量,改为一次 0.125mg,一日 1 次。3 天后查地高辛血药浓度为 1.0ng/ml,患者上述症状消失。

【药师点评】

1. 患者为老年女性,根据《2019 AGS 老年人潜在不当用药 Beers 标准》,抗心律失常药物胺碘酮、普罗帕酮及索他洛尔等不宜作为老年患者房颤的一线用药。对于老年患者,控制心室率比控制心律可有更多获益。胺碘酮不良反应较多,包括肺毒性,且该药为肝脏药物代谢酶 CYP450 的典型抑制剂,对多种药物代谢均有影响,会增加不良反应。

2. 老年人肌酐清除率降低,大剂量地高辛对心力衰竭患者没有带来更多获益反而会增加毒性。老年人合并洋地黄中毒的危险因素多,应根据患者病情采用小剂量地高辛(低于0.125mg,1 次 /d)治疗。

3. 胺碘酮可增加血清地高辛浓度,也可能增高其他洋地黄制剂的浓度,达中毒水平。当开始使用胺碘酮时,洋地黄类药物应停药或减少剂量 50%,并监测其血清药物浓度。

【特别提示】地高辛治疗窗窄,相互作用较多,尤其是在给予老年人地高辛等强心苷类药物时,应使用小剂量,地高辛剂量应低于 0.125mg/ 次,并密切关注临床变化,参考地高辛血药浓度,综合判断。

案例 5-102　利拉鲁肽与沙格列汀联用不合理

【关键词】重复用药,利拉鲁肽,沙格列汀,作用机制类似

【案例简介】患者,男,37 岁,主因多尿、口干、多饮 5 个月就诊。就诊前 5 个月无明显诱因出现口干、多尿、多饮、多食,易饿,伴体重下降 10kg,无胸闷气短,无恶心呕吐,无发热,未予以诊疗。近日体检血糖高。空腹血糖 9.5mmol/L,糖化血红蛋白 8.8mmol/L,尿糖 +。

诊断：

2 型糖尿病

处方：

沙格列汀片 5mg　口服，一日 1 次

盐酸二甲双胍片 1 000mg　口服，一日 2 次

利拉鲁肽注射液 1.8mg　皮下注射，一日 1 次

【药师点评】

1. 胰高血糖素样肽 -1（GLP-1）是人体自发合成的生物分子，为肠道 L 细胞产生激素，具有促进胰岛素分泌和合成、抑制用餐后胰高血糖素释放、延缓胃排空、改善 β 细胞功能并阻止其凋亡等多重作用，从而发挥广泛的降糖作用。但身体里自然产生的 GLP-1 半衰期较短，很快就会被血浆中的二肽基肽酶 4（DPP-4）抑制失去活性，不能用于临床治疗。

2. 利拉鲁肽与沙格列汀联合用药不合理。利拉鲁肽为GLP-1 激动剂，可以直接激动 GLP-1 受体，发挥降糖作用。沙格列汀为 DPP-4 抑制剂，通过抑制 GLP-1 降解，提高内源性GLP-1 浓度，发挥降糖作用。在 2 型糖尿病患者中两药均可通过增加活性肠促胰岛激素的水平而改善血糖控制，作用机制类似，一般不推荐合用。

【特别提示】糖尿病患者给予单药治疗通常无法长期控制血糖，需联合用药。降血糖药物种类较多，如联合用药不当，可能存在相似副作用叠加的现象，所以在临床应用中应注意其作用机制，合理配伍，避免增加不良反应。

案例 5-103　胶体果胶铋不宜与奥美拉唑同时应用

【关键词】胃溃疡，胶体果胶铋，奥美拉唑

【案例简介】患者，男，67 岁，因间断恶心 20 余天就诊。患者 5 年前诊断为"高血压"，平素服用硝苯地平控释片、马来酸

依那普利片降压治疗,血压控制在 125~140/60~80mmHg。就诊前 20 余天无明显诱因出现食欲缺乏伴恶心,无呕吐,伴下腹部不适。胃镜检查提示胃溃疡。

诊断:

胃溃疡

高血压

处方:

奥美拉唑肠溶胶囊 20mg　口服,一日 2 次

胶体果胶铋胶囊 150mg　口服,一日 3 次

硝苯地平控释片 30mg　口服,一日 1 次

马来酸依那普利片 10mg　口服,一日 1 次

【药师点评】

1. 奥美拉唑和胶体果胶铋均是消化科常用的药物。奥美拉唑为质子泵抑制剂,能阻断胃壁细胞微泌管膜上的质子泵,使氢离子排出受阻,口服后能迅速提高胃内 pH,提高抗菌药物对幽门螺杆菌的抗菌效果,临床多用于消化性溃疡的治疗。

2. 铋剂如胶体果胶铋需要在胃酸的作用下,以铋盐的形式沉积于胃黏膜,保护溃疡面并发挥抗幽门螺杆菌的作用。

3. 两者同时口服,铋剂因为失去酸性环境而不能发挥有效功能。因此铋剂不宜与质子泵抑制剂同时口服。若是必须同时应用,应错开服药时间,以免影响疗效。

【特别提示】铋剂需要在胃酸的作用下沉积于胃黏膜,保护溃疡面;质子泵抑制剂通过提高胃内 pH 影响铋剂发挥作用,因此铋剂不宜与质子泵抑制剂同时服用。

案例 5-104　溃疡性结肠炎应用抗菌药物可降低柳氮磺吡啶的疗效

【关键词】柳氮磺吡啶,抗菌药物,结肠炎

【案例简介】患者,男,74 岁,反复腹泻、便秘 30 余年。结肠镜检查提示,结肠黏膜水肿,充血,广泛溃疡形成肠管运动及分泌物增加。

诊断:

溃疡性结肠炎

处方:

柳氮磺吡啶片 2g 口服,一日 3 次

头孢地尼片 0.1g 口服,一日 2 次

【药师点评】

1. 炎性肠病包括溃疡性结肠炎和克罗恩病,柳氮磺吡啶(SASP)是治疗溃疡性结肠炎的常用药物之一,主要是通过 5- 氨基水杨酸抑制前列腺素的合成而发挥治疗作用。

2. 柳氮磺吡啶服用后,在远端小肠和结肠,在肠内微生物作用下分解为磺胺吡啶和 5- 氨基水杨酸而显效。若同时应用抗菌药物,会使肠道细菌量减少,影响柳氮磺吡啶的分解,降低疗效。

【特别提示】柳氮磺吡啶不宜与抗菌药物同服。近年来,临床上应用的美沙拉秦等 5- 氨基水杨酸制剂,无须细菌分解即可直接发挥作用,因而不受同时使用抗菌药物的影响。

案例 5-105 与抗抑郁药合用致西沙必利疗效降低

【关键词】抗抑郁药,相互作用,西沙必利

【案例简介】患者,女,48 岁,腹泻和便秘多年,交替反复发生,每日多次大量黏液稀便,常伴有腹胀、腹疼和胃灼热感。

诊断:

肠易激综合征

处方:

西沙必利片 10mg 口服,一日 3 次

阿米替林片 20mg　口服,每晚 1 次

乳果糖口服溶液 15ml 口服, 一日 1 次

【药师点评】

1. 肠易激综合征(irritable bowel syndrome,IBS)是临床常见的一组以腹痛、腹胀、腹部不适伴排便习惯改变为主要症状的临床综合征。治疗原则是根据主要症状类型进行对症治疗和根据症状严重程度进行分级治疗。注意治疗措施的个体化和综合运用。

2. 肠易激综合征患者多有胃肠道动力学和精神方面的异常,因此,同时接受促胃肠动力药和抗抑郁药治疗较为常见。

3. 相当比例的 IBS 患者伴有不同程度的精神心理障碍,包括焦虑、紧张、抑郁、失眠和神经过敏等。小剂量三环类抗抑郁药(TCA)和 5-羟色胺再摄取抑制剂(SSRI)可以缓解 IBS 总体症状和腹痛症状,即使对没有明显伴随精神和心理障碍表现的患者也有效。

4. 西沙必利为全胃肠动力药,能选择性作用于胃肠壁 $5-HT_4$ 受体,刺激肠壁神经丛释放乙酰胆碱,促进胃肠运动。阿米替林为三环类抗抑郁药,主要通过阻断去甲肾上腺素和 5-HT 的再摄取而发挥抗抑郁作用,阿米替林与西沙必利合用会影响西沙必利的药物作用,降低疗效。此外,西沙必利和多数抗抑郁药都可抑制肝脏 CYP450 同工酶的合成,合用会增强肝脏毒性。

【特别提示】应尽量避免西沙必利与抗抑郁药合用,可选择甲氧氯普胺或多潘立酮与抗抑郁药联用,甲氧氯普胺、多潘立酮都属于多巴胺受体拮抗剂,不会与抗抑郁药产生相互作用,故与抗抑郁药联用更加安全。

案例 5-106　奥美拉唑胶囊与多潘立酮不宜联用

【关键词】奥美拉唑,多潘立酮,反流性食管炎

【**案例简介**】患者,男,29 岁,因反酸、胃灼热、胸骨后隐痛 1 个月就诊。胃镜检查提示:反流性食管炎。就诊前 1 个月,无明显诱因下出现反酸,有胃灼热,伴咳嗽,夜间平卧时较重,坐立时较轻;偶有恶心、呕吐;无明显腹痛、腹泻。

诊断:

反流性食管炎

处方:

奥美拉唑胶囊 20mg 口服,一日 2 次

多潘立酮片 10mg 口服,一日 3 次

【**药师点评**】

1. 反流性食管炎的治疗包括内科治疗和外科治疗,内科治疗的目的是减轻反流及减少胃分泌物的刺激、腐蚀。

2. 反流性食管炎的药物治疗包括:①抑酸药,包括质子泵抑制剂、H_2 受体拮抗剂及含氢氧化铝、碳酸钙、碳酸镁等的复方制剂;②促胃动力药,如多潘立酮、莫沙比利、伊托必利等,可以促进胃肠道动力,减少胃酸的反流。

3. 目前研究提示,促胃动力药多潘立酮和抑酸药联合治疗反流性食管炎可增加疗效。但是促动力药可加速胃肠蠕动,从而减少抑酸药的吸收。同时,抑酸药可改变胃内 pH,减少促动力药在胃肠道的吸收,疗效降低。如必须合用,两药应至少间隔 1 小时,或者抑酸药剂量增加 1/4。

【**特别提示**】甲氧氯普胺、莫沙必利、西沙必利等促动力药不宜同时与抑酸药服用,如必须合用,两药应至少间隔 1 小时,或者抑酸药剂量增加 1/4。

参 考 文 献

[1] 中华人民共和国国家卫生健康委员会. 癌症疼痛诊疗规范(2018 年版). 临床肿瘤学杂志,2018,23(10):937-944.

[2] 国家卫生计生委合理用药专家委员会,中国医师协会高血压专业委员会. 高血压合理用药指南(第 2 版). 中国医学前沿杂志(电子版),

2017,9(7):28-126.

［3］国家卫生计生委合理用药专家委员会,中国药师协会.心力衰竭合理
用药指南(第2版).中国医学前沿杂志(电子版),2019,11(7):1-78.

［4］卫生部合理用药专家委员会.中国医师药师临床用药指南.重庆:重
庆出版社,2009:1368-1369.

［5］中华医学会儿科学分会呼吸学组.儿童支气管哮喘诊断与防治指南
(2016年版).中华儿科杂志,2016,54(3):167-181.

［6］中华医学会骨质疏松和骨矿盐疾病分会.原发性骨质疏松症诊治指
南(2017年).中华骨质疏松和骨矿盐疾病杂志,2017,10(5):2-17.

［7］中华医学会呼吸病学分会感染学组.中国成人医院获得性肺炎与呼
吸机相关性肺炎诊断和治疗指南(2018年版).中华结核和呼吸杂志,
2018,41(4):255-280.

［8］中华医学会呼吸病学分会哮喘学组.支气管哮喘防治指南(2020年
版).中华结核和呼吸杂志,2020,43(12):1023-1048.

［9］中华医学会结核病学分会结核性脑膜炎专业委员会.中国中枢神经
系统结核病诊疗指南(2019).中华传染病杂志,2020,38(07):400-408.

［10］中华医学会皮肤性病分会银屑病学组.中国银屑病治疗专家共识
(2014版).中华皮肤科杂志,2014,47(3):213-215.

［11］中华医学会神经病学分会,中华医学会神经病学分会脑血管病学组,
中华医学会神经病学分会神经血管介入协作组.中国蛛网膜下腔出
血诊治指南2019.中华神经科杂志,2019,52(12):1006-1021.

［12］中华医学会神经病学分会帕金森及运动障碍学组.中国帕金森治疗
指南(第四版).中华神经科杂志,2020,53(12):973-986.

［13］中华医学会神经外科学分会功能神经外科学组.三叉神经痛诊疗中
国专家共识.中华外科杂志,2015,53(09):657-664.

［14］中华医学会糖尿病学分会.中国2型糖尿病防治指南(2020年版).中
华糖尿病杂志,2021,13(4):315-409.

［15］中华医学会心血管病学分会,介入心脏病学组,动脉粥样硬化与冠
心病学组,等.稳定性冠心病诊断与治疗指南.中华心血管病杂志,
2018,46(9):680-694.

［16］中华医学会心血管病学分会,介入心脏病学组中国医师协会心血管内科医师分会,血栓防治专业委员会,等.中国经皮冠状动脉介入治疗指南(2016).中华心血管病杂志,2016,44(5):382-400.

［17］中华医学会心血管病学分会,中华心血管病杂志编辑委员会.急性ST段抬高型心肌梗死诊断和治疗指南(2019).中华心血管病杂志,2019,47(10):766-783.

［18］中华医学会心血管病学分会.华法林抗凝治疗的中国专家共识.中华内科杂志,2013,52(1):76-82.

［19］中国高血压防治指南修订委员会.中国高血压防治指南(2018年修订版).中国心血管杂志,2019,24(1):24-56.

［20］中国医师协会呼吸医师分会,中国医师协会急诊医师分会.普通感冒规范诊治的专家共识.中华内科杂志,2012(4):330-333.

［21］中华医学会.临床诊疗指南-癫痫分册(2015年修订版).北京:人民卫生出版社,2015.

［22］特殊人群普通感冒规范用药专家组.特殊人群普通感冒规范用药的专家共识.国际呼吸杂志,2015,35(1):1-5.

［23］陈佰义,何礼贤,胡必杰,等.中国鲍曼不动杆菌感染诊治与防控专家共识.中国医药科学杂志,2012,2(8):3-8.

［24］李春林,纪力农,宁光,等.二甲双胍临床应用专家共识(2018年版).中国糖尿病杂志,2019,27(3):161-173.

［25］陆权,安淑华,艾涛,等.中国儿童普通感冒规范诊治专家共识(2013年).中国实用儿科杂志,2013,28(9):680-686.

［26］达托霉素临床应用专家意见编写专家组,中国研究型医院学会感染性疾病循证与转化专业委员会.达托霉素临床应用专家意见.中国感染控制杂志,2019,18(11):989-1003.

［27］樊代明.消化内科常见病用药处方分析.北京:人民卫生出版社,2009.

［28］贾建平.神经病学.8版.北京:人民卫生出版社,2015.

［29］李俊,刘克辛,袁洪.临床药理学.5版.北京:人民卫生出版社,2013.

［30］刘新春,张瑞华.中成药临床应用指导原则.北京:国家中医院管理

局出版社,2010.

［31］王进,霍颖浩,张志清.临床药物治疗案例解析丛书-神经系统疾病.北京:人民卫生出版社,2012.

［32］王卫平.儿科学.9版.北京:人民卫生出版社,2018.

［33］张幸国,胡丽娜.临床药物治疗学个论(下册).北京:人民卫生出版社,2015.

［34］American Geriatrics Society Beers Criteria Update Expert Panel.American geriatrics society 2019 updated AGS beers criteria for potentially inappropriate medication use in older adults.J Am Geriatr Soc,2019,67(4):674-694.

［35］BATTISTELLA M,MAMDAMI M M,JUURLINK D N,et al.Risk of upper gastrointestinal hemorrhage in warfarin users treated with nonselective NSAIDs or COX- 2 inhibitors.Arch Intern Med,2005,165(2):189-192.

［36］CHUNG L,CHAKRAVARTY E F,KEARNS P,et al.Bleeding complications in patients on celecoxib and warfarin.J Clin Pharm Ther,2005,30(5):471-477.

［37］DOKI K,DARWICH A S,ACHOUR B,et al.Implications of intercorrelation between hepatic CYP3A4-CYP2C8 enzymes for the evaluation of drug-drug interactions:a case study with repaglinide.Br J Clin Pharmacol,2018,84(5):972-986.

［38］HENNEMAN A,THORNBY K A.Risk of hypotension with concomitant use of calcium-channel blockers and macrolide antibiotics.Am J Health Syst Pharm,2012,69(12):1038-1043.

［39］HINDRICKS G,POTPARA T,DAGRES N,et al.2020 ESC Guidelines for the diagnosis and management of atrial fibrillation developed in collaboration with the European Association of Cardio-Thoracic Surgery(EACTS).Eur Heart J,2020,Aug 29.

［40］HIRSH J,FUSTER V,ANSELL J,et al.American Heart Association / American College of Cardiology Foundation guide to warfarin therapy.J Am Coll Cardiol,2003,41(9):1633-1652.

［41］KARAMANAKOS P N,PAPPAS P,BOUMBA V A,et al.Pharmaceutical agents known to produce disulfiram-like reacion:effects on hepati ethanol metabolism and brain monoamines.Int J Toxicol,2007,26(5):423-432.

［42］LEE S I,LEE J H,LEE S C,et al.Calcium and neostigmine antagonize gentamicin,but augment clindamycin-induced tetanic fade in rat phrenic nerve-hemidiaphragm preparations.Journal of anesthesia,2008,22(4):385-390.

［43］MA Y,FU Y,KHOJASTEH S C,et al.Glucuronides as potential anionic substrates of human cytochrome P450 2C8(CYP2C8).J Medicinal Chemistry,2017,60(21):8691-8705.

［44］PASTERNAK R C,SMITH S J,BAIREY-MERZ C N,et al.ACC/AHA/NHLBI clinical advisory on the use and safety of statins.Circulation,2002,106(8):1024.

［45］RÄTZ BRAVO A E,TCHAMBAZ L,KRÄHENBÜHLMELCHER A,et al.Prevalence of potentially severe drug-drug interactions in ambulatory patients with dyslipidaemia receiving HMG-CoA reductase inhibitor therapy.Drug Saf,2005,28(3):263-275.

［46］ROFFI M,PATRONO C,COLLET J P,et al.2015 ESC Guidelines for the management of acute coronary syndromes in patients presenting without persistent ST-segment elevation task force for the management of acute coronary syndromes in patients presenting without persistent ST-segment elevation of the European society of cardiology(ESC).Eur Heart J,2016,37(3):267-315.

［47］SHEARER M J,FU X,BOOTH S L.Vitamin K nutrition,metabolism,and requirements:current concepts and future research.Adv Nutr,2012,3(2):182-195.

［48］SONJA G,JAMIE L F,DAVID G B,et al.Calcium-Channel Blocker–Clarithromycin Drug Interactions and Acute Kidney Injury.JAMA,2013,310(23):2544-2553.

［49］STACUL F,VAN DER MOLEN A J,REIMER P,et al.Contrast

induced nephropathy：updated ESUR Contrast Media Safety Committee guidelines.Eur Radiol,2011,21(12):2527-2541.

［50］TORNIO A,FILPPULA A M,KAILARI O,et al.Glucuronidation converts clopidogrel to a strong time-dependent inhibitor of CYP2C8：a phase Ⅱ metabolite as a perpetrator of drug-drug interactions.Clin Pharmacol Ther,2014,96(4):498-507.

［51］WONG R S M,CHENG G,CHAN N P H,et al.Use of cefoperazone still needs a caution for bleeding from induced vitamin K deficiency.Am J Hematol,2006,81(1):76.

［52］WRIGHT A J,GOMES T,MAMDANI M M,et al.The risk of hypotension following co-prescription of macrolide antibiotics and calcium-channel blockers.CMAJ,2011,183(3):303-307.

［53］ZHANG Y,NEOGI T,CHEN C,et al.Low-dose aspirin use and recurrent gout attacks.Ann Rheum Dis,2014,73(2):385-390.

［54］蔡鑫,王裕勤,段世英.心脏瓣膜置换术后应用质子泵抑制剂对华法林初期抗凝效果的影响.中国医刊,2018,53(7):726-730.

［55］曹鑫,孙玉泉,黄贵民,等.他克莫司与伏立康唑联合使用不良反应信号挖掘与分析.中国药物警戒,2021,18(5):483-488.

［56］陈鼎文,林玉仙,杨金招,等.临床药师参与1例利奈唑胺联用度洛西汀致5-羟色胺综合征的诊断与治疗.上海医药,2017,38(19):62-65.

［57］陈光华,李文东,李红君.活血化瘀中成药临床常见不良反应分析.深圳中西医结合杂志,2018,28(9):50-52.

［58］陈金,姚健凤.非甾体类抗炎药致老年人胃肠道不良反应研究进展.中华老年病研究电子杂志,2017,4(4):22-27.

［59］陈丽华,王多军.牛黄解毒片、新癀片引起胃部嘈杂、口舌溃疡1例.求医问药,2012,10(9):280.

［60］陈硕,黄珊,黄爱文.草酸艾司西酞普兰致5-羟色胺综合征1例.中南药学,2021,19(2):365-366.

［61］陈颖芳,钟伟建,梁冠宇.社区人群非甾体抗炎药、糖皮质激素相关

胃肠损伤认知调查及PPI干预效果观察.中国医药科学,2020,10(2):184-186+190.

[62] 程建娥.依替米星合用头孢唑肟致药品不良反应1例.中国药业,2012,21(17):100.

[63] 程凯,李娜,刘硕.利福平与抗高血压药物相互作用的病例分析.临床合理用药杂志,2020,13(1):88-89.

[64] 崔艳丽,武峰,戴玉洋.奥美拉唑对氯吡格雷抗血小板效应影响的Meta分析.中国临床药理学杂志,2020,36(15):2331-2334.

[65] 翟宇,杨劲.饮食维生素K对华法林抗凝稳定性的影响.中国临床药理学与治疗学,2020,25(6):709-715.

[66] 丁征,代琦,刘朝晖,等.参松养心胶囊致INR值降低2例及文献回顾.中国现代应用药学,2018,35(11):1729-1731.

[67] 段霞,芦萍,陈雪珊.1例高血压合并继发癫痫患者的药学监护.新疆医科大学学报,2015,38(07):922-923.

[68] 樊国斌,李素娟,沈钦华.双氯芬酸钠栓与阿司匹林联用致上消化道出血1例.临床消化病杂志,2014,26(6):387.

[69] 冯丽娟,廖贵益,汪燕燕,等.临床药师参与1例伏立康唑浓度异常升高致肝功能损伤分析.药物流行病学杂志,2020,29(6):439-442.

[70] 冯美蓉,姜葵,吕宗舜,等.氯吡格雷联用质子泵抑制药对心血管事件影响的Meta分析.临床荟萃,2012,27(2):108-113.

[71] 葛巍玲,乐云敏,管云飞.氟喹喏酮类与茶碱类联用致药物不良事件的文献分析.解放军药学学报,2015,31(5):449-451.

[72] 顾永丽,葛卫红,于锋.华法林与抗菌药物相互作用的研究进展.中国医院药学杂志,2013,33(20):1708-1720.

[73] 关燕.探讨克林霉素的临床应用及不良反应.中国药物经济学,2012,4(2):212-213.

[74] 郭军,徐茂盛,张娟.西咪替丁不合理用药15例分析.中国综合临床,2002,18(3):197-198.

[75] 郭柳青,罗敏,徐珽,等.1例头孢哌酮钠舒巴坦钠联用华法林诱发消化道出血分析.中国药业,2021,30(3):88-91.

［76］郭芮彤,于锋,徐航,等.质子泵抑制剂对华法林抗凝效果影响的研究进展.药学与临床研究,2015,23(05):479-483.

［77］何丽芳,陈成辉.非甾体抗炎药物的临床使用及其所致不良反应分析.抗感染药学,2017,14(9):1730-1732.

［78］何仁斌.两种中成药联用致1例新的严重过敏反应案例分析.海峡药学,2019,31(9):270.

［79］胡冬渝,孙傲,储伟.长期服用胺碘酮、地高辛致心律失常1例.江苏实用心电学杂志,2014,23(6):451-453.

［80］胡琪,师少军,陈东生.醋氯芬酸与阿司匹林联用致消化道出血1例.医药导报,2013,32(1):115.

［81］霍惠子.注射用奥美拉唑的配伍稳定性及配伍禁忌分析.海峡药学,2021,33(2):179-180.

［82］计成,张海霞.口服阿卡波糖片致心律失常1例.药物流行病学杂志,2010,19(5):266.

［83］蒋楠,徐婷婷,孔珊珊.活血化瘀中成药在临床应用中的不良反应探讨.北方药学,2018,15(06):151.

［84］金超琼,吕宾.非甾体抗炎药相关消化道出血及防治.临床内科杂志,2020,37(4):250-252.

［85］蓝晓红,周永刚.QT间期延长综合征相关药物的合理应用及防治概述.中国药学杂志,2015,50(10):829-833.

［86］李成敏,兰安杰,李芳,等.莫西沙星联用胺碘酮致心律失常1例.中国医院药学杂志,2014,34(13):1144.

［87］李国境,郭蕾,高小娜,等.利福平对肺结核合并高血压患者降压药物的影响及处理策略.中西医结合心血管病电子杂志,2020,8(27):74.

［88］李娜,洪婧如,王博龙,等.达托霉素在临床使用中的药物不良反应分析.中国临床药理学杂志,2018,34(5):581-583.

［89］梁新乐,孙伟民.双硫仑样反应的研究进展.临床合理用药杂志,2017,10(6A):177-179.

［90］刘明姬,吴昌彬,袁宝龙,等.氨基糖苷类抗生素对兔神经肌肉功能

的抑制作用.中山大学学报,2003,24(6):573-576.

[91] 刘娜,张抗怀,李刚.常规剂量胺碘酮导致长 QT 间期综合征一例.药学服务与研究,2016,16(2):97+103+117.

[92] 刘晓鸿.克林霉素与依替米星联用致双手紫绀 1 例.中国药物警戒,2013,10(5):318.

[93] 刘幸,张志清,马玲.1 例异基因造血干细胞移植术后抗真菌与免疫抑制治疗药学监护.中国药业,2020,29(8):94-96.

[94] 刘旭坤.胺碘酮治疗老年慢性心衰合并心律失常的效果观察.中国现代药物应用,2021,15(9):146-148.

[95] 刘永芳,马开利.帕金森病不同疾病阶段的药物治疗进展.医药导报,2021,40(6):758-764.

[96] 刘泽辉,张亚同,胡欣.我院茶碱血药浓度监测及其影响因素综合性评价.中国新药杂志,2016,25(21):2514-2520.

[97] 刘志艳,陈恳,刘园园,等.伏立康唑对免疫抑制剂药代动力学影响的系统评价.临床药物治疗杂志,2016,14(6):21-26.

[98] 鲁玉珍,李道帆,谭益恒.氨茶碱与别嘌呤醇合用致茶碱中毒.中国医院药学杂志,1999,4(2):62.

[99] 骆海坤,王丽华,郝利亚.氯吡格雷和瑞格列奈相互作用致低血糖 1 例.中国药物应用与监测,2019,16(3):178-180.

[100] 吕玥,王麟,杨艳茹,等.129 例药源性 Q-T 间期延长伴尖端扭转型室性心动过速文献分析.天津药学,2021,33(2):22-27.

[101] 梅丹,倪美鑫,冯平,等.氨茶碱血药浓度监测在肿瘤患者中的应用.药学与临床研究,2014,22(3):271-273.

[102] 彭维,张键.莫西沙星合用胺碘酮致高龄患者反复发作尖端扭转性室速 1 例.中国社区医师,2018,34(9):77-78.

[103] 瞿兵.质子泵抑制剂和 H_2 受体拮抗剂预防低剂量阿司匹林引起上消化道损伤的 Meta 分析.实用药物与临床,2017,20(8):899-903.

[104] 宋燕,孙洁,曹红云,等.利奈唑胺与 5- 羟色胺能药物合用致 5- 羟色胺综合征 1 例.中国医院药学杂志,2020,40(5):590-591.

[105] 孙红岩,司继刚.药物双硫仑样反应预防和治疗进展.中国药物评

价杂志,2014,31(2):96-98.

[106] 孙敏,侯麦花.曲尼司特临床应用的研究进展.中国中西医结合皮肤性病学杂志,2018,17(1):87-90.

[107] 孙月梅,崔明霞,李文斌,等.氯吡格雷抵抗的临床基因多态性研究进展.中国药学杂志,2018,53(18):1529-1535.

[108] 唐筱婉,冯筱巍,都丽萍.服用双联抗血小板药物患者调整抑酸药的病例分析.中国临床药理学杂志,2021,37(3):296-297.

[109] 万改红.阿奇霉素致躁狂发作1例.医学理论与实践,2011,24(14):1732.

[110] 王海涛,张抗怀,王娜,等.门诊患者抗菌药物潜在药物相互作用的横断面研究.药物流行病学杂志,2018,27(11):743-746.

[111] 王惠霞.基于Logistic回归分析的活血化瘀类中药注射剂药品不良反应/药品不良事件影响因素分析.中国中医药信息杂志,2019,26(7):133-136.

[112] 王颖.苯扎贝特对老年糖尿病合并高脂血症患者糖脂代谢水平的改善效果.实用糖尿病杂志,2020,16(9):51-52.

[113] 韦余,欧水平,吴利利,等.地高辛血药浓度监测结果及其影响因素回顾性分析.现代医药卫生,2021,37(2):276-278.

[114] 吴东海.痛风和高尿酸血症治疗中几个有争议的问题.中华风湿病学杂志,2012,12(6):361-363.

[115] 吴娜.胺碘酮辅助治疗重度左心衰竭并房颤效果观察.临床合理用药杂志,2021,14(11):53-54.

[116] 吴伟明,黄成坷,王军,等.质子泵抑制药对PCI术后患者服用氯吡格雷疗效影响的Meta分析.中国新药与临床杂志,2013,32(1):17-21.

[117] 吴秀君,郭涛.细胞色素P4502C8基因多态性及其对药物代谢影响的研究进展.中国临床药理学杂志,2013,29(3):234-237.

[118] 肖克臣,邹江.非甾体抗炎药相关上消化道出血危险因素分析.胃肠病学和肝病学杂志,2017,26(9):1035-1039.

[119] 谢成钧.1例服用阿司匹林致痛风发作的案例分析.世界最新医学

信息文摘,2017,17(68):184.

[120] 许秀秀,李海燕.药物导致尖端扭转性室速潜在风险分析.中国临床药理学杂志,2018,34(15):1926-1931.

[121] 许亚梅,寇兰俊,杭海燕.头孢哌酮钠/舒巴坦钠静脉输注致严重凝血功能障碍.药物不良反应杂志,2011,13(5):315-316.

[122] 姚远兵,金桂兰,夏悦,等.呼吸科临床药师干预药物治疗典型病例分析.中国药师,2011,14(8):1186-1188.

[123] 叶艮英,梁淑贞,何瑞荣,等.质子泵抑制剂对大鼠体内氯吡格雷抗血小板作用和代谢的影响.中国现代应用药学,2021,38(3):314-317.

[124] 游丽娜,皮婷,姜坤,等.1例甲氨蝶呤治疗银屑病合并脑梗塞患者的病例分析.中国现代应用药学,2018,35(9):1408-1411.

[125] 于琪,朱佳佳,刘文娴.二甲双胍与乳酸酸中毒及其在冠状动脉造影期间的应用.心肺血管病杂志,2020,39(3):348-351.

[126] 张海妹.阿奇霉素致神经精神症状两例.新医学,2012,43(8):527.

[127] 张建堂,王志太.探讨氟喹诺酮类药物对中枢神经系统造成的不良反应和有关的因素.海峡药学杂志,2017,29(3):269-270.

[128] 张明文,王海良.氨茶碱的临床用药实例分析.实用药物与临床,2010,13(3):205-207.

[129] 张楠,赵侠,周颖,等.乙醇与药物相互作用的研究现状.中国临床药理学杂志,2017,33(4):381-384.

[130] 张帅,杨洪,马文明.硫唑嘌呤片联合别嘌醇片引起骨髓抑制1例.中国药师,2020,23(10):1983-1984.

[131] 张卫芳,陆社桂,熊淑华,等.达比加群酯联合塞来昔布致上消化道出血1例.中国新药与临床杂志,2016,35(8):596-598.

[132] 张筠,卜艳丽,李成建.氢化可的松与头孢菌素类药物合用所致双硫仑样反应文献概述.中国药物滥用防治杂志,2014,20(3):172-173.

[133] 张筠,王芳,李成建.莫西沙星所致心律失常文献概述.中国药物滥用防治杂志,2015,21(2):115+110.

［134］张志豪,孙萍萍,陈杰.阿托伐他汀与克拉霉素相互作用致严重肌毒性的病历分析.今日药学,2015,(11):800-802.

［135］郑策,甄健存.莫西沙星引起 QT 间期异常延长.中国药物应用与监测,2011,8(4):257-258.

［136］周安琴,张登亮,沈宏萍.头孢哌酮舒巴坦钠致华法林抗凝患者 INR 异常升高 1 例.临床医学文献,2019,6(75):183.

［137］周桂锋.曲安奈德鼻喷雾剂联合地氯雷他定治疗过敏性鼻炎的临床效果.中国当代医药,2021,28(2):110-112.

［138］周晓雯,周美辰,钟洪兰.1 例利福平降低硝苯地平降压效果的病例分析.今日药学,2019,29(7):487-489.

［139］周雪莹,赵辰阳.克拉霉素与抗高血压药物合用致晕厥 1 例.大连医科大学学报,2017,39(05):517-518.

［140］周庄,鲁一.奥美拉唑、泮托拉唑对氯吡格雷抗血小板作用的影响.中国医药指南,2014,12(34):170-171.

［141］朱艳萍.注射用泮托拉唑治疗非甾体类抗炎药相关性消化性溃疡出血的临床效果.河南医学研究,2017,26(4):722.

［142］朱余兵,陶宜富.非磺酰脲类促胰岛素分泌剂那格列奈的研究进展.中国医药导报杂志,2016,13(24):62-65.

［143］祝海燕,陈龙飞,叶晓兰.复方氨酚烷胺胶囊联合阿奇霉素片致血液透析患者精神障碍 1 例.中国药师,2020,23(5):899-900.

［144］卓小玉,陈晶,田明,等.麻黄的化学成分与药理作用研究进展.中医药信息,2021,38(2):80-83.

［145］邹晴,郭在培.曲尼司特药理作用研究进展.中国麻风皮肤病杂志,2008,4(3):216-218.

第六章 ▶▶▶

不合理配伍案例分析

案例 6-1　头孢曲松与含钙制剂配伍
形成不溶性沉淀

【关键词】不溶性沉淀,头孢曲松,钙离子

【案例简介】患者,男,52 岁,因上呼吸道感染治疗 2 周出现皮疹就诊。查体:咽部红肿,肺部可闻及大量湿啰音;全身皮疹,色红,背部明显。胸部 CT 检查可见两肺低密度影;血常规:白细胞 19.6×10^9/L,中性粒细胞百分比 85.5%。

诊断:

双下肺炎

药物性皮疹

处方:

0.9% 氯化钠注射液 100ml

注射用头孢曲松钠 1.0g ╱ 皮试(-) 静脉滴注,一日 2 次

10% 葡萄糖注射液 100ml

10% 葡萄糖酸钙注射液 20ml

地塞米松磷酸钠注射液 5mg ╱ 静脉滴注,一日 1 次

【药师点评】

1. 头孢曲松不宜与钙离子配伍,头孢曲松与钙离子可形成头孢曲松钙不溶性沉淀,静脉输注时可堵塞毛细血管或在组织中沉淀形成肉芽肿,如发生在心、脑、肾、肺等重要器官,可导致患者死亡。

2. 根据头孢曲松与含钙溶液同时使用时产生的不良事件

信息,国家药品监督管理局(NMPA)评价中心确定了配伍使用头孢曲松与含钙溶液发生不良事件并导致死亡的病例,所有病例均为新生儿或婴儿。

3. 为保证头孢曲松的安全使用,NMPA 决定立即对头孢曲松说明书进行修订,头孢曲松钠制剂说明书增加警示语:本品不能加入哈特曼液以及林格液等含有钙的溶液中使用。本品与含钙溶液或含钙产品合并用药有可能引起致死性结局的不良事件。

【特别提示】头孢曲松不宜与钙离子配伍,因为头孢曲松与含钙溶液或含钙产品合并用药有可能导致致死性结局的不良事件。

案例 6-2　氨茶碱注射液与灯盏花素注射液前后输注出现浑浊

【关键词】中药注射剂,氨茶碱,小牛血清去蛋白注射液,配伍禁忌

【案例简介】患者,男,65 岁,因咳嗽、咳痰 5 天就诊。5 天前咳嗽、咳痰,发热,体温 37.1℃,患者半年前无明显诱因出现间断性头痛、头晕,无恶心、呕吐等症状,呈渐进性加重,继之出现右侧肢体麻木、酸软、无力行走,曾行脑 CT 检查明确诊断为脑梗死。

诊断:

慢性支气管炎

脑梗死后遗症

处方:

5% 葡萄糖注射液 250ml

小牛血清去蛋白注射液 20ml ／ 静脉滴注,一日 1 次

5% 葡萄糖注射液 250ml

氨茶碱注射液 0.25g ／ 静脉滴注,一日 1 次

10% 葡萄糖注射液 250ml

灯盏花素注射液 20mg ｜ 静脉滴注,一日 1 次

　　氨茶碱注射液输注后未行冲管,继续静脉滴注灯盏花素注射液,之后发现输液管路中出现白色混浊,遂停止该组输液。

【药师点评】

　　1. 灯盏花素注射液为中药注射剂,具有活血化瘀,通络止痛的作用。用于卒中后遗症、冠心病、心绞痛。

　　2. 灯盏花素注射液说明书注意事项中及《中药注射剂临床使用基本原则》均明确指出,中药注射剂宜单独静脉滴注,禁忌与其他药品混合配伍使用。如确需联合使用其他药品时,应谨慎考虑与中药注射剂的间隔时间以及药物相互作用。故建议在两组液体间加用 5% 葡萄糖为间隔液冲洗管路。

　　3. 氨茶碱为茶碱与二乙胺的复盐,其药理作用主要来自茶碱,乙二胺使其水溶性增强。氨茶碱注射液呈碱性,pH 不超过 9.6,与其他药物配伍时容易发生由于 pH 变化引起的物理变化。

　　4. 氨茶碱注射液静脉输注后未予以冲管,继续静脉滴注灯盏花素注射液,属配伍禁忌。

　　【特别提示】应特别注意中药注射剂的临床使用基本原则,严格掌握适应证,且单独使用,静脉滴注时,严格控制滴注速度。

案例 6-3　多烯磷脂酰胆碱注射液溶媒选择不当致血栓形成

　　【关键词】多烯磷脂酰胆碱,血栓形成,溶媒,电解质,盐析

　　【案例简介】患者,男,45 岁,患有慢性乙肝"大三阳",近日出现乏力、食欲下降、腹胀 / 黄疸、尿色深、皮肤巩膜黄染。血液

检查示:GPT 442U/L,GOT 277U/L。

诊断:

慢性肝炎伴肝功能异常

处方:

0.9% 氯化钠注射液 250ml
多烯磷脂酰胆碱注射液 10ml ＼ 静脉滴注,一日 1 次
10% 葡萄糖注射液 250ml
甘草酸二铵注射液 150mg ／ 静脉滴注,一日 1 次

治疗 1 周,患者乏力症状减轻,谷丙转氨酶(GPT)、谷草转氨酶(GOT)明显降低,但出现下肢静脉血栓。

【药师点评】

1. 慢性肝炎指病程在半年以上,多种原因引起的肝脏慢性炎症性疾病,可分为慢性迁延性肝炎和慢性活动性肝炎两类。其病因主要为乙型肝炎病毒感染,可由急性肝炎演变而来。

2. 多烯磷脂酰胆碱在化学结构上与内源性磷脂一致,主要进入肝细胞,并以完整的分子与肝细胞膜及细胞器膜相结合,促使其分泌胆汁。多烯磷脂酰胆碱具有下列生理功能:使受损的肝功能和酶活力恢复正常;调节肝脏的能量平衡;促进肝组织再生等。

3. 甘草酸二铵是中药甘草有效成分的第三代提取物,具有较强的抗炎、保护肝细胞膜及改善肝功能的作用。

4. 多烯磷脂酰胆碱注射液中含有大量不饱和脂肪酸基,主要成分是亚油酸、亚麻酸和油酸,遇强电解质溶液如氯化钠会产生盐析作用,破坏乳剂使脂肪凝聚进入血液,导致血管栓塞。因此,只能用不含电解质的葡萄糖注射液(5% 葡萄糖注射液、10% 葡萄糖注射液或 5% 木糖醇注射液)稀释,严禁用电解质溶液(0.9% 氯化钠注射液、林格液等)稀释;若用其他输液配制,混合液 pH 不得低于 7.5。

【特别提示】多烯磷脂酰胆碱注射液遇强电解质溶液会产

生盐析作用,破坏乳剂使脂肪凝聚进入血液,导致血管栓塞。因此,严禁用电解质溶液稀释。

案例 6-4　注射用两性霉素 B 用氯化钠 注射液溶解析出沉淀

【关键词】用法用量,溶媒,两性霉素 B

【案例简介】患者,男,38 岁,79kg,主因间断头痛 1 个月就诊。患者 1 个月前无诱因出现头痛,双侧颞部为主,间断发作,伴恶心、呕吐,视物不清,时有发热,体温最高达 38.9℃,无四肢抽搐、意识丧失。查体双下肢肌力 4 级,病理征阳性,颈强直,凯尔尼格征阳性。腰穿压力 3.72kPa(380mmH$_2$O),脑脊液常规 1 180×10^6/L,蛋白 190mg/dl,糖、氯明显降低,涂片墨汁染色阳性,脑脊液革兰染色及病毒抗体均阳性。

诊断:

新型隐球菌性脑膜炎

处方:

0.9% 氯化钠注射液 500ml ⎫
注射用两性霉素 B 30mg ⎭ 静脉滴注,一日 1 次

甘露醇注射液 125ml　静脉滴注,每 6 小时 1 次

地塞米松磷酸钠注射液 20mg　静脉滴注,一日 1 次

【药师点评】

1. 两性霉素 B 用法用量不合理。两性霉素 B 用于敏感真菌所致的深部真菌感染且病情呈进行性发展者,如败血症、心内膜炎、脑膜炎(隐球菌及其他真菌)、腹腔感染(包括与透析相关者)、肺部感染、尿路感染和眼内炎等。开始静脉滴注时先试以 1~5mg 或按体重 0.02~0.1mg/kg 一次给药。以后根据患者耐受情况一日或隔日增加 5mg,当增至一次 0.6~0.7mg/kg 时即可暂停增加剂量。成人最高一日剂量不超过 1mg/kg,每日或隔 1~2 日给药 1 次,累积总量 1.5~3.0g,疗程 1~3 个月,也可长

至 6 个月。

2. 两性霉素 B 溶媒选择不合理。两性霉素 B 不能加入含盐的溶媒,因为两者结合将产生沉淀物,先以灭菌注射用水 10ml 配制本品 50mg,或 5ml 配制 25mg,然后用 5% 葡萄糖注射液稀释,滴注液的药物浓度不超过 100mg/L。避光缓慢静脉滴注,一次滴注时间需 6 小时以上,稀释用葡萄糖注射液的 pH 应在 4.2 以上。

3. 两性霉素 B 的主要副作用包括高热、寒战、血栓静脉炎、低钾血症和氮质血症等,因此应适量口服补钾,并定期监测血钾和肾功能。

【特别提示】严格遵循两性霉素 B 爬坡式给药方式,禁止使用 0.9% 氯化钠注射液做溶媒,定期监测血钾和肾功能,避免不良反应的发生。

案例 6-5　冷藏的人纤维蛋白原用注射用水溶解出现不溶性悬浮物

【关键词】人纤维蛋白原,预温,溶解,蛋白变性,不溶性悬浮物

【案例简介】患者,女,44 岁,缘于 20 天前无明显诱因出现乏力,活动后加重,且伴有胸闷、气短,无发热、咳嗽、咳痰,无腹痛、腹泻,无牙龈出血、鼻出血等症状,未特殊注意。后乏力症状逐渐加重就诊。查体:贫血貌,双下肢可见散在淤斑;血常规:白细胞 0.41×10^9/L,血红蛋白 57g/L,血小板 80×10^9/L;凝血常规:凝血酶原时间 15.6 秒、纤维蛋白原 0.46g/L;骨髓穿刺及活检:骨髓有核细胞增生明显活跃,异常早幼粒细胞 83%,提示 AML-M3;FCM 检测提示 AML;FISH 检测提示存在 PML/RARa 融合基因。

诊断:

急性早幼粒细胞白血病

处方：

0.9% 氯化钠注射液 250ml

人纤维蛋白原 1.0g

无菌注射用水 50ml ╱ 静脉滴注，即刻

操作人员在溶解药物时，按瓶签标示量将灭菌注射用水注入刚从冰箱冷藏室取出的"人纤维蛋白原"瓶中，轻轻振动后发现瓶中出现很多大块状不溶性悬浮物，置于 37℃ 水浴中振摇并放置一段时间后仅有少量溶解，溶液仍混浊，内悬浮大片絮状物质，为保证用药安全做废弃处理。

【药师点评】

1. 患者凝血常规示凝血酶原时间（PT）延长，纤维蛋白原明显减低，凝血功能差，因此给予人纤维蛋白原改善凝血功能。人纤维蛋白原为蛋白类生物制品，在凝血过程中，纤维蛋白原经凝血酶酶解变成纤维蛋白，在凝血因子Ⅷ抗体（纤维蛋白稳定因子）作用下，形成坚实纤维蛋白，发挥有效的止血作用。

2. 人纤维蛋白原药品使用说明书中明确指出：使用前先将本品及灭菌注射用水预温至 30~37℃，然后按瓶签标示量注入预温的灭菌注射用水，置 30~37℃ 水浴中，轻轻摇动使制品全部溶解（切忌剧烈振摇以免蛋白变性）。本品溶解后为澄清略带乳光的溶液，允许有少量细小的蛋白颗粒存在，为此用于输注的输血器应带有滤网装置，但如发现有大量或大块不溶物时，不可使用。在寒冷季节溶解本品或制品，刚从冷处取出温度较低的情况下，应特别注意先使制品和溶解液的温度升高到 30~37℃，然后进行溶解。温度过低往往会造成溶解困难并导致蛋白变性。

3. 本案在溶解人纤维蛋白原时，操作人员配制前未仔细阅读药品说明书，在未将药品及灭菌注射用水预温的情况下，直接将注射用水注入刚从冰箱冷藏室取出的药瓶中，导致出现大块

的絮状沉淀,再经水浴、振摇,仍不能溶解,以致药品废弃,给患者造成了一定的经济损失,所幸未产生危害后果及医疗纠纷。不溶物一旦进入血液循环,将会造成血管栓塞、诱发静脉炎、导致肉芽肿形成、引发肺动脉高压、输液反应等不良事件,严重的还会给患者造成致命损害。

【特别提示】有些药品如生物制品、血液制品等在储存、溶解、使用时有特殊要求,已经在药品说明书中明确注明,故在执行医嘱前一定要仔细阅读说明书,按照要求规范操作,防止药品不良事件发生。

案例6-6　用葡萄糖注射液溶解致红霉素降解

【关键词】红霉素,溶媒,pH,降解

【案例简介】患者,女,33岁,因"发热、咳嗽、咳痰"就诊。10余天前因受凉后出现咳嗽、咳痰,自行服用止咳药,有所缓解。近3天出现发热,最高体温39.2℃,伴咳嗽、咳黄痰,喘息,发热时肌肉疼痛。查体:体温38.6℃,心率79次/min,呼吸25次/min,血压124/86mmHg;血常示白细胞15.6×10^9/L,中性粒细胞百分比89.3%;肺部CT示右肺下叶及基底段可见片状阴影,考虑炎症。听诊右肺可闻及湿啰音,双肺呼吸音粗。

诊断:

肺炎

处方:

5% 葡萄糖注射液 250ml
注射用乳糖酸红霉素 0.5g ╱ 静脉滴注,一日 1 次
0.9% 氯化钠注射液 100ml
盐酸氨溴索注射液 30mg ╱ 静脉滴注,一日 2 次

【药师点评】红霉素为大环内酯类抗菌药物,通过与细菌核糖体上的 50S 亚基结合从而抑制蛋白质的合成发挥抗菌作用。

其化学结构中含有内酯环及苷键,当溶液 pH<4 时,苷键易水解,pH>8 时,内酯环易开裂,其酸碱水解产物均失去抗菌活性。5% 葡萄糖注射液的 pH 为 3.5~5.5,易导致红霉素降解,疗效降低。0.9% 氯化钠注射液的 pH 为 6.5~7.5,故应选择 0.9% 氯化钠注射液或其他电解质溶液作溶媒。如用葡萄糖注射液作溶媒,则须每 100ml 溶液中加入 4% 碳酸氢钠注射液 1ml,以纠正其酸性。

【特别提示】红霉素等大环内酯类抗菌药物应选择 0.9% 氯化钠注射液作溶媒,如用葡萄糖注射液作溶媒,则须每 100ml 溶液中加入 4% 碳酸氢钠注射液 1ml,以纠正其酸性。

案例 6-7　泮托拉唑钠与克林霉素磷酸酯存在配伍禁忌

【关键词】配伍禁忌,泮托拉唑钠,克林霉素磷酸酯,pH

【案例简介】患者,女,65 岁,因发热、流涕、上腹部不适就诊。既往胃溃疡病史 5 年,未规律治疗。

诊断:

上呼吸道感染

胃溃疡

处方:

0.9% 氯化钠注射液 100ml
注射用泮托拉唑钠 80mg ／ 静脉滴注,一日 1 次

0.9% 氯化钠注射液 250ml
注射用克林霉素磷酸酯 0.9g ／ 静脉滴注,一日 2 次

在输完泮托拉唑钠更换克林霉素磷酸酯时,输液管内及克林霉素磷酸酯药瓶内药液均为澄清透明无色液体,约 20 分钟后,克林霉素磷酸酯药瓶内药液颜色呈现微黄色。

【药师点评】

1. 泮托拉唑钠为胃壁细胞质子泵抑制剂,能抑制胃酸的分

泌,抑酸能力强大,临床用于十二指肠溃疡、胃溃疡、急性胃黏膜病变、复合性胃溃疡等引起的急性上消化道出血。泮托拉唑分子结构中具有亚磺酰基苯并咪唑环,其稳定性易受光照、高温、酸度、湿度、金属离子等多种因素的影响,其中 pH 的高低是影响泮托拉唑稳定性的主要因素。

2. 注射用泮托拉唑钠与克林霉素磷酸酯存在配伍禁忌,但药物配伍禁忌表和相关说明书均未注明。泮托拉唑的稳定 pH 为 9.5~10.0,在酸性溶液中不稳定,化学结构易发生变化,出现聚合和变色现象;克林霉素磷酸酯为一种弱酸酯,建议配制后pH 应为 5.5~7.0,故两药存在配伍禁忌。

3. 临床需要两组以上药物输注给药时,应注意在序贯输注时,两组液体之间应用 0.9% 氯化钠注射液或其他溶媒间隔给药,以避免两者发生反应而对患者造成不良后果。

【特别提示】同一患者需要连续输液时,建议进行冲管,可减少药物的不良反应。同时,严禁使用同一个注射器多次抽取或加入多种药物。

案例 6-8 小牛血去蛋白提取物与氯化钾合用致高热寒战

【关键词】配伍禁忌,小牛血去蛋白提取物,氯化钾

【案例简介】患者,女,55 岁,因高血压脑出血就诊。

诊断:

脑出血

高血压 3 级(极高危)

处方:

5% 葡萄糖注射液 250ml

小牛血去蛋白提取物注射液 30ml

10% 氯化钾注射液 7ml　　　　　静脉滴注,一日 1 次

输注几分钟后,患者突然出现寒战、高热,体温最高 39℃。

【药师点评】

1. 小牛血去蛋白提取物注射液是新鲜小牛血或血清经去蛋白、浓缩、超滤等工艺提取,含有无机物如电解质和微量必需元素及小分子有机物如寡糖、氨基酸、低分子多肽等,使用时不宜与其他药物混合使用。

2. 小牛血去蛋白提取物注射液含有异种蛋白,使用时易致变态反应,可出现寒战、发热、血压下降、血小板减少、皮肤损害、肝功能损害等不良反应。氯化钾注射液在临床静脉使用中也有皮疹、静脉炎及四肢麻木等不良反应发生的报道。两者混合使用,一方面增加不良反应发生的机会,另一方面也不易判断是何种药物引起的不良反应。

【特别提示】临床用药需严格遵循说明书要求,对于容易发生不良反应的药物应单独输注,严禁与其他药物混合输注,应用中监测不良反应的发生。

案例 6-9　泮托拉唑钠与酚磺乙胺配伍致液体变色

【关键词】泮托拉唑钠,酚磺乙胺,配伍禁忌,变色

【案例简介】患者,男,63 岁,因肝硬化 9 年,再次行肝动脉化疗栓塞术就诊。既往病史:乙肝肝硬化 9 年。查体:慢性肝病面容,未见肝掌及蜘蛛痣,双下肢无水肿;血压 130/85mmHg;肝功能示转氨酶升高。

诊断:

肝恶性肿瘤

乙型肝炎后肝硬化失代偿期

处方:

5% 葡萄糖注射液 100ml

酚磺乙胺注射液 0.75g ／ 静脉滴注,一日 1 次

0.9% 氯化钠注射液 100ml ⎱
注射用泮托拉唑钠 40mg ⎰ 静脉滴注,一日 1 次

在输液过程中,当静脉滴注酚磺乙胺更换泮托拉唑钠液体后,约 1 分钟输液管内出现了淡粉色,立即停止输液,更换输液器并密切观察患者,未出现不良反应。

【药师点评】

1. 泮托拉唑钠为苯并咪唑类化合物,呈弱碱性,水溶液的稳定性受 pH、光线、金属离子、氧化剂等多种因素的影响,在碱性的环境中比较稳定,在酸性环境中分解。当 pH 低于 7.0 时泮托拉唑钠的溶解度明显降低,并出现变色及棕黄色沉淀,最大紫外吸收波长也随之改变,降解速度加快尤其明显,出现降解产物峰并随时间延长而增大。

2. 酚磺乙胺系 2,5- 二羟基苯磺酸二乙胺盐,其与碱性药物配伍发生变色反应是由于酚磺乙胺结构受到破坏,二元酚氧化生成醌式结构,当 pH=6.7 时,开始发生变色反应。故酚磺乙胺在使用时应避免与碱性药物配伍,以免药物氧化、变色而失效。

3. 临床药师采取的实验方法:分别重新配制上述两种补液,先抽取酚磺乙胺液 10ml 于 20ml 针筒内,然后再用此针筒抽取泮托拉唑钠 10ml。融合后的液体在 1 分钟内可看到淡粉色,5 分钟后变成了淡黄色,8 分钟后变成浅紫红色,放置半小时后颜色不变,24 小时后颜色变为紫红色。据上述试验也可以证明两者发生了化学反应导致变色。本案中患者是在输注泮托拉唑钠的过程中出现溶液变色,之前经同一根静脉输液管已序贯输注了酚磺乙胺,输液管中残留了少量的酚磺乙胺与泮托唑钠溶液接触后发生外观变化。

【特别提示】泮托拉唑钠与酚磺乙胺联合使用时应分开输注,避免相互接触,序贯输注应在两组静脉输液之间用 0.9% 氯化钠溶液进行冲管,或者更换输液器。

案例 6-10　门冬氨酸钾和多种微量元素配伍致液体变色

【关键词】门冬氨酸钾,多种微量元素,配伍禁忌,变色

【案例简介】患者,女,58 岁,因无缘由出现胸闷、心前区憋闷,伴恶心、呕吐就诊。既往病史:高血压多年,甲状腺功能减退 16 年,脑出血术后 4 年。查体:左下肢水肿,双肺呼吸音粗;血压 105/81mmHg;心电图异常,前壁心肌梗死,异常 Q 波。

诊断:

急性心肌梗死

冠心病

高血压 3 级

甲状腺功能减退症

处方:

0.9% 氯化钠注射液 500ml

门冬氨酸钾注射液 20ml ⟋ 静脉滴注,一日 1 次

5% 葡萄糖注射液 500ml

多种微量元素注射液(Ⅱ)6ml ⟋ 静脉滴注,一日 1 次

在输液过程中,当输完门冬氨酸钾注射液更换多种微量元素注射液(Ⅱ)液体后,约 1 分钟输液管内出现蓝色,立即停止输液,更换输液器并密切观察患者,未出现任何不良反应。

【药师点评】

1. 门冬氨酸钾为无色或接近无色的澄明液体,无杂质,为电解质补充药,用于各种原因引起的低钾血症、低钾血症引起的周期性四肢麻痹,以及洋地黄中毒引起的心律失常。其主要成分为门冬氨酸钾、L-2- 氨基丁二酸钾。

2. 多种微量元素注射液(Ⅱ)为接近无色或微黄色的澄明液体,无杂质,为肠外营养的添加剂,每 10ml 能满足成人一日对

铬、铜、铁、锰、钼、硒、锌、氟和碘的基本和中等需要,主要成分为氯化铬、氯化铜、氯化铁、氯化锰、钼酸钠、亚硒酸钠、氯化锌、碘化钾、氟化钠、山梨醇,盐酸调节 pH 至 2.2。

3. 临床药师采取的实验方法:分别重新配置上述两种补液,先抽取门冬氨酸钾液 10ml 于 20ml 针筒内,然后再用此针筒抽取多种微量元素注射液(Ⅱ)10ml。融合后的液体即出现蓝色澄清液体。其机制可能是门冬氨酸钾溶液化学式中含有 OH⁻,而多种微量元素注射液(Ⅱ)化学式中存在 Cu^{2+},当 OH⁻ 和 Cu^{2+} 融合在一起时易结合成 $Cu(OH)_2$,而 $Cu(OH)_2$ 为蓝色澄清溶液。本案中患者是在输注多种微量元素注射液(Ⅱ)的过程中出现溶液变蓝色,之前经同一根静脉输液管已序贯输注门冬氨酸钾,输液壶的门冬氨酸钾与多种微量元素注射液(Ⅱ)接触后发生外观变化。

【特别提示】门冬氨酸钾与多种微量元素注射液(Ⅱ)联合使用时存在配伍禁忌。应分开输注,避免相互接触,如序贯输注应在两组静脉输液之间用氯化钠溶液或葡萄糖溶液进行冲管,或者更换输液器。

案例 6-11 前列地尔和舒血宁联合输注致白色沉淀

【关键词】前列地尔,舒血宁,配伍禁忌,白色沉淀

【案例简介】患者,男,47 岁,因左下肢跛行 10 余天,加重 1 天就诊。既往病史:无高血压、糖尿病、冠心病史。查体:双侧腘动脉及足背、胫后动脉搏动消失;血压 116/78mmHg;心脏彩超示射血分数 26%,心尖部血栓。

诊断:

下肢动脉硬化闭塞症

冠心病

急性心肌梗死

心力衰竭Ⅱ级

处方：

5% 葡萄糖注射液 250ml

舒血宁注射液 20ml　　　静脉滴注，一日 1 次

0.9% 氯化钠注射液 250ml

注射用前列地尔 10μg　　　静脉滴注，一日 1 次

在输液过程中，当输完前列地尔更换舒血宁注射液后，约 1 分钟输液管内出现了白色絮状物，立即停止输液，更换输液器并密切观察患者，未出现任何不良反应。

【药师点评】

1. 前列地尔为白色乳状液体，用于治疗慢性动脉闭塞引起的四肢溃疡、微小血管循环障碍引起的四肢静息疼痛，改善心脑血管微循环障碍，缓解低氧血症，少数用于慢性肝炎的辅助治疗。

2. 舒血宁注射液为银杏叶经加工制成的灭菌水溶液，属中药注射剂，黄色澄明液体，主要成分为银杏黄酮苷、银杏内酯和白果内酯，可扩张血管，改善微循环。用于缺血性心脑血管疾病、冠心病、心绞痛等。

3. 临床药师采取的实验方法：分别重新配置上述两种补液，先抽取前列地尔注射液 10ml 于 20ml 针筒内，然后再用此针筒抽取舒血宁注射液 10ml。融合后的液体即出现白色浑浊，随即出现白色絮状沉淀物。常温放置 1 小时后，两者混合液仍为白色絮状沉淀物。本案中患者是在输注舒血宁注射液的过程中出现白色沉淀，之前经同一根静脉输液管已序贯输注了前列地尔，输液壶中两种液体接触后发生外观变化，具体导致白色沉淀的原因尚需进一步研究。

【特别提示】前列地尔与舒血宁联合使用时存在配伍禁忌，无论哪种先输注均应分开输注，避免相互接触，序贯输注应在两组静脉输液之间用氯化钠溶液或葡萄糖溶液进行冲管，或者更换输液器。

案例6-12 咪达唑仑和美罗培南合用致白色沉淀

【关键词】 咪达唑仑,美罗培南,配伍禁忌,白色沉淀

【案例简介】 患者,男,62岁,因头部外伤致神志不清2小时就诊。既往病史:酒精性肝硬化,肝昏迷。查体:神志昏睡,刺痛可睁眼,查体不合作;颅脑CT示左侧额叶、颞叶脑挫裂伤,蛛网膜下腔出血。

诊断:

左侧额颞顶部、大脑镰旁及左侧脑幕旁硬膜下血肿

脑挫伤

创伤性蛛网膜下腔出血

处方:

0.9% 氯化钠注射液 32ml
咪达唑仑注射液 40mg ╱ 微泵维持,5ml/h

0.9% 氯化钠注射液 50ml
注射用美罗培南 1g ╱ 微泵维持,17ml/h

咪达唑仑注射液经右锁骨下中心静脉置管泵入,同时接三通使用注射用美罗培南1g经右锁骨下中心静脉置管泵入。4小时后发现管路泵入液体不畅,立即停止两组液体泵入。随即使用20ml注射器采用直接负压法回抽中心静脉置管,约1小时后管路通畅。

【药师点评】

1. 咪达唑仑是一种强效镇静剂,使用时需要缓慢给药,并且剂量个体化持续性静脉滴注咪达唑仑可用于病危护理治疗中的镇静。美罗培南为人工合成的广谱碳青霉烯类抗菌药物,可用于由单一或多种敏感菌引起的成人及儿童的感染:肺炎及院内获得性肺炎、尿路感染、腹腔内感染、妇科感染(如子宫内膜炎)、皮肤及软组织感染、脑膜炎、败血症等,其说明书中表明注

射用美罗培南不应与其他药物混合使用。

2. 注射用美罗培南 pH 为 7.0~8.5,属于碱性药物,而咪达唑仑注射液 pH 为 2.9~3.7,属于酸性药物。两种药物的酸、碱程度差异较大,混合时可产生化学反应形成白色浑浊和细小沉淀。

3. 在重症医学科,很多患者都存在静脉难置的情况,常常使用三通接中心静脉导管泵入液体的方法。而药物在三通混合后立即进入中心静脉置管,发生配伍禁忌不易发现和观察,容易堵管。因此临床药师在实际工作中要加强观察和记录发生配伍禁忌的情况,进行总结归纳,以进一步完善配伍禁忌表的内容,防止发生配伍禁忌导致堵管。

【特别提示】建议咪达唑仑和美罗培南序贯应用时,应在两者间使用 0.9% 氯化钠注射液冲管或者输入与这两种药物均不发生配伍禁忌的其他液体。这两种药物需要同时使用时一定要分开部位进行输注,从而避免发生药物反应,造成堵管的不良事件。

案例 6-13　含电解质药物可加速水溶性
维生素分解

【关键词】水溶性维生素,含电解质药物,配伍禁忌,分解

【案例简介】患者,女,69 岁,于半个月前无明显诱因出现上腹痛,呈阵发性胀痛,较剧烈,与进食无关。无发热,无皮肤、巩膜黄染,无恶心、呕吐,无右肩背部放射痛,无胃灼热、反酸,有排气、排便。既往 15 年前因胆囊结石行胆囊切除术。查体:腹平坦,腹软,上腹部有压痛,反跳痛,无肌紧张,肝脾肋下未触及,墨氏征阴性,叩鼓音,肠鸣音正常。上腹部 CT 示:胆囊术后改变;胆总管结石,伴胆道低位梗阻;肝右叶钙化灶。

诊断：

胆总管结石

胆囊切除术后

处方：

0.9% 氯化钠注射液 250ml

10% 氯化钾注射液 5ml

注射液水溶性维生素 1 支　　静脉滴注，一日 1 次

【药师点评】

1. 注射用水溶性维生素是临床常用的肠外营养药，主要成分为多种维生素，包括维生素 B_1、维生素 B_2、维生素 B_6、维生素 B_{12}、烟酰胺、维生素 C 钠、泛酸、生物素、叶酸、甘氨酸、乙二胺四醋酸二钠、对羟基苯甲酸甲酯等，成分复杂，稳定性易受外界因素影响，其说明书规定的溶媒是脂肪乳注射液或不含电解质的葡萄糖溶液。但在临床上有时患者需要同时补充维生素和电解质，医嘱将 0.9% 氯化钠注射液、10% 氯化钾注射液等直接加入含注射用水溶性维生素的溶液中滴注，违背了说明书的溶液调配方法规定，可能影响溶液的稳定性、安全性以及疗效。

2. 水溶性维生素溶液在 pH 4~6 的范围内稳定，浓度过高亦不稳定，电解质离子会加速其分解。水溶性维生素中含有的维生素 C、维生素 B_6、泛酸等成分易被催化氧化，而金属离子是良好的催化剂，其中加入乙二胺四醋酸二钠是为了防止其不稳定，如果使用时再与含电解质的溶液混合，就会失去加入乙二胺四乙酸二钠后的溶液平衡，并且被催化氧化后变成其他无效成分而失去原有疗效。

3. 强电解质的加入可产生同离子效应、电位中和作用、盐析作用等，从而降低水溶性维生素的有机酸（泛酸、维生素 C、甘氨酸、乙二胺四醋酸等）、有机碱（维生素 B_1、维生素 B_6 等）以及羟苯甲酯的溶解度，析出不溶性的有机碱、有机酸以及羟苯甲酯。有实验证明，强电解质含量越大，不溶性微粒数量增加越

多。所以,注射用水溶性维生素不宜与电解质在同一容器中混合使用。

【特别提示】注射用水溶性维生素临床应用时应按照说明书要求采用不含电解质的葡萄糖注射液或脂肪乳注射液作溶媒,且不可与含电解质的药物配伍并注意避光。

案例6-14 丹参注射液和细胞色素C 配伍产生沉淀

【关键词】丹参注射液,细胞色素C注射液,配伍禁忌

【案例简介】患者,女,57岁,主因反复劳动后胸骨后疼痛1年就诊。患者近1年反复出现上坡、劳累时胸骨后紧缩感,放射至左肩部,伴轻度胸闷气短,每次持续5~10分钟,休息可缓解,未规律治疗。既往高血压病史10年,血压最高达180/100mmHg,间断口服降压0号治疗。查体:体温36.0℃,心率63次/min,呼吸17次/min,血压150/90mmHg。神清,腹型肥胖,口唇无发绀,颈静脉无怒张,双肺呼吸音清,未闻及干湿性啰音。心界朝左下扩大,心尖位于第五肋骨左锁骨中位线外0.5cm处,心音纯正,心率63次/min,律齐,各瓣膜听诊区未闻及杂音。腹软,无压痛及反跳痛,肝脾肋下未触及。双下肢无水肿。

诊断:

冠心病

稳定型心绞痛

高血压3级(很高危)

处方:

硝苯地平控释片30mg 口服,一日1次

阿托伐他汀钙片10mg 口服,每晚1次

酒石酸美托洛尔片25mg 口服,一日2次

阿司匹林肠溶片100mg 口服,一日1次

培哚普利叔丁胺片 4mg　口服,一日 1 次

5% 葡萄糖注射液 500ml

丹参注射液 20ml

细胞色素 C 注射液 30mg　／　静脉滴注,一日 1 次

将丹参注射液和细胞色素C注射液加入5%葡萄糖注射液,配制后的输注液色泽变深并产生沉淀。

【药师点评】

1. 细胞色素 C 是含铁卟啉的色蛋白(结合蛋白质),对组织中的氧化还原反应具有迅速的酶促作用,作用机制与辅酶相似,是一个有效的电子传递体,在细胞呼吸过程中起着重要的作用。可进入细胞内起到矫正细胞呼吸与促进物质代谢的作用,对因脑缺氧、心肌缺血等所引起的一系列症状,特别当病情恶化进行抢救时,有良好的治疗效果。丹参注射液是临床常用的中药注射剂,能活血化瘀、通脉养心,用于冠心病胸闷、心绞痛等的治疗,其成分中含有多种酚性成分,如丹参素、丹酚酸 A、丹酚酸 B、原儿茶醛、原儿茶酸等,结构中均含有酚羟基,与细胞色素 C 配伍可产生络合反应,生成丹参酚-铁螯合物,可使注射液色泽变深,甚至产生沉淀。试验结果表明,在丹参少量、时间短的情况下,细胞色素 C 与丹参注射液可以配伍使用,但在丹参用量大时则不能与细胞色素 C 配伍使用。

2. 为促进临床合理使用中药注射剂,使用中药注射剂时应做到以下几点:①严格掌握适应证,合理选择给药途径;②辨证施药,严格掌握功能主治;③严格掌握用法用量及疗程;④严禁混合配伍,谨慎联合用药;⑤用药前仔细询问过敏史,对过敏体质者慎用;⑥对老人、儿童、肝肾功能异常患者等特殊人群和初次使用中药注射剂的患者慎重使用,加强监测;⑦加强用药监护。

【特别提示】中药注射剂严禁与其他药物混合使用,须单独输注。应加强对中药注射剂的使用规范与用药监护,警惕不良反应的发生。

案例 6-15 垂体后叶素和维生素 K_1 注射液配伍禁忌

【关键词】配伍禁忌,疗效下降,垂体后叶素,维生素 K_1

【案例简介】患者,男,70 岁,1 年前出现间断咳嗽、咳痰,痰为白色黏痰,无痰中带血。5 天前体力劳动后出现痰中带血,量少,喝热茶水后出现咯血,色鲜红,量约 100ml,无发热、胸痛,无头晕、恶心。口服"云南白药胶囊、利君沙"治疗后症状好转,后间断出现痰中带血而就诊。患者自发病以来,精神、食欲、睡眠尚可,大小便正常,体重无明显变化。查体:体温 36.5℃,脉搏 96 次/min,呼吸 21 次/min,血压 140/80mmHg。辅助检查:血常规 WBC 12.9×10^9/L,NETU% 89.1%,RBC 3.97×10^{12}/L,HGB 127g/L,PLT 196×10^9/L。凝血常规:PT 8.9 秒,PA 78%,APTT 23.8 秒。胸部 CT 示:两肺支气管扩张伴感染,肺气肿,两侧胸膜局限性增厚。

诊断:

支气管扩张伴感染

肺气肿

处方:

0.9% 氯化钠注射液 100ml

注射用哌拉西林钠他唑巴坦 4.5g ╱ 静脉滴注,每 8 小时 1 次

0.9% 氯化钠注射液 100ml

注射用盐酸氨溴索 30mg ╱ 静脉滴注,一日 2 次

0.9% 氯化钠注射液 100ml

注射用泮托拉唑钠 40mg ╱ 静脉滴注,一日 1 次

5% 葡萄糖注射液 250ml

垂体后叶素注射液 12U

维生素 K_1 注射液 30mg ╱ 静脉滴注,一日 1 次

【药师点评】

1. 垂体后叶素为复杂的多肽激素,含催产素和加压素,可直接作用于血管平滑肌,具有强烈的血管收缩作用,用药后由于肺小动脉的收缩,肺内血流量减少。肺部大咯血时应用垂体后叶素可使血管收缩而达到止血目的。维生素 K_1 为脂溶性维生素,是肝内合成凝血酶原必需物质,血液中凝血酶原缺少时,血液的凝固出现迟缓,维生素 K_1 可促使肝脏合成凝血酶原,并促进肝脏合成血浆凝血因子 Ⅱ、Ⅶ、Ⅸ、Ⅹ,达到止血的作用。临床用于维生素 K 缺乏引起的出血。

2. 垂体后叶素中的加压素分子结构中含有酚羟基,与维生素 K_1 注射液合用时,由于后者含有 7% 吐温 -80,吐温 -80 为非离子型表面活性剂,内含聚氧乙烯基,能与含酚羟基化合物氢键结合形成复合物而疗效降低。故维生素 K_1 与垂体后叶素合用时,可使后者部分失活,疗效下降。

3. 维生素 K_1 注射液与多种药物存在配伍禁忌,如与维生素 C、维生素 B_{12}、右旋糖酐、苯妥英钠混合出现混浊或沉淀,与双香豆素类口服药物合用,作用相互抵消。水杨酸类、磺胺、奎宁、奎尼丁等也影响维生素 K_1 的效果,故临床使用维生素 K_1 时应避免与这些药物同瓶混合滴注。

【特别提示】垂体后叶素与维生素 K_1 存在配伍禁忌,两药合用可降低前者疗效,不能同瓶混合静脉滴注。

案例 6-16　万古霉素与头孢哌酮钠舒巴坦钠混合出现白色沉淀

【关键词】万古霉素,头孢哌酮钠舒巴坦钠,配伍禁忌,白色沉淀

【案例简介】患儿,男,7 岁,22.5kg,因"间断胸痛、腹痛、发热 20 天,咳嗽 10 天,加重 2 天"就诊。患儿于就诊前 20 天无

明显诱因出现左下胸壁及腹部疼痛,就诊前 18 天给予"健胃消食片、蒲地蓝消炎口服液、枯草杆菌二联活菌颗粒"口服治疗 6 天,无明显缓解。又先后经头孢他啶、万古霉素联合美罗培南抗感染治疗 12 天,患儿体温渐平稳,胸闷症状有好转,但仍有间断胸痛,阵发性刺激性咳嗽。血常规白细胞 21.5×10^9/L,中性粒细胞百分比 52.5%,淋巴细胞百分比 38.9%;CRP 8.18mg/dl。胸部 CT 提示,左上肺大片实变,左下肺可见大量包裹性胸腔积液,可见多个分隔。

诊断:

肺炎

胸腔积液

处方:

0.9% 氯化钠注射液 100ml
注射用盐酸万古霉素 0.45g ╱ 静脉滴注,每 12 小时 1 次
0.9% 氯化钠注射液 50ml
注射用头孢哌酮钠舒巴坦钠 1.5g ╱ 静脉滴注,每 12 小时 1 次

在输注完万古霉素更换头孢哌酮钠舒巴坦钠后,发现茂菲氏滴管及输液管内液体立刻由澄清变为浑浊,放置后未变澄清。立即夹闭输液管,更换输液器,同时给予 0.9% 氯化钠注射液 100ml 静脉滴注,密切监测患者,未发生不良反应。

【药师点评】

1. 注射用盐酸万古霉素的 pH 为 2.5~4.5,注射用头孢哌酮钠舒巴坦钠 pH 为 3.5~6.5,提示万古霉素和头孢哌酮钠舒巴坦钠混合后产生白色絮状沉淀物可能与 pH 变化密切相关。

2. 为验证沉淀是否为 pH 变化引起,参考医嘱处方药物浓度配制药物,将两种澄清透明的药液混合,混合后液体内立即出现乳白色混浊,摇动混合液乳白色混浊体不消失,当滴加氢氧化钠溶液时逐渐变澄清,而后滴加稀盐酸时,由澄清逐渐变浑浊。

试验证明两药混合后的变化与 pH 有关。

3. 检索相关文献结果显示,万古霉素与 12 种药物有配伍禁忌,均出现白色浑浊或沉淀,其中只有 1 种药物(头孢地嗪)说明书有提示。头孢哌酮钠舒巴坦钠与 21 种药物有配伍禁忌,2 种出现变色(颜色变红),19 种均出现白色浑浊或沉淀,其中只有 3 种药物(依替米星、庆大霉素、亚胺培南西司他丁)说明书提示有配伍禁忌。

4. 万古霉素主要用于治疗耐药的革兰氏阳性菌特别是耐甲氧西林金黄色葡萄球菌,头孢哌酮钠舒巴坦钠是含 β- 内酰胺酶抑制剂的复合制剂,是一种广谱强效抗菌复合制剂,尤其对铜绿假单胞菌、鲍曼不动杆菌等临床常见的耐药革兰氏阴性菌有较好的活性。对于病原菌不明的严重感染,两者联用的概率较大。在两药的说明书中均未提及与对方存在配伍禁忌,但已有相关的案例报道,临床应提高警惕。

【特别提示】当遇到万古霉素和头孢哌酮钠 / 舒巴坦钠联用的情况,可以间隔两种药物,或及时用 0.9% 氯化钠注射液冲管。在临床中顺序滴注两种 pH 相差较大的药物时应加适宜的间隔液充分冲管。

案例 6-17 吡柔比星用氯化钠注射液溶解出现浑浊

【关键词】依托泊苷,吡柔比星,溶媒不当,浑浊

【案例简介】患者,男,23 岁,确诊弥漫大 B 细胞淋巴瘤半年,曾行 R-CHOP(利妥昔单抗联合环磷酰胺、表柔比星、长春新碱、醋酸泼尼松)方案化疗 6 周期,化疗后查 PET-CT 仍有残余病灶,未达完全缓解,病程中患者精神饮食正常,睡眠正常,大小便正常,体重增加,胸痛症状消失。患者 ECOG 1 分,NRS 0 分,体表面积 1.7m^2。

诊断:

纵隔弥漫大 B 细胞淋巴瘤(Ⅱ期 IPI 1 分)

处方:

0.9% 氯化钠注射液 100ml
注射用环磷酰胺 1 200mg   静脉滴注,疗程第 1 日

0.9% 氯化钠注射液 100ml
注射用盐酸吡柔比星 80mg   静脉滴注,疗程第 1 日

0.9% 氯化钠注射液 20ml
注射用硫酸长春新碱 2mg   静脉注射,疗程第 1 日

5% 葡萄糖注射液 500ml
依托泊苷注射液 120mg   静脉滴注,疗程第 1~3 日

醋酸泼尼松片 100mg   口服,一日 1 次,疗程第 1~5 日

配制时将吡柔比星用注射用水 10ml 溶解后加入 0.9% 氯化钠注射液后,混合液出现浑浊。

【药师点评】

1. 吡柔比星溶媒选择不当。溶解本品只能用 5% 葡萄糖注射液或注射用水,不得用 0.9% 氯化钠注射液作为溶媒。吡柔比星在 0.9% 氯化钠注射液中会因溶媒 pH 的原因,导致效价降低或出现浑浊。并且吡柔比星溶解后,应即时用完,室温下放置不得超过 6 小时。

2. 依托泊苷溶媒选择不当,应使用 0.9% 氯化钠注射液稀释。依托泊苷在葡萄糖注射液或葡萄糖氯化钠注射液中,可形成微细沉淀而失效,且沉淀经静脉输注进入患者体内后可能会引起严重不良反应,因此应避免使用含葡萄糖的溶液作为溶媒。

【特别提示】吡柔比星应用 5% 葡萄糖注射液进行稀释,而依托泊苷需用 0.9% 氯化钠注射液进行稀释,临床应严格执行说明书要求的配制方法,保证药物治疗的安全性和有效性。

案例 6-18　肠外营养液配制时不应加入其他药物

【关键词】维生素 C，葡萄糖酸钙，复合磷酸氢钾，配伍禁忌

【案例简介】患者，女，50 岁，发现胆囊占位就诊。患者一般情况良好，无不适，精神、睡眠、饮食可。胆囊占位体积较小，不伴腹痛，不伴恶心、呕吐，不伴发热。完善相关检查，排除禁忌后于全麻下行腹腔镜胆囊切除术，手术顺利，术中患者出血约 5ml，术后患者安返病房，给予心电监护、禁食水、营养支持等治疗。

诊断：

胆囊切除术后

2 型糖尿病

高血压

处方：

10% 葡萄糖注射液 500ml

0.9% 氯化钠注射液 500ml

复方氨基酸(15)双肽(2)注射液 500ml

注射用复方维生素(3)2 支

复合磷酸氢钾注射液 6ml

氯化钾注射液 3g

胰岛素注射液 15IU

葡萄糖酸钙注射液 2g

维生素 C 注射液 3g　　　　　　　静脉滴注，一日 1 次

在配制过程中发现肠外营养液出现白色沉淀，振荡后沉淀不溶解。

【药师点评】

1. 肠外营养(parenteral nutrition，PN)是指经消化道外的途

径提供较全面的营养素,以达到预防或纠正营养不良(不足)、降低营养风险,改善临床结局的目的。全营养混合液(TNA)是将所有肠外营养日需成分(葡萄糖、脂肪乳剂、氨基酸、电解质、维生素及微量元素)先混合在一个袋内,然后输注。此法使肠外营养液输入更方便,而且各种营养素的同时输入对合成代谢更合理。TNA 成分复杂,各成分之间容易存在配伍禁忌。为保证 TNA 液内各成分的稳定性,配制时应按规定的顺序进行。

2. 维生素 C 注射液与葡萄糖酸钙注射液配伍时易析出沉淀,不宜合用。维生素 C 的化学性质不稳定,易降解为草酸并与葡萄糖酸钙中的钙离子形成草酸钙沉淀,配制时应注意顺序。此外,配制时维生素 C 不可与葡萄糖酸钙直接接触。且由于维生素 C 注射液自身容易氧化分解,故需在加入肠外营养液后 24 小时内使用。

3. 复合磷酸氢钾和葡萄糖酸钙注射液配伍时易析出沉淀,不宜直接混合。钙剂和磷酸盐应分别加在不同的溶液内稀释,以免发生反应,产生磷酸钙沉淀。故在加入葡萄糖和氨基酸以后应肉眼检查一下有无沉淀生成,确认无沉淀再加入脂肪乳。磷制剂和钙制剂未经充分稀释不能直接混合。

4. 全营养素输注液中不应加入其他药物,除非已有证实不影响其稳定性验证或报道。

5. 全营养素混合液应现配现用,PVC 袋一般在 24 小时内输完,最多不可超过 48 小时,且放在 4℃的冰箱保存。

【特别提示】肠外营养液成分复杂,各成分之间容易存在配伍禁忌。为保证 TNA 液内各成分的稳定性,配制时应按规定的顺序进行配制。不推荐在肠外营养液中加入其组成成分之外的其他药品,除非已有证实不影响其稳定性的验证或报道。

案例 6-19　电解质、微量元素直接加入脂肪乳中致肠外营养液破乳

【关键词】1 价阳离子,2 价阳离子,肠外营养液,破乳

【案例简介】患者,男,40 岁,患者半个月前无明显诱因下出现间断腹泻,偶伴腹痛,腹胀,无疼痛向腰、背部放射,无呕血、黑便,伴排便节律改变,大便 2~3 次 /d,无里急后重、肛门坠胀感,无消瘦、伴乏力,间断恶心、呕吐。CT 腹部扫描提示:降结肠局部肠壁增厚,周围脂肪间隙模糊,伴数个小淋巴结,邻近腹膜牵拉。暂给予禁食水、营养支持等治疗。

诊断:

结肠狭窄

结肠癌

处方:

10% 葡萄糖注射液 500ml

复方氨基酸注射液(18AA)500ml

中长链脂肪乳注射液 250ml

注射用 12 种复方维生素 1 支

氯化钾注射液 3g

胰岛素注射液 15IU

葡萄糖酸钙注射液 2g

硫酸镁注射液 2.5g　　　　　静脉滴注,一日 1 次

配制营养液时,将上述药物混合均匀后给患者输注,输注约 6 小时后发现营养液出现分层,振荡后静置数分钟再次出现分层,遂停止输注。

【药师点评】

1. 脂肪乳注射液是肠外营养的重要能量来源,补充脂肪乳的目的除提供能量外,还包括补充必须脂肪酸。但脂肪乳属

于热力学不稳定的非均匀相分散体系,容易发生乳析、分层、转相、合并与破裂等变化。

2. 电解质会影响脂肪乳的稳定性,阳离子可中和脂肪乳表面的负电荷,改变脂肪乳的膜电位,导致乳滴表面斥力消失,乳滴聚集合并,最终破坏其稳定性,严重的还会引起油脂分层(肠外营养液袋内表面漂浮一层淡黄色油脂)无法恢复。阳离子的电价越高,中和负电位的能力越强。通常需控制肠外营养液中 1 价阳离子浓度上限为 130~150mmol/L,2 价阳离子的浓度上限为 5~8mmol/L。此组肠外营养液中 2 价阳离子浓度大于8mmol/L,浓度过大导致破乳现象的出现。

3. 在营养液配制过程中,除需注意电解质浓度外,在配制过程中还需注意不允许将电解质、微量元素直接加入脂肪乳剂内,以免发生破乳现象。要严格按照调配顺序才能使脂肪乳剂与电解质溶液混合在一起。

营养液配制时注意:电解质溶液(Na^+、K^+、Mg^{2+}、Ca^{2+})分别加入葡萄糖或葡萄糖氯化钠中,充分混匀;微量元素、含磷制剂分别加入氨基酸溶液中,充分混合均匀;脂溶性维生素注入水溶性维生素,充分溶解后再加入脂肪乳中,充分混匀;然后将葡萄糖溶液、氨基酸溶液加入静脉营养输液袋内,再加入脂肪乳,轻轻按压,充分混合均匀。

【特别提示】电解质会影响脂肪乳的稳定性,需控制肠外营养液中 1 价阳离子浓度上限为 130~150mmol/L,2 价阳离子浓度上限为 5~8mmol/L。配制过程中不得将电解质、微量元素直接加入脂肪乳剂内。已破乳的肠外营养液严禁使用。

案例 6-20　维生素 K_1 与维生素 C 配伍出现浑浊

【关键词】维生素 K_1,维生素 C,氧化还原,配伍禁忌

【案例简介】患者,男,58 岁,因胆总管结石、胆囊结石行内镜逆行胰胆管造影术(ERCP)、内镜下乳头括约肌切开术(EST)、网篮取石、鼻胆管引流术(ENBD),术后第 2 天出血,给予促凝血药物治疗。

诊断:

胆总管结石

胆囊结石

处方:

5% 葡萄糖注射液 500ml

维生素 K₁ 注射液 20mg

维生素 C 注射液 2g　静脉滴注,即刻

将维生素 K₁ 和维生素 C 加入 5% 葡萄糖注射液中混合均匀,约 5 分钟后发现输注液出现浑浊。

【药师点评】

1. 维生素 K 是外科手术后常用的促凝血药,它是肝脏合成凝血因子Ⅱ、Ⅶ、Ⅸ、Ⅹ的必需物质,如果缺乏维生素 K₁,则肝脏合成的上述凝血因子为异常蛋白质分子,大大降低催化凝血作用,临床可见出血倾向和凝血酶原时间延长。维生素 C 可参与体内氧化还原及糖代谢过程,增加毛细血管致密性,降低通透性与脆性,加速血液凝固,刺激造血功能,两药合用可增强凝血效果。

2. 维生素 K₁ 与维生素 C 存在配伍禁忌,维生素 C 具有较强还原性,而醌类药物维生素 K₁ 具有氧化性,两药混合后可发生氧化还原反应而出现混浊,pH 也将发生改变,导致两药结构破坏使得疗效减弱或消失而无法发挥止血作用,因此不可同瓶混合后静脉滴注。此外维生素 K 与维生素 B、右旋糖苷、氯化钾、肌苷、雷尼替丁等药物混合后也会出现沉淀,同样应分开滴注。维生素 C 也不宜与碱性药物如氨茶碱、碳酸氢钠等,抗菌药物如氨基青霉素、青霉素、庆大霉素、万古霉素等,异烟肼、磺胺类药物、复合维生素 B、叶酸、阿司匹林等药物配伍

使用。

3. 应将维生素 K₁ 注射液溶于 500ml 5% 葡萄糖注射液中，维生素 C 注射液溶于 500ml 5% 葡萄糖注射液中，分别静脉滴注，且最好间隔一段时间输注，或者两组药物之间输注间隔液，防止两药在静脉输液器中混合出现沉淀。

【特别提示】维生素 K₁ 与维生素 C 因氧化还原反应而存在配伍禁忌，不可混合后同瓶静脉滴注，应溶于不同的溶媒中分别静脉滴注。

案例 6-21　依诺沙星与复方甘草酸单铵 S 先后输注致浑浊

【关键词】依诺沙星，复方甘草酸单铵 S，浑浊，间隔液，配伍禁忌

【案例简介】患者，女，51 岁，因发热伴咳嗽、咳痰 5 天就诊。患者 5 天前受凉后出现发热，体温 37.8℃，偶有干咳，自行口服感冒药 1 天，症状无明显改善，出现咳痰，自行加用阿莫西林胶囊，服药 2 天后仍发热、咳嗽，体温 38.2℃，咳黄色黏痰，偶有胸闷。查血常规示 WBC 12.4×10^9/L，NETU% 88.2%；胸部 X 线检查示：右下肺渗出性病变。患者既往乙肝病史，就诊后查肝功能示 GPT 108U/L，GOT 135U/L。

诊断：

社区获得性肺炎

肝功能损害

处方：

5% 葡萄糖注射液 100ml

依诺沙星注射液 0.2g ╱ 静脉滴注，一日 2 次

5% 葡萄糖注射液 250ml

注射用复方甘草酸单铵 S 160mg ╱ 静脉滴注，一日 1 次

静脉滴注依诺沙星后，更换注射用复方甘草酸单铵 S，茂菲

氏滴管中肉眼无异常,约十几分钟后输液管中出现细小无色结晶,立即更换输液器后液体澄清,患者无不适感,更换下来的输液器中的液体静置 30 分钟后,结晶不消失。

【药师点评】

1. 依诺沙星注射液可用于治疗呼吸道感染,包括敏感革兰氏阴性杆菌所致支气管感染急性发作及肺部感染。依诺沙星 0.2g 应加入 5% 葡萄糖注射液 100ml 内溶解后,避光静脉滴注。成人一次 0.2g,一日 2 次。

2. 复方甘草酸单铵 S 含甘草酸单铵 S、盐酸半胱氨酸、甘氨酸,用于急、慢性迁延型肝炎引起的肝功能异常;静脉滴注,临用前用适量注射用水溶解后,加入 5% 葡萄糖注射液或 0.9% 氯化钠注射液 250~500ml 稀释后,缓慢滴注,一日 1 次。

3. 依诺沙星注射液及注射用复方甘草酸单铵 S 说明书及药典中均未指出两者存在配伍禁忌,但输液过程中,以上两种药物稀释液混合后出现肉眼可见浑浊,说明两者之间存在配伍禁忌。临床应避免将两种药物同时使用,可加用葡萄糖间隔液将两种药物间隔开使用。

【特别提示】依诺沙星注射液与注射用复方甘草酸单铵 S 存在配伍禁忌,临床应用时,应避免两药混合输注;如果通过同一管路前后输注,应注意用间隔液冲洗管路,避免两种药物连续输注。

案例 6-22　胺碘酮注射液用氯化钠注射液作溶媒不正确

【关键词】溶媒不正确,配伍禁忌,不良反应,胺碘酮

【案例简介】患者,女,63 岁,因反复心悸,加重 10 天就诊,既往有阵发性房颤、高血压、2 型糖尿病。就诊时血压 130/80mmHg,双肺呼吸音清,无啰音;心界左下扩大,心率

60 次 /min,律齐,无杂音。给予患者常规降压、降糖等治疗。当日患者心悸再发,心电监护示房颤律,心率 120 次 /min。

诊断:

风湿性心脏病

阵发性房颤

处方:

0.9% 氯化钠注射液 20ml

胺碘酮注射液 150mg　　　　缓慢静脉推注,立即

推注胺碘酮约30mg时,患者出现寒战、全身疼痛、呼吸困难、面色发绀。心电监护示:血压 110/70mmHg,心率 102 次 /min,房颤律,呼吸 28 次 /min;患者神清,对答切题,测微量血糖为 6.4mmol/L。立即停用胺碘酮,予以吸氧,地塞米松 2mg 静脉推注,后好转。

【药师点评】

1. 房颤是临床实践中最常见的心律失常。房颤可以是阵发、自行缓解的,也可以是持续性的,需要进行心脏复律。多数患者心律失常发作时可出现心悸、呼吸困难、乏力和胸痛,但症状常常在患者接受控制心律或心率的治疗后消失。

2. 胺碘酮属Ⅲ类抗心律失常药,期抑制房颤的确切机制仍不清楚。胺碘酮(及其活性代谢产物去乙胺碘酮)可阻滞钠、钾和钙通道。它也是相对强的非竞争性的 α 和 β 受体拮抗剂,但不具有临床意义的负性肌力效应。在快速心率下,钠通道阻滞作用增强。电生理检查可证实这些通道阻滞效应的后果。最重要的是,阻滞钾通道可减慢复极化过程,导致动作电位时程延长和心肌组织的不应性增加。这有延长 Q-T 间期的作用。胺碘酮对于预防实验诱发的心房电重构也有独特的效果。有关研究证实,胺碘酮在维持窦性心律方面优于其他抗心律失常药物。

3. 根据胺碘酮注射液的说明书,配制胺碘酮输注液应使用 5% 葡萄糖注射液。这是因为胺碘酮为苯环上二碘取代,

一般来说碘取代物不稳定,容易发生自发脱碘降解变质。在水溶液中会发生不同程度的降解。偏酸的环境可抑制胺碘酮的降解(苯环上的碘离去属于 SN1 反应);再者,由于 NaCl 溶液中的氯离子将随着苯环上碘离子的离去而取代到苯环上去,生成苯环上氯取代产物而产生沉淀。如果使用 0.9% 氯化钠注射液配制可以引起沉淀物生成,当静脉注射时会产生严重后果,故临床使用胺碘酮注射液时应使用 5% 葡萄糖注射液配制。

4. 建议临床在使用盐酸胺碘酮注射液时选用说明书指定的 5% 葡萄糖注射液为溶媒。若特殊情况需要超说明书用药选用其他溶媒,建议向医院药事管理和药物治疗学委员会申请备案,取得院部同意,并做好患者的知情同意。

【特别提示】胺碘酮注射液为临床常用的抗心律失常药物,其溶媒应使用 5% 的葡萄糖注射液配制,禁用 0.9% 氯化钠注射液配制。

参 考 文 献

[1] 张俊华,任经天,胡镜清,等. 中药注射剂临床安全性集中监测研究设计与实施专家共识. 中国中药杂志,2017,42(1):6-9.

[2] 谢雁鸣,黎明全,张允岭,等. 中药注射剂临床合理使用技术规范(征求意见稿). 中国中医药杂志,2013,38(18):2930-2931.

[3] 高鸿慈,张先洲,乐智勇. 输液剂的制备与临床配伍. 北京:化学工业出版社,2011.

[4] 侯宁. 临床静脉用药调配与配伍速查. 2 版. 北京:化学工业出版社,2018.

[5] 李国锋,杨凌. 6759 对药物配伍速查与释疑手册. 北京:化学工业出版社,2015.

[6] 刘远嵘. 静脉输液药物调配. 北京:化学工业出版社,2021.

[7] 梅丹,于建春. 临床药物治疗学 - 营养支持治疗. 北京:人民卫生出版社,2017

［8］祁公任,陈涛.常用中药配伍与鉴别应用速查手册.2版.北京:化学工业出版社,2017.

［9］祁公任.常用药物配伍禁忌速查手册.北京:化学工业出版社,2021.

［10］宋立刚,王万隆,高海春.注射液安全配用掌中宝.北京:化学工业出版社,2015.

［11］王羽.临床静脉用药调配与使用指南.北京:人民卫生出版社,2010.

［12］吴惠珍,孟存良.心血管科常见用药误区解析.北京:中国医药科技出版社,2010.

［13］吴玉芬,杨巧芳,夏琪.静脉输液治疗专科护士培训教材.2版.北京:人民卫生出版社,2018.

［14］余明莲.360种静脉注射药物理化性质配伍禁忌表.3版.北京:人民卫生出版社,2013.

［15］张峻.临床静脉用药调配方法与配伍禁忌速查手册.北京:人民卫生出版社,2010.

［16］HUTTNER A,HARBARTH S.Guidelines for vancomycin use.Clin Infect Dis,2010,50:616.

［17］陈金羡.注射用泮托拉唑钠与15种常用注射液的配伍禁忌.海峡药学,2012,24(2):22-23.

［18］陈玉皇,闫铁丹,郑文妍,等.万古霉素与头孢哌酮钠舒巴坦钠存在配伍禁忌.山东医药,2009,49(23):59.

［19］丁长玲,纪象芹,尹淑英,等.美洛西林钠/舒巴坦钠与万古霉素连续静脉滴注出现问题分析.医药导报,2009,28(6):806.

［20］范静,李相成,李飞,等.注射用脂溶性维生素(Ⅱ)/水溶性维生素与常用电解质配伍的稳定性考察.中国药房杂志,2017,28(11):1478-1482.

［21］何虹,林爱秀,杨晓萍.注射用泮托拉唑配伍禁忌的文献分析.海峡药学,2020,32(2):202-204.

［22］黄德福,刘志芳,魏文增.维生素K_1注射液与相关药物的配伍禁忌.海峡药学,2011,23(12):25-26.

［23］黄莺,李培芳,陈邵,等.我院静脉用药溶剂配伍事项表的应用及效果评价.中国药业,2020,29(16):36-39.

［24］李波,姜黎,蔡亚南,等.疑似维生素 K_1 配伍维生素 C 静脉滴注致过敏性休克 1 例.中南药学,2017,15(7):1024.

［25］梁光荣,唐巧金,刘莉萍,等.注射用水溶性维生素在输液中及与常用药物配伍的稳定性考察.中国药房杂志,2010,21(26):2456-2458.

［26］廖雪艳,高章萍,郭双玲.注射用复合磷酸氢钾与葡萄糖酸钙存在配伍禁忌.中国实用护理杂志,2010,26(5):15.

［27］刘小会,刘佳,林文兰,等.注射用盐酸万古霉素与注射用头孢哌酮钠/舒巴坦钠配伍禁忌及相关文献分析.儿科药学杂志,2020,26(2):33-36.

［28］刘晓东,杜晓明,郭善斌,等.药师在静脉药物配置中心审方工作中的价值与体会.中国药房,2007,18(7):554-555.

［29］潘志兰,邢英杰,张志敏,等.人纤维蛋白原对急性白血病患者凝血功能及出血风险的影响.中国医刊,2020,55(8):914-916.

［30］田洪霞,陈倩,王晓燕,等.注射用美洛西林钠与奥硝唑注射液存在配伍禁忌.中国临床药理学杂志,2012,28:690+697.

［31］王新宇,蒋睿,张艳仙.乳糖酸红霉素溶媒选择分析.中国处方药,2021,19(1):42-43.

［32］许锦英,孙华,梁大虎,等.注射用泮托拉唑钠与 8 种常用注射剂的配伍稳定性考察.中国医院药学杂志,2017,37(6):553-557.

［33］许美芳,陈惠云,罗东霞,等.注射用头孢孟多脂钠与甲磺酸培氟沙星存在配伍禁忌.中国实用护理杂志,2009,25(7):39.

［34］薛志平.临床常见不合理静脉药物配伍(附 87 例)原因分析及其对策.抗感染药学,2020,17(1):57-59.

［35］杨燕.泮托拉唑钠在静脉输注过程中变色的原因分析.中国药业,2013,22(A2):246-246.

［36］苑静,连冬梅.盐酸万古霉素与头孢哌酮钠舒巴坦钠存在配伍禁忌.中华现代护理杂志,2010,4(21):2552.

［37］张春铜,刘杰,陈秀英.不合理用药致药物不良反应典型案例分析.实用药物与临床,2014,17(11):1469-1472.

［38］赵强,汤利荣,何旭.三种输注方式下注射用两性霉素 B 配伍 5% 葡萄糖注射液的稳定性.临床医学研究与实践杂志,2020,5(22):114-116+122.

［39］朱七枝,屈小平.奥美拉唑与止血敏及维生素 K_1 注射液存在配伍禁忌.中国实用护理杂志,2009,4(28):34.

第七章

特殊人群用药禁忌案例分析

案例 7-1　儿童禁全身用喹诺酮类抗菌药物

【关键词】禁忌证,氟罗沙星,儿童用药,溶媒,低速

【案例简介】患儿,女,10岁,因尿急、尿痛治疗7天不见好转就诊。患儿一周前发生尿急、尿频、尿痛,诊断为泌尿系感染,服用抗菌药物(不详)治疗后不见好转,近日有发热。查体:体温38.5℃,尿常规有白细胞、红细胞和蛋白;血常规示白细胞升高,血沉增快。

诊断:

尿路感染

处方:

0.9% 氯化钠注射液 100ml ⎫
注射用氟罗沙星 0.2g ⎬ 快速静脉滴注,一日1次
5% 葡萄糖注射液 250ml ⎫
维生素 C 注射液 0.5g ⎬ 静脉滴注,一日1次

药师审核医嘱时,认为医嘱不合理,拒绝调配,并将处方退回,要求修改医嘱。

【药师点评】

1. 氟罗沙星为喹诺酮类抗菌药物,临床前研究显示,喹诺酮类可使犬的承重关节软骨发生永久性损伤而致跛行,在其他几种未成年动物中也可致关节病的发生,故18岁以下患者禁用。在由多重耐药菌引起的感染,细菌仅对喹诺酮类呈现敏感

时,权衡利弊后小儿才可应用本品。

2. 氟罗沙星可与 Cl^- 发生螯合,形成沉淀,因此忌用 0.9% 氯化钠注射液或者葡萄糖氯化钠注射液溶解,应选择 5% 葡萄糖注射液。且应避免溶媒量过小,应选择 5% 葡萄糖注射液 250ml。

3. 氟罗沙星滴速错误,本品静脉滴速不宜过快,每 100ml 滴注时间至少为 45~60 分钟。

【特别提示】氟罗沙星禁用于 18 岁以下儿童,静脉滴注时避免使用含 Cl^- 的 0.9% 氯化钠注射液或者葡萄糖氯化钠注射液溶解,以免发生沉淀,且滴速不宜过快。

案例 7-2　低血钾患者禁用复方 氨基酸(9AA)注射液

【关键词】低钾血症,复方氨基酸(9AA)注射液,肾功能不全,禁忌

【案例简介】患者,女,25 岁,妊娠 60 天,肝肾功能正常,妊娠剧吐 20 余天。目前,患者进食极少,电解质紊乱,血钾 2.5mmol/L,血钠 102mmol/L,尿酮体 3+,为保证孕妇及胎儿营养,行肠外营养支持。

诊断:

早孕

妊娠剧吐

电解质紊乱

处方:

20% 脂肪乳注射液 250ml

复方氨基酸(9AA)注射液 500ml

50% 葡萄糖注射液 200ml

注射用水溶性维生素 1 支

注射用脂溶性维生素 II 1 支

10% 氯化钾注射液 2.0g

5% 葡萄糖氯化钠注射液 500ml

10% 葡萄糖酸钙注射液 1.0g

胰岛素注射液 30IU

维生素 B_6 注射液 50mg   静脉滴注,一日 1 次

【药师点评】

1. 用药医嘱为全胃肠外营养(TPN),全胃肠外营养是用周围静脉或中心静脉插管的输液技术输入氨基酸、糖、脂肪、电解质及微量元素,用于不能经消化道摄取营养或长期摄入量不足处于消耗状态的患者。

2. 孕妇由于要满足母婴的营养需求,因而对孕妇的营养支持是很重要的,慢性或长期的母亲营养不良常导致胎儿不良的预后。妊娠剧吐是妊娠早期常见的并发症,持续的妊娠剧吐可导致脱水、电解质紊乱、酸碱失衡和营养不良,严重者影响宫内胎儿生长发育,因此可选用 TPN。

3. 电解质紊乱是指体内离子(如钠、钾等)不在正常范围值内,常发生于妊娠剧吐后。其中血钾浓度低于 3.5mmol/L 称为低钾血症,血钠浓度低于 135mmol/L 称为低钠血症。

4. 复方氨基酸(9AA)注射液由 9 种氨基酸配制而成,可补充体内必需氨基酸,使蛋白质合成显著增加而改善营养状况。用于急性和慢性肾功能不全患者的肠外营养支持。复方氨基酸(9AA)注射液禁用于氨基酸代谢紊乱、严重肝功能损害、心功能不全、水肿、低钾血症、低钠血症患者。

5. 本案患者肾功能正常,同时有低钾血症、低钠血症,不应使用复方氨基酸(9AA)注射,应使用复方氨基酸 18AA 注射液配制的肠外营养液。

6. 肠外营养液应注意缓慢滴注,静脉滴注速度过快能引起恶心、呕吐、心悸、寒战等反应。

【特别提示】应了解每种氨基酸制剂的成分、作用及适用人群,以便有针对性地选用药物。氨基酸代谢紊乱、严重肝功能损

害、心功能不全、水肿、低钾血症、低钠血症患者禁用复方氨基酸(9AA)注射液。

案例 7-3　缬沙坦禁用于孕妇

【关键词】缬沙坦,ARB,妊娠,禁忌

【案例简介】患者,女,32 岁,妊娠 4 个月,既往体健康,2 天前出现头晕症状,血压 160/98mmHg。

诊断:

妊娠高血压

处方:

缬沙坦胶囊 80mg　口服,一日 1 次

【药师点评】

1. 缬沙坦胶囊为 ARB 类降压药物,用于治疗轻、中度原发性高血压。缬沙坦直接作用于肾素 - 血管紧张素系统产生降压作用,可能造成发育期胚胎损害甚至死亡,故孕妇禁用。美国 FDA 已将此药评为妊娠头 3 个月 C 类使用,妊娠 3 个月后 D 类使用。

2. 本案患者妊娠 4 个月,使用缬沙坦可增加胎儿风险,选药不当。

3. ACEI、ARB 类药物均为孕妇禁忌,硫酸镁是治疗妊娠高血压和抑制宫缩的首选药物,建议选用硫酸镁静脉给药降压。

4. 孕妇由于生理性反应和疾病等原因,有更多机会需要药物治疗。妊娠期应选择恰当合理的药物,既能达到治疗疾病的目的,又将药物对胎儿的不良影响减到最小。

【特别提示】缬沙坦为 ARB 类降压药物,可能造成发育期胚胎损害甚至死亡。美国 FDA 妊娠毒性分类为妊娠头 3 个月 C 类使用,妊娠 3 个月后 D 类使用,故孕妇禁用。

案例 7-4　贝那普利禁用于孕妇

【关键词】贝那普利,ACEI,妊娠,禁忌

【案例简介】患者,女,29 岁,妊娠 3 个月,血压升高,最高可达 160/90mmHg。

诊断:

妊娠高血压

处方:

盐酸贝那普利片 5mg　口服,一日 1 次

氢氯噻嗪片 12.5mg　口服,一日 1 次

【药师点评】

1. 贝那普利片为 ACEI,用于治疗轻、中度原发性高血压。

2. ACEI 有可能造成胎儿发育受损、畸胎甚至死亡,故孕妇禁用。美国 FDA 已将此药评为妊娠头 3 个月 C 类使用,妊娠 3 个月后 D 类使用。

3. 噻嗪类利尿剂也是一线降压药物,可引起胎儿宫内缺氧、窒息,妊娠期应慎用。

4.《欧洲高血压指南》(2007 年版)提出,对孕妇高血压,推荐使用长效钙通道阻滞剂治疗,本案患者可给予左旋氨氯地平 2.5mg,口服,一日 1 次。重度先兆子痫可用硫酸镁静脉给药降压。

【特别提示】贝那普利等 ACEI 可能造成胎儿发育受损、畸胎甚至死亡,孕妇禁用,可选用对心、肾及子宫 - 胎盘血流影响小的药物如长效钙通道阻滞剂,重度先兆子痫可用硫酸镁静脉给药降压。

案例 7-5　孕妇禁用他汀类调脂药物

【关键词】辛伐他汀,他汀类调脂药物,妊娠期,禁忌

【案例简介】患者,女,32 岁,宫内孕 29^{+4} 周,发现血压升

高 1 周,阴道出血伴持续腹痛 10 分钟。平素规律产检,孕前基础血压 120/80mmHg,自诉无异常。3 个月前出现下肢水肿,休息后可缓解,近 1 个月水肿加重,休息后不缓解,近 2 周体重增加 1.5kg。查体:血压 145/90mmHg。实验室检查:尿蛋白 9.24g/24h,低密度脂蛋白胆固醇(LDL-C)5.23mmol/L,高密度脂蛋白胆固醇(HDL-C)1.04mmol/L,甘油三酯(TG)2.85mmol/L。

诊断:

妊娠高血压

血脂异常

处方:

马来酸左旋氨氯地平片 2.5mg　口服,一日 1 次

辛伐他汀片 20mg　口服,一日 1 次

5% 葡萄糖注射液 200ml

硫酸镁注射液 1.0g ⟍ 静脉滴注,一日 1 次

【药师点评】

1. 辛伐他汀为他汀类调脂药物,能降低正常及升高的 LDL-C 浓度,机制主要包括:降低极低密度脂蛋白胆固醇(VLDL-C)的浓度,诱导 LDL 受体,导致 LDL-C 的减少并增加 LDL-C 的分解代谢。

2. 辛伐他汀妊娠分级为 D,可致胎儿畸形,因此孕妇、准备怀孕或可能怀孕的妇女禁用。

3. 本案患者已孕 29[+4] 周,不应选择辛伐他汀降脂治疗。动脉粥样硬化是慢性过程,妊娠期停用降脂药物对治疗原发性高胆固醇血症的长期治疗效果影响甚小,因此可暂停调血脂治疗。

【特别提示】辛伐他汀妊娠分级为 D,孕妇、准备怀孕或可能怀孕的妇女禁用。

案例7-6　驾驶员工作时间应避免使用抗组胺药

【关键词】氯苯那敏,抗组胺药,副作用,驾驶员

【案例简介】患者,男,55岁,出租车司机。反复咳嗽、咳痰3年,痰多为白黏痰,一般秋冬季节多见。曾做肺功能示:吸入支气管扩张剂后FEV1/FVE为67%,FEV1为预计值的77%。1天前,患者受凉后出现咳嗽、咳痰加重,咳痰为白色泡沫痰,易咳出,无发热、呼吸困难等症状。患者既往无其他基础疾病,无食物及药物过敏史。有吸烟史30年,一日1盒。

诊断:

慢性阻塞性肺疾病急性加重

处方:

复方异丙托溴铵气雾剂2揿　必要时吸入

复方甲氧那明胶囊2粒　口服,一日3次

头孢呋辛酯片0.5g　口服,一日2次

【药师点评】

1. 止咳药复方甲氧那明胶囊为复方制剂,每粒胶囊含有盐酸甲氧那明12.5mg,那可丁7mg,氨茶碱25mg,马来酸氯苯那敏2mg,用于支气管哮喘和喘息性支气管炎,以及其他呼吸系统疾病引起的咳嗽、咳痰、喘息等症状。

2. 马来酸氯苯那敏为抗组胺药,抗组胺药有中枢抑制作用,可导致嗜睡、疲劳、乏力等不良反应,驾驶员、机械操作者等不宜服用。患者为出租车司机,应避免使用含有抗组胺药的止咳化痰药,以免工作时发生意外。

3. 建议停用复方甲氧那明,选用不含组胺成分的复方甘草片,其组分包括甘草浸膏粉、阿片粉、樟脑及八角茴香油等,均无明显的抑制作用。

4. 驾驶员从事的工作有一定的危险性,需要动作协调、精

力集中。如驾驶员选药不当,可能导致事故发生。抗组胺药、镇静药、催眠药及其他影响中枢神经的药物,引起锥体外系功能障碍的药物,对视力及听力有影响的药物等均应避免使用。注意用药前仔细阅读药品说明书,在开车前 4 小时慎用上述药物,或服药后 6 小时再开车。

【特别提示】复方甲氧那明胶囊含氯苯那敏,为 H_2 受体拮抗剂,有疲劳、嗜睡等副作用,驾驶员工作期间应尽量避免使用。

案例 7-7　甲状腺功能亢进患者应用胺碘酮致病情加重

【关键词】甲状腺功能亢进,胺碘酮,禁忌

【案例简介】患者,男,22 岁,因心悸、怕热多汗,食欲亢进,消瘦无力,体重减轻就诊。体格检查:体温 37℃,心率 99 次 /min,眼球突出,睑裂增宽,双侧甲状腺弥漫性对称性肿大。基础代谢率 +57%(正常范围:-10%~+15%)。T_3、T_4 水平升高,甲状腺摄 ^{131}I 率增高。心电图示:频发房性期前收缩。

诊断:

甲状腺功能亢进

频发房性期前收缩

处方:

盐酸胺碘酮片 0.2g　口服,一日 3 次

甲巯咪唑片 5mg　口服,一日 3 次

经 2 周治疗,患者心律失常症状明显改善,但甲状腺功能亢进临床症状反而加重,T_3、T_4 水平及甲状腺摄 ^{131}I 率进一步增高。

【药师点评】

1. 胺碘酮为Ⅲ类抗心律失常药,主要电生理效应是延长心肌动作电位即有效不应期,有利于消除折返激动。用于房性心律失常、结性心律失常、室性心律失常、伴预激综合征(W-P-W)的心律失常。

2. 胺碘酮为有机碘化合物,按重量计含碘量为39.3%,甲状腺功能亢进患者应用胺碘酮可使甲状腺功能亢进症状加重,并延长抗甲状腺药控制甲状腺功能亢进所需的时间。胺碘酮可引起甲状腺功能亢进,可发生在用药期间或停药后。

3. 本案患者诊断为甲状腺功能亢进,故应禁用胺碘酮,可选用普罗帕酮代替胺碘酮治疗心律失常。

4. 胺碘酮还可能引起角膜微沉淀、皮肤光过敏反应、甲状腺功能亢进、过敏性肺炎、肺间质或肺泡纤维性肺炎、Q-T间期延长、房室传导阻滞等不良反应。长期大剂量服用和伴低钾血症时易于发生多形性室性心动过速或尖端扭转型室性心动过速。

【特别提示】胺碘酮为有机碘化合物,可使甲状腺功能亢进患者症状加重,并延长抗甲状腺药控制甲状腺功能亢进所需的时间,应禁用。

案例 7-8 支气管哮喘患者应用 普萘洛尔致病情加重

【关键词】普萘洛尔,非选择性 β 受体拮抗药,支气管哮喘

【案例简介】患者,女,45 岁,高血压病史 5 年,最高达160/100mmHg。反复胸闷、气喘 30 余年,再次发作 1 天,突然加重 1 小时伴呼吸困难。患者自 10 岁时开始出现咳嗽、喘息,受凉或闻油漆可引起发作,给予解痉、平喘药治疗可缓解。缓解期无症状,平时患者不服用任何药物。患者每年发作 2~3 次,无明显季节性。近 2 年患者每年发作 1~2 次。一日前因劳累出现胸闷、憋气,活动后气喘加重就诊。

诊断:

高血压 2 级(高危)

支气管哮喘

处方:

盐酸普萘洛尔片 10mg 口服,一日 3 次

硝苯地平缓释片 20mg 口服,一日 2 次

硫酸沙丁胺醇粉雾剂 0.4mg 吸入,一日 4 次

【药师点评】

1. β 受体拮抗药根据其对 $β_1$ 和 $β_2$ 受体选择性的不同,可将其分为非选择性 β 受体拮抗药和 $β_1$ 受体拮抗药两类。

2. 由于非选择性 β 受体拮抗药阻断支气管平滑肌上的 $β_2$ 受体,使支气管痉挛,呼吸道阻力增加,可诱发或加重支气管哮喘。普萘洛尔为非选择性 β 受体拮抗药,支气管哮喘是绝对禁忌证。

3. 选择性 $β_1$ 受体拮抗药及具有内在拟交感活性的药物,对支气管平滑肌上的 $β_2$ 影响小,一般不引起呼吸系统不良反应,但对哮喘的患者仍应慎用。

4. 本案患者有支气管哮喘,不应选用非选择性 β 受体拮抗药普萘洛尔控制血压,可换用其他类别降压药物,或谨慎使用美托洛尔、比索洛尔等选择性 $β_1$ 受体拮抗药。

【特别提示】非选择性 β 受体拮抗药阻断支气管平滑肌上的 $β_2$ 受体,可诱发或加重支气管哮喘,支气管哮喘患者应避免使用,可选择其他类别降压药物,或谨慎使用低剂量选择性 $β_1$ 受体拮抗药。

案例 7-9 青光眼患者使用单硝酸
异山梨酯致病情加重

【关键词】单硝酸异山梨酯,硝酸酯类药物,青光眼,禁忌

【案例简介】患者,女,74 岁,一周前在骑车上坡时感心前区痛,并向左肩放射,经休息可缓解,2 天前走路快时亦有类似情况发作,每次持续 3~5 分钟,含硝酸甘油迅速缓解。发病以来进食好,二便正常,睡眠可,体重无明显变化。既往有青光眼病史 5 年;高血压病史 10 年,血压 150~160mmHg/90~100mmHg。查体:体温 36.5 ℃,心率 84 次 /min,呼吸 18 次 /min,血压

160/100mmHg,一般情况好,无皮疹,浅表淋巴结未触及,巩膜不黄;心界不大,律齐,无杂音;肺叩清,无啰音;腹平软,肝脾未触及;下肢不肿。

诊断：

冠心病不稳定型心绞痛

高血压 2 级(很高危)

青光眼

处方：

阿司匹林肠溶片 75mg　　口服,一日 1 次

硫酸氢氯吡格雷片 75mg　　口服,一日 1 次

单硝酸异山梨酯片 20mg　　口服,一日 3 次

左旋氨氯地平片 2.5mg　　口服,一日 1 次

培哚普利片 4mg　　口服,一日 1 次

经 1 周治疗后,患者血压控制较平稳,心绞痛症状缓解,但出现眼压增高伴角膜充血,患者自感视力减退,头痛、眼痛症状加重。

【药师点评】

1. 硝酸酯类药物在有效扩张冠状动脉,改善心肌缺血的同时,也扩张视网膜血管,促使房水生成增多,增加眼压,同时眼内血管扩张也容易导致狭窄的前房角关闭导致青光眼。患者有青光眼病史,不应使用硝酸酯类药物。

2. 冠心病发作如必须应用硝酸类药物时,剂量不宜大,用药时间不宜长,并注意观察有无青光眼加重的表现。

【特别提示】硝酸酯类药物及致房水回流受阻的药物如阿托品及其衍生物均可造成眼压升高,使青光眼病情加剧。因此,青光眼患者应禁用。

案例 7-10　肾功能不全老年人使用头孢哌酮钠舒巴坦钠致癫痫发作

【关键词】头孢哌酮钠舒巴坦钠,癫痫,血脑屏障,肾功能不

全,低蛋白血症

【案例简介】患者,男,73 岁,因咳嗽、咳痰伴气促加重 3 天就诊。患者咳嗽、咳痰伴气促反复发作 30 余年;高血压病史多年,平时服用缬沙坦胶囊,血压控制可;肾功能不全病史 1 余年,未接受正规治疗。否认药物、食物过敏史及精神疾病史。体格检查:呼吸音粗,两肺闻及湿啰音。实验室检查:白细胞计数 $16.4 \times 10^9/L$,中性粒细胞百分比 85%,超敏 C 反应蛋白>200mg/L,红细胞沉降率 103mm/h;白蛋白 21g/L,尿素 26.1mmol/L,肌酐 385μmol/L。胸部 CT 示:左腔间质性炎症,胸腔积液。

诊断:

慢性阻塞性肺疾病加急加重

左侧胸腔积液

肾功能不全

处方:

0.9% 氯化钠注射液 150ml

注射用头孢哌酮钠舒巴坦钠 1.5g ╱ 静脉滴注,一日 3 次

0.9% 氯化钠注射液 100ml

盐酸氨溴索注射液 15mg ╱ 静脉滴注,一日 2 次

5% 葡萄糖注射液 100ml

多索茶碱注射液 0.2g ╱ 缓慢静脉滴注,一日 2 次

复方 α- 酮酸片 2.52g 口服,一日 3 次

1 周后,患者症状好转,停用氨溴索、多索茶碱。第 10 天,刚输注完头孢哌酮钠舒巴坦钠,患者突发意识丧失,四肢抽搐,牙关紧闭,双眼上翻,大汗淋漓。诊断为继发性癫痫,立即静脉滴注地西泮 5mg,静脉注射丙戊酸钠 400mg 并持续静脉泵入,泵速 30mg/h。次日下午,头孢哌酮钠舒巴坦钠静脉滴注结束后 2 小时左右,患者再次发生癫痫,经抢救症状缓解。考虑患者癫痫发作可能与头孢哌酮钠舒巴坦钠有关,遂停用。继续治疗 1 周,患者未再发生类似反应。

【药师点评】

1. 头孢哌酮钠舒巴坦钠为第三代头孢菌素和β-内酰胺酶抑制剂的复方制剂,可透过血脑屏障引起中枢神经系统不良反应。头孢哌酮钠舒巴坦钠引起的神经精神系统不良反应,主要表现有头晕、头痛、共济失调、意识改变、精神错乱、烦躁、抽搐等。

2. 肾功能不全患者头孢哌酮钠舒巴坦钠的半衰期均延长,后者延长更明显。老年肾功能不全患者药物清除排泄慢,易导致药物在体内蓄积,造成血液中药物浓度过高,透过血脑屏障的药物也会增多。

3. 本案患者住院过程中一直存在较低的白蛋白水平,药物的蛋白结合率低,游离的药物浓度增加,是药物易透过血脑屏障的另一因素。

4. 对于肾功能不全的老年患者使用头孢哌酮钠舒巴坦钠时应严格控制给药剂量和给药间隔时间。对于存在低蛋白血症的患者,应及时补充白蛋白,纠正低蛋白血症,尤其有脑疾病史患者。一旦出现神经损害,应立即停药并进行对症治疗。

【特别提示】头孢哌酮钠舒巴坦钠可透过血脑屏障,引起中枢神经系统不良反应,肾功能不全患者及老年患者半衰期延长,血药浓度升高,低蛋白血症使游离药物浓度进一步升高,诱发癫痫发作危险性升高。

案例 7-11　肾功能不全患者联合应用肾损害药物致肾衰竭

【关键词】甘露醇,依达拉奉,头孢他啶,肾功能不全,肾衰竭

【案例简介】患者,男,75岁,68kg,突发右侧肢体无力,意识不清6小时就诊。患者6小时前突发右侧肢体无力倒地,呼之不应,左侧肢体抽搐,约3分钟缓解,仍意识不清。查体:体温

38.3℃,昏迷,疼痛刺激有反应,右侧病理征(+);头颅CT示左额、颞、顶、基底节区大面积脑梗死;辅助检查:白细胞 12.8×10^9/L,中性粒细胞百分比 97.7%,钾 5.5mmol/L,钠 129mmol/L,血清肌酐 200μmol/L。

诊断:

脑梗死

肺部感染

肾功能不全

处方:

20% 甘露醇注射液 250ml	静脉滴注,一日 4 次
0.9% 氯化钠注射液 250ml	
依达拉奉注射液 30mg	静脉滴注,一日 1 次
0.9% 氯化钠注射液 100ml	
注射用头孢他啶 3.0g	静脉滴注,一日 2 次
5% 葡萄糖注射液 100ml	
注射用脑蛋白水解物 60mg	静脉滴注,一日 1 次

治疗 3 天后,患者出现尿量减少、排尿困难,查血清肌酐示:800μmol/L。诊断为急性肾衰竭。

【药师点评】

1. 脑梗死又称缺血性脑卒中,是指局部脑组织因血液循环障碍,缺血、缺氧而发生的软化坏死。主要由于供应脑部血液的动脉出现粥样硬化和血栓形成,使管腔狭隘甚至闭塞,导致局灶性急性脑供血不足而发病。甘露醇可用于脑梗死所致脑水肿的预防和治疗,但应避免急性期用药。本案患者已有肾功能不全,使用大剂量甘露醇可增加肾损害的风险。如果急性期后需要脱水降颅内压治疗,应减少甘露醇用量,特别是每次用量,也可用甘露醇 125ml 与托拉塞米 10mg 交替应用,以减少单一药品用量。

2. 依达拉奉为脑保护剂,可抑制神经细胞的氧化损伤。但依达拉奉可致肾衰竭加重,易引起急性肾衰竭。本案患者脑梗死急性期,不需要使用脑保护剂,以免加重肾损害。

3. 头孢他啶为第三代头孢菌素类抗菌药物,常用为一日 4~6g,分 2~4 次静脉滴注;肾功能明显减退者,需根据肾功能损害程度减量,老人剂量减为正常量的 1/2~2/3,本案患者为高龄老年人,头孢他啶用量过大,加重了肾损害。

4. 本案患者合用了肾损害药物,副作用相加,导致了肾衰竭的严重后果。提醒对肾功能不全患者,特别是老年患者,选药时应注意药物对肾功能的影响,必要时监测肾功能。

【特别提示】肾功能不全患者选药时应注意药物对肾功能的影响,避免使用肾损害药物,特别避免肾损害药物的联用,必要时监测肾功能。

案例 7-12 高血压患者服用 ACEI 致高钾血症恶化

【关键词】高血钾,ACEI,高血压

【案例简介】患者,男,47 岁,主因头晕、血压控制不佳就诊。既往高血压病史 8 年,血压最高达 160/100mmHg。实验室检查:血清钾(K^+)5.2mmol/L。

诊断:

高血压 2 级(中危)

高钾血症

处方:

富马酸比索洛尔片 5mg　口服,一日 1 次

咪达普利片 20mg　口服,一日 1 次

呋塞米注射液 40mg　静脉注射,一日 1 次

由于轻度血钾升高,患者拒绝注射药物,仅口服降压药物。用药 1 周后,出现倦怠、肌无力、心慌,再次就诊。复查血钾 6.3mmol/L;心电图示心率 45 次 /min,室性期前收缩。诊断为高钾血症。

【药师点评】

1. 血清 K$^+$>5.5mmol/L 称为高钾血症,如>7.0mmol/L 为严重高钾血症。高血钾可表现为极度倦怠、肌肉无力、四肢末梢端厥冷、腱反射消失,可出现动作迟钝、嗜睡等中枢神经症状,也可出现心音低钝、心率减慢、室性期前收缩、房室传导阻滞、心室纤颤或心脏停搏。

2. 咪达普利为 ACEI,口服后在体内转换成活性代谢产物咪达普利拉,后者可抑制 ACE 的活性,阻止血管紧张素 Ⅰ(Ang Ⅰ)转换成血管紧张素 Ⅱ(Ang Ⅱ),使外周血管舒张,降低血管阻力,产生降压作用,可用于原发性高血压或肾实质性病变所致继发性高血压。

3. ACEI 不良反应之一为可引起高钾血症,机制为 ACEI 可减少 Ang Ⅱ 的生成,进而抑制醛固酮的释放,有升高血钾的倾向。血钾过高有致心脏停搏的风险。

4. 对于高血钾患者,使用 ACEI 可能使高血钾恶化,因此治疗上如果不是必须,应尽量避免使用本类药物。本案患者诊断为高钾血症,因此选择 ACEI 不恰当,建议选用其他类降压药物如排钾利尿剂氢氯噻嗪、钙通道阻滞剂等。

5. 高钾血症的治疗取决于患者血清钾离子升高的程度和临床表现。对于血钾轻度升高者主要是促进血钾排出,使用利尿剂如呋塞米 40~80mg 静脉注射;对于血钾中度升高者主要将血钾转移至细胞内,给予葡萄糖加适量胰岛素,用碳酸氢钠纠正酸中毒;对于严重高钾血症者应将血钾转移到细胞内的同时促进血钾排出,应用 10% 氯化钙注射液 5~10ml 静脉注射,碳酸氢钠 50mmol/L 静脉注射,葡萄糖 25g 加胰岛素 10IU 静脉注射,严重者可血液透析。

【特别提示】 ACEI 具有保钾作用,高钾血症患者慎用;轻度高钾血症患者,应立即停用含钾的药物,并给予排钾利尿剂。

案例 7-13　肾动脉狭窄患者禁用 ACEI

【关键词】ACEI,肾动脉狭窄,高血压,禁忌证

【案例简介】患者,女性,72 岁,因阵发性头晕、心悸就诊。既往高脂血症、脑梗死病史 20 年。体格检查:血压 140/88mmHg,双肺呼吸音清,未闻及干湿性啰音,心率 70 次 /min,律齐,心音可,各瓣膜听诊区未闻及病理性杂音,双下肢无水肿。肾动脉超声、肾动脉心脏血管造影(CTA)示:双侧肾动脉狭窄。

诊断:

高血压 3 级(极高危)

双侧肾动脉狭窄

处方:

阿司匹林肠溶片 0.1g　口服,一日 1 次

硝苯地平控释片 30mg　口服,一日 1 次

雷米普利片 5mg　口服,一日 1 次

【药师点评】

1. 雷米普利为 ACEI,是临床上常用的一类降压药物,可用于各种原发性高血压。雷米普利是一个前体药物,经胃肠道吸收后在肝脏水解生成雷米普利拉,活性代谢产物具有强效和长效的 ACE 抑制作用。雷米普利会导致血浆肾素活性的升高和血管紧张素 Ⅱ 及醛固酮血浆浓度的下降。

2. 双侧肾动脉狭窄的患者使用 ACEI 有可能发生非常严重的肾功能恶化甚至急性肾衰竭,因此肾动脉狭窄为雷米普利等 ACEI 的禁忌证。

3. 患者肾动脉超声、肾动脉 CTA 检查提示双侧肾动脉狭窄,因此应停用雷米普利,防止肾功能恶化。

4. 建议选用利尿剂、β 受体拮抗剂等药物与钙通道阻滞剂硝苯地平合用降压治疗。

【特别提示】双侧肾动脉狭窄为 ACEI 类药物的禁忌证,

故对于双侧肾动脉狭窄的患者禁用此类药物。高血压患者应根据不同并发症进行个体化给药,注意药物禁忌以及不良反应。

案例 7-14　痰热清禁用于 24 个月以下婴幼儿

【关键词】丘疹,痰热清注射液,婴幼儿,24 个月以下

【案例简介】患儿,男,1 岁,因间断发热 8 天,咳嗽 3 天就诊。8 天前,患儿无明显诱因出现发热,体温最高 39.5℃。并于 3 天前出现咳嗽,表现为连声咳,喉中有痰。查体:双肺呼吸音粗,偶可闻及痰鸣音,余未见明显异常。血常规检查:白细胞 $14.7 \times 10^9/L$,中性粒细胞百分比 38.5%,淋巴细胞百分比 45.7%,C 反应蛋白 26mg/L。

诊断:

支气管炎

处方:

5% 葡萄糖注射液 100ml
喜炎平注射液 2ml ／ 静脉滴注,一日 1 次
0.9% 氯化钠注射液 100ml
注射用头孢硫脒 0.5g ／ 皮试(–) 静脉滴注,一日 2 次
5% 葡萄糖注射液 100ml
痰热清注射液 5ml ／ 静脉滴注,一日 1 次

患儿在静脉滴注痰热清注射液过程中,耳根部、手部、躯干部出现散在红色丘疹伴瘙痒,怀疑为静脉滴注痰热清注射液所致过敏反应,立即停止输注本品,并给予相关抗过敏处理,1 天后患儿丘疹开始消退。

【药师点评】

1. 儿童发育不完全,吸收和代谢功能较成人差,且免疫系统发育尚不成熟,对痰热清注射液的敏感性较高,易引发过敏及其他不良反应。鉴于此,痰热清注射液使用说明书于 2012 年

12 月 11 日做出修改,在禁忌一项中增加了"24 个月以下婴幼儿禁用"的内容。本案患儿 1 岁,痰热清注射液属禁用药品,选药违规,应选用其他适合幼儿应用的清热化痰药,避免相关不良反应的发生。

2. 痰热清注射液是我国采用指纹图谱检测批准的第一个中药注射剂,主要成分为黄芩、熊胆粉、山羊角、金银花和连翘,具有清热、化痰、解毒功效,临床常用于治疗上呼吸道感染、急慢性支气管炎、肺炎早期等。但随着临床使用的日渐广泛,其发生不良反应的报道也不断增加。

3. 痰热清注射液不良反应的发生主要有以下四个方面。①主要成分引起的过敏反应:黄芩中的黄芩苷、熊胆粉中的熊总胆酸、山羊角中的水解物、金银花中的绿原酸、连翘中的连翘苷,都是易引起过敏反应的中药成分,尤其是山羊角中的水解物和金银花中的绿原酸属于高致敏物,易导致多种变态反应。②制成注射剂所添加的增溶剂、稳定剂、着色剂等引起的过敏反应:在进行化学合成中产生的杂质以及药物本身的氧化、还原、分解、聚合反应等形成的杂质亦可成为致敏物质,诱发各种过敏反应。③与其他药物混合滴注引起的不良反应:熊胆粉为含胆汁酸类的碱金属盐,使用过程中不能与含酸性成分的注射剂混合使用,否则会发生中和反应,不仅降低疗效,而且会产生对人体有害的物质。如需联合用药,在换药时需先用 5% 葡萄糖注射液或 0.9% 氯化钠注射液(50ml 以上)冲洗输液管或更换新的输液器,并应保持一定的间隔时间。④输液速度过快或者药液浓度过高引起的不良反应:痰热清药液稀释倍数要求不低于 1:10(药液:溶媒),使用时严格控制输液速度,儿童以 30~40 滴 /min 为宜。

【特别提示】痰热清注射液禁用于 24 个月以下婴幼儿。用药期间应加强药学监护,尤其在用药 30 分钟内及对特殊人群的监护。一旦发现异常,立即停药并作对症处理,确保患者用药安全有效。

案例 7-15　细辛脑注射液禁用于 6 岁以下儿童

【关键词】不良反应,细辛脑注射液,6 岁以下

【案例简介】患儿,男,4 岁,因发热 1 天就诊。查体:咽充血,扁桃体Ⅱ度肿大,双肺呼吸音粗,可闻及少许痰鸣音。实验室检查:白细胞 14.3×10^9/L,中性粒细胞百分比 73.6%,淋巴细胞百分比 18.7%,C 反应蛋白 26mg/L。胸片:双肺纹理增多、增粗。

诊断:

支气管炎

处方:

0.9% 氯化钠注射液 100ml

注射用头孢硫脒 0.5g　　／　皮试(−) 静脉滴注,一日 2 次

5% 葡萄糖注射液 100ml

热毒宁注射液 10ml　　／　静脉滴注,一日 1 次

5% 葡萄糖注射液 50ml

细辛脑注射液 8mg　　／　静脉滴注,一日 2 次

患儿静脉滴注细辛脑注射液约 5 分钟后,出现面色发绀、大汗淋漓、呼吸困难症状,立即停用细辛脑注射液,给予地塞米松注射液 2.5mg,静脉推注及吸氧等对症处理后,患儿神志清楚,面色转红润,症状缓解。

【药师点评】

1. 国家食品药品监督管理总局已于 2014 年 4 月发布了《关于修订细辛脑注射剂说明书的通知》,其中增加了“6 岁以下儿童禁用”的内容。患儿 4 岁,细辛脑注射液属于禁用药,选药违规,应选用其他具有相似功效、安全合理的药品。

2. 患儿出现的过敏症状考虑为细辛脑注射液引起。细辛脑注射液为中药提取物,主要成分为 2,4,5- 三甲氧基 -1- 丙烯基苯,有平喘、止咳、祛痰的作用,近年来广泛用于儿童肺炎、支气管哮喘、咳嗽、咳痰等治疗,但其不良反应报道也日趋增多,尤

其在 6 岁以下儿童中比例较高,且严重不良反应居多,因此临床医生在儿童患者中使用本品应注意不良反应的发生。

3. 细辛脑注射液不良反应的发生原因主要有以下四点。①药物本身因素:首先,本品主要成分是挥发油,内含有 α、β、γ-细辛脑及其他多种成分,成分比较复杂,有效成分和无效成分不易分清,引起不良反应的成分更不易确定。其次,细辛脑的主要降解产物为 β- 细辛脑,在注射液的配制、灭菌以及放置过程中,该降解产物的含量可能有所增加,也是导致不良反应发生的主要因素。再者,细辛脑为脂溶性化合物,在生产过程中需加入大量的增溶剂,如聚山梨酯 80、丙二醇等,其中聚山梨酯 80 是导致过敏性反应的主要原因。②滴速过快、用法用量或溶媒稀释不当:细辛脑注射液的说明书明确指出,药物的配制应用 5% 或 10% 葡萄糖注射液稀释成 0.01%~0.02% 的溶液,缓慢静脉给药。③联合用药问题:联合用药越多,越易导致药物 pH、溶解度和渗透压的改变,发生化学反应的概率也易增高,最终导致不良反应的发生率增高。④与个体差异有关:不同年龄、性别的个体对药物的吸收、分布、代谢、排泄不同,尤其是儿童处在身体生长发育初期,体内许多脏器发育还不完全,对药物剂量的个体差异大,药效阈值变窄,对药物的敏感性和耐受性不同于青壮年,易发生药物蓄积而引起不良反应。医务工作者可根据以上引起不良反应的四点原因,在选用细辛脑注射液时注意可能发生的不良反应。

【特别提示】细辛脑注射液禁用于 6 岁以下儿童,因其在 6 岁以下儿童中引起不良反应的发生比例较高,且以严重不良反应居多。

案例 7-16　高龄患者应用多索茶碱出现精神症状

【关键词】精神症状,多索茶碱,高龄患者

【**案例简介**】患者,女,95岁,2天前着凉后出现咳嗽、咳痰,为黄黏痰,量较多,同时伴发热、气短,最高体温38℃,静脉滴注"喜炎平、氨溴索"等药物治疗效果不佳,气短明显加重,痰无力咳出就诊。查体:体温36.6℃,心率105次/min,呼吸26次/min,血压109/74mmHg;血常规:白细胞14.1×10⁹/L,中性粒细胞百分比83.9%,红细胞2.69×10¹²/L,血红蛋白85g/L;血气:pH 7.49,PO_2 66.3mmHg,PCO_2 32.6mmHg,神志清楚,精神差,双肺呼吸音粗,可闻及痰鸣音、哮鸣音。

诊断:

肺部感染

冠状动脉粥样硬化性心脏病(陈旧性心肌梗死,心功能Ⅳ级)

中度贫血

电解质代谢紊乱

处方:

氯化钾缓释片 1g　口服,一日4次

0.9%氯化钠注射液 100ml

多索茶碱注射液 0.2g ╱ 静脉滴注,一日2次

0.9%氯化钠注射液 100ml

注射用哌拉西林钠舒巴坦钠 5.0g ╱ 静脉滴注,每8小时1次

治疗第7天夜间,患者间断出现意识模糊,自言自语,不能正常交流,未做特殊处理。第8天夜间,患者整夜未睡,意识模糊,整夜自言自语。考虑不除外多索茶碱中毒,检测多索茶碱血药浓度为21.5μg/ml。遂停多索茶碱注射液,后患者意识逐渐好转,自言自语症状逐渐消失。

【**药师点评**】

1. 多索茶碱是甲基黄嘌呤的衍生物,可直接作用于支气管,松弛支气管平滑肌,其通过抑制平滑肌细胞内的磷酸二酯酶等作用,松弛平滑肌,从而达到抑制哮喘的作用,用于支气管哮喘、喘息性慢性支气管炎及其他支气管痉挛引起的呼吸困难。多索茶碱所致的中枢及胃肠道等肺外系统不良反应较茶

碱少。

2. 茶碱类药物个体差异大,有效治疗浓度范围 5~20μg/ml,茶碱的不良反应与茶碱血药浓度密切相关。茶碱血药浓度高于 20μg/ml 时易发生不良反应,如果茶碱血药浓度低于 5μg/ml 则不能发挥应有的药理作用。对茶碱进行血药浓度监测是预防茶碱中毒和保证疗效的重要手段。

3. 老年患者因生理功能减退,对茶碱的清除率可能降低,应进行血药浓度的监测。本案患者 95 岁,同时伴有心功能不全及贫血,治疗过程中出现的上述精神症状为茶碱中毒的表现,血药浓度监测支持以上判断。

4. 茶碱类药物静脉滴注速度不宜过快,一般应维持在 45 分钟以上;应用茶碱类药物过程中,应避免饮用含咖啡因的饮料或食物。

【特别提示】应用茶碱类药物过程中应考虑患者的个体差异,特别是高龄,或伴有心、肝、肾功能不全者,应监测其血药浓度。

案例 7-17　妊娠早期抗感染药物及退热药物选择不当

【关键词】急性支气管炎,孕早期,头孢哌酮钠舒巴坦钠,对乙酰氨基酚

【案例简介】患者,女,29 岁,宫内孕 18 周,主因“高热”2 天就诊。查体:最高体温(T)39.5℃,伴畏冷、寒战、咳嗽、咳痰、咽部红肿、充血,听诊肺部呼吸音粗,未闻及明显干湿性啰音,发热时头痛、腰背部肌痛;血常规白细胞 11.6×10^9/L,中性粒细胞百分比 85.5%;尿常规、肝肾功能未见异常。

诊断:

急性支气管炎

处方:

0.9% 氯化钠注射液 100ml

注射用头孢哌酮钠舒巴坦钠 3.0g ⟍ 静脉滴注,一日 2 次

0.9% 氯化钠注射液 250ml ⟍

双黄连注射液 20ml ⟋ 静脉滴注,一日 1 次

复方对乙酰氨基酚片 1 片 口服,一日 2 次

【药师点评】

1. 急性支气管炎是病毒或细菌等病原体感染所致的支气管黏膜炎症,常继发于上呼吸道感染或为急性传染病的一种表现。感染初期多为病毒性感染,以对症治疗为主,伴发热者可给予非甾体抗炎药退热,不宜常规使用抗菌药物。如存在明显的脓痰、白细胞总数升高和中性粒细胞比值增加可能提示存在细菌感染,此时可给予相应的抗菌药物治疗。

2. 头孢哌酮钠舒巴坦钠为第三代头孢菌素加酶抑制剂的广谱 β- 内酰胺类抗菌药物,一般用于医院获得性肺炎及敏感菌引起的难治性感染,或经初始治疗无效的社区获得性肺炎等呼吸道感染。急性气管 - 支气管炎及社区获得性肺炎初始用药一般可选用青霉素类药物,如氨苄西林、阿莫西林等;也可选用第一 / 二代头孢菌素如头孢羟氨苄、头孢呋辛和头孢克洛等或氟喹诺酮类药物如左氧氟沙星、莫西沙星等。患者为妊娠早期,可推荐青霉素类或第一 / 二代头孢菌素,禁用喹诺酮类药物。

3. 复方对乙酰氨基酚片用于普通感冒或流行性感冒引起的发热,也用于缓解轻至中度疼痛如头痛、关节痛、偏头痛、牙痛、肌肉痛、神经痛、痛经等。患者持续高热,体温最高达39.5℃,应给予退热等对症治疗。复方对乙酰氨基酚片为复方制剂,主要成分为对乙酰氨基酚、异丙安替比林、咖啡因,除了对乙酰氨基酚外,其余两种成分孕妇均不宜使用。患者为妊娠早期,可给予物理降温,如高热不退也可选用单一成分的对乙酰氨基酚制剂退热,持续发热时可间隔 4~6 小时重复用药 1 次,24

小时内不得超过 4 次。

【特别提示】孕妇用药应选用对疾病有效且对胎儿比较安全、不良反应较小的药物,可参照美国 FDA 孕妇用药分级。

案例 7-18 心律失常伴哮喘患者
禁用 β 受体拮抗剂

【关键词】哮喘急性发作,心律失常,普萘洛尔

【案例简介】患者,男,61 岁,17 天前无明显诱因于安静状态下突然出现右下肢无力,行走不稳,需家人搀扶,并向右侧偏斜,就诊治疗后右下肢无力较前好转。1 天前患者出现右下肢无力加重伴左下肢无力入院治疗。既往冠心病病史 5 年,哮喘病史 2 年,规律服药,疾病控制较好。查体:体温 36.8℃,心率 118 次 /min,呼吸 17 次 /min,血压 158/95mmHg,头颅 CT 示双侧额顶叶皮层及内侧面、右侧扣带回前部急性脑梗死。

诊断:

脑梗死(急性期)

冠状动脉粥样硬化性心脏病

哮喘

处方:

硫酸氢氯吡格雷片 75mg 口服,每晚 1 次

丁苯酞氯化钠注射液 25mg 静脉滴注,一日 2 次

普萘洛尔片 30mg 口服,一日 3 次

硝苯地平控释片 30mg 口服,一日 1 次

患者服用普萘洛尔 40 分钟后出现呼吸困难,呼吸三凹征,双肺哮鸣音,口唇发绀,恐惧躁动,考虑哮喘急性发作,立即给予相应措施紧急救治,0.5 小时后症状逐渐缓解。

【药师点评】

1. 患者既往有冠心病病史,入院时心率 118 次 /min,血压

158/95mmHg，应给予降血压、减慢心率等治疗。普萘洛尔为非选择性 β 受体拮抗剂，对 $β_1$、$β_2$ 受体选择性差。利用其阻断 $β_1$ 受体的作用，可减慢心率和心肌收缩力，减低心排血量，冠脉流量下降，心肌耗氧量明显减少，血压下降，主要用于治疗高血压、心绞痛、心律失常及甲状腺功能亢进等。普萘洛尔同时能阻断 $β_2$ 受体，收缩支气管平滑肌，使张力增高，增加呼吸道阻力而诱发哮喘发作，加重心、肺功能衰竭，故有支气管疾病及阻塞性肺疾病者禁用 β 受体拮抗剂。

2. 哮喘的诱发因素除了上呼吸道感染，吸入花粉、霉菌孢子、尘螨的分泌物外，食用鱼、虾、蟹、牛奶、鸡蛋等异性蛋白也可诱发，另外某些药物也会诱发或加重哮喘发作，如普萘洛尔等 β 受体拮抗剂、阿司匹林等非甾体抗炎药、新斯的明等抗胆碱酯酶药、吗啡等中枢镇痛药等，有哮喘病史的患者应禁用或慎用上述药物。

【特别提示】临床诊疗在询问病史及处方药品时，一定要认真仔细，不可疏忽大意，特别像哮喘等用药禁忌证，必须掌握哪些药物是禁用或慎用，否则会造成严重后果。

案例 7-19 儿童禁止肌内注射含有苯甲醇成分的注射剂

【关键词】湿疹，接触性皮炎，儿童，苯甲醇，臀肌挛缩症

【案例简介】患儿，男，11 岁，因双手足反复起红斑、水疱 8 个月余就诊。给予"皮康王"外用，皮疹消退，但仍反复发作，逐渐蔓延至双足背、双腘窝、双下肢，后口服"赛庚啶""复方甘草酸苷片"，外用"糠酸莫米松乳膏""复方蛇脂软膏"有所好转。现双足皮疹增多，以右足为著，出现大面积红斑丘疱疹住院治疗。右足部真菌镜检：阴性。

诊断：

湿疹

接触性皮炎

处方：

复方倍他米松注射液 1ml　肌内注射，一日 1 次

地奈德乳膏适量　外用，一日 2 次

氯雷他定片 10mg　口服，一日 1 次

0.9% 氯化钠注射液 100ml

注射用复方甘草酸苷 20mg　静脉滴注，一日 1 次

【药师点评】

1. 复方倍他米松注射液是二丙酸倍他米松和倍他米松磷酸酯二钠的复方制剂。倍他米松是糖皮质激素类药物，具有抗炎、抗过敏和抑制免疫等多种药理作用，利用其抗炎作用可治疗某些皮肤病，如接触性皮炎、湿疹、牛皮癣、神经性皮炎、荨麻疹等。倍他米松为强效激素，抗炎作用为氢化可的松的 35 倍，同时也是长效激素，生物半衰期大于 36 小时。儿童应用糖皮质激素应首选短效、弱效激素，如氢化可的松、泼尼松等，对于治疗湿疹等皮肤疾病应首先局部应用糖皮质激素，如泼尼松龙软膏、地奈德乳膏、糠酸莫米松乳膏等，同时给予抗组胺药，效果不理想时再考虑全身应用糖皮质激素。

2. 复方倍他米松注射液制剂中含有苯甲醇，起有效缓解注射部位疼痛的作用，但是肌内注射苯甲醇过多可引起臀肌挛缩症，造成髋关节外翻，导致步态异常，甚者还可能导致肌肉坏死，留下瘢痕。原国家食品药品监督管理局已发布公告，要求加强苯甲醇注射液管理，禁止用于儿童肌内注射。《关于加强苯甲醇注射液管理的通知》(国食药监注〔2005〕263 号)中对含苯甲醇的注射液说明书已做出了明确规定，要求处方中含苯甲醇的注射液，必须在说明书上明确标注"本品含苯甲醇，禁止用于儿童肌内注射"；凡是使用苯甲醇作为溶媒的注射剂，其说明书必须明确标注"本品使用苯甲醇作为溶媒，禁止用于儿童肌内注射"。

3. 制剂中含有苯甲醇的药物制剂还有黄体酮注射液、地

西泮注射液、右旋糖酐铁注射液、依托泊苷注射液、盐酸胺碘酮注射液、曲安奈德注射液、硫辛酸注射液、长春西汀注射液、细辛脑注射液、桑姜注射液、注射用克林霉素磷酸酯、注射用曲妥珠单抗、注射用甲泼尼龙琥珀酸钠等,以药品说明书中成分为准。

【特别提示】制剂中含有苯甲醇或者使用苯甲醇作为溶媒的药物,禁止用于儿童肌内注射。

案例 7-20 肾功能受损伴水肿患者避免使用强效利尿剂

【关键词】急性肾小球肾炎,肾功能受损,水肿,强效利尿剂,布美他尼

【案例简介】患者,男,18 岁,2 天前受凉后出现感冒症状,次日无明显诱因出现颜面部及双下肢轻度水肿,并出现尿液呈洗肉水样改变就诊。查体:血压 152/86mmHg,尿常规:蛋白 2+,潜血 3+,尿蛋白定量 1.2g/24h;血液生化检查:白蛋白 40g/L,肌酐 126μmol/L,钾 5.4mmol/L。入院后查体:体温 37.4℃;血常规:白细胞 12.9×10^9/L,中性粒细胞百分比 94%,红细胞沉降率 34mm/h,补体 C_3 低,抗 "O" 滴度高。

诊断:

急性链球菌感染后肾小球肾炎

肾功能受损

处方:

苯磺酸氨氯地平片 5mg　口服,一日 1 次

布美他尼片 1mg　口服,一日 3 次

0.9% 氯化钠注射液 100ml

注射用头孢曲松钠 1.0g 静脉滴注,一日 1 次

【药师点评】

1. 患者抗 "O" 滴度高,说明存在链球菌感染,因此诊断为

急性链球菌感染后急性肾小球肾炎。可给予对症治疗,纠正病理生理改变以防止并发症,还应给予抗菌药物治疗链球菌感染。应选择无肾毒性或肾毒性相对较小的药物,如青霉素、第三/四代头孢菌素等。头孢曲松为第三代头孢菌素,通过与细菌细胞膜上的青霉素结合蛋白结合,抑制细菌细胞壁的合成,达到抗菌作用,对链球菌抗菌活性较强,同时肾毒性相对较小。

2. 患者存在双下肢水肿,应给予利尿剂治疗。布美他尼属于强效利尿剂,主要作用于髓袢升支粗段,干扰 K^+-Na^+-Cl^- 同向转运,产生强大利尿作用。布美他尼对水和电解质的排泄作用为呋塞米的 20~60 倍,但排钾作用小于呋塞米,还能扩张血管,降低肾血管阻力,增加肾血流量。但大剂量使用强效利尿剂,可能会导致肾脏的灌注不足,引起肾功能的进一步损害。本案患者肌酐高于正常值,已有轻度肾功能受损,药物的选择应尽量减少对肾功能的损伤,且患者仅伴有轻度双下肢水肿,无须使用强效利尿剂,如呋塞米、布美他尼等,给予中效利尿剂如氢氯噻嗪即可。

【特别提示】肾功能受损伴水肿患者不宜应用强效利尿剂布美他尼,可应用中效利尿剂氢氯噻嗪利尿。

案例 7-21 老年前列腺增生患者服用复方感冒药致尿潴留

【关键词】尿潴留,前列腺增生,氯苯那敏,伪麻黄碱

【案例简介】患者,男,72 岁,前列腺增生病史 2 年,排尿踌躇、尿细滴沥,同时伴有尿急、尿频、尿痛,尿蛋白 150mg/24h,前列腺特异性抗原(PSA)≤4ng/ml,血压 135/80mmHg。长期服用非那雄胺片、盐酸特拉唑嗪片治疗。此次患者受凉后出现头痛、鼻塞、流涕、肌肉酸痛,给予氨酚伪麻那敏片(Ⅱ)(银得菲片)口服缓解感冒症状。患者用药 3 天

后出现血压升高至 162/108mmHg,同时伴有无尿、排尿受阻、尿潴留。

诊断：

上呼吸道感染

前列腺增生

处方：

非那雄胺片 1mg　　口服,一日 1 次

盐酸特拉唑嗪片 1mg　　口服,一日 1 次

氨酚伪麻那敏片(Ⅱ)2 片　　口服,一日 3 次

【药师点评】

1. 患者出现血压的升高和尿潴留考虑为氨酚伪麻那敏片(Ⅱ)(银得菲片)引起不良反应。

2. 银得菲片,即氨酚伪麻那敏片(Ⅱ),为复方制剂,每片含主要成分对乙酰氨基酚 325mg、盐酸伪麻黄碱 30mg、马来酸氯苯那敏 2mg。用于普通感冒及流行性感冒引起的发热、头痛、关节痛、喷嚏、流鼻涕、鼻塞等症状。其主要成分伪麻黄碱可致高血压,增加血管出血的危险,并拮抗特拉唑嗪的作用,诱发前列腺增生患者症状的加重。另外,银得菲片中另一主要成分氯苯那敏可进一步加重患者前列腺增生的症状或导致尿潴留。

3. 人体排尿主要受副交感神经支配,副交感神经兴奋时释放乙酰胆碱,促进排尿肌收缩,从而促进和维持排尿。前列腺位于膀胱出口,围绕尿道,增生后可全面压迫尿道,使尿液排出受阻。马来酸氯苯那敏为组胺 H_1 受体拮抗剂,是临床常用抗过敏药物,有很强大的缓解平滑肌收缩的功能,可以阻滞乙酰胆碱的活性,使膀胱逼尿肌收缩力下降,加重增生症状或引起尿潴留。故前列腺增生患者慎用。

氯苯那敏尚可引起中枢神经镇静,饮酒或服用其他中枢神经抑制剂(镇静、催眠、抗抑郁、抗精神病药)可使嗜睡加重,对高空作业者、驾驶员、机械操作者禁用。对急性哮喘、青光眼、高

血压、胃溃疡、婴幼儿及老年人慎用。

【特别提示】感冒药多为复方制剂,成分中所含的伪麻黄碱可升高血压,马来酸氯苯那敏可导致尿潴留。高血压、前列腺增生患者治疗感冒时,应注意避免给予含有上述成分的感冒药。

案例 7-22　去铁酮片不适用于 6 岁以下儿童

【关键词】地中海贫血,驱铁治疗,去铁酮片,神经系统失调

【案例简介】患儿,男,3 岁,12kg,因面色苍白,血红蛋白 61g/L 就诊。查体:重度贫血貌,睑结膜苍白,双眼结膜轻度黄染,脾脏肋下 1cm 可及,肝脏未及。实验室检查结果:白细胞计数 7.5×10^9/L,血红蛋白 59g/L,血小板计数 208×10^9/L,平均红细胞体积 56fl,平均血红蛋白浓度 23pg。外周血涂片:呈小细胞低色素性贫血,红细胞形态不一、大小不等,中央淡染区扩大,出现靶形红细胞和红细胞碎片。血红蛋白电泳:HbF 40%,HbA 28%。骨髓成像呈红细胞系统增生明显活跃,以中、晚幼红细胞占多数,成熟红细胞改变与外周血相同。红细胞渗透脆性明显降低。诊断为 β 地中海贫血(重型)。给予输注悬浮红细胞治疗,每 4 周输注一次,一次 1 单位。本次查血清铁蛋白为 1 180μg/L。

诊断:

地中海贫血(重型)

继发性铁负荷增多症

处方:

去铁酮片 500mg　口服,一日 3 次

患儿服药第 2 天出现轻微腹痛,未做处理,第 3 天腹痛加重遂停药,后逐渐好转。

【药师点评】

1. 去铁酮片是一种口服铁螯合剂,用于治疗铁负荷过多的

地中海贫血患者,适用于 6 岁以上的儿童,目前尚无 6 岁以下儿童服用的资料。本案患儿 3 岁,不宜选用去铁酮片,建议选择地拉罗司口服,常用剂量为 20mg/(kg·d)。如患儿铁负荷量低,可减少剂量为 10~15mg/(kg·d);如患儿铁负荷量高,可增加剂量至 30mg/(kg·d),一日一次,餐前口服,可用于 2 岁以上的儿童。

2. 去铁酮片常见的不良反应有胃肠道反应、大关节痛、一过性的谷丙转氨酶升高和锌缺乏,且大多数患者的不良反应呈剂量相关性。去铁酮片的标准剂量为 75mg/(kg·d),分 3 次口服,一日最大剂量不超过 100mg/kg。本案患儿体重 12kg,一日最大剂量应不超过 1 200mg,处方剂量已经超过了推荐的最大剂量,增加了不良反应的风险。

3. 2019 年 2 月 25 日,加拿大卫生部发布信息,警示儿童使用去铁酮片存在潜在的大脑和神经系统失调风险。加拿大卫生部评估了儿童使用推荐剂量去铁酮片的大脑和神经系统失调(如行走困难、运动失调)的潜在风险。此次评估是由 2 例文献报告引发的,有 2 例儿童在使用 2.5 倍推荐剂量的去铁酮片治疗时出现类似的神经系统失调。因此不建议超过说明书推荐剂量使用去铁酮片。

【特别提示】地中海贫血患者规律输注红细胞 1 年,或输血次数>10~20 次,或血清铁蛋白>1 000μg/L 时,建议开始驱铁治疗。2 岁以上的患儿可口服地拉罗司,对于 6 岁以上的患儿还可以选用口服去铁酮片,宜从较低剂量开始,逐渐升高至 75mg/(kg·d),以减缓不良反应的发生。服用去铁酮片期间建议每周监测白细胞计数,如患者发生感染,应中断用药并增加监测白细胞的次数。如患者出现严重的嗜中性白细胞减少或粒细胞缺乏的情况,应停药并给予粒细胞生长因子等适当治疗。建议每月测定血清铁蛋白浓度,如果血清铁蛋白<500μg/L,应停药。

案例 7-23　儿童急性腹泻口服庆大霉素致耳聋

【关键词】庆大霉素,急性腹泻,儿童,耳聋

【案例简介】患儿,男,3 岁,22kg,主因腹泻 2 天来院就诊。查体:体温 36.5℃,呼吸 20 次 /min,一般状态尚可。便常规:白细胞 3~4 个 /HP。

诊断:

急性腹泻

处方:

庆大霉素缓释片 40mg　口服,一日 2 次

用药 3 次(一日半)后患儿腹泻治愈,但发现患儿对声音反应迟钝,做听性脑干反应(诱发电位),左耳 85 分贝,右耳 95 分贝。3 个月后发现患儿失聪就诊。询问用药史,患儿曾经口服过庆大霉素缓释片,考虑为由庆大霉素引起的药物性耳聋。

【药师点评】

1. 庆大霉素为氨基糖苷类抗菌药物,对各种革兰氏阴性杆菌及革兰氏阳性细菌都有良好的抗菌作用,适用于革兰氏阴性杆菌引起的肠道感染。硫酸庆大霉素缓释片口服后吸收很少,在胃肠道中的浓度较稳定而持久,主要以原型随粪便排出,但在痢疾急性期或肠道广泛炎性病变或溃疡性病变时口服吸收量可增加,这是因为在肠道感染时,肠道黏膜屏障出现破坏,庆大霉素通过肠道黏膜吸收进入血液,因而可出现全身的不良反应。

2. 庆大霉素的主要不良反应为肾脏损害及耳毒性作用,前庭神经损害较耳蜗神经明显。另外,庆大霉素还具有神经肌肉阻滞作用,可引起呼吸衰竭或过敏反应。庆大霉素的耳毒性作用是由于对耳蜗神经损害所致,症状大多于用药后 1~2 周内发生,但亦可在停药后数周出现。如果发现早及时停药,则损害有

可能恢复,一般停药后症状不再进行性加重。耳蜗内线粒体、核糖体是氨基糖苷类抗菌药物的主要靶器官,本案患儿仅服药3次导致耳聋非常罕见,可能是遗传变异导致药物与靶器官作用反应异常所致。

【特别提示】急性腹泻时肠黏膜存在广泛炎症,特别是出现充血、水肿、糜烂、溃疡、出血时,口服庆大霉素可以通过胃肠道吸收进入血液中。儿童肾脏功能尚未发育成熟,服用氨基糖苷类药物后排泄较慢,半衰期延长,使用过量会导致听力下降,严重者可使听神经发生变性和萎缩,从而导致不可逆性的耳聋。庆大霉素用于治疗小儿腹泻一定要慎用。

案例 7-24　哺乳期妇女口服复方磺胺甲噁唑及氨酚伪麻美芬片致新生儿黄疸

【关键词】哺乳期,复方磺胺甲噁唑,氨酚伪麻美芬片,新生儿黄疸

【案例简介】患者,女,20岁,产后15天。患者2天前洗澡后出现咳嗽、咽痛,未予以特殊处理,1天后患者出现畏寒、发热,体温最高达39℃,自行服用退烧药后体温降至正常,数小时后再次升高,遂就诊。查体见扁桃体肿大和充血,表面有黄色脓性分泌物,血常规检查示:白细胞计数 10.5×10^9/L,中性粒细胞百分比80.2%,C反应蛋白22.4mg/L。

诊断:

急性扁桃体炎

处方:

复方磺胺甲噁唑片2片　口服,一日2次

氨酚伪麻美芬片2片　口服,一日3次

3天后患者新生儿出现烦躁不安,呼吸加快,巩膜黄染。查肝功能:血胆红素升高。追溯病史,患者在服药期间未停止哺乳。嘱患者暂时停止哺乳,给予新生儿人工喂养并对症处理,2天后

新生儿上述症状缓解。

【药师点评】

1. 磺胺类药物可自乳汁分泌,乳汁中浓度可达母体血药浓度的 50%~100%。磺胺类药物可与胆红素竞争白蛋白上的结合部位,而新生儿葡糖醛酸转换系统未发育完善,从乳汁中摄入磺胺类药物可使其游离胆红素浓度升高,有引起黄疸、胆红素脑病的危险。并且在葡萄糖 -6- 磷酸脱氢酶缺乏的新生儿中,还有引起溶血的危险。因此,哺乳期妇女不宜应用磺胺类药物,并且复方磺胺甲噁唑片在新生儿及 2 个月以下婴儿中也禁止使用。

2. 急性扁桃体炎的病原体主要为溶血性链球菌,其次为流感嗜血杆菌、肺炎球菌、葡萄球菌等。其中,A 群溶血性链球菌为本病的主要致病细菌,对于有细菌感染证据的急性扁桃体炎患者,应首选 β- 内酰胺类抗菌药物治疗,且此类药物在乳汁中含量低。而复方磺胺甲噁唑由于不易清除细菌,不宜选作治疗或预防 A 群溶血性链球菌扁桃体炎和咽炎用药。本案患者为急性扁桃体炎,又处于哺乳期,建议选择青霉素或头孢菌素类抗菌药物。然而无论乳汁中药物浓度如何,均存在对乳儿的潜在影响,因此,建议哺乳期患者应用抗菌药物期间暂停哺乳。

3. 氨酚伪麻美芬片为复方制剂,内含对乙酰氨基酚、氢溴酸右美沙芬、盐酸伪麻黄碱和马来酸氯苯那敏,这些成分会影响乳汁分泌且会经过乳汁被乳儿吸收,有引起乳儿肝损害、嗜睡、呼吸抑制等风险。建议患者服用此类药物期间停止哺乳,或单用对乙酰氨基酚。

【特别提示】小于 2 个月的婴儿、孕妇及哺乳期妇女禁用复方磺胺甲噁唑。复方制剂成分复杂,哺乳期妇女用药后引起乳儿发生不良反应的概率增加,为防止药物经乳汁被乳儿吸收引起不良反应,哺乳期妇女应尽量避免服用复方制剂,且在用药期间应暂停哺乳。

案例 7-25 孕妇禁用利巴韦林

【关键词】妊娠期,利巴韦林,致畸

【案例简介】患者,女,25 岁,孕 8 周。患者 3 天前受凉后出现打喷嚏、鼻塞、流清水样鼻涕、咳嗽、咽痛等症状就诊。患者 2 天前开始出现发热,体温最高达 38.0℃。血常规检查示:白细胞计数 $6.5 \times 10^9/L$,中性粒细胞百分比 60.2%,C 反应蛋白 5.1mg/L。

诊断:

上呼吸道感染

处方:

利巴韦林颗粒 0.15g 口服,一日 3 次

复方盐酸伪麻黄碱缓释胶囊 1 粒 口服,一日 2 次

【药师点评】

1. 利巴韦林国内说明书中适应证为呼吸道合胞病毒引起的病毒性肺炎与支气管炎,皮肤疱疹病毒感染。利巴韦林在美国仅两种剂型:雾化剂型和口服剂型,雾化剂型 FDA 只批准它用于治疗呼吸道合胞病毒引起的重度下呼吸道感染,尤其是早产儿、有肺部基础疾病的住院患者的感染;口服剂型 FDA 只批准与干扰素联合使用治疗慢性丙型肝炎。

2. 说明书黑框警告中明确提示:本品有较强的致畸作用,家兔日剂量 1mg/kg 即引起胚胎损害,故禁用于孕妇和有可能怀孕的妇女(本品在体内消除很慢,停药后 4 周尚不能完全自体内清除)。FDA 的黑框警告,第一条也是:对胎儿有致畸性!现有研究证明,暴露于利巴韦林的所有动物种类,均导致显著致畸和 / 或胚胎死亡后果。即使接触低至 1% 的治疗剂量也会产生明显的致使胎儿畸形的可能性。利巴韦林多剂量用药具有 12 天的消除半衰期,但可能在非血浆隔室中残留持续长达 6 个月。育龄女性及其性伴侣应该在使用这个药的 6 个月内避

免怀孕,妊娠期的医务人员也应避免为患者操作利巴韦林的雾化吸入。

3. 患者目前孕 8 周,胎儿尚属于胚胎期,在该阶段细胞分化迅速,胚胎各器官处于发育、形成阶段,细胞开始定向发育,受有害物质作用后,不易通过细胞分化的代偿来修复,极易发生形态上的异常,导致畸形发生,是致畸高度敏感期。此期若受到有致畸可能的药物作用后,可能会出现严重的结构畸形。因此,在该阶段应尽量避免服用药物,如因病情需要不得不服用药物,应选择经长期应用疗效肯定有安全记录的药物,避免使用尚难确定对胎儿有不良影响的药物,严禁使用有潜在致畸风险的药物。

【特别提示】利巴韦林有较强的致畸作用,禁用于孕妇和有可能怀孕的妇女,且育龄女性及其性伴侣应该在使用该药的 6 个月内避免怀孕。

案例 7-26　妊娠早期禁用甲巯咪唑

【关键词】妊娠早期,甲巯咪唑,致畸

【案例简介】患者,女,29 岁,因"停经 63 天,恶心、呕吐 1 个月,加重 7 天"就诊。患者 1 个月前因妊娠后出现恶心、呕吐,症状进行性加重。查体:突眼征(+),甲状腺轻度肿大,其余未见明显异常。否认甲状腺功能亢进病史,但患者有突眼征 10 余年。甲状腺功能五项:T_4 23.01μIU/ml,T_3 2.6μIU/ml,FT_4 2.58μIU/ml,FT_3 6.42μIU/ml,TSH 0.01μIU/ml。自身免疫性抗体阴性。

诊断:

甲状腺功能亢进

妊娠呕吐

处方:

甲巯咪唑片 10mg　口服,一日 3 次

维生素 B_6 片 10mg　口服,一日 3 次

【药师点评】

1. 妊娠期甲状腺功能亢进患者作为一类特殊的患者,其诊疗措施有别于非孕时期,若处理不当,孕妇发生产科并发症的危险性显著增加,对母婴可产生严重不良影响。对于患者本身,可发生如反复流产、早产、妊娠期高血压病或子痫前期、胎盘早剥、心力衰竭和甲状腺危象等,其中最严重的并发症为心力衰竭和甲状腺危象。对于胎儿或新生儿也可造成不同程度的损害,如可能发生胎儿生长受限、低体重儿、死产、甲状腺功能亢进或甲状腺功能减退以及先天畸形等。因此,早期、规范、合理的诊断和治疗至关重要。

2. 临床上常用的抗甲状腺药物(ATD)有甲巯咪唑和丙硫氧嘧啶。选择药物治疗的妊娠期甲状腺功能亢进患者,甲巯咪唑和丙硫氧嘧啶对母亲和胎儿都存在风险;因甲巯咪唑致胎儿畸形的风险更高,可能会导致胎儿皮肤发育不全及"甲巯咪唑致胚胎病"(包括鼻后孔和食管的闭锁、颜面畸形)等先天性畸形。因此,妊娠早期应优先选用小剂量丙硫氧嘧啶,并且建议甲状腺功能亢进患者计划妊娠前停用甲巯咪唑(前 3 个月尽可能停止服药),改换丙硫氧嘧啶,并密切观察。妊娠中晚期推荐首选甲巯咪唑,因丙硫氧嘧啶存在严重肝损伤的风险,包括肝衰竭和死亡。

3. 妊娠期甲状腺功能亢进的患者服药期间需密切监测甲状腺功能,由于甲巯咪唑和丙硫氧嘧啶均可以通过胎盘,从而影响胎儿的甲状腺功能。当母体甲状腺功能正常时,胎儿有可能已经出现过度治疗而导致胎儿甲状腺功能减退,因此在治疗期间应尽量保证抗甲状腺药物的最低有效剂量。

【特别提示】美国 FDA 对 ATD 的分类均为 D 类药物,表明在使用 ATD 治疗过程中会对胎儿造成一定影响。如必须服用,在妊娠前 3 个月推荐服用丙硫氧嘧啶治疗甲状腺功能亢进,如果服用甲巯咪唑,一旦证实妊娠,需在妊娠前 3 个月换成

丙硫氧嘧啶,3 个月以后再考虑换成甲巯咪唑。

案例 7-27　孕妇慎用异维 A 酸凝胶

【关键词】妊娠期,异维 A 酸凝胶,致畸

【案例简介】患者,女,21 岁,孕 21 周。患者 1 个月前面部开始出现粉刺,连成片状、伴红肿,尖端有黄白色渗出,有逐渐加重趋势就诊。

诊断:

轻度痤疮

处方:

异维 A 酸凝胶适量　外用,一日 2 次

维生素 B6 片 10mg　口服,一日 3 次

【药师点评】

1. 孕妇胎盘和卵巢中雌激素和黄体酮的分泌量会剧增,受激素的影响,原来干性皮肤的人可能会转化为油性皮肤,引起痤疮。

2. 外用维 A 酸类药物具有改善毛囊皮脂腺导管角化、溶解微粉刺和粉刺、抗炎、预防和改善痤疮炎症后色素沉着和痤疮瘢痕等作用。此外,还能增加皮肤渗透性,在联合治疗中可以增加外用抗菌及抗炎药物的疗效。外用维 A 酸类药物可作为轻度痤疮的单独一线用药,中度痤疮的联合用药以及痤疮维持治疗的首选。常用药物包括第一代的全反式维 A 酸和异维 A 酸,以及第三代维 A 酸药物阿达帕林和他扎罗汀。

3. 异维 A 酸是维生素 A 的异构体,孕早期使用胎儿流产高,存活者畸形率增加 26 倍(与沙利度胺相当)。典型受累器官包括颅面(腭裂、颅面骨发育不全等,通常为双侧不对称)、心脏(主动脉主干畸形、流出道异常)、中枢神经系统(脑积水)及甲状腺等。育龄妇女或其配偶使用异维 A 酸期间以及使用前后 3

个月应严格避孕,且用药期间及停药后 3 个月不得献血。根据
《中国痤疮治疗指南(2019 年修订版)》,对于妊娠期轻度痤疮应
避免使用外用维 A 酸类药物(妊娠分级 C-X),小面积谨慎使用
过氧化苯甲酰(妊娠分级 C),外用壬二酸和克林霉素是安全的
(妊娠分级 B)。

4. 本案患者虽为孕中期,外用异维 A 酸凝胶治疗痤疮对胎
儿仍有一定的致畸风险,因此建议可先采用调整饮食、规律作
息、科学护肤等方式进行干预或选择妊娠分级相对较安全的壬
二酸和克林霉素进行治疗。

【特别提示】外用维 A 酸类药物可作为轻度痤疮的单独一
线用药,中度痤疮的联合用药以及痤疮维持治疗的首选用药,但
应避免用于妊娠期痤疮患者。

案例 7-28　磺胺过敏患者使用塞来昔布 致大面积皮疹

【关键词】磺胺,塞来昔布,皮疹,过敏

【案例简介】患者,男,62 岁,既往有磺胺类药物过敏史。
半年前开始出现大便形状变细,伴有间歇性腹泻或便秘,半个月
前肠镜检查提示升结肠癌,3 天前在全麻下行右半结肠癌根治
术,术中见升结肠肿物,大小 2cm × 1cm × 1.5cm,肿瘤未侵犯胰
腺,与十二指肠无粘连,质硬,周围未扪及肿大淋巴结,肝胆胰脾
双肾、膀胱未见异常,小肠及其余结肠未见明显异常。术后病理
示:中分化腺癌。术后恢复尚可,术后患者诉伤口疼痛,疼痛影
响睡眠。

诊断:

结肠癌术后疼痛

处方:

塞来昔布胶囊 200mg　口服,一日 2 次

服药第 3 天,患者发现腹部出现数处鲜红色斑片样皮损,

伴瘙痒、疼痛,压之不褪色,立即停服塞来昔布。随后皮疹增多,陆续蔓延至四肢近端。给予静脉注射地塞米松磷酸钠和肌内注射盐酸苯海拉明,外搽炉甘石洗剂处理,数日后皮疹逐渐消退。

【药师点评】

1. 患者有磺胺类药物过敏史,禁止使用塞来昔布和帕瑞昔布。塞来昔布为新一代非甾体抗炎药,通过选择性抑制 COX-2抑制前列腺素生成,达到抗炎、镇痛的效果,由于它不会抑制具有胃肠道保护作用的生理酶——COX-1,因此,它的胃肠道不良反应风险明显低于传统非甾体抗炎药。但是由于塞来昔布与磺胺类药物有交叉过敏的报道,因此塞来昔布说明书警示禁用于有磺胺类药物过敏史的患者。

2. 患者为结肠癌术后疼痛,术后疼痛多为急性疼痛,非甾体抗炎药对急性锐痛效果较差。且本案患者疼痛影响睡眠,属于中度以上疼痛,而非甾体抗炎药一般仅用于轻度疼痛,或与阿片类药物联合用于中度以上疼痛,因此对于本案患者疼痛可选择曲马多,口服一次 50~100mg,日极量不超过 400mg;也可选择注射方式给药。或者选择患者自控静脉镇痛(PICA)或患者自控硬膜外镇痛(PCEA),使用注射用吗啡、曲马多、芬太尼、舒芬太尼、瑞芬太尼等药物。

【特别提示】塞来昔布与磺胺类药物有交叉过敏,因此禁用于有磺胺类药物过敏史的患者。

案例 7-29　儿童过敏性结膜炎不宜选用泼尼松龙滴眼液

【关键词】儿童,过敏性结膜炎,糖皮质激素,眼压

【案例简介】患儿,男,10 岁,因眼红、眼痒、异物感 2 天就诊。眼部查体:流泪、畏光、结膜充血、眼部黏稠样分泌物。

诊断：

过敏性结膜炎

处方：

盐酸西替利嗪片 10mg　口服，一日 1 次

1% 醋酸泼尼松龙滴眼液 1 滴　点双眼，一日 4 次

0.3% 玻璃酸钠滴眼液 1 滴　点双眼，一日 4 次

【药师点评】

1. 儿童过敏性结膜炎是由变应原激发的，由 IgE 介导的眼部炎症疾病，主要由 I 型及 IV 型超敏反应引起，是儿童非感染性眼表疾病。眼结膜血管丰富，部位暴露，易受到外界抗原物质的刺激导致肥大细胞的活化并释放多种炎症介质，包括组胺、类胰蛋白酶、前列腺素、白三烯、趋化因子和其他血管活化因子而出现过敏反应。

2. 抗组胺药能竞争性阻滞结膜和眼睑的组胺受体，缓解瘙痒症状，口服给药依从性好。第一代抗组胺药可引起黏膜干燥等并发症，而西替利嗪所属的第二代抗组胺药此类副作用少且具有更好的临床疗效。

3. 糖皮质激素治疗过敏性结膜炎疗效确切，作用机制为抑制磷脂酶 A_2，从而减少参与炎症反应的介质。1% 醋酸泼尼松龙滴眼液可引起眼压升高，导致视神经损害、视野缺损，也可能导致后囊膜下白内障形成，继发眼部真菌或病毒感染等。常用的糖皮质激素类滴眼液中，眼内通透性及升眼压作用：地塞米松 ≈ 醋酸泼尼松＞氟米龙＞氯替泼诺，因此对于儿童患者应选用对眼压影响较小的 0.5% 氯替泼诺滴眼液或者 0.1% 氟米龙滴眼液。但应注意的是，长期使用外用糖皮质激素类药物也可引起眼压升高和白内障，应严格限于短期（1 周）使用。

【特别提示】儿童患者应用糖皮质激素类滴眼液治疗过敏性结膜炎时，应选择对眼压影响较小的 0.5% 氯替泼诺滴眼液或者 0.1% 氟米龙滴眼液，避免使用 1% 醋酸泼尼松龙滴眼液，且

不应长期用药（＞7 天），防止出现药物不良反应。

案例 7-30　神经管缺陷生育史 孕妇叶酸剂量不足

【关键词】妊娠期,神经管缺陷生育史,叶酸,剂量

【案例简介】患者,女,28 岁,宫内孕 7^{+4} 周,既往有神经管缺陷生育史,于妇科门诊就诊。

诊断:

宫内孕 7^{+4} 周

神经管缺陷生育史

处方:

叶酸片 0.4mg　口服,一日 1 次

【药师点评】

1. 神经管缺陷（neural tube defect,NTD）,又称神经管畸形,是由于胚胎发育早期神经管闭合不全所引起的一类先天缺陷,主要临床类型包括无脑、脊柱裂和脑膨出,常常也是死胎、自然流产、死产等的致病因素。正常情况人类的胚胎神经管在受孕后第 21 天（相当于末次月经后第 35 天）开始闭合,至第 28 天（相当于末次月经后第 42 天）完成闭合。如果在此期间母亲体内叶酸水平不足,胎儿神经管闭合就可能出现障碍,从而导致神经管缺陷。叶酸代谢相关酶异常在神经管缺陷的发生和发展中有重要作用,其中与这一出生缺陷关系最为密切的是蛋氨酸合成酶还原酶和亚甲基四氢叶酸还原酶的基因多态性。叶酸属于常用的维生素 B 复合物,能够有效地促进骨髓中幼稚细胞的成熟,在围孕期及时补充叶酸可以使胎儿神经管发育缺陷症的发生率降至最低。

2. 针对低风险或一般风险妇女,推荐的叶酸增补剂量为一日 0.4mg 或 0.8mg,开始增补时点从孕前 4 周~孕前 3 个月不等;增补结束时点为妊娠 8~12 周不等。对于高风险妇女,建议每日

增补 4mg 叶酸。高危妇女服用叶酸的结束时间为妊娠满 12 周或 3 个月。

3. 有神经管缺陷生育史的妇女：从可能怀孕或孕前至少 1 个月开始，每日增补 4mg 叶酸，直至妊娠满 3 个月。夫妻一方患神经管缺陷或既往有神经管缺陷生育史的妇女：建议从可能怀孕或孕前至少 1 个月开始，每日增补 4mg 叶酸，直至妊娠满 3 个月。而患先天性脑积水、先天性心脏病、唇腭裂、肢体缺陷、泌尿系统缺陷，或有上述缺陷家族史，或一、二级直系亲属中有神经管缺陷生育史的妇女；患糖尿病、肥胖或癫痫的妇女；正在服用增加胎儿神经管缺陷风险药物的妇女，如正在服用卡马西平、丙戊酸、苯妥英钠、扑米酮、苯巴比妥、二甲双胍、甲氨蝶呤、柳氮磺吡啶、甲氧苄啶、氨苯蝶啶、考来烯胺等药物的妇女；患胃肠道吸收不良性疾病的妇女：建议从可能怀孕或孕前至少 3 个月开始，每日增补 0.8~1.0mg 叶酸，直至妊娠满 3 个月。

患者既往有神经管缺陷生育史，因此叶酸补充量应为每日 4mg，从可能怀孕或孕前至少 1 个月开始补充，直至妊娠满 3 个月。

【特别提示】孕妇根据低风险、高风险及是否有神经管缺陷生育史，叶酸的补充量存在较大差异，临床应给予正确剂量以有效降低胎儿神经管缺陷的发生率。

案例 7-31 孕妇禁止使用甲硝唑

【关键词】细菌性阴道病，孕妇，甲硝唑

【案例简介】患者，女，32 岁，宫内孕 10⁺⁴ 周，因外阴瘙痒伴阴道分泌物增多就诊。阴道分泌物检查：清洁度Ⅲ，WBC++，球菌 +++，线索细胞 +，BV+。诊断：细菌性阴道病。

诊断：

细菌性阴道病

宫内孕 10^{+4} 周

处方：

0.9% 氯化钠注射液 100ml

注射用头孢唑林钠 1g ⟋ 静脉滴注，每 8 小时 1 次

甲硝唑氯化钠注射液首剂 1g，维持剂量 0.5g　静脉滴注，每 6 小时 1 次

【药师点评】

1. 细菌性阴道病（bacterial vaginitis，BV）是一种妇科常见的感染性疾病，其主要表现是女性正常阴道内的乳酸杆菌数量出现减少，取而代之的是以阴道加德纳菌等兼性厌氧菌、厌氧菌数量增加，进而导致患者出现无阴道黏膜炎症临床表现的一类综合征，妊娠合并 BV 与早产、胎膜早破及产褥期感染有关。厌氧菌是阴道的正常菌群，与阴道需氧菌维持着相对平衡状态，在机体防御机能下降、阴道黏膜损伤或应用免疫抑制剂等情况下，阴道菌群发生紊乱，厌氧菌可引起细菌性阴道病。

2. 甲硝唑是第一代硝基咪唑类合成抗菌药物，具有广谱抗厌氧菌的作用，且产生的羟化代谢产物还具有增加德纳菌活性的功能，有利于乳酸杆菌的生长，甲硝唑对 BV 有很好的治疗效果，有利于帮助 BV 患者建立正常的阴道菌群。虽然美国 FDA 妊娠分级甲硝唑为 B 级，但其对人类早期胚胎的影响尚不清楚，可能有致突变作用，故不得用于孕早期合并 BV 的治疗。目前临床观察显示甲硝唑对妊娠中晚期胎儿较安全，多数妊娠中晚期合并 BV 患者给予甲硝唑治疗无不良事件发生，然而甲硝唑药品说明书中规定孕妇禁用，应遵从药品说明书用药。妊娠期合并厌氧菌感染时可选择克林霉素治疗，克林霉素 FDA 妊娠分级为 B 级，动物实验显示对胎儿无影响，临床使用无不良事件发生。

【特别提示】孕妇尤其是妊娠早期合并感染的患者，禁止使用甲硝唑。

案例 7-32 胆总管狭窄患者慎用头孢曲松

【关键词】胆总管狭窄,头孢曲松,胆结石

【案例简介】患者,女,54 岁,查磁共振胰胆管造影(MRCP)示胆总管末端狭窄、胆囊炎,入院,入院后行超声内镜检查。辅助检查:血常规 WBC $1.3 \times 10^9/L$,中性粒细胞百分比 82.5%,PCT 0.35ng/ml。

诊断:

胆总管狭窄

胆囊炎

处方:

0.9% 氯化钠注射液 100ml

注射用头孢曲松钠 2g ╱ 静脉滴注,一日 1 次

静脉滴注头孢曲松 5 天后患者突发剧烈右上腹痛,疼痛向右背肩胛区放射,伴恶心、呕吐,呕吐物为胃内容物。B 超检查:胆囊内多发性结石。停用头孢曲松并给予解痉、利胆排石药物治疗 4 天后,患者疼痛、呕吐等症状未再发作,复查 B 超示结石消失。

【药师点评】

1. 头孢曲松为广谱、强效的 β- 内酰胺类抗菌药物,具有组织分布广、蛋白结合率高、消除半衰期长等药动学特点,在体内不被代谢,经肝、肾双通道清除,约 60% 的头孢曲松以原型自尿中排出,40% 自胆道和肠道排出,由于其在胆汁中浓度高,是治疗肝胆系统感染较好的药物选择。头孢曲松为阴离子,极易与阳离子钙结合形成不溶性沉淀,药物在胆汁中经胆囊浓缩浓度升高,如与钙离子结合可形成不溶性头孢曲松钙沉淀并很快形成结石或泥沙,或作用于胆汁中其他成分使胆固醇或胆红素析出结晶形成泥沙样结石。有研究认为头孢曲松钙结石症有以下特点:结石发生快,溶解消失也快,一般

直径较小或呈泥沙样,主要成分是头孢曲松钙,还有少量胆固醇和胆红素,成人、儿童均可发生,有些患者胆、肾结石可同时发生。

2. 本案患者起病急,以胆绞痛及恶心、呕吐为主,经解痉及利胆排石方法治疗后病情很快缓解痊愈,与一般慢性胆囊结石反复发作引起右上腹疼痛不适,食油腻食物诱发,保守治疗短期内不易治愈的特点有别,考虑为头孢曲松于胆内沉积形成的结石。结合患者本身存在胆总管狭窄、胆管壁纤维组织增生、管壁变厚、胆管内腔缩窄,药物随胆汁排出受阻,较常人更易于沉积于胆内而形成泥沙样结石。

【特别提示】头孢曲松经肝、肾双通道排泄,胆汁内浓度高,可于胆内沉积形成泥沙样结石,胆管狭窄患者应谨慎应用头孢曲松。

案例 7-33　上呼吸道感染患儿应用阿糖腺苷致抽搐发作

【关键词】抽搐,阿糖腺苷,儿童,上呼吸道感染

【案例简介】患儿,男,4 岁,16kg,因咽痛伴发热 3 天就诊。查体:咽充血,扁桃体 I 度肿大,双肺呼吸音清,未闻及干湿性啰音。血常规:淋巴细胞百分比(LYMPH%)56.7%,余未见明显异常。

诊断:

上呼吸道感染

处方:

0.9% 氯化钠注射液 100ml

注射用单磷酸阿糖腺苷 0.1g ╱ 静脉滴注,一日 1 次

患儿在静脉滴注单磷酸阿糖腺苷约 10 分钟后,出现双眼向上凝视、牙关紧闭、口唇发绀、手脚抽搐,头偏向一侧。怀疑为阿糖腺苷的不良反应,立即停止给药,进行吸氧和相关处理。

患儿抽搐 1 分钟后,症状得到控制,约 30 分钟后,患儿病情稳定。

【药师点评】

1. 上呼吸道感染简称上感,是儿童常见疾病之一,主要侵犯鼻、鼻咽和咽部,导致急性鼻咽炎、急性咽炎、急性扁桃体炎等。既可由病毒引起,又可由细菌引起,以病毒多见,约占 90% 以上。病毒感染引起的上感为自限性疾病,由于目前尚无特效的抗病毒药物,故无须使用抗病毒药物治疗。临床主要以对症治疗、缓解上感症状为主,并嘱患者加强休息,适当补充水分,保持室内空气流通。因此根据患儿临床症状,可适当口服清热解毒类药物缓解上感症状,无须静脉输注单磷酸阿糖腺苷。上感可由各类病毒引起,本患儿尚未确定是哪种病毒感染,而阿糖腺苷仅为抗 DNA 病毒药物,应用不一定有效,反而增加了发生药品不良反应的风险。

2. 单磷酸阿糖腺苷是一种人工合成的腺嘌呤核苷类抗病毒药,其药理作用是与病毒的 DNA 聚合酶结合,使其活性降低进而抑制 DNA 合成。临床用于治疗疱疹病毒感染所致的口炎、皮炎、脑炎及巨细胞病毒感染。近年来,国家药品不良反应病例报告数据库中注射用单磷酸阿糖腺苷的报告数量呈快速增长趋势,严重不良反应报告较多,超适应证用药现象比较突出,14 岁以下儿童使用注射用单磷酸阿糖腺苷发生不良反应的报告占很大比例(约 80%)。因此,国家食品药品监督管理总局于 2016 年 3 月发布公告,对注射用单磷酸阿糖腺苷说明书进行修订,其中儿童用药一项增加内容:目前尚无儿童应用本品的系统研究资料,建议儿童使用时权衡利弊。故临床医生在儿童中使用阿糖腺苷应严格控制适应证,避免药物滥用,保障患儿用药安全有效。

【特别提示】上呼吸道感染多为病毒感染,一般为自限性疾病,无须使用抗病毒药物治疗。单磷酸阿糖腺苷目前尚无儿童应用本品的系统研究资料,临床医生在儿童中使用应严格控制适应证,权衡利弊,避免药物滥用,增加不良反应发生风险。

案例 7-34　儿童流行性感冒发热避免使用阿司匹林

【关键词】瑞氏综合征,阿司匹林,流行性感冒,川崎病

【案例简介】患儿,男,8个月,10kg,因发热6天,间断咳嗽,皮疹2天就诊。查体:神志清楚,精神反应欠佳,全身皮肤可见散在红色斑疹,部分融合成片。双眼球结膜充血,口唇干裂,杨梅舌,咽充血,双侧颊黏膜充血明显,颈部淋巴结肿大。双肺呼吸音粗。卡瘢处红斑明显,四肢掌跖可见红斑。血常规:WBC 20.8×10^9/L,NE% 75.6%,CRP 64.6mg/L。呼吸道病原检测:甲型流感病毒 IgM 抗体弱阳性。

诊断:

川崎病

流行性感冒

处方:

阿司匹林肠溶片 100mg　口服,一日3次

静脉注射人免疫球蛋白 12g　　缓慢静脉滴注,一次

磷酸奥司他韦颗粒 30mg　口服,一日2次

【药师点评】

1. 川崎病又称皮肤黏膜淋巴结综合征,是一种以全身血管炎性病变为主的急性发热出疹性疾病。1967年由日本川崎富作医生首次报道,我国报道的发病率有逐年增高趋势,已成为我国儿科住院的常见病之一。该病夏季高发,亚裔儿童多见,高发年龄为5岁以下婴幼儿,成人及3个月以下小儿少见。川崎病为自限性疾病,绝大多数患儿预后良好,适当治疗可以逐渐康复。本案患儿属于川崎病急性期,治疗主要为阿司匹林抗炎抗血小板治疗和静脉注射用人免疫球蛋白(IVIG)控制全身自身免疫反

应(IVIG 必须与阿司匹林联合使用)。另外,由于患儿有流行性感冒,故应用磷酸奥司他韦颗粒。

2. 阿司匹林为 COX 抑制剂,减少前列腺素(PG)合成,阻断血小板产生血栓塞 A_2,具有抗炎、抑制血小板聚集的作用,是川崎病急性期治疗的首选药物。但早在 2000 年,美国医师报道发现大剂量阿司匹林会诱发瑞氏综合征的发生,为安全起见,3 岁以下儿童尽量避免使用阿司匹林。然而,由于阿司匹林在抗血小板聚集和抗炎作用方面的独特性,仍然是川崎病的重要治疗药物,但应加强监护。本患儿患有流感,应用阿司匹林更易引起瑞氏综合征,故此时使用阿司匹林不合理,应暂缓使用,积极给予抗流感和支持治疗。待流感治愈后,再给予阿司匹林治疗川崎病。

【特别提示】儿童使用大剂量阿司匹林会诱发瑞氏综合征的发生,为安全起见,流感或水痘患儿应避免使用。若病情需要必须应用,应在严密监测下使用。接种水痘疫苗的患儿 6 周内不宜应用阿司匹林。

案例 7-35　热毒宁注射液禁用于 2 岁以下幼儿

【关键词】面色发绀,大汗淋漓,呼吸困难,热毒宁注射液

【案例简介】患儿,女,1 岁 2 个月,10kg,因发热 2 天就诊。查体:咽充血,扁桃体 Ⅱ 度肿大,双肺呼吸音粗,可闻及少许痰鸣音。血常规:WBC 15.3×10^9/L,NEUT% 73.6%,LY% 18.7%,CRP 36mg/L。胸片:双肺纹理增多、增粗。

诊断:

支气管炎

处方:

0.9% 氯化钠注射液 100ml

注射用头孢硫脒 0.5g ／ 皮试(−) 静脉滴注,一日 2 次

5% 葡萄糖注射液 100ml

热毒宁注射液 10ml ╱ 静脉滴注,一日 1 次

患儿在静脉滴注热毒宁注射液约 5 分钟后,出现面色发绀、大汗淋漓、呼吸困难症状,立即停用热毒宁注射液,给予地塞米松注射液 2mg 静脉推注及吸氧等对症处理后,患儿神志清楚,面色转红润,症状缓解。

【药师点评】

1. 国家药品监督管理局于 2019 年 12 月发布了《关于修订热毒宁注射液说明书的公告》(2019 年第 33 号),其中增加了"2 岁以下儿童禁用"的内容。本患儿 1 岁 2 个月,热毒宁注射液属于禁忌药,选药违规,应选用其他具有相似功效、安全合理的药品。

2. 本患儿出现的症状考虑为热毒宁注射液引起。热毒宁注射液在 2005 年上市,采用液相指纹图谱、气相技术进行精密加工提取而成的纯中药复方制剂,由青蒿、金银花、栀子三味中药提取精制而成,具有清热、疏风、解毒功能,近年来广泛用于儿童感染性疾病的治疗,但其不良反应报道也日趋增多,尤其在 2 岁以下儿童中比例较高。

3. 热毒宁注射液不良反应的发生原因主要有以下四点。①药品本身因素:首先,本品组成成分复杂,提取物中含有植物挥发油、有机酸类、多苷类及酮类等多种成分,以上物质输入人体血液中容易形成免疫复合物而引发变态反应。其次,中草药成分的质量直接影响到中成药注射剂的质量,其对产地、年限、采收季节、加工炮制、储藏环境等因素影响较大,质量差异较大,因此不同批次的药物疗效可有差异,所产生的不良反应也不尽相同。②滴速过快、用法用量或溶媒稀释不当:热毒宁注射液应使用 5% 葡萄糖注射液或 0.9% 氯化钠注射液稀释,稀释液用量须为药液的 4 倍以上,现配现用。3~5 岁儿童,滴速为每分钟 30~40 滴;6 岁以上儿童和成人,滴速为每分钟 30~60 滴。③联合用药问题:本品应单独使用。在使用本品前

后需使用 5% 葡萄糖注射液或 0.9% 氯化钠注射液冲管或更换输液器,并保持一定的时间间隔,以免药物相互作用产生不良反应。④与个体差异有关:不同年龄、性别的个体对药物的吸收、分布、代谢、排泄不同,尤其是儿童处在身体生长发育初期,体内许多脏器发育还不完全,对药物剂量的个体差异大,药效阈值变窄,对药物的敏感性和耐受性不同于青壮年,易发生药物蓄积而引起不良反应。因此临床医生在儿童患者中应用本品应密切注意病情变化,若发生不良反应及时停药并对症处理。

【特别提示】热毒宁注射液禁用于 2 岁以下儿童。用药期间应加强药学监护,尤其在开始用药 30 分钟内及对特殊人群的监护。一旦发现异常,立即停药并作对症处理,确保患者用药安全有效。

案例 7-36 注射用赖氨匹林禁用于 3 个月以下婴儿

【关键词】瑞氏综合征,注射用赖氨匹林,3 个月以下,禁用

【案例简介】患儿,男,2 个月 3 天,6.5kg,因发热 3 天就诊。查体:体温 39.2℃,精神反应欠佳,咽充血,双肺呼吸音粗,未闻及干湿性啰音。血常规:WBC 17.6×10^9/L,LY% 36.6%,CRP 54.6mg/L。胸片示:支气管炎。

诊断:

急性支气管炎

处方:

0.9% 氯化钠注射液 50ml
注射用头孢硫脒 0.25g ╱ 皮试(−) 静脉滴注,一日 2 次
注射用赖氨匹林 0.1g 静脉注射,必要时

【药师点评】

1. 急性支气管炎是指由于各种病原体引起的支气管黏膜

感染,是儿童时期常见的呼吸道疾病,婴幼儿多见。一般婴幼儿症状较重,常有发热、呕吐及腹泻等。临床治疗主要为控制感染和对症治疗。结合患儿临床症状和血常规检查结果提示:存在细菌感染,故应用头孢硫脒抗感染治疗。此外,还需对患儿进行退热处理。《小儿急性发热中西医结合治疗专家共识》指出:小儿高热易发生惊厥、过度消耗等,应积极退热处理,如体温≥38.5℃和/或出现明显不适时,建议采用退热药治疗。选择退热药时应有明确的原则,根据药物特点,结合小儿的具体情况,选用安全、有效、可靠、易得的药物。另外,在用药之前应明确诊断,根据病情决定如何用药,尤其要考虑小儿的用药特点及剂量。本案患儿目前高热(39.2℃),可选用退热药治疗,但注射用赖氨匹林说明书注明:3个月以下婴儿禁用,患儿2个月3天,注射用赖氨匹林属于禁忌药,用于退热治疗不合理。

2. 赖氨匹林是阿司匹林和赖氨酸的复盐,可抑制COX,减少前列腺素的合成,具有解热、镇痛、抗炎作用,临床主要用于发热及轻、中度的疼痛。但由于含阿司匹林,儿童用药后可能引起瑞氏综合征,故国家药品监督管理局于2018年1月发布公告,修订注射用赖氨匹林说明书,其中儿童用药一项修改为:16岁以下儿童慎用,3个月以下婴儿禁用。因此,临床医生在儿童中使用注射用赖氨匹林应严格按照说明书要求,若儿童使用本品后突然出现剧烈头痛、频繁呕吐及烦躁不安等表现,应警惕瑞氏综合征。

【特别提示】注射用赖氨匹林16岁以下儿童慎用,3个月以下婴儿禁用。临床医生在儿童中使用注射用赖氨匹林应严格按照说明书要求,若儿童使用本品后突然出现剧烈头痛、频繁呕吐及烦躁不安等表现,应警惕瑞氏综合征。

案例 7-37 大剂量甲氨蝶呤
致儿童肝肾功能损害

【关键词】甲氨蝶呤,大剂量,肝肾功能损害,儿童

【案例简介】患儿,女,9 岁,身高 149cm,体重 39.5kg,体表面积约 1.17m²,确诊急性淋巴细胞白血病(ALL)2 个月余,因 ALL 化疗入院。查体:体温 38.1℃,脉搏 96 次 /min,呼吸 20 次 /min,血压 98/46mmHg。颌下、颈部及腹股沟可触及散在肿大淋巴瘤,颈部最大,其余无特殊。血常规示:白细胞计数 3.2×10^9/L,血红蛋白 78.1g/L,血小板计数 317.0×10^9/L,中性粒细胞计数 1.9×10^9/L。

诊断:

急性淋巴细胞白血病(普通 B 淋巴细胞,L2 型,低危)

处方:

5% 葡萄糖注射液 500ml

注射用甲氨蝶呤 3.51g / 静脉滴注,疗程第 1 日

(其中 0.35g 作为冲击剂量于 30 分钟内输注,余量维持滴注 23.5 小时)

注射用甲氨蝶呤 12mg

阿糖胞苷注射液 35mg

地塞米松磷酸钠注射液 5mg / 鞘内注射,疗程第 1~5 日

患儿在化疗期间出现肾功能损伤,表现在化疗后第 2 天血清肌酐(Scr)升高至 107μmol/L,尿素氮(BUN)升高至 4.5μmol/L,化疗后第 6 天 Scr 升高至 113μmol/L,BUN 为 4.4μmol/L。患儿在化疗期间出现肝损伤,表现在化疗后第 3 天,GPT 上升至 47U/L,GOT 上升至 127U/L,血清总胆红素(TB)为 27.3μmol/L,化疗后第 7 天 GPT 为 43U/L,GOT 为 175U/L,TB 上升至 55.5μmol/L。

【药师点评】

1. 甲氨蝶呤是一种经典叶酸拮抗剂,通过两种途径抑制

叶酸代谢,现已广泛应用于抗癌治疗。临床上大剂量甲氨蝶呤冲击治疗,可以克服常规剂量化疗药物难以透过血脑屏障和血睾屏障的缺陷,在儿童 ALL 中主要用于髓外白血病的预防性治疗。

2. 大剂量甲氨蝶呤冲击治疗可能引起严重药物不良反应,如肝肾毒性、骨髓毒性、黏膜炎和中枢神经系统毒性。因此目前临床上常辅以水化、碱化和亚叶酸钙解救等措施,以降低相关不良反应的发生,但仍有少数患儿出现甲氨蝶呤排泄延迟。

3. 本案患儿为 9 岁儿童,各脏器组织发育尚不如成人,尤其是肾脏浓缩和稀释作用较成人差,而甲氨蝶呤在体内约 40%~90% 经肾排泄,年龄较小的患儿发生甲氨蝶呤及其代谢产物沉积在肾脏的可能性要高于成人。因此,应用大剂量冲击治疗期间应密切监测肝肾功能及血药浓度,必要时减低剂量。

【特别提示】小儿患者进行大剂量甲氨蝶呤化疗时更易导致肝脏、肾脏损伤等的出现,应密切关注患儿血药浓度,有条件时应进行药物基因检测,防止出现严重 ADR。

案例 7-38　幼儿应用奥司他韦引起神经系统不良反应

【关键词】奥司他韦,幼儿,神经系统不良反应,超说明书用药

【案例简介】患儿,男,2 个月,6.5kg 因发热、流涕伴轻微咳嗽 1 天就诊。查体:体温最高 38.6℃,双肺呼吸音清,血常规白细胞、中性粒细胞百分比正常范围。

诊断:

上呼吸道感染

处方:

磷酸奥司他韦颗粒 5mg　口服,一日 2 次,

小儿氨酚黄那敏颗粒 0.5g　必要时口服

患儿首次用药约 5 小时后,出现头部和右上肢不自主抖动;12 小时内两药共服用 2 剂,不间断地多次出现上述异常症状。考虑为奥司他韦引起的神经系统不良反应,故停止使用奥司他韦。继续服用小儿氨酚那敏黄颗粒,48 小时内未再出现异常症状,经对症治疗 3 天,病情好转出院。

【药师点评】

1. 磷酸奥司他韦是其活性代谢产物的药物前体,奥司他韦羧酸盐是其活性代谢产物,是一种选择性的流行性感冒病毒神经氨酸酶抑制剂,可抑制病毒从被感染的细胞中释放,从而减少了甲型或乙型流行性感冒病毒的播散。磷酸奥司他韦颗粒用于成人和 1 岁及 1 岁以上儿童的甲型和乙型流行性感冒治疗。对 1 岁以上,体重≤15kg 儿童,推荐剂量为 30mg,一日 2 次。

2. 奥司他韦发生率最高的不良事件是呕吐,其他比较常见的不良事件是腹痛、鼻衄、耳痛和结膜炎。这些不良事件一般只出现一次,继续服药也可缓解。奥司他韦与对乙酰氨基酚合用,奥司他韦及其活性代谢产物和对乙酰氨基酚的血浆浓度均没有改变,不存在明显相互作用。患儿服药后出现头部和右上肢不自主抖动,停用奥司他韦继续应用小儿氨酚黄那敏颗粒后不自主抖动症状消失,考虑奥司他韦引起的头部及上肢不自主运动,属于神经系统不良反应。

3. 磷酸奥司他韦对 1 岁以下儿童的安全性和有效性尚未确定。因缺乏安全性和有效性数据,奥司他韦仍不被推荐用于年龄小于 1 岁的婴儿。药品说明书上亦未有相应的小于 1 岁婴儿的用法用量,患儿为 2 月龄的婴儿,因此患儿使用奥司他韦属于超说明书用药,且导致神经系统不良反应发生。

【特别提示】儿童患者应严格按照说明书适应证、剂量、给药途径等用药。如特殊情况超说明书用药应严格按照超说明书用药审批手续进行,无特殊原因不应将磷酸奥司他韦应用于1 岁以下幼儿。

案例 7-39　老年高血压患者不应使用含利血平的复方降压药物

【关键词】老年高血压,不良反应,利血平,阿司匹林,坦索罗辛

【案例简介】患者,男,83 岁。因头晕、血压控制欠佳就诊。既往高血压病史 2 年,血压控制欠佳,前列腺增生病史 5 年,曾在口服坦索罗辛缓释胶囊(一次 2mg,一日 1 次)后出现直立性低血压,后将坦索罗辛减量为一次 1mg,一日 1 次后好转。查体:血压 160/80mmHg,余未见明显异常。外周血常规检查示血红蛋白水平、白细胞及血小板计数均在正常范围;便隐血阴性;TC 4.31mmol/L,TG 1.26mmol/L,LDL-C 2.74mmol/L。颈动脉超声示:双侧颈动脉粥样硬化伴斑块形成。

诊断:

高血压 3 级(极高危)

前列腺增生

处方:

复方利血平氨苯蝶啶片 1 片　口服,一日 1 次

坦索罗辛缓释胶囊 1mg　口服,一日 1 次

阿司匹林肠溶片 100mg　口服,一日 1 次

【药师点评】

1. 每片复方利血平氨苯蝶啶片中含有利血平 0.1mg,根据《2019 AGS 老年人潜在不当用药 Beers 标准》,利血平不宜作为治疗高血压的常规药物,尤其是老年患者,因其中枢神经系统不良反应风险较高,可能导致心动过缓及直立性低血压、跌倒风险增加。患者既往曾在抗前列腺药物坦索罗辛使用过程中出现直立性低血压,则更应警惕药物所致体位性血压变化的风险。

建议选择其他降压药物如钙通道阻滞剂、ACEI 或 ARB 类降压药物。

2. 阿司匹林作为心血管事件的一级预防,在老年人群中心脑血管获益并不明确,但出血风险增加,由于目前尚缺少阿司匹林在>80 岁老年人群中使用获益大于风险的证据,因此 80 岁以上老年人应慎用。

【特别提示】老年高血压患者应避免使用含利血平成分的降压药物,80 岁以上老年人慎用阿司匹林。老年患者制订给药方案时应考虑其生理特点、独特的药动学及药效学特性,进行个体化给药,避免潜在不适当用药。

案例 7-40　老年人应避免使用苯二氮䓬类治疗失眠

【关键词】老年人,不合理用药,苯二氮䓬,艾司唑仑

【案例简介】患者,男,75 岁,因失眠 30 年,加重 2 个月就诊。患者自 20 年前起因入睡困难,每晚口服艾司唑仑或阿普唑仑 1~2 片后方可入睡。近 2 个月症状加重,平均每晚服药 2~4 次,先后服用艾司唑仑 4~5 片或阿普唑仑 2~3 片,每天睡 5~6 小时。既往有抑郁症,慢性萎缩性胃炎病史。

诊断:

失眠

抑郁症

慢性萎缩性胃炎

处方:

艾司唑仑片 4mg　口服,临睡前 1 次

【药师点评】

1. 患者为老年男性,根据《2019 AGS 老年人潜在不当用药 Beers 标准》,老年人应避免使用任何类型苯二氮䓬类药物治疗失眠、烦躁或谵妄。这类药物有增加老年人认知功能损害、谵妄、

跌倒与骨折的风险。

2. 对于老年人睡眠障碍,应首先考虑解决影响睡眠的疾病因素,如前列腺增生、利尿剂使用等,同时给予非药物治疗。低剂量多塞平≤6mg/d 相对较安全,美国 FDA 已经批准 3mg 片剂用于老年人的睡眠障碍。

3. 对于非苯二氮䓬类镇静催眠药物,如佐匹克隆、唑吡坦和扎来普隆,在改善入睡时间及睡眠时长方面效果有限,但会降低老年人平衡功能,避免长期使用。

【特别提示】应重视苯二氮䓬类药物对老年患者的不良反应,尽量避免使用,但对于伴随癫痫、快动眼睡眠障碍、苯二氮䓬类戒断、戒酒、严重广泛性焦虑障碍、围手术期麻醉以及临终关怀的舒缓治疗可给予苯二氮䓬类药物。

案例 7-41　有哮喘病史儿童口服布洛芬混悬液致支气管哮喘发作

【关键词】支气管哮喘,布洛芬,抑制气道环氧合酶,哮喘病史

【案例简介】患者,男,6 岁,因发热、咳嗽就诊。查体:神清,呼吸急促,双肺散在喘鸣音,体温 39℃,心率 110 次 /min,腹软,四肢活动良,胸片双肺纹理增强。患儿 1 年前诊断为哮喘,未正规治疗。

诊断:

上呼吸道感染

处方:

0.9% 氯化钠注射液 100ml

注射用头孢呋辛 0.25g 　静脉滴注,一日 3 次

布洛芬混悬液 150mg　口服,一日 1 次(≥38.5℃,每 6 小时 1 次)

口服布洛芬混悬液 20 分钟后患儿突然出现呼吸困难,口周发绀。查体:呼吸困难,大汗,端坐呼吸,烦躁,双肺大量哮鸣音,呼气相延长。立即吸氧,保持呼吸道通畅,建立静脉通路,大剂量糖皮质激素静脉滴注,吸入沙丁胺醇,给予抗组胺药物,经抢救患儿最后转危为安,病情平稳。

【药师点评】

1. 布洛芬属于非甾体抗炎药,具有抗炎、解热、镇痛作用,是儿科常用退热药物,用于儿童退热通常选择 10~20mg/kg,每6 小时 1 次,1 日给药不能超过 4 次,因为布洛芬退热时间较对乙酰氨基酚更持久,通常用于持续高热不退患儿。主要不良反应有胃肠道反应,表现为恶心、腹痛,长期使用可引起胃出血、过敏反应,诱发阿司匹林哮喘少见。

2. 布洛芬诱发哮喘机制目前比较公认的是通过抑制气道环氧合酶途径,使前列腺素 E 的合成减少,而前列腺素 E 具有扩张支气管的作用,结果使合成前列腺素 E 的原料花生四烯酸在脂氧合酶的作用下生成过多的白细胞三烯,由于白细胞三烯类具有很强的支气管收缩效应,从而引起哮喘。

3. 患儿既往有哮喘病史,服用布洛芬 20 分钟后出现剧烈哮喘发作,表现发绀、大汗淋漓、端坐呼吸、烦躁等,考虑上述症状主要为布洛芬诱发哮喘发作。对于有哮喘病史的患儿一般不能用布洛芬等非甾体抗炎药退热,建议选择对乙酰氨基酚。

4. 药物诱发哮喘的治疗原则为:一旦怀疑哮喘患者为药物性哮喘,则立即停用可疑药物,同时给予吸氧、保持呼吸道通畅,并酌情给予抗组胺药及静脉滴注大剂量糖皮质激素,应用 β 受体激动剂,对重症哮喘应及早气管插管进行机械通气。

【特别提示】对于有哮喘病史的患儿在用药时应慎用或禁用可能诱发哮喘的药物,如出现哮喘症状,应警惕药源性哮喘的可能,及早停用诱发哮喘的药物并及时就诊。

案例 7-42 老年人应用抗癫痫药物导致低钠血症

【关键词】老年,低钠血症,抗精神病药,奥卡西平

【案例简介】患者,女,71 岁,因发作性乏力 8 个月就诊。8 个月前患者无明显诱因出现全身乏力,伴头晕、恶心、呕吐胃内容物 1 次,四肢抽搐,半分钟后缓解;发作时查血钠水平为 115~129mmol/L,头部 CT 检查未见明显异常。既往颞叶癫痫 20 年,曾使用卡马西平、苯妥英钠、氟哌啶醇、奥卡西平、苯巴比妥等药物治疗;精神障碍 10 余年,给予喹硫平、佐匹克隆、苯海索、利培酮等药物治疗。查体:血压 165/92mmHg,双下肢轻度可凹性水肿,左侧 Hoffman 征阳性、左侧 Gordon 征阳性,左侧 Babinski 征阳性,脑膜刺激征阴性。

诊断:

癫痫

精神障碍

处方:

装入钠盐的市售空心胶囊,口服

口服钠盐胶囊补钠后有好转,血钠水平升至 135~145mmol/L。

【药师点评】

抗癫痫药物如卡马西平、奥卡西平、米氮平、5- 羟色胺及去甲肾上腺素再摄取抑制剂(SNRI),以及选择性 5- 羟色胺再摄取抑制剂(SSRI),可能引起或加重低钠综合征,尤其易发生于老年人,本案患者为老年女性,因低钠血症入院,排除器质性因素后倾向于药物因素所引起。根据患者既往病史,发现患者低钠血症的出现与奥卡西平药物加用时间有关,最后主要考虑为抗癫痫药物不良反应所致。因此老年患者应慎用这些药物,开始使用或调整剂量期间需密切监测

血钠。

【特别提示】老年人用药核查非常重要,很多老年人就诊的主诉可能为药物不良反应所致,有数据表明,28% 老年患者因药物相关问题住院治疗,其中 70% 为不良反应。所以应注意老年患者的基础用药、药物相互作用及不良反应。

案例 7-43 老年糖尿病患者服用格列本脲致低血糖

【关键词】老年,低血糖,格列本脲

【案例简介】患者,男,77 岁,因"血糖升高 10 年"就诊。10年前空腹血糖 9mmol/L,服用阿卡波糖片,未规律监测血糖。入院后测空腹血糖 13.46mmol/L,餐后 2 小时血糖 28.30mmol/L,糖化血红蛋白 9.4%,偶有低血糖反应。既往有高血压,左侧锁骨下动脉狭窄,高脂血症病史。

诊断:

2 型糖尿病

处方:

二甲双胍片 0.5g 口服,一日 2 次

格列本脲片 5mg 口服,一日 2 次

阿卡波糖片 50mg 口服,一日 2 次

监测空腹血糖为 4.9mmol/L,餐后血糖不详。

【药师点评】本案患者为老年糖尿病患者,主要涉及降血糖药物的选择。根据 Beers 标准,老年人应避免使用氯磺丙脲及格列本脲,因其可导致持续低血糖,增加跌倒等不良事件风险。本案患者降糖方案中格列本脲的使用增加了患者的低血糖的风险,临床上也有低血糖反应的表现,应予以调整,兼顾血糖稳定与治疗安全性。

【特别提示】在临床用药中,应特别注意老年患者应该避免或慎用的药物,包括患有常见或特殊病症的患者,旨在改善老年

人的用药,减少药物不良事件。

案例 7-44 老年患者使用山莨菪碱致尿潴留

【关键词】老年,尿潴留,不良反应,山莨菪碱

【案例简介】患者,男,74 岁,因腹胀、便秘 10 年就诊。治疗过程中反复服用便通胶囊、乳果糖、酚酞、开塞露等通便。近 1 年效果欠佳。表现为便意明显,便前腹胀显著,伴下腹痛、肛门下坠感;便后腹胀及疼痛可缓解。既往有前列腺增生病史 15 年,每晚服用特拉唑嗪 2mg。患者住院期间出现腹胀,给予山莨菪碱注射液 5mg 肌内注射。

诊断:

便秘

前列腺增生

处方:

山莨菪碱注射液 5mg 肌内注射

次日患者出现排尿困难,尿潴留,给予留置导尿。1 周后拔除尿管。

【药师点评】山莨菪碱为 M 胆碱受体阻滞药,能解除乙酰胆碱所致平滑肌痉挛,也能解除微血管痉挛,改善微循环,对胃肠道平滑肌有松弛作用。山莨菪碱会造成直立性低血压、便秘、尿潴留等不良反应,本案患者为老年患者,且既往有前列腺增生、便秘史,故应避免使用。本案患者使用山莨菪碱后发生药物不良反应,采取留置导尿,延长了患者的住院时间,在临床工作中应尽量避免。

【特别提示】颠茄、莨菪碱及东莨菪碱等均有较强的抗胆碱活性,老年男性多患有前列腺肥大,用药后易致前列腺充血导致尿潴留发生,故老年患者应慎用。

案例 7-45 妊娠期糖尿病降糖治疗不应使用口服降血糖药物

【关键词】不合理使用,妊娠期糖尿病,口服降血糖药物,胰岛素

【案例简介】患者,女,32 岁,孕龄 30 周,患者孕前 BMI 为 27.2,目前达 29.2。孕 28 周时,采用 75g 口服葡萄糖负荷试验筛查,空腹血糖值 94mg/dl,1 小时血糖值 192mg/dl,2 小时血糖值 165mg/dl。患者感觉疲劳,偶有恶心,无呕吐,长时间站立后腿部肿胀,无多尿、烦渴,孕期体重增加 20 磅。患者有多囊卵巢综合征病史。

诊断:

妊娠糖尿病

处方:

二甲双胍片 0.5g 口服,一日 3 次

地特胰岛素注射液 8IU 皮下注射,22:00 注射

【药师点评】

1. 二甲双胍片用于治疗妊娠期高血糖不适宜。尽管一些国外研究证实二甲双胍用于妊娠期间的血糖控制有效、安全。如果正在口服二甲双胍过程中发现怀孕不建议终止妊娠。但是二甲双胍可以通过胎盘,与更低新生儿低血糖风险和较少母体体重增加有关,还可能轻微增加胎儿早熟的风险,对于二甲双胍用于妊娠期间的远期安全性没有追踪观察。

2. 胰岛素是目前证实可以安全用于妊娠期间血糖管理的药物,因为胰岛素是大分子蛋白,不能通过胎盘屏障,妊娠期应用不会对胎儿造成不良影响。所以胰岛素是治疗妊娠期高血糖的金标准。FDA 将地特胰岛素列为妊娠 B 级,也可用于妊娠期高血糖。

【特别提示】目前我国没有批准任何口服降血糖药物用于

治疗妊娠期间的高血糖,胰岛素是治疗妊娠期高血糖的理想药物。

案例 7-46　慢性肾功能不全患者服用瑞舒伐他汀致横纹肌溶解

【关键词】瑞舒伐他汀,慢性肾功能不全,横纹肌溶解

【案例简介】患者,女,62 岁,70kg,糖尿病及高血压病史 13 年,3 年前发现糖尿病肾病、慢性肾功能不全,近日体检发现胆固醇升高。

诊断:

糖尿病

高血压

慢性肾功能不全

血脂异常

处方:

精蛋白生物合成人胰岛素注射液(30R)10IU　皮下注射,一日 3 次

苯磺酸氨氯地平片 5mg　口服,一日 1 次

瑞舒伐他汀片 10mg　口服,每晚 1 次

连续服用 30 天后,出现全身肌肉疼痛、无力,查体:肩背部及四肢肌肉压痛,以股四头肌压痛明显,无肿胀。检查:肌酸激酶(CK)8 272U/L,肌酸激酶同工酶(CK-MB)78U/L,α- 羟基酸脱氢酶 503U/L,乳酸脱氢酶(LDH)618U/L,谷草转氨酶 199.5U/L,谷丙转氨酶 210U/L,碱性磷酸酶 102U/L,尿酸 570.7μmol/L,尿素氮 27.59mmol/L,肌酐 311.0μmol/L。尿常规:尿蛋白定性,尿潜血,红细胞偶见 / 高倍视野。心电图示窦性心律,ST-T 改变。诊断为横纹肌溶解综合征。

立即停用瑞舒伐他汀片,予以补液、利尿、碱化尿液等治疗,3 天后肌痛、无力症状消失。1 周后各项酶学指标均

恢复正常。

【药师点评】

1. 横纹肌溶解的临床表现为肌痛、肿胀、乏力、棕色尿。主要特征是血清 CK 及球蛋白升高,常伴代谢紊乱和急性肾衰竭。诊断主要依据为肌无力、疼痛、跛行、血清 CK 升高至正常值 10 倍以上。

2. 瑞舒伐他汀为 HMG-CoA 还原酶抑制剂,用于原发性高胆固醇血症或混合型血脂异常症。他汀类药物可导致 CK 水平升高,大多数病例是轻度、无症状和短暂的,严重者可导致横纹肌溶解。

3. 在一项对不同程度肾功能损害患者进行的研究中,轻度和中度肾脏疾病对瑞舒伐他汀或 N- 去甲基代谢产物的血浆浓度没有影响,但与健康志愿者相比,严重肾功能损害(肌酐清除率<30ml/min)患者的血药浓度增加 3 倍,N- 去甲基代谢产物的血浆浓度增加 9 倍。因此对于有肌病 / 横纹肌溶解易患因素的患者如肾功能损害者使用瑞舒伐他汀时应慎重,对于严重的肾功能损害的患者(肌酐清除率<30ml/min)禁用本品。

4. 瑞舒伐他汀主要在肝脏代谢,尿中排出很少,但因患者本身存在慢性肾功能不全,因此会造成相对性服用过量,是本案患者服药 1 个月发生横纹肌溶解的重要原因。

5. 在临床用药时应全面了解患者重要脏器功能情况,从小剂量开始用药,注意引起肌病 / 横纹肌溶解的易患因素,加强肝、肾功能及肌酸激酶监测,从而避免或者减少药物不良反应的发生。

【特别提示】瑞舒伐他汀为 HMG-CoA 还原酶抑制剂,慢性肾功不全患者用药后排泄减少,会造成相对性服用过量,发生横纹肌溶解的危险性增加。

参 考 文 献

[1] 中华人民共和国国家卫生和计划生育委员会 . 抗菌药物临床应用指

导原则(2015年版).北京:人民卫生出版社,2015.

[2]《抗菌药物临床应用指导原则》修订工作组.抗菌药物临床应用指导原则(2015年版).北京:人民卫生出版社,2015.

[3] 卫生部流行性感冒诊断与治疗指南编撰专家组.流行性感冒诊断与治疗指南(2011年版).中华结核和呼吸杂志,2011,34(10):725-734.

[4] 中华医学会呼吸病学分会哮喘学组.支气管哮喘防治指南(2020年版).中华结核和呼吸杂志,2020,43(12):1023-1048.

[5] 中华医学会内分泌学分会,中华医学会围产医学分会.妊娠和产后甲状腺疾病诊治指南(第2版).中华内分泌代谢杂志,2019,35(8):636-665.

[6] 中华医学会糖尿病学分会.中国2型糖尿病防治指南(2020年版).中华糖尿病杂志2021,13(4):317-411.

[7] 中华医学会心电生理和起搏分会,中国医师协会心律学专业委员会.2020室性心律失常中国专家共识.中华心律失常学杂志,2020,24(3):188-258.

[8] 中国医院协会.抗病毒药物在儿童病毒感染性呼吸道疾病中的合理应用指南.中华实用儿科临床杂志,2020,35(19):1441-1450.

[9] 中国医药教育协会临床合理用药专业委员会,中国医疗保健国际交流促进会高血压分会,中国妇幼保健协会围产营养与代谢专业委员会,等.中国临床合理补充叶酸多学科专家共识.中国医学前沿杂志(电子版),2020,12(11):19-37.

[10] 鞠强.中国痤疮治疗指南(2019修订版).临床皮肤科杂志,2019,48(9):583-588.

[11] 刘大波,谷庆隆.儿童急性扁桃体炎诊疗-临床实践指南(2016年制定).中国实用儿科杂志,2017,32(3):161-164.

[12] 陆权,安淑华,艾涛,等.中国儿童普通感冒规范诊治专家共识(2013年).中国实用儿科杂志,2013,28(9):680-686.

[13] 马融,王雪峰,虞坚尔,等.小儿急性发热中西医结合治疗专家共识.中国中西医结合儿科学,2012,4(1):1-4.

[14] 顾龙君,吕善根,孙桂香,等.小儿急淋白血病诊疗建议(第3次修改

草案). 中华儿科杂志,2006,44(5):392-395.

[15] 王卫平. 儿科学.9 版. 北京:人民卫生出版社,2018.

[16] American Geriatrics Society Beers Criteria Update Expert Panel. American geriatrics society 2019 updated AGS beers criteria for potentially inappropriate medication use in older adults.J Am Geriatr Soc,2019,67(4):674-694.

[17] DOBSON J,WHITLEY R J,POCOCK S,et a1.Oseltamivir treatment for influenza in adults:a meta-analysis of randomised controlled trials. Lancet,2015,385:1729-1737.

[18] GREGERS J,GRÉEN H,CHRISTENSEN I J,et al.Polymorphisms in the ABCB1 gene and effect on outcome and toxicity in childhood acute lymphoblastic leukemia.Pharmacogenomics J,2015,15(4): 372-379.

[19] KEARSLEY F L,VICENTE G L,STEINKE D,et al.Methotrexate persistence and adverse drug reactions in patients with juvenile idiopathic arthritis.Rheumatology(Oxford),2019,58(8): 1453-1458.

[20] SUSAN M S,JUDITH K J,RICHARD K M,et al.The Ribavirin Pregnancy Registry:An Interim Analysis of Potential Teratogenicity at the Mid-Point of Enrollment.Drug Safety,2017,40(12): 1205-1218.

[21] 曹建英,王潇,宋玉环,等. 三拗片致水潴留及神经精神症状 1 例分析. 中国药物警戒,2020,17(10):732-734.

[22] 曹译丹,刘雅娟,宋燕青,等.注射剂药品说明书中辅料标注情况与安全性分析. 中国医药,2019,14(9):1420-1424.

[23] 程凯,徐琎,唐尧,等. 氯苯那敏致不良反应 45 例文献分析. 中国药业,2009,18(19):52-53.

[24] 邓小虎. 非甾体抗炎药镇痛作用的临床应用进展. 中国新药杂志, 2014,23(14):1637-1642.

[25] 高可雷,丁大连,李鹏,等. 氨基糖苷类抗生素对耳蜗螺旋神经节的

损害作用.中华耳科学杂志,2015,13(1):37-42.

［26］高丽娜,王杰,李贤,等.妊娠期感染性疾病患者抗菌药物使用情况及对母婴结局的影响.中国药业,2020,29(10):124-126.

［27］顾卫东,赵璇,何振洲.普通外科围手术期疼痛管理上海专家共识(2020版).中国实用外科杂志,2021,41(1):31-37.

［28］郭美华,邱晓红,马满玲,等.格列本脲致低血糖反应的文献分析.中国药物警戒,2013(7):424-426.

［29］韩贺舟,董耀东,魏薇,等.氨基糖苷类抗生素耳毒性研究进展.中华耳鼻咽喉头颈外科杂志,2020,55(10):985-989.

［30］加拿大警示去铁酮对儿童大脑和神经系统失调潜在风险.中国药物评价,2019,36(2):137.

［31］李蓓.细辛脑注射剂致不良反应50例分析.中国医药导刊,2013,15(6):1059-1060.

［32］李熙星,张光远,陈雨濛,等.氨基糖苷类药物耳毒性机制及耳保护策略研究进展.中华耳科学杂志,2021,19(2):352-356.

［33］李彦.氨酚伪麻那敏分散片(Ⅲ)治疗小儿感冒发热的疗效和安全性探讨.中国实用医药,2019,14(11):114-115.

［34］刘思齐,刘文源,杨悦.美国异维A酸上市后风险控制措施研究.中国药物警戒,2015,12(12):748-752.

［35］刘小艳,王然,封学伟,等.1339例非计划妊娠女性用药咨询.医药导报,2019,38(6):800-802.

［36］刘杨从,李妍,罗吉敏,等.二甲双胍联用格列美脲致严重低血糖反应1例.中国医院用药评价与分析,2016(4):574-575.

［37］刘云凤.布洛芬混悬液诱发支气管哮喘发作2例报告.中国社区医师,2013,15(5):264.

［38］陆英.儿童静脉注射热毒宁针剂不良反应分析.中国药物滥用防治杂志,2018,24(5):295-297.

［39］吕燕妮,温金华,魏筱华.头孢菌素类药物不良反应机制与化学结构的关系.中国医院药学杂志,2015,35(11):1050-1054.

［40］裴明杭,赵潯,高斐,等.儿童及成人葡萄膜炎患者糖皮质激素滴

眼液所致高眼压特点的比较分析.中华眼科杂志,2018,54(11):839-842.

［41］商璇,吴学东,张新华.β-地中海贫血的临床实践指南.中华医学遗传学杂志,2020,4(3):243-251.

［42］司继刚,孙敏,赵群.头孢曲松钠致胆囊和泌尿系统假性结石的原因.中国药房,2016,27(15):2158-2160.

［43］苏学宁,胆迎,刘洋.奥卡西平诱发低钠血症一例.中国现代神经疾病杂志,2014,14(9):832-833.

［44］汪凤梅,王灵杰.妊娠期和哺乳期妇女抗甲状腺药物的安全性评价.中国现代应用药学,2017,34(12):1747-1750.

［45］王芳,王晨,李成建.山莨菪碱所致尿潴留文献概述.中国药物滥用防治杂志,2015(1):51-53.

［46］王敬花,马燕燕,陈晓惠.甲巯咪唑治疗妊娠合并甲状腺功能亢进孕妇时对新生儿甲状腺功能影响.中国地方病防治杂志,2016,31(4):479-480.

［47］王亮,张凤,陈万生.痰热清注射液不良事件文献分析.中国药房,2019,30(5):694-697.

［48］吴晓静,陈楠.利尿剂与急性肾损伤.中华内科杂志,2010,49(7):626-628.

［49］夏建新,王裕祥.口服阿司匹林片致瑞氏综合征一例.中华儿科杂志,2004,44(4):5.

［50］肖玉枝.山莨菪碱致急性尿潴留1例分析.中国误诊学杂志,2011(19):4713.

［51］熊雪婷.我院94例儿童中药注射剂不良反应调查分析.中国医药科学,2019,9(10):26-29.

［52］徐慧敏,蔡宏文,李天元,等.磺胺类药物过敏和交叉过敏的研究进展.中国药理学与毒理学杂志,2012,26(6):897-902.

［53］许金云,杜立安,马红艳,等.去铁酮致重型β地中海贫血患儿粒细胞缺乏1例并文献复习.中国小儿血液与肿瘤杂志,2018,23(4):189-193.

［54］许文叹,张雅兰,许嫦娥.123 例痰热清不良反应文献分析.中国药物警戒,2012,9(9):548-549.

［55］张进峰,黄海波.去铁酮治疗高量输血的重型 β- 地中海贫血患儿临床观察.北方药学,2016,13(9):196.

［56］赵新波,王松,邸海峰,等.注射用细辛脑致小儿严重过敏反应 1 例.儿科药学杂志,2013,19(3):66.

第八章 ▶▶▶

药品超剂量使用案例分析

案例 8-1 超剂量使用左旋氨氯地平致低血压

【关键词】左旋氨氯地平,超剂量,低血压

【案例简介】患者,女,62 岁。主因头晕、血压控制不佳就诊。既往高血压病史 10 年,血压最高达 160/100mmHg。

诊断:

高血压 2 级(高危)

处方:

苯磺酸左旋氨氯地平 2.5mg 口服,一日 1 次。

酒石酸美托洛尔缓释片 25mg 口服,一日 2 次

服药 1 周后,患者因头晕、无力再次就诊。测量血压 78/52mmHg。追问病史,患者自行将苯磺酸左旋氨氯地平改为一次 2.5mg,每日 3 餐前服药 1 次,导致苯磺酸左旋氨氯地平超剂量服用。嘱患者遵医嘱服药,7 天后复诊血压 125/80mmHg。

【药师点评】

1. 左旋氨氯地平为二氢吡啶类钙通道阻滞剂,用于高血压及心绞痛的治疗。

2. 给药频次主要受药物生物半衰期长短及药物在体内消除快慢等因素的影响。左旋氨氯地平为长效钙通道阻滞剂,口服后 6~12 小时血药浓度达到高峰,终末消除半衰期为 35~50 小时,一日 1 次给药足以维持有效血药浓度。

3. 本案患者自行将左旋氨氯地平改为一日 3 次给药,给药次数过多,血中药物浓度过高,毒副作用也相应增加,会引起头

晕、头痛、心悸、恶心,严重时可产生低血压等。

4. 左旋氨氯地平初始剂量一般为 2.5mg,一日 1 次。如单剂量疗效不佳,可增加剂量,最大剂量为增至 5mg,一日 1 次或者联用 ACEI/ARB 等其他类降压药物。

【特别提示】左旋氨氯地平为长效钙通道阻滞剂,一日 1 次给药可维持有效血药浓度,如增加给药次数,可引起血中药物浓度过高,严重时可产生低血压反应。

案例 8-2　超剂量使用异环磷酰胺致不良反应

【关键词】异环磷酰胺,超剂量,不良反应

【案例简介】患者,女,62 岁,身高 162cm,体重 60kg,因接触性出血近 1 年,1 个月前加重就诊。患者 1 年前无明显诱因性生活后出现阴道流血,色鲜红,量少,可自行消失。1 个月前性生活后阴道流血量增加,约为平素月经血量的一半,可自行消失。体检:体温 36.5℃,心率 80 次 /min,呼吸 18 次 /min,血压 110/75mmHg。妇科检查:阴道穹窿光滑,宫颈肥大,失去正常形态,后唇呈菜花样组织增生,质脆,触之易出血。宫颈活检,病理结果回报:(宫颈)鳞状细胞癌。

诊断:

宫颈癌

处方:

0.9% 氯化钠注射液 250ml
注射用异环磷酰胺 12g ／ 静脉滴注,一日 1 次
0.9% 氯化钠注射液 100ml
美司钠注射液 0.4g ／ 静脉滴注,一日 3 次
患者用药后出现恶心、呕吐等症状。

【药师点评】

1. 本案为宫颈癌患者,可以使用氮芥类抗肿瘤药异环磷酰胺治疗。

2. 异环磷酰胺在使用时,单药剂量一般为一次 1.2~2.5g/m²。本案患者体型偏瘦,体表面积为 1.6m²,使用剂量应为 2.92~4g,使用 12g 剂量明显偏大。可能会导致恶心、呕吐、轻度腹泻、脱发、焦虑不安、紧张、幻觉和乏力,甚至晕厥、癫痫样发作、昏迷等不良后果。

3. 异环磷酰胺超剂量使用不仅会引起尿路毒性、中枢神经系统反应,而且还会导致肺炎或心脏毒性。

4. 美司钠可用来预防环磷酰胺、异环磷酰胺等药物的泌尿道毒性。常用量为环磷酰胺、异环磷酰胺、氯磷酰胺剂量的 20%,静脉注射或静脉滴注,给药时间为 0 小时(用细胞抑制剂的同一时间)、4 小时后及 8 小时后,共 3 次。

5. 大多数抗肿瘤药因缺乏选择性,在杀伤和损害肿瘤细胞的同时,对正常组织、器官不可避免地产生损害和毒性作用,因此在化疗过程中,应注意适当的药物用量以减少药物不良反应,提高肿瘤患者依从性。

【特别提示】异环磷酰胺单药剂量一般为一次 1.2~2.5g/m²,超剂量应用可能会导致恶心、呕吐甚至晕厥、癫痫样发作、昏迷等不良后果。

案例 8-3　超剂量使用新斯的明致恶心呕吐

【关键词】新斯的明,超剂量使用,重症肌无力,不良反应

【案例简介】患者,男,27 岁,因眼睑下垂、腿部肌肉无力就诊。查体:眼肌乏力,有复视,有说话和吞咽困难,双侧上臂和下肢无力。辅助检查:肌电图重复频率刺激试验阳性,单纤维肌电图阳性;血清抗 AChRab 增高。

诊断:

重症肌无力

处方:

甲硫酸新斯的明注射液 2mg　　肌内注射,一日 3 次

用药后,患者出现恶心、呕吐、腹泻等症状,次日加重。确定为新斯的明过量,给予阿托品对抗,症状逐渐缓解。

【药师点评】

1. 重症肌无力(MG)是一种由神经 - 肌肉接头处传递功能障碍所引起的自身免疫性疾病,临床主要表现为部分或全身骨骼肌无力和易疲劳,活动后加重,经休息后症状减轻。重症肌无力的治疗药物包括抗胆碱酯酶药(如新斯的明、溴吡斯的明、溴化新斯的明)以及糖皮质激素类药物。

2. 新斯的明为抗胆碱酯酶药,大剂量使用时可引起恶心、呕吐、腹泻、流泪、流涎等,严重时可出现共济失调、惊厥、昏迷、语言不清、焦虑不安、恐惧甚至心脏停搏。皮下或肌内注射的极量为:一次 1mg,一日 5mg。本案一次 2mg、一日 6mg,为超剂量用药,严重不良反应的发生与胆碱活性增高有关。

3. 重症肌无力的治疗,病情严重时可采用皮下或肌内注射给药,而病情一旦缓解即采用口服给药,且在不超过极量的情况下依病情缓解程度确定给药剂量和给药次数。

【特别提示】新斯的明为抗胆碱酯酶药,皮下或肌内注射的极量为:一次 1mg,一日 5mg,超剂量用药,可致严重不良反应。

案例 8-4　超剂量使用阿米三嗪 / 萝巴新致消化系统不良反应

【关键词】阿米三嗪 / 萝巴新,用药频次,超剂量,不良反应

【案例简介】患者,女,77 岁,身高 155cm,体重 40kg。半年前开始出现记忆力下降、健忘、易激惹、情绪不稳、情感幼稚。

诊断:

老年精神行为障碍

处方:

甲硫酸阿米三嗪 / 萝巴新片 1 片　口服,一日 3 次

用药半个月后患者出现恶心、消化不良、排便异常等不良反

应,停药后症状好转。

【药师点评】

1. 阿米三嗪/萝巴新为一种复方制剂,每片含阿米三嗪 30mg,萝巴新 10mg。临床主要用于治疗老年人认知和慢性感觉神经损害的有关症状。

2. 单次剂量给药后,阿米三嗪消除半衰期为 40~80 小时,重复给药后半衰期为 30 天。萝巴新口服给药 1~2 小时,达到最大血浆浓度,单次剂量给药消除半衰期为 7~15 小时,重复给药半衰期为 11 小时。

3. 由于阿米三嗪/萝巴新两种有效成分的半衰期均较长,常用量为一次 1 片,一日 2 次定时服用,整片吞服且不要嚼碎。本药一日用量不宜超过 2 片,否则会加重不良反应。

4. 本案患者体重偏低,一日 3 次给药为超剂量给药,超剂量服用本药可加重其不良反应,如恶心、上腹烧灼和沉重感、消化不良、排便异常及睡眠障碍等。因此本品一日的剂量不得超过 2 片,并且不应与含有阿米三嗪的其他制剂同时使用。

【特别提示】阿米三嗪/萝巴新为复方制剂,其两种有效成分的半衰期均较长,用量为一次 1 片,一日 2 次定时服用,一日用量不宜超过 2 片,否则会加重不良反应。

案例 8-5　快速静脉滴注大剂量林可霉素致猝死

【关键词】林克霉素,超剂量,快速滴注,猝死

【案例简介】患者,女,28 岁,孕 40^{+3} 周住院,既往体健,有青霉素、头孢菌素过敏史。查体:患者一般情况可,轻微下肢水肿,呼吸 20 次/min,血压 130/88mmHg;腹部 B 超:胎儿发育正常,臀位。心电图:窦性心律。行剖宫产术。

诊断:

孕 40^{+3} 周,单活胎

剖宫产术后

处方：

0.9% 氯化钠注射液 250ml

盐酸林可霉素注射液 1.8g ╱ 静脉滴注,一日 2 次

以上液体于 0.5 小时内滴注完毕,患者出现短暂呼吸困难,很快转为呼吸麻痹,经抢救无效约 10 分钟后死亡。

【药师点评】

1. 林可霉素为林可酰胺类抗菌药物,对常见需氧革兰氏阳性菌有较高抗菌活性,成人常用量为一次 0.6g,每 8 小时或 12 小时 1 次;每 0.6g 溶于 100~200ml 输液中,滴注 1~2 小时。

2. 本案患者因头孢菌素类药物过敏史,剖宫产术后滴注林可霉素预防手术感染,单次用量 1.8g,给药剂量过大。

3. 林可霉素应缓慢静脉滴注,0.6g 滴注时间不少于 1 小时。本案中患者 1.8g 林可霉素 30 分钟滴注完毕,给药速度近 60mg/min,滴速过快。林可霉素具神经肌肉阻断作用和呼吸抑制作用,给药速度过快可加速和加重不良反应的发生,导致严重后果。

4. 本案患者曾经使用过林可霉素静脉滴注,未见异常。本次出现猝死可排除单纯过敏反应所致,提示死因可能与给药量过大、滴速过快有密切关系。

【特别提示】 林可霉素为林可酰胺类抗菌药物,具神经肌肉阻断作用和呼吸抑制作用,给药剂量过大,给药速度过快可加速和加重不良反应的发生,导致严重后果,因此应按常规给药剂量缓慢滴注给药。

案例 8-6　过量使用拉米夫定致周围神经病

【关键词】 拉米夫定,周围神经病,超剂量

【案例简介】 患者,女,43 岁,体检时发现肝功能异常,血清 HBsAg(+),HBV DNA(+),HBeAg(+),抗 HBe(−),血清 GPT 持

续升高。

诊断：

慢性乙型肝炎

处方：

拉米夫定片 100mg　口服，一日 1 次

2 个月后，患者因四肢麻木、无力 1 个月余来医院就诊。经询问，患者实际用药为拉米夫定片 100mg，一日 3 次。肌电图检查：右正中神经感觉神经传导速度减慢 26%，运动神经传导速度正常，远端潜伏期延长；左正中神经感觉神经传导速度减慢 35%，运动神经传导速度正常，远端潜伏期延长。诊断：周围神经病。将拉米夫定改为一日 1 次，并给予维生素 B_1，甲钴胺口服治疗，2 个月症状未见好转。考虑与拉米夫定有关，停用拉米夫定片，改为口服阿德福韦酯 10mg，一日 1 次，2 个月后，患者四肢麻木症状明显好转。

【药师点评】

1. 拉米夫定为核苷类似物，可在细胞内磷酸化，成为拉米夫定三磷酸盐并以环腺苷磷酸形式通过乙型肝炎病毒（HBV）多聚酶嵌入到病毒 DNA 中，导致 DNA 链合成中止。用于慢性乙型肝炎治疗推荐剂量为一次 100mg，一日 1 次服用。

2. 周围神经病是核苷（酸）类抗病毒药物的罕见不良反应，机制与其线粒体毒性相关。核苷（酸）类抗病毒药物一般不会影响人类 DNA 的复制和修复，但长期大量使用有可能对人类细胞 DNA 聚合酶 γ 产生一定的影响，抑制线粒体 DNA 合成，导致不良反应发生。

3. 曾有报道，1 例 57 岁既往有轻度周围神经病的男性患者一日服用拉米夫定 300mg，3 个月后周围神经病加重，出现四肢轻瘫，呼吸困难，使用人工呼吸机。停用拉米夫定后症状好转，但最终因机械通气导致的并发症死亡。

4. 本案患者长期大量应用拉米夫定抗乙肝病毒治疗后出现周围神经病变，停药改为阿德福韦酯后明显好转，说明拉米夫

定长期应用有导致周围神经病的可能。

5. 长期大量应用核苷酸类抗病毒药物的患者,应密切注意患者的肢体感觉,患者若发生肢体麻木,感觉异常等症状,应考虑药物因素,及早防止周围神经病的发生。

【特别提示】乙肝患者服用拉米夫定应一次 100mg,一日 1次,口服给药,避免随意增加用药频次。长期应用核苷酸类抗病毒药物的患者,应密切注意患者肢体感觉,及早预防周围神经病的发生。

案例 8-7　超剂量应用青霉素致皮肤过敏反应

【关键词】过敏反应,皮疹,超剂量,青霉素

【案例简介】患儿,男,10 个月,10kg,患儿 8 天前无明显诱因出现间断发热,最高体温 38.9℃,伴咳嗽及痰鸣,在家口服"消炎药"等药物治疗未见好转,2 天前患儿上述症状加重就诊。给予"头孢西丁、甲泼尼龙"等药物治疗 2 天后患儿仍有发热、咳嗽,血常规:白细胞 59.60×10^9/L,中性粒细胞百分比 92.0%,血小板 613×10^9/L。

诊断:

急性支气管炎

炎症反应综合征

处方:

5% 葡萄糖注射液 30ml
注射用青霉素钠 160 万 U ╱ 皮试(–)静脉滴注,每 8 小时 1 次
5% 葡萄糖注射液 50ml
利巴韦林注射液 0.05g ╱ 静脉滴注,一日 2 次

氨茶碱片 20mg　口服,一日 3 次

马来酸氯苯那敏片 1mg　口服,一日 3 次

患儿入院后应用头孢哌酮钠舒巴坦钠抗感染治疗 2 天,住院第 3 天痰培养结果示:肺炎链球菌,对青霉素、四环素等

敏感,对阿奇霉素、克林霉素等耐药(未做头孢哌酮钠舒巴坦钠药敏试验)。遂停用头孢哌酮钠舒巴坦钠,改用青霉素治疗1天后,患儿双耳后、面颈部、四肢躯干出现散在红色皮疹,停用青霉素,改用头孢曲松抗感染同时积极抗过敏治疗后,患儿皮疹逐渐消退,患儿未再出现发热、咳嗽、喘憋等症状逐渐好转。

【药师点评】

1. 患儿年龄较小,血培养出肺炎链球菌报警时间短,入院前血常规白细胞值明显高于正常,结合患儿症状,考虑肺炎链球菌临床意义较大,肺炎链球菌对阿奇霉素、克林霉素耐药,而四环素、万古霉素毒性较大,不适合幼儿使用,因此选用青霉素治疗合理。

2. 本案患儿10个月,体重10kg,实际青霉素钠使用量为一次160万单位,每8小时1次,一日共使用480万单位,使用剂量偏大。青霉素钠说明书要求小儿静脉滴注剂量为5万~20万单位/(kg·d),分2~4次给药,照20万单位/(kg·d)计算,患儿允许的最大日剂量为200万单位,远小于实际使用剂量。另《国家抗微生物治疗指南》中对于大于28天的儿童,青霉素的推荐剂量为:一次5万单位/kg,每6小时1次,因此本案患儿的日推荐剂量为300万单位,大于说明书用量,但也小于实际使用剂量。

【特别提示】目前同一种抗菌药物,各厂家的说明书中要求的给药剂量可能不同,而各种"指南""共识"中对于同一种疾病,同一种药物的推荐剂量亦有可能不同,因此临床应用抗菌药物,特别是新生儿、小儿患者,应根据患儿的病情,选择最安全、有效的剂量,尽可能减少药物不良反应的发生。

案例 8-8　大剂量应用万古霉素致肾衰竭

【关键词】肾衰竭,万古霉素,大剂量

【案例简介】患者,男,72岁,因意识不清3小时就诊。诊

断:左基底节区脑出血,行开颅脑内血肿清除术。术后患者呈昏迷状态,经口气管插管,间断发热 1 个月余,体温波动于 37.8~38 ℃。血常规:白细胞 $18.49 \times 10^9/L$,中性粒细胞百分比 96.3%,颈稍抵抗,行腰穿;脑脊液化验报告:细胞总数 $1\,700 \times 10^6/L$,白细胞数 $1\,200 \times 10^6/L$,多核比例 95%,葡萄糖 0.18mmol/L。临床考虑严重颅内感染,多次脑脊液细菌培养结果示耐甲氧西林金黄色葡萄球菌(MRSA),对万古霉素敏感。

诊断:

颅内感染 MRSA

处方:

0.9% 氯化钠注射液 250ml ⎫
注射用盐酸万古霉素 1.0g ⎭ 静脉滴注,每 12 小时 1 次

用药当天测血清肌酐 69μmol/L。用药第 9 天,患者症状未见明显好转,仍间断低热,血常规:白细胞 $16.37 \times 10^9/L$,中性粒细胞百分比 91.9%;颅脑 CT 回报:脑脓肿。行脓肿穿刺术,脓性液细菌培养结果示 MRSA,继续给予万古霉素静脉滴注,第 11 天,患者并发颅内出血,再次行开颅血肿清除术,复查血清肌酐升高至 232μmol/L,肌酐清除率 30ml/min,肾功能受损,万古霉素用量未调整,继续治疗;5 天后,患者血清肌酐 337μmol/L,肌酐清除率 21ml/min,肾衰竭,无尿,行血液透析。

【药师点评】

1. 万古霉素能够抑制细菌细胞壁的合成,具有杀菌作用,另外还可以改变细菌细胞膜的通透性,阻碍细菌 RNA 的合成,对 MRSA 有效,且与其他种类的抗菌药物无交叉耐药。万古霉素常用剂量为一日 2g,可分为 0.5g/6h 或 1g/12h,根据年龄、体重、症状适量增减;老年人 0.5g/12h 或 1g/24h,每次静脉滴注在 60 分钟以上。万古霉素作为 MRSA 的一线治疗药物,由于治疗指数低,治疗窗窄,在一些特殊生理、病理情况下的患者(老年患者、肾功能减退患者)中尤易发生毒性反应,因此在治疗的同时,可能出现的肾毒性不容忽视。

2. 肾功能损害患者,万古霉素排泄延迟,易致药物蓄积,应监测血中药物浓度,慎重给药。万古霉素静脉滴注结束 1~2 小时后血药浓度应为 25~40μg/ml,最低血药浓度不应超过 10μg/ml。万古霉素肾小球滤出和肌酐具有相同机制,故以血清肌酐为参考,根据肌酐清除率计算给药剂量从而进行给药方案调整,为无血药浓度监测条件下的个体化给药方法。一般采用单次剂量不变,延长给药间隔的给药方案,以保证万古霉素血药谷浓度不至过高或维持剂量降低。肌酐清除率低于 30ml/min 时,万古霉素剂量以 0.5g,一日用药 1 次为宜。本案患者为老年人,万古霉素用药剂量大;出现肾功能受损后万古霉素用药剂量未进行及时调整,是导致患者肾衰竭的主要原因。

3. 由于万古霉素的肾毒性以及疗效与浓度的相关性,万古霉素临床应用指南和专家共识推荐对严重 MRSA 感染患者进行血药浓度监测来降低肾毒性发生的风险,并据此进行用药剂量的调整,以保障治疗的效果和安全。

4. 万古霉素常规剂量静脉给药,在血脑屏障存在炎症反应时,其脑脊液浓度为 6.4~11.1mg/L,可达到有效的治疗浓度。少数情况全身治疗效果不佳时可给予万古霉素 5~20mg,一日 1 次,脑室给药,而不只是静脉给药途径。

【特别提示】万古霉素具有肾毒性,老年人由于肾功能减弱,应个体化给药,给药前和给药中应注意检查肾功能,根据肾功能减弱的程度调整剂量和用药间隔,条件许可时应进行治疗药物浓度监测。

案例 8-9　超剂量奥美拉唑致精神症状

【关键词】精神症状,奥美拉唑,超剂量,肝脏代谢

【案例简介】患者,女,60 岁,因无明显诱因出现呕血 12 小时,便血 1 次就诊。查体:体温 36.0℃,心率 92 次/min,呼吸 20 次/min,血压 125/87mmHg,无腹部疼痛,腹胀。入院后患者再次呕

血,约 100ml,排柏油便 1 次,约 150ml。

诊断：

呕血原因待查

处方：

0.9% 氯化钠注射液 100ml

重酒石酸去甲肾上腺素注射液 8mg　｜ 胃管注入,即刻

注射用血凝酶 1 单位　　肌内注射,每 12 小时 1 次

0.9% 氯化钠注射液 20ml

注射用奥美拉唑钠 120mg　｜ 静脉泵入,2ml/h

经抑酸、止血对症治疗 2 天后,患者出现烦躁、幻视等精神症状,不能入睡。给予地西泮注射液 10mg 肌内注射,仍不能入睡、躁动;给予氯丙嗪注射液 25mg,异丙嗪注射液 25mg 肌内注射,次晨仍烦躁。考虑不能除外奥美拉唑药物副作用,给予减量奥美拉唑钠 40mg,每 12 小时 1 次静脉泵入,咪达唑仑镇静,上述症状好转。

【药师点评】

1. 奥美拉唑的常用剂量为 1 次 40mg,在 20~30 分钟或更长时间内静脉滴注,一日 1~2 次。本案患者奥美拉唑用药剂量超过药品说明书常用剂量,为超剂量用药。

2. 奥美拉唑主要在肝脏中经 CYP450 酶系完全代谢,其中主要依赖特异的 CYP2C19(S-美芬妥英羟化酶),该酶的遗传表达具有多态性,奥美拉唑经 CYP2C19 催化生成羟基奥美拉唑。奥美拉唑的氧化代谢存在明显的个体差异,主要表现为某些个体对药物的代谢能力低下或有缺陷,使原型药物消除缓慢,清除半衰期延长。

3. 患者奥美拉唑超剂量用药,加之药物肝脏代谢的个体差异,很可能是引起精神症状发生的主要原因。

【特别提示】奥美拉唑用药剂量应遵照药品说明书,超药品说明书剂量用药时应密切监测用药后反应,出现不良反应时应及时有效处理。

案例 8-10 肾上腺素用于抢救过敏性 休克给药剂量过大

【关键词】过敏性休克,肾上腺素,给药剂量大

【案例简介】患者,男,35 岁,主因急性胆囊炎入院行胆囊切除术,术后给予药物静脉滴注治疗过程中,突感心悸、头晕、胸闷、憋气,随即面色苍白、喉头水肿、意识丧失,输液针刺处红肿,周围皮肤散在大小不等的丘疹。体格检查:意识不清,血压 60/40mmHg,脉搏测不到,心率 130 次/min,心音弱。

诊断:

过敏性休克

处方:

盐酸肾上腺素注射液 2mg 即刻,肌内注射

盐酸异丙嗪注射液 25mg 即刻,肌内注射

10% 葡萄糖氯化钠注射液 500ml ⎱

10% 葡萄糖酸钙注射液 10ml ⎰ 静脉滴注,一日 1 次

50% 硫酸镁适量热湿敷患处

【药师点评】

1. 患者用药过程中出现过敏性休克,应立即停用导致休克的药物,同时立即实施抢救。肾上腺素具有兴奋心肌、升高血压、松弛支气管等作用,故可缓解过敏性休克导致的心跳微弱、血压下降、呼吸困难等症状。抢救过敏性休克时可给予肾上腺素皮下注射或肌内注射 0.5~1mg,也可用 0.1~0.5mg 缓慢静脉注射(以 0.9% 氯化钠注射液稀释到 10ml),如疗效不好,可改用 4~8mg 静脉滴注(溶于 5% 葡萄糖注射液 500~1 000ml)。

2. 给予患者肌内注射肾上腺素 2mg,给药剂量过大。肾上腺素剂量大易引起期前收缩甚至室颤。同时肾上腺素不是抗过敏药物,而是抢救过敏反应所致循环衰竭的药物,只具有对心脏的电生理作用和对外周血管的药理作用,因此要同时给予糖皮质激素、组

胺 H_1 受体拮抗剂等抗过敏药物及补液扩充血容量,纠正酸中毒。

【特别提示】肾上腺素用于抢救过敏性休克时的给药剂量为:皮下注射或肌内注射 0.5~1mg,也可用 0.1~0.5mg 缓慢静脉注射(以 0.9% 氯化钠注射液稀释到 10ml),如疗效不好,可改用 4~8mg 静脉滴注(溶于 5% 葡萄糖注射液 500~1 000ml)。

案例 8-11　促凝血药酚磺乙胺不宜超剂量应用

【关键词】支气管扩张伴感染,咯血,酚磺乙胺,超剂量

【案例简介】患者,男,64 岁,患者 25 年前诊断为支气管扩张症,咳嗽、咳痰症状每于感冒后发作,经抗感染及对症治疗后好转。患者于 1 天前无诱因出现咯血,开始为痰中带血,咳少量黄痰,后咳鲜红色血痰,内含暗红色血凝块,总量约 10ml,无发热、胸痛,无心悸、胸闷、气喘等。查体:体温 36.7℃,心率 72 次 / min,呼吸 19 次 /min,血压 121/80mmHg。听诊双肺呼吸音粗,左下肺可闻及少量干性啰音。血气(未吸氧)示:pH 7.433,PCO_2 37.9mmHg,PO_2 84.5mmHg,Na^+ 129.4mmol/L,K^+ 3.9mmol/L。肺部 CT 示支气管扩张,考虑存在感染。

诊断:

支气管扩张症伴感染

处方:

5% 葡萄糖注射液 250ml

酚磺乙胺注射液 2.0g

胰岛素注射液 3IU 　静脉滴注,一日 1 次

0.9% 氯化钠注射液 100ml

注射用哌拉西林钠舒巴坦钠 5.0g 　静脉滴注,一日 2 次

0.9% 氯化钠注射液 100ml

盐酸氨溴索注射液 30mg 　静脉滴注,一日 3 次

【药师点评】

1. 支气管扩张症患者出现急性加重并发症状恶化,即咳

嗽、痰量增加或性质改变、脓痰增加和 / 或喘息、气急、咯血及发热等全身症状时,应考虑应用抗菌药物。支气管扩张患者气道内最常分离出的细菌为流行性感冒嗜血杆菌和铜绿假单胞菌,其他革兰氏阳性菌如肺炎链球菌和金黄色葡萄球菌,哌拉西林钠舒巴坦钠能覆盖以上常见致病菌,达到抗菌疗效。

2. 支气管扩张症通常伴有咯血,大咯血是支气管扩张症致命的并发症,一次咯血量超过 200ml 或 24 小时咯血量超过 500ml 为大咯血,严重时可导致窒息,除了预防咯血窒息给予相应措施外,还应给予止血药物。止血药物首选垂体后叶素,也可选用抗纤维蛋白溶解药物如氨基己酸或氨甲苯酸,或增加毛细血管抵抗力和血小板功能的药物如酚磺乙胺,还可给予血凝酶。

3. 本案患者的咯血量约 50ml,非大咯血,可给予一般促凝血药物酚磺乙胺止血。《成人支气管扩张症诊治专家共识(2012版)》推荐,酚磺乙胺的用法用量应为 0.25~0.5g,一日 0.5~1.5g,肌内注射或静脉注射;或 0.25~0.75g,静脉滴注,一日 2~3 次。本案患者酚磺乙胺为一日单次给予 2.0g 静脉滴注,单次剂量超出说明书推荐剂量近 3 倍,用药安全性无法保证,若长期超量应用可以使体内的凝血因子减少,形成大量的血栓,严重者可以出现弥散性血管内凝血(DIC),甚至危及生命。

【特别提示】酚磺乙胺用于止血时不得超说明用药,为保证用药安全性,静脉滴注应给予一次 0.25~0.75g,一日 2~3 次。

案例 8-12 盐酸溴己新单次使用剂量过大

【关键词】支气管扩张,祛痰,盐酸溴己新

【案例简介】患者,男,65 岁,因"反复痰中带血 1 周余"就诊。患者 1 周前无明显诱因下出现咳嗽及痰中带血,血量不多,鲜红色,给予抗感染等对症治疗后患者症状好转,仍有痰中带血,遂入院治疗。患者无发热,无胸闷及胸痛不适,饮食二便基本正常,夜间睡眠可,可平卧,夜间无盗汗,体重近期有所减轻。肺部 CT 示:右肺中叶毛玻璃样改变,右肺上叶条索影。C 反应蛋白:17.70mg/L;血沉:25.0mm/h。

诊断:

支气管扩张症

处方:

0.9% 氯化钠注射液 100ml
盐酸溴己新注射液 16mg ╱ 静脉滴注,一日 1 次
0.9% 氯化钠注射液 100ml
注射用头孢唑肟钠 2.0g ╱ 静脉滴注,一日 2 次
盐酸左氧氟沙星氯化钠注射液 0.6g　静脉滴注,一日 1 次

【药师点评】

1. 支气管扩张症是由各种原因引起的支气管树的病理性、永久性扩张,导致反复发生化脓性感染的气道慢性炎症,临床表现为持续或反复性咳嗽、咳痰,有时伴有咯血,可导致呼吸功能障碍及慢性肺源性心脏病。

2. 对于支气管扩张症患者,促进呼吸道分泌物的清除可以有效控制感染,缩短住院时间,是支气管扩张症患者长期治疗的重要环节。根据《成人支气管扩张症诊治专家共识(2012 年版)》,对于支气管扩张症急性加重时可应用溴己新促进痰液排出。盐酸溴己新注射液主要适用于慢性支气管炎及其他呼吸道疾病伴有黏痰不易咳出者。盐酸溴己新具有较强的溶解黏痰作用,可使痰中的多糖纤维素裂解,稀化痰液,抑制杯状细胞和黏液腺体合成糖蛋白,使痰液中的唾液酸减少,减低痰黏度,利于排出,还有促进呼吸道黏膜的纤毛运动作用。

3. 盐酸溴己新药品说明书中规定的用量为一次 4mg,一日 8~12mg。静脉滴注时用葡萄糖注射液稀释后使用。针对本案患者盐酸溴己新选药合理,但单次剂量给予 16mg,剂量偏大,且溶媒选择 0.9% 氯化钠注射液不适宜。建议应按盐酸溴己新说明书降低单次给药剂量,一日多次给药,并且按规定

溶媒配制。

【特别提示】盐酸溴己新注射液用量应为一次 4mg，一日 8~12mg。静脉滴注时应使用葡萄糖注射液进行稀释。

案例 8-13　超剂量服用苯磺酸氨氯 地平致脚踝部水肿

【关键词】水肿，氨氯地平，微循环小动脉和小静脉扩张不平衡

【案例简介】患者，女，65 岁，高血压病史 10 年，服用苯磺酸氨氯地平片 5mg，一日 1 次，血压一般稳定在 145/85mmHg 左右，无其他药品不良反应发生。2 天前患者感到头晕、乏力，复诊血压升高至 180/105mmHg 就诊。

诊断：

高血压 3 级

处方：

苯磺酸氨氯地平 10mg　口服，一日 1 次

替米沙坦 40mg　口服，一日 1 次

应用 1 周后为控制血压患者自行将苯磺酸氨氯地平药量加至 15mg，一日 1 次，2 周后双脚踝部出现凹陷性水肿，服药至 1 个月余时，脚踝水肿进一步加重，穿鞋及日常活动已受到明显影响，特别是日间活动量大时，水肿晨轻暮重尤为明显。查体：血压 140/90mmHg，心率 85 次 /min，血常规、尿常规、肝肾功能、电解质等实验室检查项目均正常，心脏彩超示心功能尚可，考虑脚踝水肿加重为氨氯地平引起的不良反应，且与药物剂量具有相关性。故停用氨氯地平片，10 天后脚踝水肿减轻。

【药师点评】

1. 氨氯地平是一种长效二氢吡啶类钙通道阻滞剂（CCB），通过阻滞钙离子内流，扩张外周阻力血管，而对容量血管没有明显的扩张作用，在降压的同时不容易引起直立性低血压。部分

患者长期使用 CCB 可能会出现脚踝水肿,对于脚踝水肿的发生原因,一般认为 CCB 主要对动脉起扩张作用,而对静脉扩张作用较小或几乎无作用,这样就会发生微循环小动脉和小静脉扩张不平衡,引起毛细血管丛静脉压增高,血浆中水分可渗漏至组织间隙而致外周组织水肿,尤其是引起人体部位较低的脚踝部位的水肿。

2. 氨氯地平起效缓慢,作用持续时间长,半衰期可长达 30 小时以上。口服开始 1 次 5mg,起始治疗 2 周后根据血压控制情况可递增剂量,最大剂量为一日 10mg。CCB 引起水肿具有剂量依赖性,不同的 CCB 致水肿的作用也不同,患者为控制血压自行超量应用,是引发不良反应的主要原因。

3. 降压药物联合应用既可增加降压效果,又可减少不良反应,高血压患者在低剂量单药治疗疗效不满意时,可以采用 2 种或多种降压药物联合治疗。

【特别提示】患者依从性是疾病治疗有效性和安全性的重要因素,患者应严格按处方治疗,如治疗效果不佳,应就诊咨询,不可为达到效果而自行增加用药剂量。

案例 8-14 卡马西平过量诱发高血压 加重及窦性停搏

【关键词】卡马西平,过量,高血压加重,窦性停搏

【案例简介】患者,女,76 岁,因伴憋气 1 周,间断胸闷 5 天,头晕 1 天就诊。既往病史:高血压病史 20 年,三叉神经痛病史 2 年。查体:双下肢无水肿,双肺呼吸音粗,未闻及干湿性啰音;血压 180/100mmHg;24 小时动态心电图检查示:最慢心率 34 次 /min,最快心率 91 次 /min,大于 2.5 秒的心脏停搏 46 个,胸导联 T 波倒置或低平。

诊断:

高血压 3 级(极高危)

心律失常

病态窦房结综合征

窦性停搏

处方：

硝酸甘油片 0.5mg　　舌下含服，即刻

苯磺酸氨氯地平片 5mg　口服，一日 1 次

氢氯噻嗪片 12.5mg　口服，一日 2 次

患者诉入院前 1 天，三叉神经痛发作剧烈，随即口服卡马西平片，1 天内服用高达 12 片，随后出现血压升高、头晕、呕吐、共济失调。考虑患者卡马西平过量所致，随即进行血药浓度监测，血药浓度值 70.2μmol/L。立即停用卡马西平，给予 0.9% 氯化钠注射液促进代谢，1 周后复查心电图无异常，血压恢复正常，头晕、呕吐、共济失调症状消失。

【药师点评】

1. 卡马西平是一种安全、有效的广谱抗癫痫药物，尤其对大发作、神经运动性发作疗效好，是目前治疗神经运动性发作的首选药物，其还可用于三叉神经痛、神经性疼痛、双相情感障碍等疾病。卡马西平的不良反应包括再生障碍性贫血、粒细胞缺乏、全细胞缺乏症、骨髓抑制、血小板减少症、心脏传导异常、充血性心力衰竭等。国内外对卡马西平在治疗或中毒浓度水平上所引起高血压加重合并窦性停搏的不良反应报道罕见。

2. 研究表明，卡马西平通过降低窦房结心肌细胞 4 相自动除极电位和延长心肌传导纤维（浦肯野纤维）的动作电位时限，使房室传导时间延长，从而导致窦性停搏和 / 或房室阻滞。卡马西平也可引起直立性低血压和反射性心动过速，其机制可能与阻断周围血管系统的 α 受体作用有关。有报道在降压治疗的同时加用卡马西平后使高血压加重的情况，可能是由于卡马西平是 CYP450 酶系的诱导剂从而增加不同降压药物的代谢，结果失去降压效果。

3. 过量服用卡马西平可出现肌肉抽动、震颤、角弓反张、反

射异常、心跳加快、休克等。严重者可进行洗胃、给予活性炭或轻泻药、利尿等,严重中毒并有肾衰竭时可透析;小儿严重中毒时可换血,并需继续观察呼吸、循环、泌尿功能数日;根据临床情况,采取相应措施。患者服用大剂量卡马西平后出现高血压加重、窦性停搏、头晕、呕吐、共济失调。血药浓度监测示卡马西平血药浓度过高,停用卡马西平并给予补液等加速药物代谢,1周后复查心电图无异常,血压恢复正常,头晕、呕吐、共济失调症状消失。

【特别提示】老年患者长期服用卡马西平治疗三叉神经痛,应严格按照医嘱用量,尤其合并应用降压药物,为防止发生不良反应,建议在用药过程中对卡马西平进行血药浓度监测。

案例 8-15　硝普钠过量致氰化物中毒

【关键词】硝普钠,高血压危象,肾功能不全,氰化物中毒

【案例简介】患者,男,82 岁,60kg,患者 10 余年前冠脉造影提示冠心病并植入支架 1 枚,近 1 周感胸闷、气促加重就诊。既往高血压病史 15 余年,最高血压达 180/100mmHg,目前服用左旋氨氯地平 5mg 每日 1 次,血压控制在 130~140/70~80mmHg,入院时血压 150/94mmHg。查体:双肺呼吸音低,可闻及散在湿啰音,双下肢中度凹陷性水肿,余无明显异常。血生化:肌酐 107μmol/L,尿素 4.20mmol/L。入院后给予降压、扩冠、利尿、抗血小板聚集等治疗。第 2 天患者走路后出现气促、呼吸困难,咳嗽,喉中有痰、无力咳出,心电监护提示:血压 190/92mmHg,SpO_2 80%,心率(HR)80 次 /min,急予以吸痰、呼吸机辅助通气、硝普钠静脉泵入降压等对症治疗。

诊断:

冠状动脉粥样硬化性心脏病(PCI 术后)

慢性心力衰竭(心功能Ⅱ级)

高血压 3 级(很高危)

肾功能不全

处方：

5% 葡萄糖注射液 500ml

注射用硝普钠 50mg ⟋ 1.8ml/min 泵点

入院第 3 天患者出现浅呼吸、嗜睡等表现，动脉血气提示酸中毒，血压仍波动于 180~190/80~96mmHg。即予以调整呼吸机氧浓度、纠酸、调整硝普钠泵速为 3ml/min 以降压。第 6 天患者夜间时有胡言乱语，第 8~10 天患者频繁出现夜间躁动、胡言乱语。精神心理科会诊排除了精神病可能。第 10~11 天逐步增加口服降压药物，同时逐渐减少硝普钠用量，至第 11 天停用硝普钠。停用硝普钠以后，患者情绪逐渐平稳，未再发生胡言乱语现象，且血压平稳，心力衰竭明显纠正，第 15 天出院。

【药师点评】

1. 患者在连续静脉输注硝普钠 6 天后开始出现躁动、胡言乱语等精神紊乱表现，考虑由于硝普钠中毒所致可能性大。本品毒性反应来自其代谢产物氰化物和硫氰酸盐，氰化物中毒或超量时，可出现反射消失、昏迷、心音遥远、呼吸浅、瞳孔散大等表现。硫氰酸盐中毒或超量时，可出现谵妄、眩晕、意识丧失等。随着硝普钠使用时间的延长，患者精神症状加重，第 11 天停用硝普钠后上述症状逐渐缓解至消失。从病情变化可以看出，患者出现精神紊乱的表现与硝普钠的使用具有时间相关性。

2. 有报道指出硝普钠中毒的风险与输注速度、浓度、输注时间及肾功能相关。若短时间内大量输注硝普钠，体内产生的氰化物的量超过机体所能代谢的量，就会产生氰化物的蓄积中毒。说明书中指出硝普钠应先用 5% 葡萄糖注射液溶解，再用 5% 葡萄糖注射液稀释至 50~200μg/ml 静脉输注。起始速度 0.5μg/(kg·min)，根据治疗反应以 0.5μg/(kg·min) 递增，逐渐调整剂量。常用剂量为 3μg/(kg·min)，极量为 10μg/(kg·min)。关于输注时间，文献报道大部分中枢毒性都是发生在硝普钠输注的第 5 天。关于肾功能,有研究发现,肾功能不全的患者接受硝普钠输注通常会出现氰化物和硫氰酸盐的血药浓度升高,以及相应的中毒症状。本案患者起始输注速度为 3μg/(kg·min),3 天后因血压控制不理想,调整为 5μg/(kg·min)。输注速度虽没有超过说明书推荐极量,但起始剂量较高,输注时间较长,且患者为高龄,存在中度的肾功能不全,对硫氰酸盐的排泄减慢,故而导致中毒。

3. 硝普钠治疗如果超过 72 小时,应监测血浆中氰化物或硫氰酸盐浓度,氢化物不超过 3μg/ml,硫氰酸盐不超过 100μg/ml。

【特别提示】硝普钠在临床上应用广泛,使用不当极易产生毒性,且其毒性表现常与基础疾病症状相似,需要从疾病进展和药物使用的时间节点上予以辨别。在临床使用硝普钠的过程中需要密切关注药物输注的时间、浓度及患者的肾功能。在老年人及肾功能不全的患者中尤其应该注意监测其用药反应,避免出现蓄积中毒表现,保证用药安全。

案例 8-16 尿毒症患者超剂量使用美洛西林致面部及上肢抖动

【关键词】美洛西林,肾衰竭,血液透析,神经系统毒性

【案例简介】患者,女,80 岁,48kg,主因"咳嗽、咳痰 10 余天,加重 3 天"就诊。查降钙素原 5.11ng/ml,C 反应蛋白 7.27mg/L;血生化:总蛋白 62.1g/L,白蛋白 31.9g/L,尿素氮 12.4mmol/L,肌酐 494.1μmol/L。X 线胸片:考虑左下肺感染。腹部彩超:肝实质回声增粗,双肾呈弥漫性肾病声像图改变,双侧胸腔积液建议进一步检查。心脏超声示:主动脉瓣钙化并反流,左心功能减低,心包腔少量积液;主动脉硬化;心影增大。既往尿毒症心肌病、心功能衰竭病史,曾因心力衰竭多次入院治疗;尿毒症史,每周 3 次血液透析;肾性贫血史。

诊断：

肺部感染 胸腔积液

慢性肾脏病 5 期,血液透析

尿毒症性心肌病

肾性贫血

心功能 3 级

处方：

5% 葡萄糖注射液 100ml

注射用美洛西林钠 5.0g 静脉滴注,每 12 小时 1 次

5% 葡萄糖注射液 100ml

注射用二丁酰环磷腺苷钙 40mg 静脉滴注,一日 1 次

注射重组人促红素注射液 4 000IU 皮下注射,一周 2 次

低分子量肝素钙注射液 5 000IU 皮下注射,一日 1 次

用药 8 天后,患者出现颜面部及双上肢不自主抖动,无头昏头痛,无恶心呕吐。立即停用美洛西林钠,给予地西泮 5mg 肌内注射,行颅脑 CT 检查。次日患者仍有抖动,再次给予地西泮 5mg 肌内注射。血生化:总蛋白 63.2g/L,白蛋白 31.9g/L,尿素氮 7.8mmol/L,肌酐 426μmol/L。降钙素原 4.59ng/ml。颅脑 CT:两侧基底节区腔隙性脑梗死;脑白质病,脑萎缩。未发现神经系统器质性病变。对症处理后未再抖动。

【药师点评】

1. 患者为慢性肾衰竭、血液透析者,既往无神经、精神病史,使用美洛西林 8 天后出现颜面部不自主抖动,应首先考虑尿毒症性脑病。结合规律血液透析,且尿素氮、肌酐较入院时下降,有青霉素类用药史,加上高龄、肾功能不全、剂量偏大,考虑美洛西林神经系统毒性所致。

2. 通常青霉素类仅少量通过血脑屏障,但用量过大或静脉滴注速度过快时,大量药物迅速进入脑组织,脑脊液中药物浓度过高,可对大脑皮层直接产生刺激作用,干扰正常的神经功能,出现反射亢进、知觉障碍、幻觉、抽搐、昏睡等症状,导致"青霉素脑病"。

一般在用药后 24~72 小时内出现。早出现者仅 8 小时,晚出现者可达 9 天。常发生于新生儿、儿童、老年人以及肾功能异常者。

3. 美洛西林为广谱青霉素,到达脑脊液的渗透率为 17%~25%,主要经肾排出,肾功能减退或衰竭者排出障碍,会使美洛西林的血药浓度升高。说明书建议肌酐清除率≤30ml/min 的患者应调整剂量,<10ml/min 的患者使用 2g,每 8 小时 1 次,对于血液透析的患者每次血液透析后的用药剂量为 3~4g,之后每 12 小时给药一次。本案患者入院时肌酐清除率为 6.06ml/min,医嘱剂量为 5g,每 12 小时 1 次,超过了推荐剂量,导致药物进入脑脊液增多从而产生神经系统毒性反应。

【特别提示】慢性肾衰竭患者使用青霉素类应合理减量,出现神经系统症状后,应高度警惕,一般停药后可恢复。此外应加强对症治疗,如控制惊厥、消除脑水肿、恢复大脑神经细胞功能等。若停药不能好转或神经系统症状加重,应及时行血液净化治疗。

案例 8-17　老年患者大剂量使用 对乙酰氨基酚致急性肝损伤

【关键词】对乙酰氨基酚,老年患者,肝损伤

【案例简介】患者,女,70 岁,3 天前受凉后出现发热,体温最高达 39.5℃,伴寒战、肌肉酸痛、乏力、头痛、咳嗽。自服阿莫西林胶囊和布洛芬片后体温可降至正常,3~4 小时后体温再次升高,反复发作就诊。查血常规:WBC 6.0×10^9/L,NE% 64.2%,LY% 22.3%。

诊断:

上呼吸道感染

处方:

复方氨酚烷胺片 1 片　口服,一日 2 次

维 C 银翘片 2 片　口服,一日 3 次

3 天后因症状无明显好转再次就诊,查血常规:WBC 10.8×10^9/L,GR% 75.8%,LY% 16.9%;生化:GPT 773U/L,GOT 556U/L,提示肝功能异常。停用复方氨酚烷胺片和维 C 银翘片,给予注射用哌拉西林钠他唑巴坦钠抗感染、葡醛内酯注射液保肝及补液治疗,7 天后患者病情稳定,肝功能转氨酶明显下降。出院后继续口服护肝药物治疗,1 个月后肝功能恢复。

【药师点评】

1. 对乙酰氨基酚作为一种最广泛使用的解热镇痛药物,除单方外,还常与其他药物制成复方制剂,用于治疗感冒咳嗽。由于许多药物单从名称无法辨别是否含有对乙酰氨基酚,因此容易造成不经意间联用含对乙酰氨基酚的多种药物,使对乙酰氨基酚用量超过日安全剂量,最终造成肝损伤。所以在开具处方前,应仔细阅读药品说明书,避免含相同成分的药物联用,保证用药安全。

2. 对乙酰氨基酚进入人体后 90%~95% 通过肝脏代谢,其中 4%~5% 的药物经肝脏 CYP450 氧化酶系统代谢为 N- 乙酰苯亚胺醌(NAPQI),它能迅速与体内谷胱甘肽结合成水溶性无毒化合物,由尿排出。如果大量服用对乙酰氨基酚,则代谢产生的 NAPQI 不能被有限的谷胱甘肽结合,转而与肝细胞内蛋白的巯基结合,产物可致肝细胞损害、坏死,严重者可致肝肾衰竭、肝性脑病、脑水肿、低血糖、低血压,甚至死亡。

3. 患者服用的两种感冒药均为复方制剂,都含有对乙酰氨基酚,两药联合使用一日对乙酰氨基酚剂量为 1 130mg,虽未超过单日最大剂量,但患者为 70 岁老年女性,肝肾功能都有所降低,药物剂量增加仍可能会引起患者出现肝损伤。因此,对于此类患者服用对乙酰氨基酚应注意给药剂量,可适当减少剂量并注意疗程,切忌长期大剂量服用。

【特别提示】感冒药多为复方制剂,临床治疗时应注意所含成分和剂量,避免相同 / 相似成分的感冒药联用。联合使用含对乙酰氨基酚的感冒药,会使对乙酰氨基酚合并用量超过日安全剂量,最终造成肝损伤,对于儿童、老年患者及肝肾功能不全患者应格外注意。

案例 8-18　丙戊酸钠过量造成肝功能损害

【关键词】丙戊酸钠,药物过量,肝功能损害

【案例简介】患儿,男,8岁,30kg,发育中等,因发作性意识丧失伴四肢抽动7年就诊。患者无难产缺氧史,1岁时从床上跌落摔伤头部后出现癫痫发作。初期发作表现为双手伸直身体前倾,几秒钟缓解,后逐渐发展成四肢强直阵挛发作,发作时双上肢屈曲双下肢伸直,四肢阵挛,意识丧失,发作5分钟左右缓解,有时伴小便失禁。发病前5年每年发作2~3次,近2年来发作频繁,1个月3~4次,曾应用过卡马西平、奥卡西平、苯妥英钠等药物,发作控制不佳。行脑电图检查示:全部导联爆发棘波、棘慢波。诊断:癫痫。给予丙戊酸钠1.0g,一日2次口服治疗。

诊断:

癫痫

肝功能损害

处方:

丙戊酸钠片 1.0g　口服,一日2次

用药20余天后,患者出现不思饮食,后出现皮肤黄染就诊,查肝功能示 GOT 248U/L,GPT 218U/L。立即停用丙戊酸钠,给予托吡酯抗癫痫治疗,加用保肝药物,1个月后肝功能恢复正常。

【药师点评】

1. 丙戊酸钠为广谱抗癫痫药物,可用于治疗单纯或复杂失神发作、肌阵挛发作,全面强直阵挛发作的单药或合并用药治疗。本患者癫痫发作有多种形式,近期强直阵挛发作增加,应用丙戊酸钠抗癫痫治疗,选药合理。

2. 丙戊酸钠儿童剂量为一日 20~30mg/kg,分2~3次口

服,或一日 15mg/kg,每周增减 5~10mg/(kg·d)。本案患儿体重 30kg,日最大剂量应为 900mg。采取 1.0g,一日 2 次的治疗方案,远远超过丙戊酸钠合理日治疗剂量,造成药物过量,引起患者肝功能损害。

3. 丙戊酸钠对肝功能有损害,可引起血清碱性磷酸酶和转氨酶升高,服药前及服药期间应监测肝功能及全血细胞计数。本案患者用药前未检测肝功能,用药后出现食欲减退也未及时检测肝功能及血药浓度,出现了较严重的肝功能损害。

4. 抗癫痫药物通过肝脏代谢的药物有多种,最常造成肝脏损害的药物有卡马西平、丙戊酸钠,长期应用应定期监测肝功能,如短期大剂量应用也易造成肝脏受损,如出现肝功能损伤应立即停用。用药期间建议监测血药浓度。

【特别提示】儿童应用丙戊酸钠应从小剂量开始,用药前及用药期间应监测肝功能、全血细胞计数,监测丙戊酸钠血药浓度,以期达到更好疗效及避免肝功能损害等严重不良反应发生。

参 考 文 献

[1] 国家卫生计生委抗菌药物临床应用与细菌耐药评价专家委员会 . 青霉素皮肤试验专家共识 . 中华医学杂志,2017,97(40):3143-3146.

[2] 支气管扩张症专家共识撰写协作组,中华医学会呼吸病学分会感染学组 . 中国成人支气管扩张症诊断与治疗专家共识 . 中华结核和呼吸杂志,2021,44(4):311-321.

[3] 北京医师协会呼吸内科专科医师分会咯血诊治专家共识编写组 . 咯血诊治专家共识 . 中国呼吸与危重监护杂志,2020,19(1):1-11.

[4] 中华医学会 . 临床诊疗指南 - 癫痫分册(2015 修订版). 北京:人民卫生出版社,2015.

[5] 山东省药学会循证药学专业委员会 . 山东省超药品说明书用药专家共识(2021 年版). 临床药物治疗杂志,2021,19(6):9-40.

[6] 李大魁,金有豫,唐光,等译 . 马丁代尔药物大典(第 35 版). 北京:化学

工业出版社,2018.

[7] 胡小琴.心血管麻醉及体外循环.北京:人民卫生出版社,1997.

[8] BARKER S J,TREMPER K K,HYATT J.Effects of mether eglobinemia on pulse oximetry and mixed venous oximetry.Anesthesiology,1989, 70:112-117.

[9] CURRY C,CARLTON M W,RASCHKE R A.Prevention of fetal and matemal cyanide toxicity from nitroprusside with coinfusion of sodium thiosulfate in gravid ewes.Anesth Analg,1997,84:1121-1127.

[10] JOHANNING R J,ZASKE D E,TSCHIDA S J,et al.A retrospective study of sodium nitroprusside use and assessment of the potential risk of cyanide poisoning.Pharmacotherapy,1995,15:773-777.

[11] JULIUS S,KJELDSEN S E,WEBER M,et a1.Outcomes in hypertensive patients at high cardiovascular risk treated with regimens based on valsartan or amlodipine:the VALUE randomised trial.Lancet,2004,363 (9426):2022-2031.

[12] TUNG A,LYNCH B S,MCDADE A,et al.A new biological assay for measuring cyanide in blood.Anesth Analg,1997,85:1045-1046.

[13] WILLIAMS R S,MICKEL J J,YOUNG E S,et al.Methemoglobin levels during prolonged combined nitroglycerin and sodium nitroprusside infusions in infants after cardiac surgery.Cardiothorac Vasc Anesth,1994,8:658-662.

[14] 韩建民,黄立宁,刘志军,等.硝普钠过量引起氰化物中毒一例.中华麻醉学杂志,2005,25(4):318-319.

[15] 李晓蓉,李冬梅.美洛西林的严重不良反应.西北药学杂志,2010,25 (4):317-318.

[16] 林静,李成建,李开珍.美洛西林钠不良反应.中国误诊学杂志, 2011,11(29):7249.

[17] 杨英,柯英,周璐,等.22例美洛西林注射液致不良反应文献分析.中国药房,2007,4(17):1348-1349.

[18] 于洋,范捷.对乙酰氨基酚超剂量使用致肝毒性及防治概述.药物流

行病学杂志,2015,24(5): 305-308.

[19] 赵群,司继刚.1 例高血压患者服用氨氯地平致水肿的用药分析及监护 . 中国现代应用药学,2020,37(4):483-485.